Abenteuer Klinik
Vom PJ bis zur Facharztprüfung

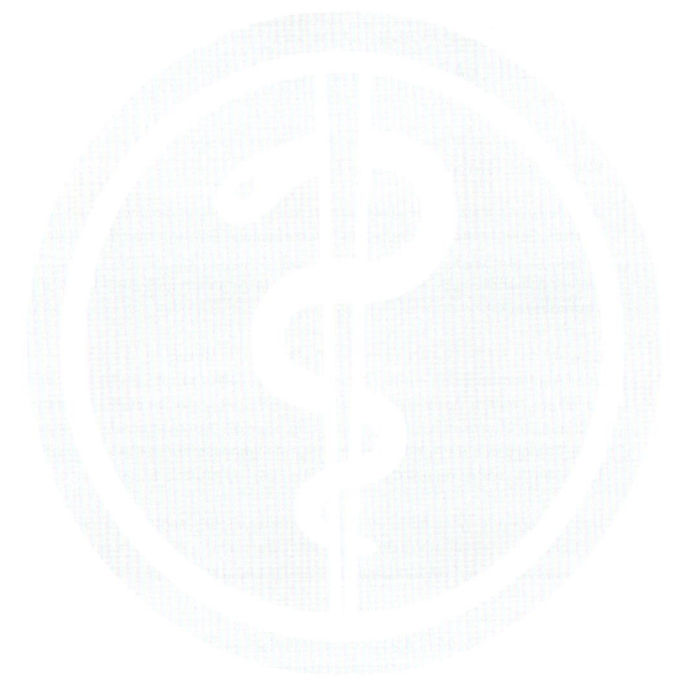

Autoren:
Dr. Marlies Weier, Jens Plasger, Prof. Dr. Werner Hansen, Christian Weier, Kare Ahlschwede, Florian Pyschny, Nina Dalitz, Dr. Lilian Goharian, Dr. Miriam Goß, Susanne Kleemann, Dr. Andrej Nowakowski, Trojan Urban

Hersteller & Herausgeber:
MEDI-LEARN Verlag GbR, Dorfstraße 57, 24107 Ottendorf
Tel. 0431/78025-0, Fax 0431/78025-262
E-Mail: redaktion@medi-learn.de, www.medi-learn.de

Verlagsredaktion: Dr. Marlies Weier, Jens Plasger
Layout und Satz: Kristina Junghans
Illustration: Daniel Lüdeling, Dr. Günter Körtner
Lektorat: Dr. Marlies Weier, Jens Plasger, Christian Weier
Druck: Löhnert Druck

2. Auflage 2016
ISBN: 978-3-95658-028-4
© 2016 MEDI-LEARN Verlag GbR, Kiel

Inhaltsverzeichnis

Institutionen für Ärzte 79

Assistenzarzt 89

Arbeiten im Ausland 117

Arbeitsbeginn 123

Ärzte auf Zeit 260

Tipps und Tricks für Ärzte 269

Die Weiterbildung zum Facharzt 334

Zusatzweiterbildungen 448

Infografiken 486

Adressen 500

Index 516

Erläuterung der Symbole

Unser Tipp: Passend zum Thema findest du einen hilfreichen Tipp für das Studium.

Zusammenfassung: Diese Kästen bieten dir am Ende eines Themas eine kurze Zusammenfassung der einzelnen Kapitel.

Surftipp: Diese Kästen beinhalten interessante Internet-Links zum Thema.

Gelauscht: Diese Kästen beinhalten interessante Themen aus unseren Foren.

Infokasten: Diese Kästen beinhalten eine Info zum Thema, die es sich zu merken lohnt.

Dieses Symbol steht für ein Interview zum jeweiligen Thema, wie z. B. zur Famulatur oder zu einem Blockpraktikum.

Dieses Symbol steht für ein Bericht zum jeweiligen Thema, wie z. B. zur Famulatur oder zu einem Blockpraktikum.

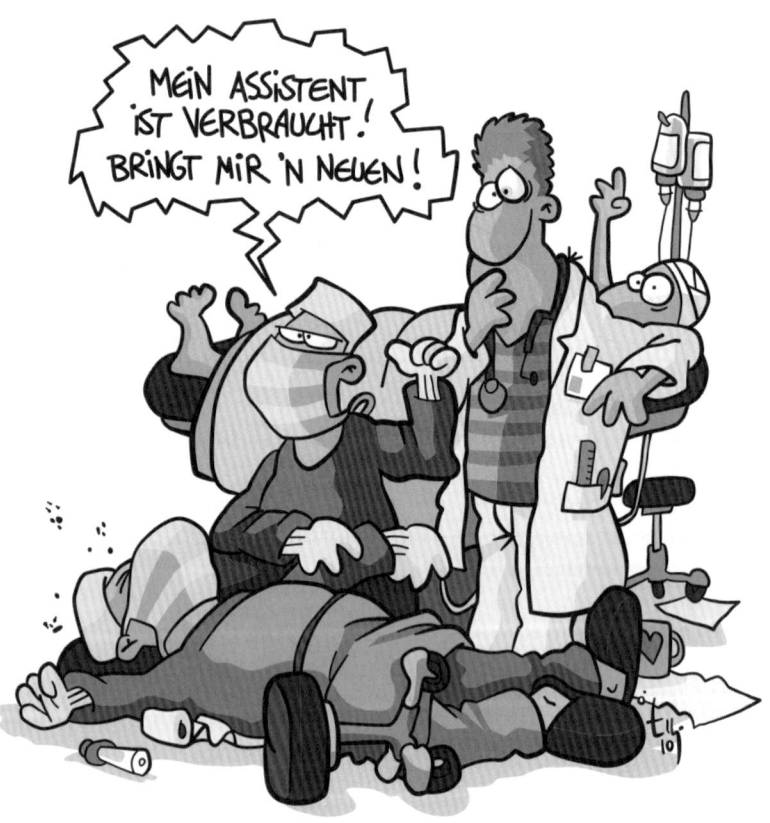

Vorwort: Abenteuer Klinik!

Mit weißer Hose und frischem Hemd über den Stationsflur schweben. Das Stethoskop um den Hals, der weiße Kittel weht durch den zügigen Gang nach hinten. Eine Schwester begrüßt dich mit den Worten „Guten Morgen, Frau Doktor" – so mancher Medizinstudent in den vorklinischen Semestern träumt nicht nur einmal von einer solchen oder ähnlichen Situation.

Nun ist es bald soweit: Das praktische Jahr steht vor der Tür, danach bist du Arzt – das Abenteuer kann beginnen. Dieses Buch wird dich durch die Klinik auf dem weiteren Weg zum Facharzt begleiten. Wir konzentrieren uns in diesem Buch voll auf die klinische, also praktische Ausbildung in Studium und Weiterbildungszeit: Beginnend mit dem Praktischen Jahr und dem danach zu absolvierenden Hammerexamen begleiten wir dich durch die Zeit als Assistenzarzt bis hin zum Facharztgespräch.

Der erste große Abschnitt dieses Buches wurde von der MEDI-LEARN Redaktion geschrieben. Neben rein redaktionellen Berichten findest du hier Interviews und Erlebnisberichte direkt von jungen Medizinern. Die Texte sind dabei mit vielen Onlineverknüpfungen versehen: Im Forum von MEDI-LEARN findest du mittlerweile über eine Million Beiträge rund um das Studium und die Zeit als junger Assistenzarzt. Die Verweise aus dem Buch zeigen dir den zum Inhalt passenden Bereich in der Online-Community unter www.medi-learn.de.

Für den zweiten Abschnitt des Buches konnten wir Prof. Hansen als Autor gewinnen. Er lässt dich aus dem Blickwinkel eines emeritierten Professors an dem Erfahrungsschatz früherer Medizingenerationen teilhaben. Schon jetzt versprechen wir dir eine spannende Lektüre, die dir ganz sicher viele neue und wertvolle Erfahrungen für deine Tätigkeit in der Klinik bringen wird.

Im drittem und letzten großen Abschnitt stellen wir dir die Facharztweiterbildung und die Zusatzweiterbildungen vor – wir hoffen, mit dieser tabellarischen Darstellung deinen eigenen Entscheidungsprozess unterstützen zu können, welche Fachrichtung du letztendlich einschlagen möchtest.

Die an vielen Stellen integrierten Cartoons aus der Feder unseres Cartoonisten Daniel Lüdeling sollen dich nicht zuletzt daran erinnern, dass du mit Freude und Spaß nicht nur besser lernst und folglich auch ein besserer Arzt wirst – die Cartoons sollen dich auch daran erinnern, dass Humor und eine positive Einstellung wissenschaftlich nachweisbar zum Therapieerfolg deiner zukünftigen Patienten beitragen.

Deine Aufgabe wird es in der Zukunft u.a. sein, deinen Patienten genau dies zu vermitteln. Wir hoffen, mit diesem Buch mehr als nur den Grundstein für diese und viele andere Fähigkeiten legen zu können, die du in deiner klinischen Ausbildung erlernen wirst.

In diesem Sinne wünschen wir dir viel Freude mit der Lektüre des vorliegenden Buches und vor allem viel Spaß in deinem „Abenteuer Klinik"!

Christian Weier – Jens Plasger – Marlies Weier – Florian Pyschny

Kiel, im Januar 2016

Informationen aus allererster Hand: Wer steckt hinter dem Buch?

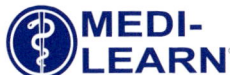 MEDI-LEARN wurde 1988 in Marburg/Lahn als Repetitorium zur professionellen Vorbereitung auf medizinische Examina gegründet. Seit 1994 bietet MEDI-LEARN einen so genannten Examensservice an (kostenlose Veröffentlichung der Examensergebnisse bereits an den jeweiligen Prüfungstagen im Internet). 1996 wurde der Examensservice als erster Dienst ins Internet gestellt. Rund um diese Serviceleistung wurden immer neue Angebote für Studenten geschaffen (Studienplatztauschbörse, Prüfungsprotokolldatenbank und vieles mehr). Im Jahre 2001 fusionierte der Onlinebereich dann mit einem studentischen Portal aus Magdeburg und die Webseite www.medi-learn.de wurde um einen umfangreichen redaktionellen Bereich, ein Forum, eine wöchentlich erscheinende Onlinezeitung und viele andere Serviceleistungen erweitert. Mittlerweile ist MEDI-LEARN eine zentrale Anlaufstelle im Internet für Medizinstudenten und junge Ärzte geworden. Nicht weniger als 550.000 Besucher rufen pro Monat die Webseiten auf. Im Forum werden rund 12.000 Beiträge pro Monat von Medizinstudenten und jungen Ärzten geschrieben. Seit 2005 wird das Angebot durch einen Verlagsbereich abgerundet, in dem unter anderem eine 30-teilige Skriptenreihe zur Vorbereitung auf das Physikum erscheint.

Im Jahre 2007 eröffnete der MEDI-LEARN Club für junge Mediziner. Mit zahlreichen Leistungen begleitet er dich Semester für Semester von der Studienplatzbewerbung über das Studium bis hin zum Hammerexamen. Die Mitgliedschaft ist kostenlos und an keine Verpflichtungen gebunden.

MEDI-LEARN versteht sich unterm Strich als der Ansprechpartner für Medizinstudenten und junge Ärzte und somit ist dieses Buch „Abenteuer Klinik" ein weiterer Baustein in der mittlerweile umfangreichen Story von MEDI-LEARN.

Mitwirkende am Abenteuer Klinik

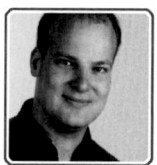

Christian Weier

Christian Weier, geboren 1976, studierte von 1996 bis 2003 in Magdeburg und Kiel Humanmedizin. Bereits neben dem Studium baute er eine deutschlandweite Webseite für Medizinstudenten auf. Seit 2001 leitet er die Online-Redaktion und den Verlagsbereich von MEDI-LEARN. Seine Arbeitsschwerpunkte liegen u. a. auf dem Forum, den Social Media Aktivitäten und dem Cartoonportal von MEDI-LEARN.

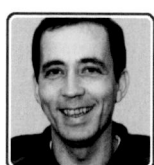

Jens Plasger

Jens Plasger, geboren 1971, studierte von 1991 bis 1998 in Hannover Humanmedizin. Neben seinem Studium entwickelte er einen Lernplaner für die medizinischen Staatsexamina. Seit 2001 arbeitet er in der Online-Redaktion von MEDI-LEARN, die er gemeinsam mit Christian Weier leitet.

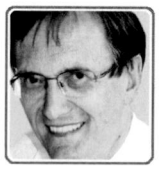

Prof. Dr. Werner Hansen

Prof. Dr. Werner Hansen, Internist und Gastroenterologe an der II. Medizinischen Klinik der TU München. Er setzt sich für eine patientenorientierte Medizin ein und bedauert, daß diese unter den heutigen Voraussetzungen nur schwer möglich ist. Das Berufsfeld der Ärzte wie auch die Ansprüche der Patienten mögen sich verändert haben, trotzdem gibt es medizinische Grundregeln, die gültig bleiben, und die jeder kennen sollte.

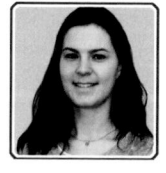

Dr. Marlies Weier

Marlies Weier, Jahrgang 1979, studierte von 1998-2005 Humanmedizin in Magdeburg und Kiel, Promotion 2008. Bevor sie 2010 in Elternzeit ging, arbeitete sie auf der Herzchirurgischen Intensivstation des Universitätsklinikums Schleswig-Holstein – Campus Kiel. Seit 2000 ist sie in verschiedenen Funktionen Mitglied der MEDI-LEARN Redaktion. Sie leitete das Projekt „Abenteuer Klinik".

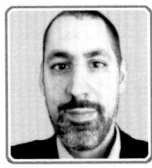

Trojan Urban

Trojan N. Urban, Jahrgang 1974, Facharzt für Innere Medizin. Studium der Humanmedizin an der Otto-v.-Guericke-Universität Magdeburg; Facharztweiterbildung in Magdeburg und Bremerhaven. Seit 1998 nebenher freiberufliche medizinjournalistische Tätigkeit für MEDI- LEARN. Trojan Urban ist heute niedergelassener Internist.

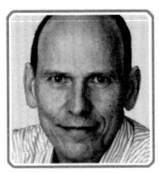

Kare Ahlschwede

Kare Ahlschwede, Jahrgang 1959, arbeitete mehr als zwei Jahrzehnte als Wort- und Bildjournalist für zahlreiche Tages- und Wochenzeitungen und ist seit 2009 Redakteur im Verlagsbereich von MEDI-LEARN. Nach Abschluss seines Studiums der Diplom-Pädagogik an der Kieler Christian-Albrecht-Universität ist er dort seit 2011 Doktorand und Lehrbeauftragter am Institut für Allgemeine Pädagogik.

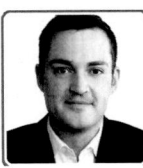

Florian Pyschny

Florian Pyschny, Jahrgang 1984, studierte von 2008 bis 2015 Medizin an der Christian-Albrechts-Universität zu Kiel. 2011 nahm er am Projekt zur Neuauflage der MEDI-LEARN Skriptenreihe zum Physikum teil und ist seitdem in unterschiedlichen Bereichen, u. a. Redaktion und Lektorat, für MEDI-LEARN tätig. Seit Januar 2016 arbeitet er im Karl-Lennert-Krebscentrum in der Radioonkologie in Kiel.

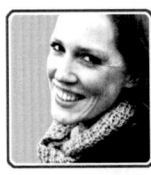

Susanne Kleemann

Susanne Kleemann, Jahrgang 1983, studierte Humanmedizin an der Christian-Albrechts-Universität zu Kiel. Von 2010 bis 2011 war sie in der MEDI-LEARN-Redaktion tätig. Susanne arbeitet heute als Assistenzärztin.

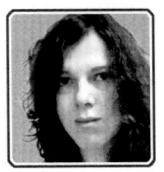

Nina Dalitz

Nina Dalitz, Jahrgang 1987, begann 2006 mit dem Studium der Humanmedizin an der Charité Berlin. 2008 wechselte sie an die Universität Leipzig. Seit einem Praktikum bei MEDI-LEARN im Jahr 2009 ist sie als Ausgleich zur ihrer jetzigen Tätigkeit als Assistenzärztin im Bereich Redaktion tätig.

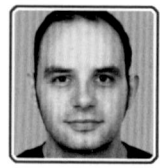

Frederick Frank

Frederick Frank, Jahrgang 1979, studierte Zahnmedizin in Kiel. In seinem Studium war er für den zahnmedizinischen Bereich bei MEDI-LEARN zuständig. In der Freizeit stellt Frederick sein musikalisches Talent als Rockmusiker unter Beweis und gewann u. a. den FVDZ Songwettbewerb 2011. Er arbeitet heute als Zahnarzt.

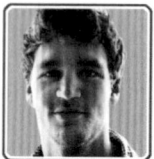

Peter Sporns

Peter Sporns, Jahrgang 1985, studierte ab 2006 Humanmedizin; zunächst an der Georg-August-Universität Göttingen und wechselte 2009 an die Christian-Albrecht-Universität Kiel. Peter war bei MEDI-LEARN im Bereich Projektbetreuung tätig und ist heute Arzt.

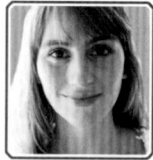

Kim Garnier

Kim Garnier, Jahrgang 1985, studierte ab 2006 Humanmedizin zunächst an der Georg-August-Universität Göttingen und wechselte 2009 an die Christian-Albrecht-Universität Kiel. Kim arbeitete im Bereich Projektbetreuung bei ME-DI-LEARN und ist heute Ärztin.

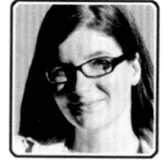

Dr. Miriam Goß

Miriam Goß, Jahrgang 1979, studierte von 1999 bis 2005 an der RWTH Aachen Humanmedizin und arbeitete die ersten dreieinhalb Jahre ihrer Facharzt-Ausbildung in einer Kölner Augenklinik. Nach einem Jahr Elternzeit setzte sie ihre Weiterbildung in einer Praxis fort und ist seit 2013 Fachärztin für Augenheilkunde.

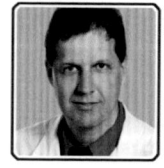

Dr. Andrej Nowakowski

Andrej Nowakowski, Jahrgang 1968, absolvierte zunächst im Rahmen seiner Offizierslaufbahn ein Maschinenbaustudium an der Universität der Bundeswehr München. Anschließend studierte er von 1996 bis 2002 Humanmedizin an der Medizinischen Hochschule Hannover und der Westfälischen Wilhelms-Universität, Promotion 2002. Zur Facharztausbildung für Orthopädie und Traumatologie des Bewegunsgapparates zog es ihn in die Schweiz, wo er aktuell als Oberarzt und Teamleiter Hüftchirurgie in der orthopädischen Universitätsklinik, Unispital Basel, tätig ist.

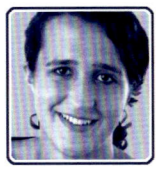 Dr. Lilian Goharian

Lilian Goharian, Jahrgang 1979, studierte in der Zeit von 1998 bis 2005 in Magdeburg, Lübeck und Göttingen und legte die Promotions-Prüfung im Jahr 2008 an der Universität zu Lübeck ab. Sie ist jetzt Fachärztin für Unfallchirurgie und Orthopädie und macht gerade ihre Weiterbildung zur Handchirurgin.

Fachlicher Beirat

Folgende Personen haben als fachlicher Beirat an diesem Buch mitgearbeitet. Wir möchten uns an dieser Stelle ausdrücklich für die gute Zusammenarbeit und die vielen wertvollen Tipps bedanken. Ohne euch wäre dieses Buch in dieser Form nicht möglich gewesen:

Stefan Strodthoff (31, Marburg)
Assistenzarzt

Dr. med. Christian Renckhoff (36, Herdecke)
Facharzt für Innere und Allgemeinmedizin,
Zusatzbezeichnung Notfallmedizin, niedergelassener Hausarzt

Dr. med. Sebastian Gassner, MPH (33, Hannover)
Assistenzarzt Anästhesiologie

Dr. med. Eilika Schneidmüller (32, Zürich)
Fachärztin für Innere Medizin

Dr. med. Sebastian Goß (37, Köln)
Facharzt für Anästhesie und operative Intensivmedizin, Notarzt

Sibylle Hartwig (34, Osnabrück)
Assistenzärztin Anästhesie und operative Intensivmedizin, Notärztin

Alexandra Köhl (39, Marburg)
Fachärztin in der Augenheilkunde

Dr. med. Wiebke Schulze (31, Dortmund)
Assistenzärztin Kinder- und Jugendmedizin

Dr. med. Tino Ahlert (36, Esslingen)
Assistenzarzt Neurologie

Kathrin Hensel (35, Luzern)
Diplom Pflegefachfrau HF,
Dipl. Expertin Anästhesie und Intensivpflege NDS / HF

Moritz Sabrow (28, Göttingen)
Assistenzarzt

Kristina Müller (26, Hamburg)
Medizinstudentin im Praktischen Jahr

Dr. med. André Gehrz (37, Bern)
Oberarzt Chirurgie / Viszeralchirurgie

Jos Gebhard, (34, Hamburg)
Assistenzarzt Innere Medizin

Gabi Kammermeier (46, Krefeld)
Assistenzärztin Urologie

Praktisches Jahr

Auf der Zielgeraden
Das Praktische Jahr ist der letzte Abschnitt im Medizinstudium

Nach zehn Semestern Theorie und dem schriftlichen Prüfungsabschnitt M2 beginnt das Praktische Jahr, kurz PJ. Es ist zwar ein Teil des Medizinstudiums, unterscheidet sich aber stark von den anderen Semestern. Du sitzt nicht mehr zu Hause am Schreibtisch, sondern stehst im OP oder bist auf Station. Dort bearbeitest du nicht mehr Klausuren, sondern Patienten. Damit du das PJ nicht nur vollständig anerkannt bekommst, sondern auch noch etwas lernst, gibt es Einiges zu beachten:

Erst die Bürokratie

Wie so vieles beginnt das PJ mit einem Antragsformular, welches du beim Studiendekanat einreichen musst. Weitere Unterlagen sind alle bereits erworbenen Scheine des klinischen Studienabschnittes, der Anrechnungsbescheid des Landesprüfungsamtes (LPA) über deine Famulaturen und die Zeugnisse des „1. und 2. Abschnittes der Ärztlichen Prüfung". Wenn alles in Ordnung ist, erhältst du deinen Zulassungsbescheid. Einige Kliniken fordern zusätzlich einen Nachweis, dass du für eine medizinische Untersuchung beim Betriebsarzt warst.

Eine Feinheit bei der Anmeldung ist, dass du nicht nur alle geforderten Scheine einreichen musst, sondern mindestens zwei Jahre und 10 Monate seit bestandenem „1. Abschnitt der Ärztlichen Prüfung" vergangen sein müssen. Es ist nicht möglich, alle Famulaturen und klinischen Scheine in kürzerer Zeit zu erwerben und früher ins PJ zu starten.

Beachte: An einigen Universitäten ist der Antrag nicht an das Dekanat, sondern direkt an dein LPA zu richten. Das bedeutet, dass du sämtliche Unterlagen (oder zumindest die Famulaturzeugnisse und das Studienbuch) persönlich beim LPA vorbeibringen musst.

Tertiale – was bitte?

Das PJ beginnt jeweils in der zweiten Hälfte der Monate Mai bzw. November. Es besteht aus 48 Wochen, die sich aus drei „Tertialen" zusammensetzen. Jedes Tertial besteht aus 16 Wochen. Eines ist für die Chirurgie vorgesehen, eines für Innere Medizin und das dritte für „Allgemeinmedizin oder ein Wahlfach in einem der übrigen klinisch-praktischen Fachgebiete". Von Uni zu Uni gibt es andere Vorgaben, wo du dieses Wahlfach ableisten darfst. Das PJ kann in Teilzeit mit 50 oder 75 % der wöchentlichen Ausbildungszeit absolviert werden. Die Gesamtdauer des PJ verlängert sich entsprechend. Ebenso unterschiedlich sind die Vorgaben zum „Splitting" von Tertialen, also der Aufteilung eines oder mehrerer Tertiale in zwei mal acht Wochen, um dadurch mehr Stationen kennenzulernen. Allerdings solltest du dir vorher genau überlegen, welche Tertiale du teilen möchtest, denn in gesplitteten Tertialen darfst du keine Fehltage in Anspruch nehmen. Was wiederum bei Auslandsaufenthalten oder im letzten Tertial vor der mündlich-praktischen Prüfung nachteilig werden könnte. Für jeden Ausbildungsabschnitt stellt dir die jeweilige Klinik einen Schein aus.

Kümmere dich rechtzeitig um ein PJ-Zeugnis der jeweiligen Abteilung. Manchmal gibt es Vordrucke, die aber relativ nichtssagend sind. Wenn du das Zeugnis für deine Bewerbung brauchst, solltest du dir jemanden suchen, der dir ein individuelles Zeugnis schreibt. Irgendwann im dritten Tertial musst du schon an den nächsten Schritt denken: die Anmeldung zum „3. Abschnitt der Ärztlichen Prüfung". Bis zu einem bestimmten Termin muss der Antrag zusammen mit allen darin geforderten Unterlagen dem Landesprüfungsamt vorliegen.

Urlaub gibt es nicht

Im PJ hast du eine normale 38- oder 40-Stunden-Woche, die Wochenenden sind meist frei. Auch Feiertage, Weihnachten und Silvester musst du nicht zwangsläufig arbeiten. Urlaub gibt es keinen. Während des gesamten Jahres sind 30 Fehltage erlaubt, aber davon maximal nur 20 Tage pro Tertial. Bedenke aber immer noch einmal die bereits erwähnte „Splitting"-Regel. Bist du nicht da, egal aus welchem Grund (Krankheit, Urlaub, verschlafen), schwinden diese Fehltage dahin. Es ist klug, die Fehlzeiten nicht zwischendurch zu verpulvern, sondern 20 Fehltage am Ende zu nehmen, wenn du für das Examen lernen musst. Oft kannst du dir auch freie Tage durch Dienste „erarbeiten". Trage dich frühzeitig in den Dienstplan ein, sonst sind die guten Termine schnell weg.

Die Wahl des akademischen Lehrkrankenhauses im PJ

Die Auswahl an Krankenhäusern ist bei Famulaturen und Pflegepraktika nahezu unbegrenzt. Beim Praktischen Jahr ist die Auswahl auf akademische Lehrkrankenhäuser der Universitäten begrenzt. Auslandsaufenthalte sind möglich und erwünscht, hier solltest du aber im Voraus alles mit der Uni, der Klinik und dem LPA abklären.

Das PJ muss nicht mehr zwingend an der Heimatuni oder einem Lehrkrankenhaus der Heimatuni absolviert werden, d. h. es kann auch eine andere Uni oder deren akademisches Lehrkrankenhaus sein (so genannte „Wahlfreiheit des Lehrkrankenhauses" im PJ). Dabei bist du als PJler weiterhin an deiner Heimatuni immatrikuliert (nutzt aber das Logbuch der „Gast-Uni"). Eine bundeseinheitliche Regelung widmet sich den Verteilungskriterien und –fristen. Diese Neuerung ist gültig seit 1.4.2013 für alle künftigen PJler.

Allgemeinmedizin im PJ keine Pflicht, aber...

Allgemeinmedizin ist für den PJler KEIN Pflichttertial – aber: Die Unis sind in der Pflicht, entsprechende Ausbildungskapazitäten „für Freiwillige in ausreichender Anzahl" bereitzuhalten. So müssen sie stufenweise Kapazitäten für Allgemeinmedizin als Wahlfach schaffen (bis Oktober 2015: für mind. 10 %; bis Oktober 2017: für mind. 20 %; bis Oktober 2019: für alle PJler). Das heißt, bis 2019 muss die Uni 100 % aller Studierenden die Durchführung des Wahltertials Allgemeinmedizin ermöglichen.

Informieren, vorstellen und los geht's

An einigen Universitäten gibt es ein PJ-Büro, an manchen Kliniken eine PJ-Sprechstunde. Nimm jede Hilfe an, die du bekommen kannst, und kläre alle offenen Fragen, bevor es zu Problemen kommt. Der wichtigste Ansprechpartner ist aber immer noch das LPA, denn genau dieses muss dir am Ende dein PJ anerkennen und dich zum „3. Abschnitt der Ärztlichen Prüfung" zulassen. Bist du neu in einer Abteilung, erkundige dich, ob es eine Einführung für PJler gibt und nimm gegebenenfalls daran teil. Es ist sinnvoll, schnell zu erfahren, was wo ist und welche Aufgaben wo zu erledigen sind. Ein ganz wichtiger Punkt, den du wahrscheinlich schon aus deinen vergangenen Krankenhauspraktika kennst, ist das persönliche Vorstellen. Lieber doppelt, als einmal zu wenig. Das ist besser für die Stimmung, verhindert Tratsch und erhöht deine Chance, etwas erklärt zu bekommen. In chirurgischen Abteilungen solltest du deinen Namen im Sekretariat angeben, damit man dich auf den OP-Plan setzen kann.

Den Alltag kennen lernen

Auf Station wirst du in den normalen Alltag eingebunden. Während des Studiums erworbene Kenntnisse, Fähigkeiten und Fertigkeiten kannst du endlich anwenden, üben und erweitern. Du nimmst an Visiten, klinischen Konferenzen und ärztlichen Besprechungen teil. Du assistierst bei Operationen, nimmst Patienten auf, schreibst Briefe, nimmst Blut ab und legst venöse Zugänge. Weil du noch Student bist und kein Arzt, verrichtest du alle Aufgaben unter „Anleitung, Aufsicht und Verantwortung" von Ärzten deiner Abteilung.

Schweinefüße nähen

Neben den alltäglichen Aufgaben wirst du mehr oder weniger ausgebildet. Im Mittelpunkt sollte die Lehre am Patienten stehen. Spezieller PJ-Unterricht ist an einigen Einrichtungen sehr gut, an anderen gar nicht vorhanden. Neben der Theorie gehören praktische Übungen wie Knotentechniken, Reanimation oder Nähen an Schweinefüßen dazu. Frage nach, ob du an Fortbildungen oder Kursen für Assistenzärzte teilnehmen darfst. Eine Sache, die jede Station anders handhabt, sind „Studientage". Manche PJler lernen so etwas gar nicht kennen. Einige dürfen an bestimmten Tagen eher gehen. Andere Studenten bekommen pro Woche einen Tag frei oder dürfen die Studientage sogar gebündelt ans Ende des PJs legen. Die Zeit ist dafür gedacht, das Gesehene nachzuschlagen, sich auf kommende Aufgaben vorzubereiten oder für das Examen zu lernen.

UNSER TIPP

Praktisches Jahr

Auch wenn es sicherlich nicht das Hauptziel des PJs ist, so nutze dennoch die Möglichkeit, dir auch administrative Dinge wie z. B. das Briefeschreiben anzueignen. In deiner ersten Assistentenzeit wirst du sehr dankbar sein, wenn dir einiges Organisatorische leichter von der Hand geht.

Vergütung – immer häufiger

Wie hoch ist eigentlich die Bezahlung? Eine grimmige Antwort könnte lauten: „Das Praktische Jahr ist ein Teil des Studiums und für die anderen Semester bist du auch nicht bezahlt worden." Da du aber nicht nur zum Lernen da bist und tatsächlich arbeitest, ringen sich immer mehr Kliniken durch, zumindest ein wenig zu zahlen. In welcher Form das geschieht, ist sehr verschieden und ständig im Wandel. Beispiele sind ein fester monatlicher Betrag, Verpflegung, Unterkunft, Fahrtkostenzuschuss, ÖPNV-Fahrkarten oder Büchergutscheine. Die maximale mögliche PJ-Entschädigung liegt bei nunmehr 597 €. Dabei können Kosten für Unterkunft, Essen, Fahrtkosten und eventuell höhere Kosten bei Auslandsaufenthalt

(v. a. Schweiz) angerechnet werden. Gültig ist diese Neuregelung seit 1. April 2013 (kein Scherz ;).

Schreib es auf!

Je nachdem, ob und wenn ja welche Kleidung du gestellt bekommst, musst du diese ggf. mitbringen: z. B. Schuhe, Kittel, Hosen. Zur Ausrüstung sollte auf jeden Fall ein Notizbuch oder ein kleines Gerät für wichtige Telefonnummern und Notizen gehören. Auch ein Kuli, Stethoskop, Pupillenleuchte und ein Arzneimittelbuch sind sinnvoll. Alles andere gehört in den Spind, sonst schleppst du dich kaputt.

Dabei kann ein Stellenangebot herausspringen

Egal, wo du gelandet bist, du kannst selber etwas dafür tun, dass du viel lernst: Stelle Fragen, suche dir Arbeit, biete dich an, zeige Engagement! Dabei kann später ein Stellenangebot herausspringen! Die Assistenzärzte haben zu wenig Zeit, um den PJlern alles „in mundgerechten Stücken zu servieren". Schließe dich gegebenenfalls mit anderen Studenten für eine Fortbildung bei Assistenz- oder Oberärzten zusammen. Dann müssen diese nicht alles doppelt erzählen. Du solltest aktiv mitarbeiten, denn auf vielen Stationen sind PJler als Arbeitskraft „eingerechnet". Endlich selber etwas zu machen, hat auch positive Seiten. Der Tag geht schnell vorbei und du sammelst wichtige Praxis für deine Zeit als Assistenzarzt, die gar nicht so weit entfernt liegt und wo du plötzlich auf eigene Verantwortung arbeiten musst. Lass dir zeigen, wie du an Röntgenbilder, Laborergebnisse und mikrobiologische Befunde kommst und versuche, möglichst schnell autark arbeiten zu können. Je früher am Tag die Station „fertig" ist, desto mehr Zeit bleibt für Fortbildungen, zusätzliche Erklärungen oder eine Kaffeepause.

„Dat perlt ab"

Knüpfe Kontakte, sei präsent! Manchmal passiert etwas Spannendes außerhalb deiner Station. Die Kollegen können dich dazuholen, wenn sie wissen, dass du da bist. Niemand wird dich holen, wenn du negativ aufgefallen bist. Andererseits: Leg dir ein raues Fell zu und lass dich nicht verheizen. Aufgrund von Personalmangel und anderer Punkte wirst du öfter auf Menschen treffen, die versuchen, ihren Frust bei dir abzuladen. Nimm das auf keinen Fall persönlich. Suche bei Problemen ein klärendes Gespräch mit einem Assistenz- oder Oberarzt. Du bist PJler und keine bezahlte Assistenzkraft. Also ruhig Blut – der Stress kommt von ganz alleine.

GELAUSCHT

Austausch unter PJlern

Ein über viele Jahre liebevoll gepflegter Austausch vieler Generationen von PJ-Studenten zum Meckern und zum Jubeln ist dieser Treffpunkt:

• PJ-Erfahrungen austauschen: www.medi-learn.de/AK016

Wie du siehst, gibt es beim PJ einige Punkte, die verbessert werden sollten. Verschiedene Verbände veröffentlichen immer wieder Lernzielkataloge und Vorschläge für ein besseres PJ. Der Hartmannbund zum Beispiel positioniert sich ganz klar gegen ein drittes Pflichtfach im PJ, für mehr Mobilität und für eine allgemeine Aufwandsentschädigung. Wie der Lernzielkatalog sich entwickelt hat und was darin steht, kannst du im Folgenden nachlesen:

Anforderungen an Ausbildungsstätten
Hartmannbund schlägt Lernziele für das Praktische Jahr vor

Einheitliche Qualität der Mediziner-Ausbildung ist ein erklärtes Ziel des Hartmannbundes. Im Praktischen Jahr (PJ) konnte davon lange Zeit keine Rede sein. „Zu einem besseren Krankenpflegepraktikum degradiert" sei diese wichtige Phase des Studiums, beklagte der Ärzteverband Ende der 1990er-Jahre und legte damals als „Anregung zur Diskussion" einen Lernziel-Katalog für das PJ vor. Offenbar wurde die Anregung gerne aufgegriffen, denn schon bei Erscheinen der 2. Auflage (2003) galt dieser Katalog in vielen Medizinischen Fakultäten deutscher Hochschulen als verbindliche Richtlinie für die Durchführung dieses Ausbildungsabschnitts. Im selben Jahr gab der Hartmannbund außerdem einen „Anforderungskatalog für die Akademische Lehrpraxis" heraus. Beide Regelwerke wurden zuletzt wegen einer Änderung der Approbationsordnung leicht überarbeitet.

Vor allem inhaltliche Aspekte des PJs wie z. B. Ausbildungsziele und Unterrichtsgestaltung, aber auch konkrete Fragen wie Arbeitszeiten, das Stellen der Dienstkleidung und die Verpflegung werden angesprochen. Präzise benennt der Katalog die Anforderungen an die Lehrkrankenhäuser: Sie sollen unter anderem über Röntgenabteilung, Labor und eine Bibliothek mit Fachliteratur verfügen und „pro PJ-Student zehn tagesbelegte Betten vorhalten sowie Patienten auf den Einsatzstationen, die dem epidemiologischen Querschnitt entsprechen". Dem Studenten sind einzelne Patienten zuzuweisen, deren ärztliche Betreuung er übernimmt, um seine Kenntnisse, Erfahrungen und Fertigkeiten unter Anleitung und direkter Kontrolle erfahrener Kollegen anwenden und vervollständigen zu können.

Die Anforderungen an Lehrkrankenhäuser gelten sinngemäß auch für Facharztpraxen für Allgemeinmedizin. Welche von ihnen zur Ausbildung von PJlern zugelassen werden, entscheiden die Universitäten nach im Anforderungskatalog festgelegten Kriterien, beispielsweise
- Patientenstamm mit angemessenem Altersspektrum
- typische Sprechstundenzeiten und hausärztliche Tätigkeit
- räumliche, personelle und technische Ausstattung der Praxis.

Der Facharzt selbst muss seit mindestens vier Jahren als niedergelassener Mediziner in der ambulanten Patientenversorgung tätig sein, Hausbesuche durchführen, im Regelfall an kassenärztlichen Notdiensten teilnehmen und sich als Lehrarzt kontinuierlich weiterbilden.

SURFTIPP

PJ-Lernzielkatalog

Den Lernzielkatalog für das PJ vom Hartmannbund findest du hier:
- Lernzielkatalog des Hartmannbundes
  www.medi-learn.de/AK017

Nach den Fakten dazu, welche Krankenhäuser sich „Lehrkrankenhaus" nennen dürfen, wird es jetzt wieder praktisch: Obwohl du im PJ eine Menge Zeit im Krankenhaus verbringen wirst, wirst du ab und zu mal einen Platz zum schlafen brauchen, etwas zu essen, zu trinken und ein paar Euro für Versicherungen etc. Wie sieht es also mit der Bezahlung im PJ aus?

Krankenhäuser lassen sich was einfallen
Glückliche Entwicklung: Vergütung im PJ immer häufiger
Die Medizinstudenten gehen im Rahmen des PJs nicht mehr in die Uni, sondern jeden Tag zum Arbeiten ins Krankenhaus. Lange Zeit gab es dafür keine Bezahlung, die Ausbildung galt als Lohn genug. Dass neben einer 40-Stunden-Woche kaum noch Zeit ist, jobben zu gehen, interessierte niemanden. Nach und nach gibt es jetzt an vielen Krankenhäusern kostenlose Mittagessen, eine Unterkunft oder etwas Fahrtgeld. Immer häufiger sogar einen festen monatlichen Betrag.

Ausbildung in Uniklinik, Lehrkrankenhaus oder im Ausland

Anders als im Pflegepraktikum oder der Famulatur kommen für das PJ nicht alle Krankenhäuser infrage. Nur die eigene Uniklinik und ganz bestimmte Lehrkrankenhäuser stehen zur Wahl. Lehrkrankenhäuser bilden genau wie Unikliniken Studenten aus, gehören aber selbst nicht zur Uni. Sie sind darauf angewiesen, dass die Universität ihnen den Status „Lehrkrankenhaus" erteilt, wenn sie PJler aufnehmen möchten. Es gab schon Fälle, wo der Status aberkannt werden sollte, weil die entsprechende Klinik ihren PJlern 400 Euro im Monat zahlen wollte. Aus Angst, die PJler ließen sich vom Geld weglocken und würden der Uniklinik fehlen, hieß es: Entweder, Sie stoppen die Bezahlung oder wir kündigen Ihnen den Status „Lehrkrankenhaus".

Es zahlen immer mehr deutsche Kliniken

Es ringen sich immer mehr Uni- und Lehrkrankenhäuser durch, ihre PJler zu bezahlen. Anfangs waren es vielleicht 10 %, heutzutage zahlen immer mehr der über 500 Kliniken: Nämlich grob die Hälfte. Es sind eher die privaten und die ländlichen Kliniken. Manches weit außerhalb gelegene Krankenhaus bietet durch die Bezahlung einen Ausgleich zu seiner Abgeschiedenheit und wird für PJler attraktiver. Viele Studenten verbringen einen Teil des PJs im Ausland. Die Schweiz ist das beliebteste Land, nennt ihre PJler „Unterassistenten" und bezahlt sie alle.

400 Euro plus Ausbildung für eine 40-Stunden-Woche

Referendare, Volontäre oder andere halbfertige Berufseinsteiger lachen sich über die Bezahlung der PJler kaputt. Natürlich sind sie noch keine Ärzte, natürlich haben sie noch keine abgeschlossene Berufsausbildung, natürlich können sie noch nicht alles. Natürlich fordert niemand eine vollwertige Bezahlung für acht Stunden Arbeit am Tag! Doch wenige Hundert Euro im Monat reichen aus, damit nach einer 40-Stunden-Woche nicht noch eine 12-Stunden-Schicht in der Bar wartet, um die Miete bezahlen zu können. Wenn das Geld für die Miete und die nötigsten Ausgaben reicht, ist das schon eine große Erleichterung. Die Studenten können sich voll aufs Studium konzentrieren und sehen ihre Arbeit etwas wertgeschätzt. Die nichtmate-

SURFTIPP

Lehrkrankenhäuser

Finde heraus, welche Lehrkrankenhäuser zu deiner Uni gehören:
* Liste Lehrkrankenhäuser: www.medi-learn.de/AK018

rielle Bezahlung der PJler erfolgt in Form von praktischer Erfahrung, Wissen und Fähigkeiten.

Essen, Kleidung, Wohnen

Die Angebote der Krankenhäuser sind sehr verschieden. Begünstigungen sind zum Beispiel Fortbildungen, regelmäßige Seminare von Ärzten für die Studenten oder die Möglichkeit, an Veranstaltungen für Assistenzärzte teilzunehmen. Kostenloses Mittagessen oder das Geld für ein Essen werden langsam zum Standard. Es ist üblich, dass die Arbeitskleidung gestellt wird, aber noch nicht in der Mehrheit der Krankenhäuser. Häufiger anzutreffen ist ein geringer Betrag, etwa 100 Euro im Monat, als Fahrtkostenzuschuss. Seltener ein kostenfreier Parkplatz oder eine Monatskarte für Bus und Bahn. Weitere Häuser bieten Büchergutscheine, einen Internetzugang oder eine kostenlose Unterkunft für ihre Studenten an.

Die Finanzen konntest du nun also klären? Du hast einen PJ-Platz und eine Unterkunft gefunden? Dann geht es jetzt direkt ins Krankenhaus. Damit du in jeder Situation das passende Utensil (Kuli, Stethoskop, Stauschlauch...) parat hast, stellt sich die Frage, wie du es schaffst, diese immer bei dir zu tragen. Bücher und Notizen können mehr und mehr durch elektronische Versionen ersetzt werden. Außerdem bekommst du meistens einen Kittel gestellt. Und der hat Taschen:

Fassungsvermögen eines mittelgroßen Ikea-Regals
Neugieriger Blick in die Kitteltaschen von Medizinern

Für viele ist er das Markenzeichen der ärztlichen Zunft schlechthin – der weiße Kittel. Sicher nicht modisch und im Sommer viel zu warm. Doch einen Vorteil hat das traditionsreiche Kleidungsstück immerhin gegenüber dem lässigen Kasack und dem viel schickeren Polohemd: tiefe Taschen! Manche Kittel haben offenbar das Fassungsvermögen eines mittelgroßen Ikea-Regals, wie eine Umfrage unter MEDI-LEARN Nutzern ergab.

Erwartungsgemäß wurden Stethoskop und Pupillenleuchte besonders häufig genannt, dicht gefolgt vom Stauschlauch. Wenn es aber irgendeinen Gegenstand gibt, den wirklich jeder junge Mediziner immer und überall dabei hat, dann ist das definitiv der Kugelschreiber. Meist sind es gleich mehrere, vor allem weil Oberärzte sie oft ausleihen und selten wieder zurückgeben. Erst wenn mehr als drei Stifte in der Brusttasche deines Kittels stecken, wird es Zeit zu überlegen, wo du sie „geliehen" hast.

GELAUSCHT

Kitteltasche der Assistenzärzte

Was befindet sich in den Kitteltaschen? Forenuser berichten:

- Kitteltascheninhalte: www.medi-learn.de/AK020

Gut organisierte Zeitgenossen bevorzugen Notizbücher

Wer einen Schreiber hat, braucht natürlich auch Papier, und das ist in der Tat ebenfalls in mindestens einer Tasche jedes anständigen Kittels vorhanden. Die gut organisierten Zeitgenossen bevorzugen ein Notizbuch, in das gegebenenfalls Rezepte und Konsilscheine hineingelegt werden können. So bleiben die länger frisch und faltenfrei. Andere haben zu Papier ein weniger fürsorgliches Verhältnis und tragen nach eigenen Angaben „fliegende Blätter diverser Art" mit sich herum.

Bei genauem Hinsehen sind das überwiegend Listen, die es in allen Formen, Farben und Größen gibt: Stationslisten, Patientenlisten, To-do-Listen, Pieperlisten, Telefonlisten und als Spezialfall die Liste mit den Telefonnummern der Hintergrunddienste. Je nach Fachrichtung kommen dann noch Checklisten (z. B. Checkliste Innere Medizin, Checkliste Traumatologie, Checkliste Neurologie) in den Kittel. Mit 170 Gramm besonders gewichtig ist die Liste der Pillen und Tabletten – das „Arzneimittel pocket". Die Sonderausführung mit integriertem Therapie-Teil bringt sogar fast ein halbes Pfund auf die Waage.

Bücher sind eben immer das schwerste, dies zeigt sich bei jedem Umzug aufs Neue. Und es bewahrheitet sich auch beim Blick in bundesdeutsche Kitteltaschen. Ein Reflexhammer – Berliner Modell – wiegt vergleichsweise gut tragbare 130 Gramm. Wenn du also das Buch in die eine Seitentasche und den Reflexhammer plus Verbandsschere zuzüglich einer Rolle Leukosilk in die andere steckst, ist dein Gleichgewicht schon halbwegs wieder hergestellt. Die Pupillenleuchte findet ihren Platz neben den Kugelschreibern in der Brusttasche, und hinter die Palisade der diversen eigenen oder „geliehenen" Stifte passen außerdem Winkelmesser und EKG-Lineal.

Klinisches Wörterbuch auf dem Handy/Smartphone

Damit wären die sperrigsten Gegenstände bereits gut untergebracht. Das aus der Sicht deines Arbeitgebers unentbehrlichste Utensil aber ist der Pieper. Mit Glück brauchst du nur einen davon, aber es können auch zwei oder drei sein, nicht zu vergessen das Diensthandy. Wenn du dich damit nicht erreichbar genug fühlst, nimm besser zusätzlich dein privates mit. Bei den gehobenen Modellen lässt sich ja inzwischen in Form von sogenannten Apps so ziemlich alles bis hin zum kompletten klinischen Wörterbuch installieren. Man weiß schließlich nie, wann man so etwas einmal braucht ...

Spätestens jetzt kommen die Hosentaschen als weiterer Stauraum ins Spiel: Telefon auf die eine Seite, Schlüsselbund als Gegengewicht auf die andere. Pieper lassen sich fast immer irgendwo anklemmen und das Stethoskop erforderlichenfalls um den Hals tragen. Doch Mitarbeiter-Ausweis, Namensschild, Röntgenplakette, Chipkarte für die Zeiterfassung, Essenskarte für die Kantine, Lippenbalsam, Handcreme und Kleingeld für den Naschkram-Automaten wollen ebenfalls untergebracht sein.

Von nun an hilft nur Fingerspitzengefühl weiter, um beim tastenden Graben in den Tiefen der Taschen das ganze Zeug noch einigermaßen auseinander halten zu können. Und eine insgesamt kräftige Statur, denn dein Kittel hat längst die ergonomischen Eigenschaften einer Bleiweste – die Sorte, mit der Triathleten trainieren. Gängige Lösung des Problems: Zu Dienstbeginn an einen stabilen Haken gehängt, wird der Kittel für die kommenden Stunden zu deiner persönlichen Basisstation. Plötzlich passt du wieder durch jede Tür, und weiße Polohemden sehen sowieso viel schicker aus.

Alles verstaut? Dann wird es jetzt praktisch. Wir haben wie immer ein paar Erfahrungsberichte zum Thema für dich. Los geht es mit einer Studentin, die ganz klassisch alle Tertiale am selben Krankenhaus verbracht hat:

Erfahrungsberichte – Praktisches Jahr
Lehrkrankenhaus versus Uniklinikum
von Christiane P.

Eines hab ich mir schon recht früh vor Beginn des Praktischen Jahres überlegt: Ich wollte mein PJ nicht an der Uniklinik, sondern an einem peripheren Lehrkrankenhaus absolvieren. Denn ich war mir recht sicher, dass ich an einer Uniklinik dann doch nicht so intensiv betreut werden würde. Zudem hörte ich von Kommilitonen höherer Semester, dass es dann doch oft nur auf Röntgentüten von A nach B tragen ging. Viele hatten sich auch eher aus Bequemlichkeit dazu entschieden, das PJ an der Uni zu machen. Ich ging gerne in die Peripherie.

Von der Fachrichtung her liebäugelte ich schon recht früh mit zwei Fächern: zum einen mit der Psychiatrie, zum anderen mit der Inneren Medizin. Ich finde sie auf unterschiedliche Art jede für sich spannend. Bei der Inneren reizte mich das differentialdiagnostische Denken, an der Psychiatrie fand ich die Behandlung psychischer Erkrankungen interessant. Psychiatrie wurde also mein Wahlfach.

Und so wurde es dann ein tolles und abwechslungsreiches Praktisches Jahr. Meine Erwartung, in einem peripheren Lehrkrankenhaus sehr gut betreut zu werden und auch praktisch tätig sein zu dürfen, hat sich zum Glück erfüllt. In der Inneren gab es von EKG´s über Punktionen von Pleuraerguß oder Aszites bis hin zu Herzkathetern und Endoskopien eine Menge zu sehen, um nur einmal eine kleine Auswahl zu nennen. In der Psychiatrie war dann Abwechslung von der konventionellen Medizin angesagt, denn hier stand die Betreuung und Behandlung psychotischer Patienten oder von Patienten mit Persönlichkeitsstörungen auf dem Programm.

Auch in der Chirurgie habe ich mich alles andere als gelangweilt: Der OP-Plan war täglich voll und so gab es aus allen Disziplinen von der Unfall- über die Herz-Thorax- bis hin zur Abdominalchirurgie zahlreiche Eingriffe, die wir PJler live und in Farbe miterleben konnten. Klarer Fall, an die körperliche Belastung des ständigen Stehens und die Muskelverspannungen vom Hakenhalten galt es sich zunächst zu gewöhnen, aber wie heißt es so schön: Schmerz lass nach! Das tat er auch, denn nach einigen Wochen merkte man ihn einfach nicht mehr.

Die Vorbereitung war bei der Autorin des folgenden Berichtes weniger das Problem, sondern die große Menge an PJler auf ihrer Station. So bewarb sie sich kurzerhand an einer kleineren Klinik im Umland und konnte problemlos zum zweiten Tertial wechseln:

Erfahrungsberichte – Praktisches Jahr
Eigenständiges Arbeiten und jede Woche Unterricht
von Forenuserin missManagement

Mein Wahlfach war Radiologie, denn ich fand, dass dieses Fach im Studium zu kurz kommt und als interdisziplinäres Fach immer auch Einblicke in andere Disziplinen ermöglicht. Leider absolvierte ich dieses erste Tertial an einer kleinen Klinik in Berlin-Mitte, an der es bereits viel zu viele PJler gab. Eine wünschenswerte Betreuung war dadurch nicht möglich, weshalb ich mich kurz entschlossen bei einem Krankenhaus in Neuruppin beworben habe. Ich konnte dort gratis wohnen, erhielt Kostgeld und eine kleine Aufwandsentschädigung.

Der Wechsel zum zweiten Tertial war ganz unkompliziert und meine aktive Mitarbeit vom ersten Tag an gefragt. Unter nachsichtiger Anleitung von Oberärzten und Chefärzten durfte ich mich in ein am Ende respektables Patientengut von 20 selbst betreuten Fällen einschließlich Visitenverantwortlichkeit einarbeiten. Es gab sogar wöchentlichen Unterricht für die ungefähr sechs PJler mit schönen Angeboten: Drainage in der Thoraxchirurgie legen, Seminar zu Patientenverfügungen, kleiner EKG-Kurs und anderes mehr. Ich habe gearbeitet wie eine junge Assistenzärztin und glaube, dass ich angesichts der Eigenverantwortlichkeit so viel wie nie zuvor im Studium gelernt habe. Ansprechpartner waren bei Bedarf immer zur Stelle, gleichzeitig hat man sich über meine Mitarbeit sehr gefreut und mich gut einzubinden gewusst. Für das Chirurgie-Tertial war ich auf meiner Wunschstation und habe dort bereits selbst kleine OPs (mit-)durchführen dürfen, weil der Chefarzt Auszubildenden sehr wohlwollend gegenüberstand.

Wer in diesen 48 Wochen etwas lernen will, sollte sich also ein Haus suchen, das nur wenige PJ-Studenten hat. Nicht überall belebt Konkurrenz das Geschäft. Vielmehr gibt es wohl kaum etwas Frustrierenderes, als sich den ganzen Tag bis 16.30 Uhr die Beine in den Bauch zu stehen, weil drei PJler pro Station einfach des Guten zu viel sind.

Einige Studenten umgehen das Problem von zu vielen PJlern, indem sie von vornherein nicht an eine Uniklinik gehen, sondern an periphere Lehrkrankenhäuser:

Erfahrungsberichte – Praktisches Jahr
Immer mal den Lerneffekt der Tätigkeiten hinterfragen
von Forenuser THawK

Ich habe keines meiner Tertiale an einer Uniklinik absolviert, denn ich wollte nicht einer von 1000 PJlern sein, einigermaßen pünktlich Feierabend haben und versprach mir von externen Lehrkrankenhäusern mehr Motivation in der Ausbildung. Für mein Wahlfach Pädiatrie war ich deshalb an einer Klinik außerhalb meines Studienortes Dresden, für die Innere im Schwerpunkthaus in Dresden und für Chirurgie in einem kleinen Haus in „Pendel-Entfernung". In allen Fällen habe ich es nicht bereut.

In Pädiatrie durfte ich alle Blutentnahmen und Flexülen machen, die ich wollte. Dadurch bin ich deutlich sicherer geworden. Ansonsten gab es natürlich viel, viel zu untersuchen. Ich denke, da liegt für mich der Schwerpunkt des PJ: Man muss diese Zeit nutzen, denn wenn man später als Assistenzarzt arbeitet, gibt es kaum noch jemanden, der klinische Befunde hinterfragt. In der Pädiatrie kamen außerdem noch Assistenz bei der Erstversorgung im Kreißsaal und Ultraschall vor.

Auf der Inneren ging es fast drei Monate lang um Rheuma. Dabei machte ich ein wenig Gelenk-Ultraschall, außerdem Lumbalpunktionen, Kniegelenkspunktionen und einmal ZVK. Auch während des Chirurgie-Tertials kamen Gelenkpunktionen vor, ansonsten das breite Spektrum der „kleinen Chirurgie" eigenständig, also Wundversorgungen, Hämatome entlasten und natürlich das Nähen. Mehrfach pro Woche – aber nicht ständig – war ich im OP, was ich sehr gut finde. Allerdings kam es in der Chirurgie auch immer wieder vor, dass die Assistenten versuchen, den PJler in die stationäre Aufnahme zu stecken. Auf keinen Fall darf man sich zum Arbeitssklaven machen lassen, und sollte stattdessen immer fragen: Lerne ich etwas bei meiner Tätigkeit? Wenn das nicht der Fall ist, muss man es ansprechen und darauf drängen, dass man etwas mit Lerneffekt tun darf. Wichtig ist meiner Meinung nach, sicher in der klinischen Untersuchung und im Einschätzen von Dringlichkeiten zu werden. Ich denke, dass dies den Einstieg als Assistenzarzt erleichtert.

*Dass das PJ (auch) zum Lernen da ist, sollte dir wirklich bewusst sein. Es ist
ein Teil des Studiums und du erhältst gar keine oder eine sehr geringe Bezahlung für Vollzeit-Anwesenheit in der Klinik. Wenn aber alles andere passt,
kann man auch einmal länger bleiben, findet folgender Student:*

Interview - Praktisches Jahr
Gute Ausbildung und selbstständige Arbeit
von Forenuser hohesC

Wie hat dir das Arbeitsklima während deines Tertials gefallen?
Das Arbeitsklima war sehr angenehm. Besonders gut hat mir gefallen, dass
sich die meisten Mitarbeiter untereinander duzen. Auch meine Chefin war
wirklich toll – ich hoffe, dass ich in Zukunft immer so nette und geduldige
Vorgesetzte haben werde! Was mir nicht so gefallen hat, war, dass die Müh-
len in unserer Abteilung manchmal sehr langsam liefen und alles dreimal
diskutiert wurde. Außerdem bestand auch dort der übliche Machtkampf
zwischen Hebammen und Ärzten.

Hattest du Möglichkeiten zur Weiterbildung?
Die Fortbildungsmöglichkeiten für Studenten an meinem Lehrkrankenhaus
sind vielfältig und sehr gut. Zweimal wöchentlich findet in kleiner Runde
PJ-Unterricht statt, außerdem gibt es einen EKG-Kurs. Vielen Studenten bereitet das EKG-Lesen Schwierigkeiten und im Studium bleibt nicht besonders viel Zeit dafür, sich intensiv damit auseinanderzusetzen. Als Arzt oder
Ärztin kommt man später aber nicht drum herum und auch im Examen muss
man ein EKG interpretieren können. Deshalb finde ich es toll, dass dieser
Kurs angeboten wird. Eine Besonderheit meines Lehrkrankenhauses sind die
anthroposophischen Fortbildungen, an denen ich auch teilnehmen konnte.
Zusätzlich fanden noch abteilungsinterne Fortbildungen statt.

Wird in der Abteilung auch geforscht?
An dem Krankenhaus werden verschiedene Studien zur Misteltherapie betrieben. Ansonsten wird nicht geforscht. Das Krankenhaus ist zwar ein akademisches Lehrkrankenhaus, aber für Forschung in großem Umfang ist
dann doch eher die Charité selbst zuständig!

Wie sahen deine Arbeitszeiten während des Gynäkologie-Tertials aus?
Insgesamt habe ich während des Tertials ziemlich viel gearbeitet. Ab und
zu bin ich mal etwas früher nach Hause gegangen, das war dann überhaupt

kein Problem. Meistens bin ich aber aus verschiedenen Gründen länger geblieben: Zum einen waren viele Dinge für mich einfach sehr interessant und ich habe die Chance genutzt, so viel wie möglich zu lernen, zum anderen waren manchmal einfach noch nicht alle Aufgaben erledigt. Letzteres kam allerdings seltener vor. Da es nur eine Vollzeitstelle unter den Assistenten in der Abteilung gibt, war es für mich schwierig, auch in Bezug auf meine Arbeitszeiten einen permanenten Ansprechpartner zu finden.

Wurdest du als PJler bezahlt?
Als ich mit dem Innere-Tertial begann, gab es für mich noch Essensmarken. Leider wurden die bald darauf wieder abgeschafft. Wie in vielen anderen Häusern muss auch an diesem Lehrkrankenhaus gespart werden. Mittlerweile wird das PJ ja an vielen Kliniken und Lehrkrankenhäusern vergütet. Diese Entwicklung kommt für mich leider etwas zu spät!

Wie sahen nach dem PJ deine Chancen aus, in der Gynäkologie und Geburtshilfe deines PJ-Krankenhauses Karriere zu machen?
Das PJ-Tertial hat mir wirklich viel Spaß gemacht und ich habe mich im Team dort sehr wohl gefühlt. Gerne hätte ich meine erste Stelle dort angetreten. Leider sparte das Haus zu meiner Zeit Stellen ein, daher bestand für mich keine Chance, übernommen zu werden. Ich hoffe jetzt, dass ich an einem Krankenhaus arbeiten werde, an dem ich mich genauso wohl fühle!

Wie lautet dein Fazit zur Ausbildung während deines Gynäkologie-Tertials?
Die Chefärztin der Abteilung und auch die Oberärzte haben sich wirklich viel Mühe gegeben, meine Fragen zu beantworten und mir Dinge zu erklären. Vieles habe ich mir aber auch selbst erarbeitet, denn leider ist so ein Stationsalltag ja oft ziemlich hektisch und jeder ist mit seinen eigenen Aufgaben beschäftigt. Für PJler bleibt da nicht allzu viel Zeit übrig. Besonders gut hat mir gefallen, dass ich sehr viel selbstständig arbeiten konnte und es immer jemanden im Hintergrund gab, der meine Arbeit kontrolliert hat oder den ich etwas fragen konnte.

Durch wen wurdest du betreut?
Für mich gab es leider keinen festen Ansprechpartner oder jemanden, der mich das ganze Tertial über durchgehend betreut hat. Das ergab sich daraus, dass fast niemand aus dem Team täglich anwesend war. Bei Fragen stand mir aber immer jemand zur Verfügung. Dass es keinen festen Ansprechpartner gab, hatte für mich Vor- und Nachteile. Natürlich gab es Mo-

mente, in denen ich mir eine engere Betreuung gewünscht hätte, aber so habe ich gelernt, selbstständig zu arbeiten.

Was kannst du abschließend über das PJ-Tertial sagen?
Die Zeit hat mir sehr gut gefallen und ich möchte sie auf keinen Fall missen. Das Tertial in der Gynäkologie und Geburtshilfe war für mich sehr lehrreich. Besonders gut hat mir das selbstständige Arbeiten gefallen. Ich hoffe, dass ich dadurch gut auf meine erste Stelle vorbereitet bin!

Bei unserem nächsten Einblick in das Leben der PJ-Studenten geht es nicht um Gynäkologie, sondern um Chirurgie. An der Uniklinik Ulm kam dieser Student nicht nur in den Genuss von zwei freien Nachmittagen pro Woche, sondern konnte auch sehr viel lernen. Unter anderem in der Endoskopie und in der Prokto-Sprechstunde:

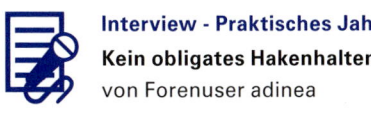

Interview - Praktisches Jahr
Kein obligates Hakenhalten
von Forenuser adinea

Wie hat dir das Arbeitsklima in der Chirurgie an der Uniklinik Ulm gefallen?
Das Arbeitsklima hat mir insgesamt sehr gut gefallen. Mein Chirurgie-Tertial war in zwei Abschnitte aufgeteilt: Zwei Monate habe ich in der allgemeinchirurgischen Spezialambulanz verbracht, zwei weitere Monate in der Abteilung für Endoskopie. So hatte ich mit verschiedenen Ober- und Assistenzärzten sowie Pflegern und Schwestern zu tun. Der Umgang untereinander war aber sowohl in der Allgemeinchirurgie als auch in der Endoskopie sehr freundlich und ich hatte zu allen Kollegen ein gutes Verhältnis.

Gab es für dich Weiterbildungsangebote?
Zweimal wöchentlich fand ein PJ-Seminar statt. An sich halte ich das für eine gute Sache. Inhalte und Gestaltung ließen jedoch manchmal etwas zu wünschen übrig und so würde ich die ganze Veranstaltung im Nachhinein als eher mittelmäßig beurteilen. Das Seminar war nicht ausschließlich für uns PJler gedacht, sondern wurde auch von Blockpraktikanten des 8. Semesters besucht.

Kannst du etwas zur Forschung dort sagen?
Ich als PJler der Chirurgie hatte damit aber eher wenig Berührung, für mich stand der Ambulanzalltag natürlich im Vordergrund. Wenn man als Assis-

tenzarzt an einer Uniklinik anfangen will, muss man natürlich ein gewisses Interesse an Forschung mitbringen – frei nach dem Motto: Wer nicht forscht, wird nix!

Wie sahen deine Arbeitszeiten während des Chirurgie-Tertials aus?
Die Arbeitszeiten in der allgemeinchirurgischen Spezialambulanz waren echt klasse. Es gab immer eine Mittagspause und zwei Nachmittage die Woche hatte ich frei. Das ließ mir natürlich viel Zeit für Freizeitaktivitäten, aber auch dazu, noch mal ein Chirurgiebuch in die Hand zu nehmen und Krankheitsbilder nachzuschlagen, die mir während des PJ-Alltags so begegneten. In der Endoskopie war es eigentlich ähnlich. Morgens und vormittags war dort wegen der vielen Untersuchungen und dem Patientenverkehr schon Stress angesagt, aber nachmittags wurde es ruhiger, weil dann der ganze Verwaltungskram erledigt wurde. Zweimal wöchentlich fand die sog. „Prokto-Sprechstunde" statt.

Wurdest du als PJler bezahlt?
Nein. Als ich mein PJ in der Chirurgie absolviert habe, war eine Vergütung noch unüblich. Zum Glück geht die Entwicklung ja mittlerweile in eine andere Richtung. Das finde ich nur gerecht, denn als PJler ist man den Ärzten ja durchaus eine Hilfe! Für mich war während des PJs nur das Mittagessen kostenlos.

Wie beurteilst du die Ausbildung in der Chirurgie?
Die Ausbildung war sowohl in der allgemeinchirurgischen Spezialambulanz als auch in der Endoskopie sehr gut. Selbstständige Patientenbetreuung war erwünscht und wurde durch Ober- und Assistenzärzte sehr gefördert. Das ist durchaus nicht in jedem Krankenhaus selbstverständlich, aber ich denke, so lernt man als PJler am meisten. Im zweiten Abschnitt meines Chirurgie-Tertials habe ich viele Gastroskopien, Koloskopien und Interventionen sogar selbstständig durchführen dürfen!

Wer war dein Ansprechpartner während des Tertials?
Ich hatte nicht nur einen einzigen Ansprechpartner, sondern konnte mich während des gesamten Tertials mit Fragen immer an alle Assistenzärzte wenden. Die waren wirklich sehr hilfsbereit. Auffällig war auch die generell immer ziemlich entspannte Stimmung. Das liegt wahrscheinlich an den coolen Arbeitszeiten der Ärzte und daran, dass niemand in den OP muss!

Wie lautet dein Fazit?

Sowohl die allgemeinchirurgische Spezialambulanz als auch die Abteilung für Endoskopie kann ich aus mehreren Gründen uneingeschränkt weiter empfehlen: Das Personal ist sehr freundlich und der Umgang unter den Kollegen wirklich nett. Ich hatte während des gesamten Tertials viel Freiraum und konnte oft selbstständig arbeiten. Außerdem habe ich dank des guten Teachings viel gelernt und hatte wegen der tollen Arbeitszeiten viel Freizeit!

Wenn du nicht nur Medizinisches, sondern auch noch ein neues Land kennen lernen möchtest, ist das im PJ ohne größere Probleme möglich. Nach dem Examen wirst du wahrscheinlich noch viele Jahre in deutschen Krankenhäusern verbringen, also auf geht's! Im nächsten Abschnitt widmen wir uns dem Thema Auslandsaufenthalt im PJ.

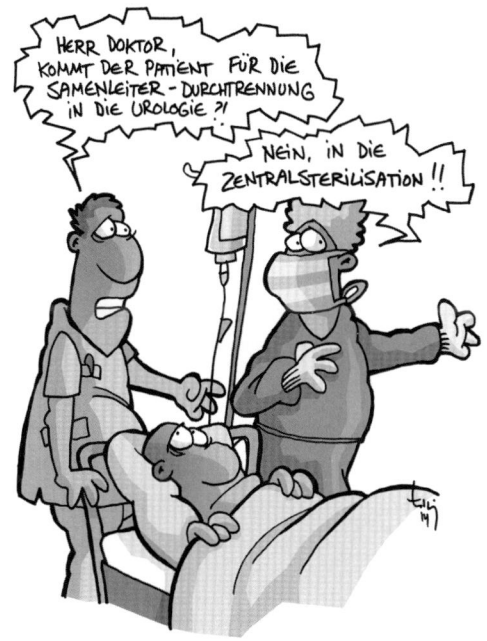

Mehr Cartoons:

www.medi-learn.de/cartoons

www.facebook.de/medilearn

Wissen, das in keinem Lehrplan steht:

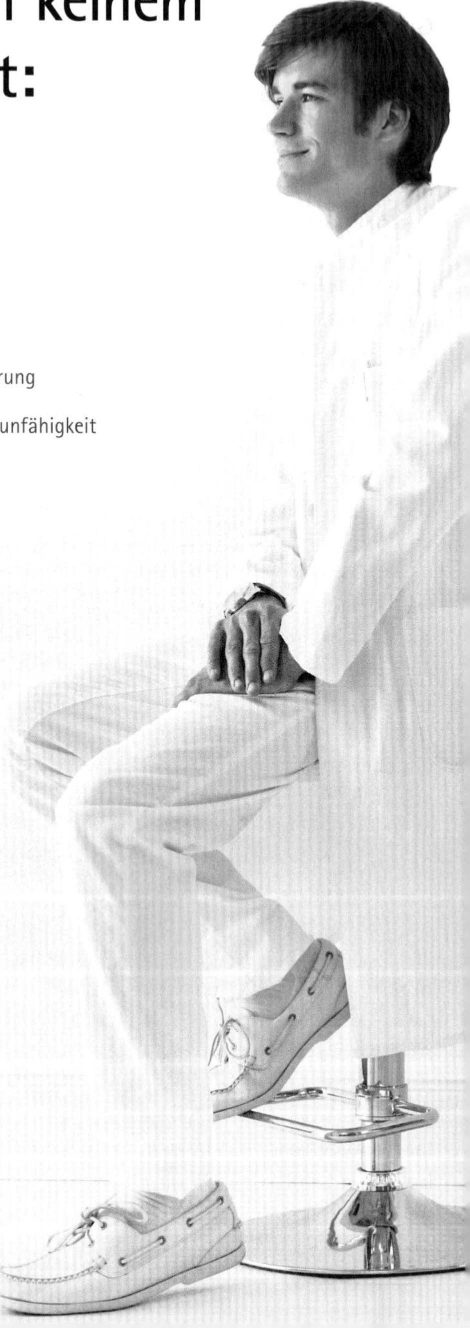

Ihr Berufsstart als Arzt.

- Karriereberatung für PJler
- Erfolgreich bewerben
- Günstige Arzt-Haftpflichtversicherung
- Arztspezifischer Schutz bei Berufsunfähigkeit

Nähere Informationen und
unseren Repräsentanten vor Ort
finden Sie im Internet unter
www.aerzte-finanz.de

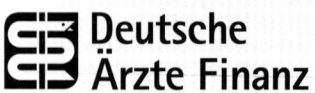

Gut für die Karriere
Persönlicher Gewinn: Praktisches Jahr im Ausland

Das Praktische Jahr (PJ) ist eine Riesenchance, unkompliziert eine Zeit im Ausland zu verbringen. Du kannst ein anderes Land, ein fremdes Gesundheitssystem und die Arbeit im Krankenhaus kennenlernen. Dies ist nicht nur gut für deine Karriere und Sprachkenntnisse, sondern auch für deine persönliche Entwicklung. Allerdings ist im Vorfeld einiges an Organisation nötig, damit du ein Krankenhaus, eine Unterkunft und alle benötigten Formulare findest. Sehr hilfreich für deine Vorbereitung sind Erfahrungsberichte anderer Studenten. An vielen Unis gibt es Listen mit Krankenhäusern, an denen schon Studenten einen Teil ihres PJs absolviert haben, die von Professoren empfohlen werden oder bei denen gesichert ist, dass das zuständige Landesprüfungsamt (LPA) den Aufenthalt anerkennt.

Große Auswahl, frühe Bewerbung

Die Auswahl an potentiellen Krankenhäusern ist groß. Kriterien können das gewünschte Fach (Chirurgie, Innere Medizin oder das Wahlfach) und deine Sprachkenntnisse sein. Häufig musst du zumindest Basis-Sprachkenntnisse nachweisen, damit der Aufenthalt anerkannt wird. Jede Uni, jedes LPA und eventuelle Stipendiengeber erwarten dabei unterschiedliche, zum Teil sehr geringe Kenntnisse. Unabhängig davon solltest du in der Sprache relativ sicher sein, damit du auch wirklich in den Krankenhausalltag integriert werden kannst. Es kann sich also lohnen, bereits während der klinischen Semester deine Kenntnisse durch Sprachkurse, Auslandsaufenthalte oder Eigenstudium zu verbessern.

> **UNSER TIPP**
>
> Medizinische Hochschulen
>
> Die Adressen aller medizinischen Hochschulen weltweit findest du im „Avicenna Directory for medicine" der WHO:
> - Directory for medicine
>   www.medi-learn.de/AK023

Als Nächstes kannst du dir überlegen, wie viel Hightech du erleben möchtest: Außerhalb der beliebten PJ-Länder Schweiz, USA, Australien oder Großbritannien können die medizinischen Standards stark von denen in Deutschland abweichen. Hast du dich für ein Land entschieden, ist besonders bei beliebten Ländern eine frühzeitige Bewerbung wichtig. Du musst dich selber um die Bewerbung kümmern, denn bisher gibt es keine Organisation, die PJ-Plätze vermittelt. Meistens ist sie direkt an den Chefarzt zu richten, und zwar bis zu 1½ Jahre vor Antritt der Stelle. Je nach Land ist die Bewerbung auch bis zu wenige Wochen vor Arbeitsbeginn möglich. Darüber solltest du dich rechtzeitig informieren.

SURFTIPP

Ausbildungsstätten & Krankenhäuser

Eine weltweite Auflistung von als PJ-Ausbildungsstätten genehmigten Krankenhäusern vom LPA Nordrhein-Westfalen sowie mehrsprachige Bescheinigungen findest du hier:
• Landesprüfungsamt NRW
www.medi-learn.de/AK024

Das LPA sagt, was Sache ist

Genau wie in Deutschland, kannst du auch im Ausland dein PJ nicht an einem beliebigen Krankenhaus verbringen, sondern nur in solchen, die dein LPA anerkennt. Die Ausbildung dort muss „mit der Ausbildung an deiner Heimat-Uni vergleichbar" sein. Die LPAs geben dazu Listen heraus. Viele von ihnen ähneln den Listen aus Düsseldorf (siehe Surftipp) oder Berlin. Wie viele Auslandstertiale gestattet sind, ist von Uni zu Uni verschieden. Ein Tertial ist aber immer möglich. Eines kannst du sogar in zwei mal 8 Wochen „splitten" und nur einen der beiden Teile im Ausland verbringen. Beachte, dass einige LPAs in einem gesplitteten Tertial keinerlei Fehlzeiten erlauben!

Zwei wichtige Zettel

Da das PJ ein Teil deines Studiums ist, müsstest du eigentlich an der zum Krankenhaus gehörigen Universität eingeschrieben sein. Da dies häufig nicht möglich ist, musst du dir stattdessen vom Dekanat der dortigen medizinischen Fakultät einen Zettel unterschreiben lassen, der dir „die gleichen Rechte und Pflichten" wie den dortigen Studenten bescheinigt. Zweites wichtiges Formular ist die Äquivalenzbescheinigung deiner Uniklinik. Denn die Ausbildung im Ausland muss mit der an deiner Heimat-Uni vergleichbar sein. Die Bescheinigung kannst du dir vom PJ-Beauftragten des Fachbereiches unterschreiben lassen. Das ist meistens kein Problem, solange das Krankenhaus in der LPA-Liste auftaucht. Frag im Zweifelsfall aber vor deinem Auslandsaufenthalt bei der entsprechenden Person nach, ob sie dir die Äquivalenzbescheinigung ausfüllen würde!

Geld spielt eine Rolle

Mit der Äquivalenzbescheinigung und der Anerkennung durch das LPA ist die Vorbereitung nicht getan. Eine große Rolle spielt die Finanzierung. Anreise, Unterkunft, Freizeit und eventuell ein Visum kosten Geld. Weil du offiziell noch im Studium bist, können sogar Studiengebühren anfallen. Das kannst du manchmal umgehen, indem du das Tertial splittest. Unter bestimmten Voraussetzungen kannst du dich auf ein Stipendium bewerben. Zum Beispiel kannst du dir deinen Aufenthalt als Praktikum anerkennen lassen. Damit ist eine Erasmus-Förderung möglich (siehe dazu: www.medi-learn.de/AK476). Dies ist ein Programm der Europäischen Union, das die Zusammenarbeit zwischen den europäischen Hochschulen verbessern und den Austausch seiner Studenten und Dozenten fördern soll. Bei Zielen außerhalb Europas kannst du das Gleiche über das Promos-Programm des DAAD versuchen (siehe dazu: www.medi-learn.de/AK475).

Damit du zum Einreisezeitpunkt alle erforderlichen Dokumente hast, solltest du dich rechtzeitig um folgende Dinge kümmern: Einreisebestimmungen, Aufenthaltsgenehmigung, Visa, Versicherungen und nicht zuletzt alle medizinischen Kontrollen und Impfungen. Vergiss nicht, dir am Ende deines Auslandsaufenthaltes ein PJ-Zeugnis ausstellen zu lassen. Zusammen mit
- der Bescheinigung vom Dekanat der ausländischen Uni und
- der Äquivalenzbescheinigung deiner Uni

kannst du beim LPA den Antrag auf „Anrechnung von im Ausland absolvierten Zeiten" stellen. Für all diese Anträge und Bescheinigungen stellt fast jedes LPA mehrsprachige Vordrucke zur Verfügung, die du verwenden kannst.

Lass dich von all diesen Formalitäten nicht abschrecken. Wenn du dich gut informierst und die wichtigsten Dinge beachtest, steht deinem Abenteuer nichts im Wege. Schon viele Studenten vor dir haben sich im PJ ins Ausland gewagt und es nicht bereut.

UNSER TIPP

Austausch und Förderung

- Promos-Programm des DAAD: www.medi-learn.de/AK475
- Erasmusprogramm der Europäischen Union: www.medi-learn.de/AK476
- Förderprogramme der bvmd: www.medi-learn.de/AK104
- Auslands-Erfahrungsberichte der bvmd: www.medi-learn.de/AK105

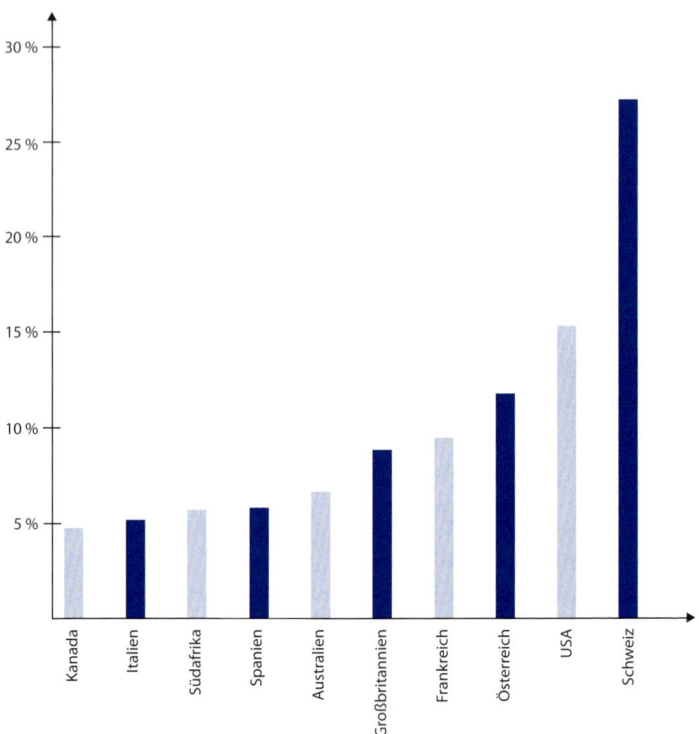

Beliebtheit verschiedener Länder für Auslandsaufenthalte

Land	Anzahl/Prozent	Land	Anzahl/Prozent
Kanada	34 (4,5 %)	GB	64 (8,4 %)
Italien	37 (4,9 %)	Frankreich	68 (9,0 %)
Südafrika	41 (5,4 %)	Österreich	85 (11,2 %)
Spanien	42 (5,5 %)	USA	111 (14,6 %)
Australien	48 (6,3 %)	Schweiz	196 (25,9 %)

Insgesamt haben an der Umfrage 1.294 Studenten teilgenommen. Die Übersicht zeigt 10 Länder, die am häufigsten für einen Auslandsaufenthalt gewählt worden sind.

Nach diesen allgemeinen Ausführungen zum PJ im Ausland möchten wir dir das Lieblingsland der deutschen PJler etwas genauer vorstellen: Die Schweiz.

Land der Träume
Schweiz beliebtestes Land für Auslands-PJ

Kühe, Berge, Schokolade – das sind mögliche Assoziationen zum Thema Schweiz. Einem Medizinstudenten kommen dabei noch andere Dinge in den Sinn, zum Beispiel gute Lehre, Bezahlung im Praktischen Jahr (PJ) und ein angenehmes Arbeitsklima. Die Schweiz ist bei deutschen Studenten das beliebteste Land für ein Auslands-Tertial im PJ. Nicht jedes der über 300 Spitäler kommt dafür infrage und es gibt einiges zu organisieren. Die Erfahrungsberichte stimmen aber überein: Es lohnt sich!

Boarden, Biken und eine gute Ausbildung

Die Schweiz bietet sich aus verschiedenen Gründen für ein oder mehrere Auslandsaufenthalte an. Zum Beispiel die Möglichkeiten, sich nach der Arbeit bei Wintersport, Klettern, Wandern oder Mountainbiking auszutoben. Oder der exzellente Ruf der Lehre in den Spitälern und das oft gelobte Arbeitsklima. Im Falle eines Auslandstertials ist laut Approbationsordnung der besondere Bedarf zur Lebenserhaltung sowie die Zahlung von zusätzlichen Studiengebühren zu beachten. Somit kann ein Studierender vor dem LPA begründen, dass er die landestypische Vergütung erhalten müsse, um die Deckung von höheren Lebenshaltungs- und Studienkosten im Ausland sowie von Reisekosten zum Ort der ausländischen Ausbildungsstätte gewährleisten zu können.

Leistungen, welche die Höchstgrenze bei einer Ausbildung im Ausland übersteigen, sind nach § 3 ÄApprO zu berücksichtigen. In den ersten Jahren nach der sogenannten Deckelung der PJ-Vergütung haben sich die LPAs sehr kooperativ und einsichtig gezeigt, um individuelle Lösungen für die Studierenden zu finden. Also lasst euch eure Chancen nicht verbauen und hakt nach oder fragt ältere Kommilitonen oder junge Assistenzärzte, wie sie ihre Forderungen durchsetzen konnten. Beachte bitte auch, dass die Lebenshaltungskosten in der Schweiz größtenteils höher sind als in Deutschland. Selbst wenn die Klinik dir einen Platz im angegliederten Personalwohnheim anbietet, musst du diesen meist selbst bezahlen.

Selber kümmern ist nicht schwer

Um deinen PJ-Platz musst du dich selber kümmern. Im Internet gibt es Listen mit allen Schweizer Krankenhäusern. Du kannst dich einfach um eine Stelle als „Unterassistent" bewerben. Die Spitäler nehmen gerne deutsche Studenten, da sie im Studium schon ein Jahr weiter sind als die Schweizer Unterassistenten, kurz „Uhus." Wie bei jedem Auslandsaufenthalt musst du auch hier darauf achten, dass dein Landesprüfungsamt (LPA) die Arbeit im jeweiligen Krankenhaus anerkennt. Kläre das unbedingt, bevor du die Stelle antrittst, und kümmere dich um eine Äquivalenzbescheinigung deiner Uni.

Du hast die Wahl: Deutsch, Französisch oder Italienisch

Die Krankenhäuser haben sehr unterschiedliche Bewerbungszeiträume. Es ist ratsam, sich circa anderthalb Jahre vor dem geplanten Aufenthalt zu bewerben. Aber auch wenige Monate vorher hast du gute Chancen, eine kurzzeitig frei gewordene Stelle zu ergattern. Die Bewerbung kannst du per E-Mail oder Post abschicken, solltest dich aber im Voraus telefonisch nach freien Stellen erkundigen.

In der französischen Schweiz gibt es eine Besonderheit: Die Stellenvergabe erfolgt zentral, du musst dich also zentral bewerben. Willst du einen Teil deines PJs tatsächlich dort oder in der italienischen Schweiz verbringen, sind sehr gute Sprachkenntnisse erforderlich.

UNSER TIPP

Bewerbung

Du kannst dich sogar schon für eine Famulatur in der Schweiz als „Uhu" bewerben und hast dort quasi die gleichen Rechte wie ein PJler, d.h. du wirst auch bezahlt – trotz geringerer Erfahrung.

Kein Problem ist das in der „deutschen Schweiz". Dort wird zwar kein Hochdeutsch gesprochen, aber du kannst dich in kurzer Zeit reinhören. Da die Schweiz nicht zur EU gehört, brauchst du eine Aufenthaltsgenehmigung. Das ist aber kein Problem und wird meistens vom Krankenhaus erledigt.

Jetzt kennst du die Grundlagen zu Bewerbung, Äquivalenzbescheinigung und Sprachchaos. Wie immer möchten wir dich nicht nur mit der Theorie abspeisen, sondern haben gleich noch ein paar Ärzte zu ihren Auslands-Erfahrungen befragt. Die Erste konnte als „Uhu" viel selbstständiger arbeiten als in ihren Deutschland-Tertialen:

Erfahrungsberichte – Praktisches Jahr
PJ in der Schweiz
von Dr. Eilika Schneidmüller

Die Entscheidung für ein PJ-Tertial in der Schweiz fiel bei mir recht kurzfristig und ich hatte großes Glück, einen Platz zu ergattern. Ich wollte die Chance nutzen, als Studentin noch einmal unkompliziert Zeit im Ausland zu verbringen. Für die Schweiz entschied ich mich, weil später keine Probleme mit der Anerkennung zu erwarten waren. Ich habe dann vier Monate in der internistischen Abteilung eines mittelgroßen Spitals in der Nähe von Zürich verbracht. Als UHU war ich dort viel selbständiger als während meiner Tertiale in Deutschland. Ich habe eigene Patienten betreut und in der Notfallambulanz fast wie eine Assistenzärztin gearbeitet. Dadurch habe ich sehr viel lernen können. Als besonders positiv ist mir das freundliche Arbeitsklima aufgefallen.

Auch als UHU gehört man schon zum Team. Man wird in Entscheidungen einbezogen, kann Oberärzte direkt ansprechen und fühlt sich dadurch zugehörig. Um Kollegen und Patienten nicht das Gefühl zu geben, sich „verstellen" zu müssen, indem sie hochdeutsch sprechen, sollte man sich bemühen, möglichst schnell Schweizerdeutsch zu verstehen. Auch das trägt zu einem größeren Zugehörigkeitsgefühl bei.

Das UHU-Gehalt ist deutlich weniger wert als zunächst gedacht. Einerseits müssen davon die Kosten für Miete, Steuern und Versicherung gedeckt werden, zum anderen ist in der Schweiz alles deutlich teurer als in Deutschland. Je nach Kanton braucht man als UHU, um gut zu leben, etwas mehr Geld als man verdient. Wenn man nett zu den Assistenzärzten ist, laden sie einen ab und zu mal ein.

Im Personalwohnheim zu wohnen ist zwar nicht komfortabel, aber lustig. Zu Partys, die man dort organisiert, kommen alle gern. Wichtiger Tipp: Damit man sich auch in der Schweiz die Haare föhnen kann, sollte man einen Steckdosenadapter dabei haben. Nur die schmalen EU-Stecker kann man dort wie in Deutschland verwenden, die dickeren Schukostecker passen nicht! Die Schweiz hat sowohl landschaftlich als auch kulturell viel zu bieten, deshalb sollte man sich während des Tertials unbedingt die Zeit nehmen, Ausflüge zu machen und Dinge zu unternehmen. Um innerhalb des Landes günstig zu reisen, empfiehlt sich oft schon bei einem Tertial das sog. Halbtax, ein Abo der Schweizerischen Bundesbahnen, das in etwa der deutschen BahnCard entspricht. Damit kann man auch in Straßenbahnen, S-Bahnen etc. vergünstigt fahren.

GELAUSCHT

Medizin in der Schweiz

Informationen rund ums Medizinerdasein in der Schweiz findest du auch im MEDI-LEARN Forum:
- Schweiz-Forum
  www.medi-learn.de/AK029

Die Anerkennung meines Auslandstertials war erwartungsgemäß überhaupt kein Problem. Nachdem der Schweizer Chefarzt mir das Tertial bescheinigt hatte, schickte ich den Beleg an die Universität Zürich, von wo aus mir dann die komplett ausgefüllten Unterlagen nach Deutschland gesandt wurden. Dort benötigte ich nur noch eine Unterschrift des zuständigen Chefarztes meiner Heimatuni und konnte dann alles vollständig an das Landesprüfungsamt weiterleiten.

Abschließend kann ich sagen, dass es sich sehr lohnt, ein PJ-Tertial in der Schweiz zu verbringen. Ich kann diese Erfahrung jedem, der die Chance hat, nur empfehlen!

„Sehr zu empfehlen!" Das sagt eigentlich jeder, der im PJ internationale Erfahrung gesammelt hat. Einigen gefällt es sogar so gut im anderen Land, dass sie nach dem Examen dorthin zurückkehren, wie zum Beispiel der folgende Arzt:

Erfahrungsberichte – Praktisches Jahr
Leben in der Schweiz
von Dr. Andrè Gehrz

Wie vielen Anderen auch, wurde mir im Studium rasch klar, dass ich in meinem Praktischen Jahr unbedingt ein anderes Land, eine andere Kultur und ein anderes Gesundheitswesen kennenlernen wollte. Bei meinen Überlegungen stieß ich schnell auf die Schweiz. Sie bietet den Vorteil, dass dort Deutsch gesprochen wird, und bietet eindeutig bessere Verdienstmöglichkeiten im Vergleich zu Deutschland - bereits im PJ.

Ich habe mich damals per Post an vielen Schweizer Spitälern beworben. Heute ist dies sicher per E-Mail möglich und viel komfortabler sowie kostengünstiger. Aufgrund meiner nur marginal vorhandenen Kenntnisse der italienischen und französischen Sprache habe ich darauf geachtet, mich nur an deutschsprachigen Kliniken zu bewerben. Da Schweizer häufig sehr vorausschauend planen, sollte man sich nach Möglichkeit 18 bis 24 Monate vor dem PJ bewerben. Jedoch bieten sich auch oft kurzfristig Möglichkeiten, zum Teil wenige Monate vor PJ-Start.

Mehrere Zusagen erhalten

Meine Blindbewerbungen waren erfolgreich – ich bekam mehrere Zusagen. Letztendlich habe ich mich für die Spitäler mit den besten Bewertungen, dem höchsten Freizeitpotential und hohem Verdienst entschieden: Kantonsspital Aarau und Kantonsspital Glarus. Diese Häuser sandten mir vorab ei-

SURFTIPP

Sprache und Spitäler

Nützliche Informationen für deine Planung findest du hier:
- Adressen der Schweizer Spitäler
  www.medi-learn.de/AK030
- Karte mit Sprachgrenzen
  www.medi-learn.de/AK031

nen Vertrag und weitere Unterlagen, zum Beispiel zu Wohnheimzimmer, Parkmöglichkeiten und Freizeitangeboten zu. Um meine Arbeitserlaubnis brauchte ich mich nicht zu kümmern – das ist in der Regel Aufgabe des Arbeitgebers und stellt für Angehörige eines EU-Landes kein Problem dar.

Hier heißen die PJler „Unterassistenten"

Die Schweiz gehört zwar nicht zur EU, trotzdem war die Einreise problemlos. Weil es PJler wie in Deutschland in der Schweiz nicht gibt, war mein Status stattdessen „Unterassistent". Als solcher „Uhu" (böse Zungen behauptet gar, es wäre die Abkürzung für „Unterhund" :-D) wurde ich nett begrüßt und bekam eine systematische Einführung. Die Hierarchien in der Schweiz sind flach und alle, vom Oberarzt bis zum Unterassistenten, duzen sich in der Regel. Typische PJ-Jobs fallen weg: Blutentnahmen, Anhängen von Blutprodukten und Antibiosen, Zugänge legen – all dies sind Aufgaben der Pflege. Auf Wunsch kannst du diese Dinge selbstverständlich trotzdem durchführen und die Pflegekräfte freuen sich immer über Unterstützung und bieten dabei ihre Hilfe und Erfahrung an.

Auch innerhalb der Schweiz große Unterschiede

Sowohl Assistenz- als auch Oberärzte haben immer ein offenes Ohr, beantworten Fragen jederzeit und gerne und führen je nach Arbeitsaufkommen selbstständig Teachings durch. Selbst während einer OP ist jeder je nach Situation bereit, Dinge zu erklären - selbst leitende Ärzte und Chefarzt. Aber die Erfahrung lehrt auch, dass dies nicht in allen Häusern üblich ist. Genau wie in Deutschland gibt es überall schwarze Schafe. Die im Internet an verschiedensten Stellen vorhanden Portale zur PJ-Bewertung helfen bei der Entscheidung für die richtige Stelle.

Bezahlung von 800 bis 2000 Franken pro Monat

Ich hatte in der Schweiz die Möglichkeit, selbst Patienten zu übernehmen und unter Supervision eines Assistenzarztes zu betreuen; durfte selbst Briefe diktieren und Visiten durchführen. Natürlich gehörten auch Aufnahmen – in der Schweiz „Eintritte" genannt – zu meinen Aufgaben. Für die Eintritte sind eigentlich immer die Unterassistenten zuständig. Darin liegt viel Lernpotenzial, denn jeder pathologische Befund wird mit dem Assistenzarzt besprochen und geprüft. In der Regel bekommen Unterassistenten zwischen 800 und 2.000 Franken im Monat. Davon gehen noch der Betrag für die Miete des Wohnheimzimmers und nur ein sehr geringer Teil an Steuern und sozialen Abgaben ab. In beliebten Spitälern, besonders in Städten wie Bern, Zürich oder Basel sind die Verdienstmöglichkeiten meist etwas geringer als in den ländlichen Gebieten.

„Eis go zieh" mit anderen Uhus

Die Freizeitmöglichkeiten sind immens. Im Sommer bieten sich Ausflüge zum Wandern in die Berge, Städtebesuche oder Baden in den vielen Seen an. Fahrzeiten nach Italien und Frankreich sowie ans Mittelmeer sind kurz. Im Winter heißt es: Ski, Ski, Ski. Aber auch mit Snowboarden, Schneeschuhwandern oder „Schlitteln" kann man seine Freizeit verbringen. Und abends gibt es „Fondueplausch" - gemeinsames Käsefondue-Essen auf einer Berghütte. In der Regel trifft man immer mehrere Unterassistenten aus ganz Deutschland und der Schweiz, sodass man gemeinsam viel unternimmt. Das beschränkt sich nicht nur auf die Wochenenden; auch unter der Woche gibt es häufiges gemeinsames Nachtessen (Abendessen) oder „eis go zieh" (etwas trinken gehen) mit anderen Uhus.

Der Urin schmeckt komisch

Bei der Abreise der Uhus gibt es häufig Abschlussparties, die auch von Assistenzärzten, Oberärzten und teilweise den Chefs besucht werden. Dadurch entsteht recht schnell ein persönlicher Kontakt – an kleinen Häusern natürlich mehr als an großen. Das Schweizerdeutsch ist am Anfang, besonders für Menschen aus Norddeutschland, schwierig zu verstehen. Viele Schweizer sind auf Wunsch bereit, Hochdeutsch zu sprechen. Doch man hört sich schnell ein und beherrscht das Schwizerdütsch jeden Tag ein bisschen besser. Ein typisches Missverständnis am Anfang ist z. B. „Der Urin schmeckt komisch" - die Schweizer meinen mit „schmecken" nämlich „riechen". Und wenn Patienten ihre „Finken" suchen, dann sind das keine Vögel, sondern ihre Hausschuhe.

Konservativ und freundlich

Mir ist aufgefallen, dass die Schweizer ein eher konservatives, aber offenes Volk sind – das zeigt sich auf der einen Seite durch Volksinitiativen wie Minarettverbot oder Waffeninitiative, auf der anderen Seite aber auch durch einen sehr höflichen und herzlichen Umgang. Begrüßungen und Verabschiedungen gestalten sich häufig sehr ausführlich, auch bei der Kassiererin im Supermarkt um die Ecke. Die Schweizer fragen oft nach, ob man nicht öppis (etwas) bräuchte oder sie behilflich sein können. Man sollte versuchen, etwas von diesem Verhalten zu übernehmen und nicht zu „typisch deutsch" und zu „zackig" zu sein, sondern es auch mal zu genießen, nicht alles in Eile erledigen zu müssen. Hochdeutsch kann manchmal arrogant auf die Schweizer wirken. Auf Schwizerdütsch umschwenken solltest du trotzdem nur, wenn du es wirklich beherrschst – sonst wirkt es schnell lächerlich.

45 bis 50 Stunden pro Woche

Die Schweizer Arbeitszeiten sind denen in Deutschland sehr ähnlich. Je nach Gesamtarbeitsvertrag hat man hier eine 45- bis 50-Stunden-Woche. Das ist zwar mehr als bei Arbeitnehmern außerhalb der Kliniken (42 Stunden), dafür ist das Arbeitstempo ein anderes. Häufig liegen auf einer Station weniger Patienten als in Deutschland und es gibt verhältnismäßig mehr Pflegekräfte.

Diese sind fachlich mit den Pflegekräften in Deutschland vergleichbar, haben aber mehr Kompetenzen. In vielen Kliniken ist fast täglich gemeinsames Frühstücken angesagt. Mittags ruft man sich gegenseitig an, um gemeinsam zu essen – das soziale Leben scheint mir hier enger und intensiver.

Insgesamt bietet ein PJ-Tertial in der Schweiz einen schönen Einblick in ein ganz anderes Gesundheitssystem mit grundsätzlich anderer Versicherungs-, Organisations- und Lebensstruktur. Für mich hat es sich gelohnt, mich hier zu bewerben: Einblicke in eine andere Kultur, tolle Landschaften, beste Freizeitmöglichkeiten und neue Freundschaften. Ich bin hängengeblieben und lebe nun seit sieben Jahren hier.

Bei aller Liebe zu einem anderen Land – ein Tertial musst du laut Approbationsordnung mindestens in Deutschland absolvieren. Der Arzt, von dem der folgende Bericht stammt, sagt, dass du dafür das Fach wählen solltest, in dem du später arbeiten möchtest:

Erfahrungsberichte – Praktisches Jahr
Vor Auslandsaufenthalten gründlich informieren
von Moritz T. Burghagen

Das erste Drittel meines PJs habe ich in Hamburg in meinem Wahlfach Anästhesie absolviert, denn ich hatte grundsätzlich darüber nachgedacht, in diesem Bereich auch meine Weiterbildung zu beginnen. Gerade die Einblicke in die Intensivmedizin und notärztliche Tätigkeit waren rückblickend sehr interessant, auch wenn das, was man lernt, sehr stark von der Qualifikation des zugeteilten Betreuers abhängt.

Grundsätzlich würde ich jedem Studenten empfehlen, das Fach, das er später auch ausüben möchte, einmal im deutschsprachigen Raum zu absolvieren, da sonst eventuell so manche wichtige Information durch Sprachbarrieren oder Dialekte verloren gehen könnte. Was nicht heißt, dass ein Auslandsaufenthalt nicht empfehlenswert ist – ganz im Gegenteil: Es gibt ja noch zwei weitere Tertiale. Und diese beiden habe ich im Ausland verbracht: mein Chirurgie-Tertial in Chile und mein Innere-Tertial auf der schönen grünen Insel Irland. An Chile faszinierten mich das Land und das Wissen, dort vor allem praktisch arbeiten zu dürfen. Auf der grünen Insel soll man sehr gut ausgebildet werden im Bereich der Anamnese und der körperlichen Untersuchung.

Chile hat mir sehr gut gefallen. Nicht zuletzt, da ich praktisch eine Menge gelernt habe. Dafür war es sehr anstrengend: Jede vierte Nacht hatte ich Dienst, ohne dafür den folgenden Tag freizubekommen. Die Fachärzte sind während der Dienstzeit nicht im Krankenhaus anwesend, sondern werden dazu gerufen, wenn PJler und der diensthabende Assistenzarzt nicht weiter wissen. Dafür sind sie jedoch sehr, sehr freundliche Menschen und es herrschte große Hilfsbereitschaft unter allen jungen Medizinern. Ganz ehrlich: Ich würde es jederzeit wieder machen.

Im Bezug auf Irland würde ich jedoch jedem zur Vorsicht raten. Auch wenn ich theoretisch viel gelernt habe, dürfen die Studenten und damit auch die PJler praktisch keine Tätigkeit machen – diese Einschränkung betrifft sogar das Blutabnehmen. Diese massive Einschränkung hat zumindest bei mir zu großer Langeweile geführt, nicht zuletzt da wir auch in der Freizeit wenig machen konnten – wir hatten schlichtweg kein Auto und waren damit von der Außenwelt abgeschnitten.

Ohnehin sollte man sich gut informieren, bevor man sich für einen Auslandsaufenthalt entscheidet. Am besten spricht man mit jemandem, der schon in dem jeweiligen Land war. Auch Auslandsberichte im Internet können sehr informativ sein.

ZUSAMMENFASSUNG
Praktisches Jahr

Das sechste Studienjahr ist praktisch
Das Praktische Jahr ist eine Art Referendariat des Medizinstudiums. Nach den zehn Semestern an der Universität arbeitet jeder Student zwölf Monate Vollzeit, meist im Krankenhaus. Anschließend findet die Abschlussprüfung des Medizinstudiums statt, das „Hammerexamen". Ganz genau dauert das PJ 48 Wochen mit Beginn jeweils im Mai und im November.

Nur Uni und Lehrkrankenhaus
Die 48 Wochen werden in drei Tertiale zu je 16 Wochen unterteilt. Ein Tertial Chirurgie und ein Tertial Innere Medizin sind Pflicht, im dritten Tertial kannst du ein Wahlfach belegen. Für die Reihenfolge kannst du bei der Bewerbung meist Wünsche angeben. Du kannst ein bis zwei Tertiale ins Ausland gehen.

Ausland
Auch hier kommen bei Weitem nicht alle Krankenhäuser infrage – meist gibt es Listen deines Landesprüfungsamtes. Beachte bei der Wahl des Landes die Finanzierung (Auslands-BAföG, LLP-Programm von Erasmus …) und die Sprachkenntnisse. Bewerben musst du dich selbst (meist direkt beim Chefarzt), bis zu 1 ½ Jahre vor Antritt. Du brauchst eine „Äquivalenzbescheinigung" des Dekans der Uni im Ausland, an deren Lehrkrankenhaus du arbeitest, ein PJ-Zeugnis des Krankenhauses und eine Äquivalenzbescheinigung deiner Heimatuni (meist vom Chefarzt der Fachrichtung). Mit diesen Dingen kannst du beim LPA die Anerkennung deines Auslandsaufenthaltes beantragen. Nicht nur bei Auslandsaufenthalten, sondern bei allen PJ-Angelegenheiten gilt: Frage beim LPA nach! Dieses hat immer das letzte Wort, denn es muss am Ende deine Scheine und Zeugnisse anerkennen.

Keine Bezahlung, kein Urlaub
Urlaub gibt es im PJ nicht. Je nach Klinik gibt es eine gewisse Anzahl freier „Lerntage" pro Tertial. Bezahlung gibt es grundsätzlich nicht. Immer mehr Kliniken zahlen aber eine Aufwandsentschädigung oder stellen zumindest Dienstkleidung und Mittagessen, evtl. auch Fahrtgeld oder eine vergünstigte Unterkunft.

Ärztlichen Alltag kennenlernen
Während des PJ bist du in den ärztlichen Alltag eingebunden. An sich gelten dieselben Regeln wie bei der Famulatur: Der Lerneffekt hängt zu einem großen Teil auch von dir selbst ab – zeige Initiative! Das PJ ist besonders eine Vorbereitung auf die Assistenzzeit: Übe dich in der klinischen Untersuchung und im Einschätzen von Dringlichkeiten. Noch ein Tipp: „Viel lesen. Viel fragen."

Hammerexamen

Beharrlichkeit, die sich lohnt
Vorbereitung auf das HEX

Du bist schon weit gekommen. Abitur, Studienplatzbewerbung, Vorklink, 35 Fächer inklusive Klausuren, Famulaturen, Blockpraktika und ein Praktisches Jahr liegen hinter dir und nur noch das Hammerexamen trennt dich von deiner Approbation und dem Titel „Ärztin" oder „Arzt". Es ist nicht leicht, den Stoff wieder ins Gedächtnis zu rufen, zu vertiefen und punktgenau in den Prüfungen anwenden zu können.

Nur Mut!

Doch du bist nicht der Erste, der das Medizinstudium abschließt und die Bestehensquote liegt jedes Semester bei über 90 Prozent. Das HEX wird dich mit Sicherheit viele Nerven kosten. Trotzdem gilt: Keine Panik! Niemand will dir etwas Böses und dass du es bis hier her geschafft hast, zeigt, dass du lernen kannst und alle Voraussetzungen mitbringst, das letzte Examen zu bestehen und Arzt zu werden.

GELAUSCHT

Diskussion im Forum

„Wie lernt ihr oder mit was habt ihr aufs Hammerexamen gelernt?" Lies nach oder beteilige dich an der Diskussion:
- Diskussion: Lernen
  www.medi-learn.de/AK032
- Diskussion: Bücher für die Mündliche
  www.medi-learn.de/AK033

Mündlich-praktisch

Das letzte Examen besteht aus einer mündlich-praktischen Prüfung, die nach dem Praktischen Jahr, also ganz am Ende des Medizinstudiums stattfinden. Bei der mündlich-praktischen Prüfung wirst du in deinen PJ-Fächern geprüft. Also in Chirurgie, Innerer Medizin und deinem Wahlfach. Als viertes Prüfungsfach wird dir ein weiteres klinisches Fach zugelost – neben Klassikern wie Anästhesiologie, Neurologie oder Radiologie kommen theoretisch auch Fächer wie Umweltmedizin oder Klinische Chemie infrage.

Das vierte Fach erfährst du kurzfristig

In der Regel weißt du einige Wochen vor der mündlichen Prüfung, was dein viertes Fach ist. Es kann aber auch sein, dass du es erst fünf Tage vorher erfährst... Du wirst an zwei Tagen in einem Krankenhaus geprüft. Wie im „Physikum" wirst du in den meisten Fällen vier Prüfer und drei Mitprüflinge haben.

Nach dem PJ drei Wochen Zeit

Wie viel Zeit bleibt dir, um dich auf all das vorzubereiten? Natürlich wurde die Basis deines Wissens an der Uni gelegt. Und natürlich kannst du schon während des PJ mit Lernen anfangen. Die heiße Lernphase, an der du dich in Vollzeit der Prüfungsvorbereitung widmen kannst, beginnt aber erst nach dem Praktischen Jahr, sodass du in der verkürzten Prüfungsphase je nach Prüfungstermin lediglich drei bis maximal 8 Wochen Zeit hast, bis die mündlich-praktische Prüfung ansteht.

Viele Studenten verschaffen sich etwas mehr Lernzeit, indem sie Fehltage ihres PJs ans Ende des letzten Tertiales legen. So können sie sich zwar während des Praktischen Jahres kaum Urlaub und Krankheit leisten, dafür sind sie etwa einen Monat eher mit dem PJ fertig.

Mit Ruhe und Struktur

Damit du nicht in Panik gerätst, ist ein Lernplan sehr wichtig. Plane von Anfang an einen freien Tag pro Woche ein und markiere alle Tage, an denen du nicht lernen kannst, zum Beispiel Geburtstage, Wettkampf- oder Arbeitstage. Jetzt hast du erstmal einen groben Überblick über die dir zur Verfügung stehende Zeit. Nun kannst du dich darüber informieren, was du in dieser Zeit alles lernen musst und herausfinden, wie „fit" du in den einzelnen Fächern bereits bist.

Vier Stunden Input am Tag sind realistisch

Genau, wie du dir die gesamte Lernzeit aufteilen kannst, kannst du dir auch die einzelnen Tage aufteilen. Es ist unrealistisch, 10 Stunden hintereinander Neues zu lernen. Bewährt hat es sich, feste Lernzeiten am Tag einzurichten – dazu gehören auch feste Zeiten für den Feierabend. Vier bis sechs Stunden pro Tag kannst du dafür einplanen, Neues zu lernen. Die restlichen zwei bis vier Stunden kannst du mit Wiederholen und einer Lerngruppe verbringen.

Eine stündliche Pause von etwa 5 Minuten erfrischt, alle drei Stunden solltest du eine etwas längere Pause machen. Am besten experimentierst du am Anfang herum und findest so heraus, zu welchen Tageszeiten du deine leistungsstarken Phasen hast.

Es wird sehr wahrscheinlich vorkommen, dass du deinen Lernplan mal nicht einhalten kannst. Gerate deshalb nicht in Panik. Überlege, woran es gelegen hat und wann du den Stoff nachholen kannst. Plane von vornherein Pufferzeiten für solche Situationen ein.

Krankenhausalltag nutzen

Auch wenn du während des PJ nach acht Stunden Arbeit einfach keine Energie mehr hast, um wirklich zu lernen, so kannst du das Praktische Jahr trotzdem für die Examensvorbereitung nutzen. Lass dich von deiner eigenen Neugier leiten und lies dir zum Beispiel abends ein paar Seiten zu einer Krankheit durch, die du tagsüber bei einem Patienten gesehen hast. Besuche PJ-Fortbildungen deiner Klinik und mach dir Notizen. Lies, wenn es auf Station keine Aufgabe für dich gibt. Übe praktische Fähigkeiten im Stationsalltag und, soweit vorhanden, im SkillsLab deiner Uni. Frage Vorgesetzte, Kollegen, Schwestern und Pfleger, wann immer dir etwas unklar ist oder du dich noch nicht auf den Berufsalltag vorbereitet fühlst. Während des PJ kannst du auch schon ein wenig kreuzen, wenn dir danach zumute ist.

Frist einhalten

Bei dem Blick auf die Prüfungen solltest du nicht vergessen, dich für das 3. Stex anzumelden. Wenn du alle Scheine und Nachweise zusammenhast, kannst du das beim Landesprüfungsamt erledigen. Die Frist endet am 10. Januar für das Frühjahrsexamen und am 10. Juni für das Herbstexamen. Das PJ ist erst nach dieser Frist zu Ende, sodass jedes LPA eine andere Frist setzt, bis zu der fehlende Scheine nachgereicht werden können. Reichst du sie nicht nach oder ziehst du innerhalb dieser Nachreichungsfrist deine Anmeldung schriftlich zurück, so kannst du nicht zum 3. Stex antreten – dieses Examen wird dir aber auch nicht als Fehlversuch angerechnet. Das heißt, es wird nicht von deinen insgesamt drei Prüfungsversuchen abgezogen.

Nachfolgend eine chronologische Übersicht über die Ereignisse zwischen letztem Uni-Semester und dem Brief mit den offiziellen Ergebnissen:

	Frühjahrsexamen	Herbstexamen
Semesterende	Februar	Juli
PJ-Beginn	Mai	November
Beim LPA zum HEX anmelden bis	10. Januar	10. Juni
PJ-Ende	April	Oktober
Nachreichen fehlender Scheine	Konkreter Termin des LPA, einige Tage nach Ende des PJs	
Einladung u. Termin des mündlichen HEX	Spätestens 5 Tage vor Prüfungstermin (meist deutlich vorher), je nach LPA	
Brief mit 4. Prüfungsfach und allen Prüfern	Spätestens 5 Tage vor Prüfungstermin (meist etwa 2 Wochen vorher)	
offizielle Ergebnisse	Am Prüfungstag	Am Prüfungstag
Mündliches HEX (2 Tage)	Mai - Juni	November – Dezember

Achtung:

Diese Daten dienen nur der groben Orientierung. Sie können sich von Bundesland zu Bundesland unterscheiden. Das IMPP Zeugnis gibt es ca. 2 – 3 Wochen nach der Prüfung.

Die letzte Hürde zum Titel Ärztin/Arzt
Die mündlich-praktische Prüfung

Vor der mündlich-praktischen Prüfung würdest du vielleicht lieber nach Teneriffa auswandern, als noch ein (letztes) Mal während des Studiums zu einer mündlich-praktischen Prüfung zu gehen. Die halbe Stunde vor der Prüfung, in der du mit deinen Mitprüflingen auf dem Krankenhausgang stehst und wartest, wird sicher nicht die angenehmste halbe Stunde deines Lebens sein. Doch nach dem PJ heißt es: Kittel bügeln, Lerngruppe bilden, vom Friseur die Haare zivilisieren lassen und auf zur letzten Prüfung deines Studiums. Ein ermutigendes Zitat einer frisch approbierten Ärztin zu Beginn: „Den Prüfern ging es um das Grundverständnis und das diagnostische Vorgehen. Die Fragen waren wirklich machbar."

Zwei Teile

Die mündlich-praktische Prüfung (3. Abschnitt der Ärztlichen Prüfung) besteht aus zwei Teilen: Der eigentlichen Prüfung an zwei aufeinanderfolgenden Tagen und einer Patientenuntersuchung. Die Prüfung findet etwa drei Wochen bis zwei Monate nach dem PJ-Ende statt. Informiere dich im Zweifelsfall bei deinem Landesprüfungsamt – das ist ohnehin immer dein erster Ansprechpartner was Prüfungsbelange angeht.

Die Einladung

Die Einladung zur mündlichen Prüfung erhältst du bis zu zwei Monate vor dem dritten Examen. Die Namen deiner Prüfer und dein viertes Prüfungsfach erfährst du leider je nach Uni/LPA auch erst oft viel später, nämlich bis zu fünf Tage vor der Prüfung – meistens rund zwei Wochen vorher. Als viertes Prüfungsfach kommt jedes klinische Fach infrage, theoretisch auch die Querschnittsbereiche. An einigen Unis darfst du das Fach wählen und an anderen gibt es Losverfahren oder feste Kombinationen. Auf die anderen drei Prüfungsfächer kannst du dich längerfristig vorbereiten, denn die entsprechen deinen PJ-Fächern: Innere Medizin, Chirurgie und deinem Wahlfach. Das weitere Prozedere nach Erhalt des Briefes kennst du bereits vom 1. Abschnitt der Ärztlichen Prüfung: Prüfungsprotokolle zu deinen Prüfern besorgen, Mitprüflinge kontaktieren und eventuell einen Gesprächstermin mit den Prüfern vereinbaren.

Prüfung auf mehrere Tage verteilt

An den beiden Prüfungstagen wird jeder Prüfling 45 bis 60 Minuten geprüft, sodass bei der üblichen Anzahl von vier Prüflingen die Prüfung an jedem der beiden Tage drei bis vier Stunden dauert. Den Prüflingen steht für jedes Fach ein Prüfer gegenüber. Meistens sind die Prüfungsthemen eher praktisch – mit Fallvorstellung, Fragen zu Untersuchungstechniken, Differenzialdiagnose und Behandlungsvorschlägen. Eventuell musst du EKGs oder Röntgenbilder auswerten oder tagesaktuelle Probleme beantworten (z. B. Behandlung von Flüchtlingen). Am zweiten Tag treffen sich alle beteiligten Personen noch einmal zum zweiten Teil der Prüfung. An diesem Tag ist kein Patient anwesend und die Prüfungsthemen können aus allen Gebieten des jeweiligen Faches kommen.

UNSER TIPP

Kleidung

Wähle sorgsam deine Kleidung für die Prüfung aus. Sie sollte auf der einen Seite in gewissem Maße schick sein, also keine zerrissene Jeans oder dergleichen. Jedoch bedenke, dass du damit auch am Krankenbett stehst und Pumps und Minirock hier eher ungeeignet sind. Wie auch immer du dich entscheidest: Du musst dich darin wohl fühlen!

Zeitplan an jeder Uni anders

Die Prüfung ist nicht nur mündlich, sondern auch praktisch. Das heißt, dass du zur Prüfung einen Patienten zugeordnet bekommst, den du befragen, untersuchen und anschließend den Prüfern vorstellen musst. Einer der Prüfer sucht den Patienten aus seinem Fachbereich aus. In der Regel werden Patienten ausgewählt, die kommunikativ sind und wissen, dass die Prüfung für dich sehr wichtig ist. Wann genau der Patient ins Spiel kommt, ist an jeder Universität verschieden.

Es gibt grundsätzlich mehrere Möglichkeiten dafür. Es kann sein, dass die Prüfung am ersten Tag nachmittags ist und du vormittags zwei bis drei Stunden Zeit für einen Patienten hast – ohne, dass die Prüfer anwesend sind. Es kann aber auch sein, dass du den Patienten bereits am Tag vor der Prüfung untersuchst und deinen Bericht zur Prüfung mitbringst. Es ist schließlich auch möglich, dass du am ersten Prüfungstag bei einem dir unbekannten Patienten vor den Augen der Prüfer Anamnese und Untersuchung durchführen sollst und ihr anschließend darüber redet. An einigen Unis gibt es so kuriose Prüfungsformen, dass jedem Studenten mehrere Patienten zugeteilt werden oder dass sich mehrere Studenten einen Patienten „teilen".

Patientenbericht erstellen ist Teil der Prüfung

Mit Hilfe von Stift und Zettel/Anamnesebogen und an einigen Orten sogar Büchern und Notebooks kannst du dir jetzt ein genaues Bild vom Patienten, möglichen Haupt- und Nebendiagnosen machen und alles schriftlich dokumentieren. Selbst wenn du Bücher mitbringen darfst, wirst du sie kaum nutzen können, denn drei Stunden Zeit sind sehr knapp für Anamnese, Untersuchung und dafür, deinen Patientenbericht anzufertigen. Sollte die mündliche Prüfung nicht direkt im Anschluss an deine Untersuchung stattfinden, musst du deinen Bericht trotzdem direkt danach abgeben oder zumindest gegenzeichnen lassen.

Verlasse dich auf deine Sinne und auf deinen Plan

Auf deinen speziellen Patienten kannst du dich natürlich nicht vorbereiten. Doch es lohnt sich, einige Zeit in Anamnese- und Untersuchungstechniken zu investieren und dir vorher zu überlegen, welche Anforderungen an den Patientenbericht gestellt werden und wie du ihn gestalten möchtest. Erarbeite dir auch im Laufe des Studiums einen persönlichen Ablaufplan, nach dem du bei der körperlichen Untersuchung vorgehst.

Erfahrene Ärzte wissen zum Teil nach zwei Fragen und einem Ruck am Knie des Patienten, was das Problem ist. Du solltest aber nach einem strikten Untersuchungsschema vorgehen – so übersiehst du nichts Wichtiges und erfreust die Prüfer mit Selbstsicherheit. Die wissen auch, dass du nicht alles weißt und nicht alles kannst – genau so wenig wie jeder Arzt. Sie wissen aber auch, dass du nach dieser Prüfung auf die Menschheit losgelassen wirst und deshalb grundsätzliche Techniken einfach beherrschen musst.

Stelle dich gleich zu Beginn beim Patienten vor und nenne den Grund für Anamnese und Untersuchung. Lass ihn viel frei berichten und orientiere dich anfangs an den Grundfragen: „Was? Wo? Wie? Wann/seit wann? Warum?" in Hinblick auf die Beschwerden, beziehungsweise nutze den Anamnesebogen, wenn du einen bekommen hast.

Üben für das Schreiben der Arztbriefe

Dein Fallbericht soll je nach Uni eine bis vier Seiten lang sein. Gliedere ihn und achte unbedingt auf die äußere Form. Das Wichtigste sind die jetzige Anamnese und die Differenzialdiagnosen. Du brauchst nicht alles aufzuzählen, was du überhaupt über den Patienten erfahren hast. Dafür solltest du sämtliche Befunde beschreiben, die im Zusammenhang mit der Erkrankung deines Patienten stehen könnten und dabei auch Normalbefunde notieren. Grob kannst du den Bericht zum Beispiel gliedern in: Anamnese, Untersuchungsbefund inklusive Befundung apparativer Untersuchungen, Leitsymptom, Differenzialdiagnosen, Nebendiagnosen, weitere Diagnostik und Therapie. Am Ende könnten die Prognose und eine Epikrise stehen. Eine Epikrise ist noch einmal eine kurze Zusammenfassung des Falles.

UNSER TIPP

Prüfungsfragen

Hinweise, die eigentlich für die Prüfer gedacht sind, zum Beispiel:
- Strukturierungsvorschlag für den Patientenbericht:
  www.medi-learn.de/AK042

Konkrete Anleitung der Uni Freiburg für den Fallbericht:
- Patientenbericht
  www.medi-learn.de/AK043

Lernen – theoretisch und praktisch

„Ich hätte mir vor allem ein großes Buch zu Anamnese und Untersuchung kaufen sollen", sagt ein junger Arzt im Rückblick auf sein Studium. Diese beiden Dinge sind etwas so Grundsätzliches im Arztberuf, dass du dich nicht nur für die Prüfung damit beschäftigen solltest. Nutze einerseits die theoretischen Möglichkeiten: Bücher, Skripte, Material aus dem U-Kurs, eigene Notizen aus Blockpraktika und PJ, ... Vielleicht helfen dir Videos aus dem Internet. Da du aber niemals eine theoretische Untersuchung durchführen wirst, besteht ein Großteil der Vorbereitung aus dem praktischen Üben. Einige Unis haben dafür ein Skills-Lab oder Ähnliches, doch auch beim Unterricht am Krankenbett, im Blockpraktikum, der Famulatur und dem PJ kannst du immer wieder fragen und üben, sowie dir Techniken und Tricks von Kollegen abschauen. Stelle lieber jetzt im Studium eine Frage zu viel, als dass du es als Arzt immer noch nicht weißt und eventuell einen Patienten gefährdest.

Die Prüfer

Nicht nur die Patientenuntersuchung, auch die Prüfung selbst findet meistens im Krankenhaus statt. Das kann deine Uniklinik oder auch ein peripheres Lehrkrankenhaus sein. Die Prüfungskommission besteht aus einem Vorsitzenden und drei bis vier weiteren Prüfern – diese müssen nicht zwangsläufig der Universität angehören. Bei der Benotung trifft die Prüfungskommission ihre Entscheidung mit Stimmenmehrheit. Bei Stimmengleichheit gibt die Stimme des Vorsitzenden den Ausschlag. Die Chance, durch ungerechte

Prüfer „herausgeprüft" zu werden, ist gering: Mündliche Prüfungen fallen bundesweit im Durchschnitt um etwa eine Note besser aus als die schriftlichen.

Zuerst der Überblick

Bei der Vorbereitung solltest du dir wie immer zuerst einen Überblick verschaffen. Arbeite dich vom Allgemeinen eines jeden Faches in die Details vor. Einen Einstieg bietet zum Beispiel das Inhaltsverzeichnis eines guten Lehrbuches. Wenn

SURFTIPP

Prüfer

Sieh nach, ob für deine Prüfer schon ein Prüfungsprotokoll existiert:
• Prüfungsprotokolle HEX
  www.medi-learn.de/AK044

du ein winziges Detail nicht weißt, wirst du garantiert nicht durch die Prüfung fallen. Eher schon, wenn du durch Detaillernen in einem Thema in Zeitnot geraten bist und deshalb ein anderes Thema auslassen musstest. Bilde dir deshalb zu jedem Thema erst eine Struktur im Kopf und ordne alles neu Gelernte in diese Struktur ein – das hilft ungemein beim Merken. Lege Wert darauf, dass du Häufigkeiten einordnen kannst und denke – anders als bei der schriftlichen Prüfung – immer zuerst an die häufigsten Ursachen.

Die Antwort

Genau wie das Lernen solltest du auch deine Antworten strukturieren: Erst einen groben Überblick geben und dann ins Detail gehen. Das gibt dir auch einen Trumpf in die Hand, falls der Prüfer auf deine ersten allgemeinen Aussagen hin nachhakt. Andererseits kannst du auch ganz gezielt „Köder" für die Prüfer auslegen. Also Themen, in denen du dich auskennst, so anreißen, dass der Prüfer darauf einsteigt und sie genauer erklärt bekommen möchte. Wenn du einmal nicht sofort antworten kannst, denke laut. Sprich bewusst langsam. Langsames Reden verbraucht Prüfungszeit, beruhigt und wirkt selbstbewusst. Sprich mit Pausen, laut und deutlich und natürlich in ganzen Sätzen.

Praktische Prüfung? Praktisch üben!

Übe das freie Reden. Am besten eignet sich dafür eine Lerngruppe. Es ist Typsache, wie viel du alleine lernst und wie oft gemeinsam mit anderen. Lerngruppen haben sich einfach immer wieder bewährt: Ihr könnt euch gegenseitig motivieren, Tipps austauschen und Prüfungssituationen nachstellen. Besonders die Umstellung vom Fragen kreuzen auf strukturiertes Antworten in ganzen Sätzen fällt vielen Studenten schwer. Praktisches Üben macht ruhiger und trainiert dich für Situationen, in denen du zum Beispiel eine Wissenslücke hast oder einen kurzen Moment brauchst, um deine Gedanken zu sammeln.

Nett verpackt

Die mündliche Prüfung ist nicht objektiv. Das kann sie gar nicht sein und dafür gibt es auch die schriftliche Prüfung. Jetzt wird neben deinem Fachwissen deine Person einer Beurteilung unterzogen. Im Beruf wirst du Patienten, Kollegen und Angehörige nicht nur durch dein Wissen, sondern auch durch Selbstsicherheit, angemessene Umgangsformen, korrekte Sprache und Körperhaltung überzeugen müssen. Sei dir dessen einfach bewusst und wähle entsprechende Kleidung aus. Trage sie Probe und übe Prüfungssituationen vor dem Spiegel, damit du dich in der Prüfung selbst wohl und echt fühlst. Arbeite nicht nur an den Inhalten, sondern feile auch an deinem Auftreten, der Körpersprache und Stimme.

Während du dich auf die Prüfung vorbereitest, wird es immer wieder bessere und schlechtere Phasen geben. So hart und extrem diese Lernphase auch werden wird, sei dir im Klaren darüber, dass du hart gearbeitet hast, um hier antreten zu dürfen und dass du es dadurch verdient hast. Auch diese Zeit wird vorbei gehen und mit großer Wahrscheinlichkeit bist du in wenigen Monaten Arzt. Viel Erfolg!

Notenberechnung

Nach der letzten Prüfung erhältst du ein Zeugnis mit deiner Endnote. Diese setzt sich aus drei Teilnoten zusammen: der für den 1., der für den 2. und der für den 3. Abschnitt der Ärztlichen Prüfung. Jeder der drei Abschnitte der ärztlichen Prüfung geht zu einem Drittel in die Endnote mit ein. Hierbei wird bis auf zwei Stellen nach dem Komma gerundet (beispielsweise wäre die Note 2,55 ein „befriedigend"). Genau wie in den anderen Abschnitten der ärztlichen Prüfung kann auch der Dritte Abschnitt zweimal wiederholt werden. Bei Nichtbestehen der letzten Prüfung entscheidet das LPA nach Empfehlung der Prüfungskommission des Dritten Abschnittes, wie lange der Prüfling die Ausbildung (das bedeutet in diesem Falle das PJ) wiederholen muss. Das sind dann mindestens vier und maximal sechs Monate praktische Ausbildung bevor der Studierende erneut die Prüfung absolvieren darf. Noten der im Laufe des Studiums erworbenen Scheine - zum Beispiel für Innere Medizin, Pädiatrie oder Chirurgie – fließen gar nicht in die Endnote ein. Sie stehen lediglich auf dem Zeugnis.

ZUSAMMENFASSUNG

Hammerexamen

Danach bist du Ärztin/Arzt

Das sog. Hammerexamen (HEX) ist die Abschlussprüfung des Medizinstudiums. Offiziell heißt es „3. Abschnitt der Ärztlichen Prüfung" oder schlicht „M3". Die Regelstudienzeit bis zum HEX beträgt sechs Jahre (plus drei Monate Pflegepraktikum). Es findet im Anschluss an das PJ nach 12 Semestern Studium statt.

Zwei Tage mündlich-praktisch

Geprüft wird an zwei Tagen in vier Fächern. Es gibt meist vier Prüfer – einen pro Fach – und ebenso viele Prüflinge. Die ersten drei Fächer sind deine PJFächer. Als Viertes wird dir ein weiteres klinisches Fach zugelost. Immer Bestandteil der Prüfung: ein Patient, den du untersuchen musst und dazu einen Bericht anfertigst. Bundesweit fallen die mündlichen Prüfungen meist besser aus als die schriftlichen.

HEX-Note fließt zu 1/3 in Endnote ein

Die Note im HEX geht zu 1/3 in die Endote ein: Die Noten für den Ersten, den Zweiten und den Dritten Abschnitt der Ärztlichen Prüfung werden addiert und die Summe wird durch drei geteilt.

Strukturierte Vorbereitung

Beim Lernen kannst du dich an vorangegangenen HEXen orientieren. Bereits während des PJ in der Klinik gesehene Dinge nachzuschlagen und die Grundkenntnisse in Chirurgie und Innerer Medizin aufzufrischen, hilft. Motivierte können sogar schon während der klinischen Semester kreuzen, sowie ihre Aufzeichnungen systematisch führen. Spätestens nach dem PJ wird es ernst: Lernplan erstellen, auf Pausen und Feierabendzeiten achten, die persönlichen produktivsten Zeiten des Tages ermitteln, dabei das soziale Leben nicht völlig vernachlässigen. Vier bis sechs Stunden neue Fakten pro Tag sind realistisch – die restliche Zeit kreuzen, wiederholen, mit der Lerngruppe treffen ...

Approbation

Formalitäten zum Berufsstart
Approbation, Überbrückung, Arbeitsvertrag

Wenn du die letzte Prüfung des Medizinstudiums bestehst hast, hast du die fachliche Qualifikation des Arztes erlangt. Du musst im Notfall ärztliche Hilfe leisten und kannst dich nicht auf die fehlende Approbation berufen. Diese muss nämlich erst noch von dir beantragt werden. Dabei prüft die zuständige Behörde, ob du die Anforderungen des § 3 der Bundesärzteordnung erfüllst. Für den positiven Fall erteilt sie die Approbation und ab da darfst du die Berufsbezeichnung „Arzt" führen. Formalitäten, die vor dem Berufsstart zu erledigen sind, und was du alles tun musst, bis du die Approbationsurkunde aus dem Briefkasten fischen kannst, möchten wir dir nun erläutern:

Die Approbation muss beantragt werden

Die Approbation wird grundsätzlich von der zuständigen Verwaltungsbehörde ausgestellt. Welche das ist, kannst du in der Regel beim Studiendekanat erfahren. Oft ist es dieselbe Abteilung des Landesverwaltungsamtes, die auch als Landesprüfungsamt (LPA) fungiert. Du musst den Antrag auf Approbation an die Behörde stellen, in deren Bundesland du deinen 3. Abschnitt der Ärztlichen Prüfung machst. Das ist meist schon einige Wochen vor der letzten Prüfung möglich. Wenn du Glück hast, bekommst du den Antrag schon mit der Zulassung zur Prüfung per Post geschickt. Unter anderem musst du Folgendes dem Antrag beilegen: einen Staatsangehörigennachweis (z. B. Kopie des Personalausweises) und je nach Bundesland einen tabellarischen Lebenslauf und eine unterschiedlich hohe Bearbeitungsgebühr bzw. den Überweisungsnachweis. Meist sind

UNSER TIPP

Zeugnis

Da das Führungszeugnis direkt an das LPA versendet wird, ist es wichtig, bei der Zeugnisbeantragung die Adresse und den Namen des Ansprechpartners dabei zu haben, an den das Zeugnis versendet werden soll.
Beachte zudem, dass es einige Wochen dauert, bis es beim LPA eingeht, so dass eine frühzeitige Beantragung unter Umständen schon vor der Prüfung je nach Arbeitsbeginn sinnvoll sein kann.

es 80 bis 200 Euro. Zusätzlich musst du dich um ein amtliches Führungszeugnis der Belegart 0 kümmern, allerdings darf das Führungszeugnis nicht früher als ein Monat vor Vorlage des Antrags ausgestellt sein. Dieses beantragst du – natürlich gegen Gebühr - bei der Stadt (Einwohnermeldeamt). Diese verschickt dann das Führungszeugnis direkt an das LPA – du bekommst es also nicht zu Gesicht.

Weiterhin musst du deine gesundheitliche Eignung nachweisen. Das geschieht mittels eines ärztlichen Attests, das dir jeder approbierte Arzt ausstellen kann. Auch diese ärztliche Bescheinigung darf nicht früher als einen Monat vor Beantragung der Approbation ausgestellt sein. Soweit vorhanden, kommen Promotions-, Namensänderungs- und Heiratsurkunde mit in den Antrag, zum Teil wird eine eidesstattliche Erklärung über deine Straffreiheit von der Behörde verlangt. Wenn die Unterlagen vollständig bei der Behörde angekommen sind, wird sie dir deine Approbationsurkunde nach dem Bestehen der letzten Prüfung ausstellen und kurze Zeit später zuschicken.

Bei der Ärztekammer melden

Doch mit der Erteilung der Approbation ist der „Papierkrieg" noch nicht beendet: Als Arzt bist du verpflichtet, Mitglied in der Ärztekammer zu sein. Zuständig ist die Ärztekammer des Bundeslandes, in dem du deinen Erstwohnsitz hast. Die Meldepflicht bei der Ärztekammer ist – da Landesrecht – abhängig von der jeweiligen Kammer. Generell bist du meldepflichtig, wenn du den ärztlichen Beruf ausübst. Bist du arbeitslos bzw. frisch examiniert, tust du dies nicht. Hier besteht die Möglichkeit (NICHT die Pflicht), dich freiwillig in der Kammer zu melden. Vorteil: Es gibt auf Antrag einen Arztausweis, Nachteil: Es kostet Geld. Generell solltest du die individuellen Gegebenheiten im Einzelfall prüfen. Nach einem kurzen Anruf bei der Kammer erhältst du die Meldeunterlagen, die du ausfüllen und zurückschicken musst. Heutzutage kann man die Meldungen vielerorts problemlos online vornehmen. Die Frist dafür endet meist etwa einen Monat nach Arbeitsbeginn.

Rententräger ist das Ärztliche Versorgungswerk

Auch wenn es wahrscheinlich und hoffentlich noch eine Weile dauert, bis du in Rente gehst, musst du dich spätestens zum Berufseinstieg mit dem Thema beschäftigen. Für Ärzte gilt dabei eine Besonderheit: Ihr Rententräger ist nicht die Deutsche Rentenversicherung (DRV), sondern das Ärztliche Versorgungswerk. Sobald du dich bei der Landesärztekammer gemeldet hast, werden dir automatisch die Anmeldeunterlagen zugeschickt. Die

Mitgliedschaft im Ärztlichen Versorgungswerk ist Pflicht. Jeden Monat wird je nach Verdienst ein bestimmter Betrag dem Versorgungswerk zugeführt, dies entspricht am Berufsstart in etwa dem Satz der gesetzlichen Rentenversicherung und wird später aus dem Jahreseinkommen des vorletzten Verdienstjahres berechnet.

Das Geld wird dann angelegt, und hier offenbaren sich die Vorteile dieses Systems: Wenn du in den Ruhestand gehst, bekommst du dein Geld samt Zinsen zurück - Monat für Monat. So hast du als Arzt eine relativ hohe und sichere Rente. Von der Mitgliedschaft in der gesetzlichen Rentenversicherung bist du übrigens nicht automatisch freigestellt.

UNSER TIPP

Befreiungsantrag

Du kannst dich auch schon in der Phase zwischen Approbation und Arbeitsbeginn von den Beiträgen für die Gesetzliche Rentenversicherung befreien lassen.

Falls du vor oder während des Studiums bereits rentenversicherungspflichtig beschäftigt warst, solltest du im Einzelfall prüfen, ob es nicht sinnvoll ist, weiterhin freiwillig Mitglied in der DRV zu bleiben (je länger du bereits eingezahlt hast, umso eher lohnt sich eine freiwillige Weiterversicherung). Eine Befreiung ist dann sinnvoll, wenn du entweder nicht oder nur wenig Beiträge eingezahlt hast. Im letzten Fall besteht die Möglichkeit, dir den ArbeitNEHMERanteil nach einer Sperrfrist (aktuell 2 Jahre) auszahlen zu lassen, ansonsten ist er - sofern du die Mindestversicherungszeiten nicht erfüllt hast - weg bzw. es gibt eine Rente von wenigen Euro. Einen Befreiungsantrag kannst du beim zuständigen Versorgungswerk (dem deines Erstwohnsitzes) stellen.

Wichtiges zum Arbeitsvertrag

Im Arbeitsvertrag wird festgelegt, was die Aufgaben, Rechte und Pflichten des Arbeitnehmers sind. Oft ist es ein Mustervordruck, den der frischgebackene Assistenzarzt unterzeichnet. Im Arbeitsvertrag wird zum Beispiel der Tätigkeitsbereich umrissen, die Wochenarbeitszeit festgelegt, Gehaltsbezüge angegeben und unter Umständen die Laufzeit genannt. Es gibt Arbeitsverträge, die auf Wunsch des Arbeitgebers und/oder Arbeitnehmers von Anfang an befristet sind; das Arbeitsverhältnis endet dann automatisch zum angegebenen Zeitpunkt, wenn man sich nicht um eine Verlängerung bemüht.

Die Tätigkeitsbereiche, die im Vertrag fixiert werden, fallen unterschiedlich aus, je nachdem, wo du tätig bist. In jedem Krankenhaus ist Stationsarbeit obligat. An Unikliniken können andere Tätigkeiten hinzukommen, z. B. Forschung, Lehre oder Gutachtertätigkeit. Gut zu wissen: Der Chef alleine kann niemanden einstellen – dazu muss auch der Personalrat zustimmen. Häufig ist das aber eine Formsache.

Einstellungsuntersuchung ist keine Hürde

Bevor es mit der Arbeit losgehen kann, wird oft eine Einstellungsuntersuchung gefordert. Diese wird in der Regel beim Betriebsarzt des Klinikums vorgenommen. Die Impfungen werden aufgefrischt, eine körperliche Untersuchung samt Anamnese wird durchgeführt und routinemäßige Blutuntersuchungen vorgenommen. Die Einstellungsuntersuchung ist in der Regel kein Hindernis zum Antritt der Stelle und dient nur der Absicherung vonseiten der Klinik.

Die Lücke

Je nachdem, wann du dich bewirbst, wann die Doktorarbeit fertig ist und was noch für Dinge nach dem Examen anstehen, wirst du nicht immer nahtlos vom Studium in den ersten Job gehen können. Neben der zeitlichen Lücke im Lebenslauf hast du vor dem Antritt der Stelle hauptsächlich ein finanzielles Problem: Nicht nur, dass du kein Gehalt bekommst, auch Bafög, Studentenrabatte und eventuelle Stipendien fehlen dir jetzt. Neben eigenen Ersparnissen und Unterstützung durch Verwandte gibt es andere Optionen, die du in Erwägung ziehen kannst. Falls du bisher einen Studienkredit bezogen hast, gibt es ab und zu die Möglichkeit, diesen über das Studienende hinaus noch für ein paar Monate weiterlaufen zu lassen. Dabei kann es hilfreich sein, wenn du Mitglied in einer Ärztevereinigung bist (Hartmannbund oder Marburger Bund).

Die Krankenversicherung

Insgesamt ist das Thema Krankenversicherung recht vielschichtig, so dass man nicht allen möglichen Konstellationen hier gerecht werden kann. Mit dem Studium enden auch einige Versicherungsermäßigungen, z. B. die für die gesetzliche Krankenversicherung (GKV). Im Studium hast du vielleicht überhaupt keine Beiträge zahlen müssen, da du familienversichert warst. Oder du warst „studentisch pflichtversichert" mit einem monatlichen Beitrag von aktuell 70 Euro (Stand Jan. 2016). Nach dem Studium muß man sich nun wie jeder andere Arbeitnehmer gesetzlich pflichtversichern. Die

Beiträge dafür sind natürlich höher. Nach einem Jahr über der Beitragsbemessungsgrenze (Jahresbrutto von 50.850 €, Stand Januar 2016) kann man sich auf Wunsch privat oder freiwillig gesetzlich versichern lassen.

Erkundige dich auch nach einer Privathaftpflicht-, Berufshaftpflicht und Berufsunfähigkeitsversicherung und verschwende den einen oder anderen Gedanken an die private Altersvorsorge.

Trotz der ganzen neuen Beiträge bist du jetzt Arzt und kein Student mehr und hast damit sehr wahrscheinlich mehr Geld zur Verfügung. Herzlichen Glückwunsch zur Approbation!

Wie du siehst, gehört nach Studienabschluss eine ganze Menge Bürokratie zum Pflichtprogramm. Darüber hinaus gibt es Dinge, die optional sind. Dazu gehört, dir einen Arztausweis zu besorgen:

Die ersten bürokratischen Schritte als Arzt

Der Arztausweis

Hausdurchsuchung: Der Polizist hält dem verdutzten Bewohner seinen Ausweis vor die Nase, um zu beweisen, dass er wirklich Polizist ist. Fahrkartenkontrolle: Der Kontrolleur zeigt seinen Ausweis, um zu beweisen, dass er wirklich Kontrolleur ist. Doch in welcher Situation brauchen Ärzte ihren Arztausweis? Es gibt Ärzte, die kommen völlig ohne einen Arztausweis aus. Doch der Ausweis hat seine Funktionen.

Antrag an die Landesärztekammer

Der Arztausweis wird weder automatisch an jeden Arzt verschickt, noch ist es Pflicht, ihn zu besitzen. Wer ihn braucht, muss ihn bei der Landesärztekammer beantragen. Jeder, der ein Medizinstudium abgeschlossen hat und approbierter Arzt ist, darf den Antrag stellen. Das macht kaum Aufwand und ist mit folgendem Vorteil verbunden: Er dient überall als Nachweis, dass der Inhaber wirklich Arzt ist. Das macht sich gut im Ausland, am Unfallort und vor allem in der Apotheke. Der Arztausweis berechtigt dazu, fast alle rezeptpflichtigen Medikamente (mit Ausnahme von Betäubungsmitteln) zu erwerben.

Antragsformular und zwei Passbilder – mehr nicht

Die Antragsformulare kannst du bei der zuständigen Landesärztekammer downloaden, ausfüllen und abschicken. Dazu gehören zwei Passfotos. Mehr ist in der Regel nicht erforderlich, maximal eine Kopie des Personalausweises. Irgendwann flattert eine Rechnung über 5 bis 15 Euro Bearbeitungsgebühr ins Haus und der Ausweis kann abgeholt werden. Er ist nur befristet gültig, zum Beispiel für drei oder fünf Jahre. Dann musst du ihn verlängern.

Zusätzliche Funktionen

Der elektronische Arztausweis besitzt Scheckkarten-Format und hat schon einige Teststufen durchlaufen. Zu den bisherigen Funktionen kommt die Datenver- und Entschlüsselung. Zweitens können elektronische Dokumente signiert werden, was einer handschriftlichen Unterschrift entspricht. Die dritte neue Funktion ist die elektronische Identitätsprüfung: Der Ausweis weist überall nach, dass der Inhaber wirklich Arzt ist. Das ermöglicht die Ausstellung elektronischer Rezepte und den Zugriff auf die Patientendaten. Je nachdem, was der Patient erlaubt hat, können das Röntgenbilder, Arztbriefe, der Impfausweis, Testergebnisse oder Medikamente sein. Dafür reicht der Speicherchip der eGK natürlich nicht aus. Die Daten liegen auf externen Speichern, nicht auf der Karte. Hundertprozentige Sicherheit gibt es nicht. Aber der Zugriff soll nur möglich sein, wenn sowohl Arzt als auch Patient ihre Karten einführen und die dazugehörige PIN eintippen.

Im Moment sind diese elektronischen Funktionen noch in der Testphase und der Arztausweis sieht mehr aus wie ein Schülerausweis als wie eine Chipkarte.

Wie sich die Funktionen des Arztausweises entwickeln werden, ist also offen. Was dagegen feststeht, ist die Rezeptverordnung. Ob Kassen-, Privat- oder BtM-Rezept - es gibt klare Regeln dafür, wie und wann sie auszustellen sind:

Rot, gelb, grün – was ist zu beachten?
Rezepte ausstellen – aber richtig!

Mit der Approbation kommen auf Berufsanfänger Eigenständigkeit, Pflichten und Verantwortung zu. Als Assistenzarzt bist du nun auch befugt, Patienten Medikamente oder Behandlungsmaßnahmen zu verordnen und entsprechende Rezepte auszustellen. Voraussetzung für das Ausstellen von Rezepten ist neben deiner Approbation die Anmeldung bei der Ärztekammer am Erstwohnsitz. Als Nachweis für diese Anmeldung erhältst du einen Arztausweis. Schon bald wirst du feststellen: Rezept ist nicht gleich Rezept. Es gibt verschiedene Arten von Rezepten, für die unterschiedliche Regeln gelten und unterschiedliche Dinge beachtet werden müssen.

Rote Rezepte sind sog. Kassenrezepte. Sie dürfen nur von Ärzten mit Kassenzulassung, also meist niedergelassenen Ärzten, ausgestellt werden. Die Apotheke oder Behandlungseinrichtung, bei der das Rezept eingelöst wird, rechnet dann die Kosten über Abrechnungszentren mit den Krankenkassen ab.

Sich selbst etwas verschreiben

Die blauen Privatrezepte können ganz unterschiedlich aussehen, oft enthalten sie nur Logo und Namen des ausstellenden Arztes bzw. seiner Praxis. Als Arzt kannst du solche Rezepte – mit Ausnahme von Betäubungsmittelverordnungen – auch für dich selbst, für Bekannte und Verwandte ausstellen, wenn du eine Behandlung für erforderlich hältst. Natürlich solltest du mit deiner Befugnis, Medikamente zu verschreiben, unbedingt verantwortungsvoll und gewissenhaft umgehen. Privat Versicherte können diese Rezepte sogar abrechnen lassen. Besorgst du dir gegen Vorlage deines Arztausweises in der Apotheke Medikamente, musst du sie selbst bezahlen. Kassenpatienten erhalten ein Privatrezept, wenn die Verordnung keine Kassenleistung ist. Auch sie müssen die Kosten dann selbst tragen.

Gelbe Rezepte sind sog. Betäubungsmittelrezepte, kurz BtM-Rezepte. Um Missbrauch zu verhindern, ist es Ärzten nicht erlaubt, sich solche Rezepte selbst auszustellen. Die Rezeptblöcke müssen in einem Schrank verschlossen gelagert werden. Man bekommt sie deshalb auch nur auf besonderen begründeten Antrag hin. Ein BtM-Rezept trägt eine Seriennummer. Es muss innerhalb von 8 Tagen in einer Apotheke eingelöst werden, sonst verliert es seine Gültigkeit. Da Betäubungsmittelrezepte sowohl für Kassen- als auch für Privatpatienten ausgestellt werden, wird auf dem Rezept vermerkt, um was für einen Patienten es sich handelt. Anstelle der Krankenkasse kann bei Privatpatienten einfach „privat" oder „Selbstzahler" eingetragen werden. Grün ist die Farbe für nicht-rezeptpflichtige Medikamente. Ein grünes Rezept soll dem Patienten als Merkhilfe z. B. für Wirkstoff und Packungsgröße dienen. Der Patient muss die Kosten für eine solche Verordnung selbst übernehmen, denn nicht alle Verordnungen, die für einen Patienten erforderlich sind, können von Ärzten auf Kassenrezept verordnet werden.

Ein Heilmittelrezept stellst du aus, wenn dein Patient statt eines Medikaments eine andere Behandlungsmaßnahme erhalten soll. Heilmittelrezepte gelten z. B. für physiotherapeutische Behandlungen oder Maßnahmen zur ambulanten Rehabilitation. Im deutschen Gesundheitswesen werden sie auch Ärztliche Verordnungsscheine genannt.

Was alles aufs Rezept gehört

In Paragraph 2 der sog. Arzneimittelverschreibungsordnung (AMVV) ist geregelt, welche Angaben ein Rezept enthalten muss. Neben Namen und Geburtsdatum der Person, für die das Arzneimittel bestimmt ist, gehören auch dein Name, deine Berufsbezeichnung sowie deine Anschrift auf ein vollständiges Rezept. Außerdem darf das Ausstellungsdatum nicht fehlen. Dann muss natürlich die Bezeichnung des Fertigarzneimittels vermerkt werden, außerdem die Darreichungsform, also z. B. Tabletten, Tropfen oder Spray, und die abzugebende Menge bzw. die Normpackungsgröße (von N1 = kleine Packung bis N3 = große Packung). Fehlt letztere Angabe, so erhält die Person, für die das Rezept bestimmt ist, automatisch die kleinste Packungsgröße. Auch eine Gültigkeitsdauer kann auf dem Rezept vermerkt werden. Wenn diese fehlt, gilt ein Zeitraum von drei Monaten ab Ausstellungsdatum. Aber Vorsicht! Die Gültigkeit eines Rezepts deckt sich nicht mit der Zeitspanne, in der es erstattungsfähig ist. Eine Apotheke löst Kassenrezepte nur innerhalb eines Monats nach Ausstellungsdatum ein. Zu guter Letzt musst du das Rezept noch eigenhändig unterschreiben bzw. bei elektronischen Verschreibungen eine qualifizierte elektronische Signatur nach dem Signaturgesetz hinzufügen.

Generell gelten für das Ausstellen von Rezepten keine Formularvorschriften, d. h. auch eine handschriftliche Verordnung auf einem normalen Blatt Papier ist gültig, sofern sie alle erforderlichen Angaben enthält. Hauptsache, jeder Patient erhält das richtige Medikament in der richtigen Dosis.

ZUSAMMENFASSUNG

Approbation

Formalitäten zum Berufsstart

Jetzt bist du Arzt und schon kann es mit der täglichen Arbeit auf Station losgehen - so einfach ist es nicht. Vorher muss jede Menge Papierkram erledigt werden: Approbation beantragen, Anmeldung bei der Ärztekammer und beim ärztlichen Versorgungswerk. An die Einstellungsuntersuchung beim Betriebsarzt sowie gegebenenfalls eine Veränderung der Krankenversicherung bzw. Berufshaftpflicht ist zu denken. Andere beenden zunächst die Promotion, einige wenige machen erst einmal Pause.

Arztausweis

Man muss ihn im Notfall niemandem wie ein Polizist unter die Nase halten, aber ohne ihn bekommt man in der Apotheke fast nur Hustenbonbons: der Arztausweis. Ein formloser Antrag samt Lichtbild bei der Ärztekammer reicht, und du bekommst nach wenigen Tagen einen schönen Ausweis. Bitte nicht vergessen: Er muss alle paar Jahre verlängert werden.

Rezepte ausstellen

Ohne Kassenzulassung darfst du lediglich Privatrezepte ausstellen. Mit dieser Verantwortung musst du allerdings verantwortungsbewusst umgehen. Schnell kann man jemanden mit dem falschen Medikament oder der falschen Dosierung gefährden. Sie sollten auch nicht achtlos für jedermann zugänglich herumliegen. Beim Ausfüllen sollten einige Regeln beachtet werden: Name und Geburtsdatum des Patienten sind genauso essenziell wie Name, Dosierung und Packungsgröße des Medikamentes. Jetzt fehlt nur noch deine Unterschrift.

Stellensuche/Bewerbung

Mit der richtigen Präsentation Interesse erzeugen
Wie eine gute Bewerbung aussieht

Mit dem bestandenen Examen beginnt für viele Absolventen die Stellensuche. Einige haben vielleicht schon durch Kontakte aus PJ oder Doktorarbeit eine Stelle sicher. Für alle anderen heißt es jetzt: Bewerbungen schreiben! Zurzeit sieht der Arbeitsmarkt für junge Mediziner sehr gut aus: Viele Kliniken klagen über mangelndes Personal und deshalb ist es nicht schwierig, an eine Stelle heranzukommen. Natürlich hängen die Chancen auch von der Beliebtheit eines Fachs ab. Assistenzarztstellen in dem begehrten Fach Pädiatrie z. B. sind trotz des Ärztemangels rar. Um die Chance auf eine Stelle in deinem Wunschfach zu vergrößern, solltest du mit deinem Bewerbungsschreiben überzeugen.

Onlinebewerbungen sind angesagt

Heutzutage musst du deine Unterlagen nicht mehr zwingend per Post versenden. Viele Kliniken bieten eine Onlinebewerbung an. In der Regel steht im Stellenangebot, was deine Bewerbung enthalten soll. Klassischerweise umfasst sie einen tabellarischen Lebenslauf und ein einseitiges persönliches Anschreiben.

Bei deinem Lebenslauf solltest du dich auf wirklich relevante Informationen beschränken. Zu viele Details lenken vom Wesentlichen ab. Wichtig sind Angaben zu denjenigen Fächern, die du in Famulaturen und im PJ belegt hast, zum Beispiel zu deiner Promotion und zu eventuellen Auslandsaufenthalten. Außerdem kannst du im Lebenslauf Fähigkeiten hervorheben, die auch bei deiner zukünftigen Tätigkeit als Assistenzarzt wichtig sind. Besonderes Organisationstalent, ehrenamtliche Tätigkeit und soziales Engagement werden von vielen Chefs geschätzt.

Das persönliche Anschreiben ist immer Seite eins der Bewerbung. Du kannst es kurz damit einleiten, wie du auf das Stellenangebot aufmerksam geworden bist. Anschließend erklärst du, warum du dich ausgerechnet auf diese Stelle bewirbst und was dich dafür besonders qualifiziert. Wenn es deinen Wunsch, diese Stelle zu bekommen, unterstreicht, kannst du auch auf deine längerfristigen Pläne eingehen.

Das Schreiben sollte an einen konkreten Ansprechpartner gerichtet sein und nicht mit „Sehr geehrte Damen und Herren" eingeleitet werden. Wichtig ist auch eine handschriftliche Signatur.

Unter dem Anschreiben führst du die mitgeschickten Anlagen wie z. B. Zeugnisse und Bescheinigungen auf. Kleiner Tipp: Auch bei einer Onlinebewerbung solltest du nicht auf Formalitäten verzichten. Du kannst z. B. das persönliche Anschreiben als E-Mail versenden und die Anlagen in einer pdf-Datei zusammenfassen. Dabei unbedingt darauf achten, dass der Anhang pro E-Mail nicht größer als 10 MB ist, da sonst die Gefahr besteht, dass die E-Mail nicht ankommt.

GELAUSCHT

Bewerbungstipps

Auch im MEDI-LEARN-Forum werden immer wieder gute Bewerbungen diskutiert. Hier findest du weitere Anregungen und Erfahrungen:
- Bewerbungsunterlagen
  www.medi-learn.de/AK045

Zeugnisse, Urkunden und Co.
Verschiedene Anhänge kannst du deinem Anschreiben als beglaubigte Kopien beifügen. Am wichtigsten sind dabei Approbationsurkunde und Examenszeugnis. Deine Approbationsurkunde kannst du schon vor dem mündlichen Staatsexamen beantragen. Leider ist der Antrag relativ aufwändig. Um die Approbationsurkunde zu erhalten, musst du u. a. ein polizeiliches Führungszeugnis und eine Bescheinigung über die amtsärztliche Untersuchung vorlegen. Das Examenszeugnis ist für den Arbeitgeber wichtig, weil es deine Endnote enthält. Andere Noten sind nicht relevant.

Dein PJ-Zeugnis solltest du nur dann mitsenden, wenn es wirklich gut ist. Zwar variiert das von Klinik zu Klinik, in der Regel sind medizinische Praktikumszeugnisse aber lange nicht so wichtig wie in anderen Branchen. Auslandsaufenthalte sind allerdings ein Plus. Wenn du Referenzen, Promotionsurkunde oder Veröffentlichungen vorzuweisen hast, sendest du auch diese als Anhang zu deinem Bewerbungsschreiben. Famulaturbescheinigungen kannst du beifügen, wenn sie das Fach betreffen, für das du dich bewirbst. Sofern du über Zusatzqualifikationen wie z. B. Fremdsprachen, Fortbildungen oder Lizenzen verfügst, die dich für den Chef interessant machen, solltest du auch Zeugnisse und Bescheinigungen darüber mitsenden. Ist Deutsch nicht deine Muttersprache, solltest du einen Nachweis über deine Deutschkenntnisse anhängen!

Der richtige Zeitpunkt

Du kannst Bewerbungen durchaus schon vor dem Staatsexamen versenden. Damit du ein mögliches Vorstellungsgespräch am Prüfungstag nicht absagen musst, kannst du in das Anschreiben z. B. schreiben: „Über die Möglichkeit eines persönlichen Gespräches würde ich mich freuen. Hierfür stehe ich bis zum xx.xx.xx und ab dem xx.xx.xx zur Verfügung, per E-Mail bin ich jedoch jederzeit zu erreichen." Für Bewerbungen an einer Klinik im Ausland gelten meist andere Regeln. Erfahrungsberichte von deutschen Bewerbern und Internetseiten der Kliniken im Ausland können dabei hilfreich sein!

Offene Körperhaltung und flüssige Sprache
So überzeugst du im Vorstellungsgespräch

Die Bewerbungsunterlagen sind verschickt und mit etwas Glück erhältst du schon bald eine Einladung zum Vorstellungsgespräch. Weil viele dieser Gespräche nach einem bestimmten Muster ablaufen und einige Fragen von fast allen Chefs gestellt werden, kannst du dich gut darauf vorbereiten und dir viele Antworten schon im Kopf zurechtlegen. Das macht dich im Gespräch sicherer und ist ein hilfreiches Mittel gegen Nervosität!

Der richtige Auftritt

Zunächst stellt sich die wichtige Frage: Was ziehe ich an? Grundsätzlich gilt: Was du im Staatsexamen getragen hast, ist auch fürs Vorstellungsgespräch nicht verkehrt! Frauen erscheinen am besten im Kostüm, Männer tragen Anzug und gedeckte Krawatte. Zwar ist im Bewerbungsgespräch Persönlichkeit gefragt, du solltest aber nicht versuchen, sie durch ein extravagantes Outfit zum Ausdruck zu bringen. Zu einem gepflegten Auftreten gehören neben der Kleidung auch Details wie saubere Fingernägel. Raucher sollten sich eine Zigarette kurz vor dem Bewerbungsgespräch verkneifen, um den Geruch nicht direkt ins Chefzimmer mit hineinzutragen!

> ## GELAUSCHT
> ### Vorstellungsgespräche
>
> Hier findest du einen regen Erfahrungsaustausch unter jungen Medizinern über ihre Vorstellungsgespräche:
> - Bewerbungsgespräch
>   www.medi-learn.de/AK046

Pünktlichkeit beim Bewerbungsgespräch ist unerlässlich. Stau oder verspätete Bahnen solltest du auf deinem Weg zur Klinik also einrechnen! Verspätete Bewerber haben bei den meisten Chefs kaum noch eine Chance.

Wer bei deinem Vorstellungsgespräch dabei ist, variiert von Klinik zu Klinik. Einige Chefs führen das Gespräch allein, andere ziehen noch Oberärzte, Assistenzärzte, Pflegedienstleitung oder Vertreter der Personalabteilung hinzu. Diese können das Gespräch durch Fragen ergänzen oder es wird gleich reihum gefragt. Auch die Gesprächsdauer ist ganz unterschiedlich, meist bewegt sie sich zwischen 15 Minuten und einer Stunde.

Klare Ziele sind gefragt

In der Regel beginnt das Gespräch mit Floskeln und ein paar einleitenden Worten des Chefs. Danach werden Fragen gestellt. Typischerweise sollst du etwas über deine Stärken und Schwächen erzählen und warum ausgerechnet du für die Stelle geeignet bist. Einige Chefs wollen wissen, warum du dich für ein Medizinstudium entschieden hast. Auch fachliche Fragen werden gestellt: hast du z. B. an bestimmten Fortbildungen teilgenommen oder besondere Untersuchungstechniken erlernt, die dir in deinem Fach hilfreich sind?

Das Thema deiner Promotion solltest du kurz erläutern und Ergebnisse frei reproduzieren können. Viele Chefs interessiert ebenso, wie es mit dem weiteren wissenschaftlichen Engagement der Bewerber aussieht. Generell sind in Bezug auf deine beruflichen Zukunftsvorstellungen klare Ziele gefragt, auch auf lange Sicht. Oft wird nach der Bereitschaft zu Überstunden und Wochenenddiensten gefragt. Natürlich ist hier Engagement erwünscht!

Im Bewerbungsgespräch bleiben Themen wie Hobbys und persönliche Interessen für gewöhnlich im Hintergrund, soziales Engagement wird von vielen Chefs aber durchaus anerkannt. Zurückhalten solltest du dich in jedem Fall mit politischen Aussagen und Statements. Meist wirst du anschließend dazu aufgefordert, selbst Fragen zu stellen. Auch darauf solltest du vorbereitet sein. Du kannst z. B. Fragen zur Forschung in der Klinik stellen oder dich nach deinen eigenen beruflichen Weiterbildungsmöglichkeiten erkundigen. Frag nicht sofort nach Überstunden und Gehalt – das macht einen schlechten Eindruck. Diese Themen können auch später noch geklärt werden!

Dein Interesse an dem Arbeitsplatz zeigst du mit der Bitte, durch die Einrichtung geführt zu werden oder durch die Frage nach einer Hospitationsmöglichkeit. In vielen Häusern ist eine Hospitation übrigens schon vor deiner Bewerbung möglich, etwa während des PJs. Sie bietet eine gute Möglichkeit, Abteilung und Mitarbeiter bereits im Vorfeld kennenzulernen.

Körpersprache zählt

Wenn du dich gut auf dein Bewerbungsgespräch vorbereitet hast, sollte es von selbst im Fluss bleiben. Durch Blickkontakt zu deinem Gesprächspartner und Rückmeldung in Form von Nicken oder kleinen Gesten zeigst du Aufmerksamkeit und Interesse. Verschränkte Arme symbolisieren Verschlossenheit und Abneigung. Bemüh dich also um eine offene und entspannte Gesprächshaltung.

Die Kunst ist es, beim Bewerbungsgespräch das richtige Maß zu finden. Zu selbstsicheres Auftreten wirkt leicht überheblich, zu viel Bescheidenheit kann schnell als Unterwürfigkeit gedeutet werden. Sei auf jeden Fall ehrlich und verstell dich nicht. Zu perfekte Bewerber können den Chef misstrauisch werden lassen. Wichtig sind Begeisterungsfähigkeit, Interesse, Motivation und Engagement. Rück deine Stärken in den Vordergrund und zeig dem Chef, dass du genau der Bewerber bist, nach dem er sucht.

Übrigens: Wenn es nicht von vornherein in der Stellenausschreibung anders aufgeführt ist, hast du einen Anspruch auf Erstattung der Anfahrtskosten zum Bewerbungsgespräch von Seiten des Arbeitgebers. Da es in der medizinischen Branche jedoch nicht so üblich ist wie in der freien Wirtschaft, solltest du abwägen, ob du deine Fahrkarten zur Abrechnung einreichst. Hierbei kann auch eine Überlegung, wie gerne du diese Stelle hättest, mit hineinspielen.

UNSER TIPP

Bewerbung

Es kann auch bei vertretbaren Anfahrtswegen durchaus sinnvoll sein, ein Bewerbungsgespräch an einer Klinik zu machen, an der man eigentlich gar nicht anfangen möchte. Das trainiert und nimmt vielleicht ein wenig von der Nervosität, wenn es an der richtigen Stelle darauf ankommt.

Nach der Theorie zu Bewerbungsunterlagen und Bewerbungsgespräch möchten wir dir noch ein paar Einblicke geben, wie die Stellensuche tatsächlich aussieht:

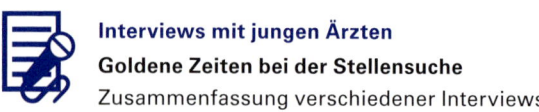

Interviews mit jungen Ärzten
Goldene Zeiten bei der Stellensuche
Zusammenfassung verschiedener Interviews

Wir haben Fragen zur Stellensuche und der aktuellen Bewerbungssituation an mehrere Ärzte geschickt und innerhalb kurzer Zeit über 60 ausführliche Antworten erhalten. Einzelne dieser einmaligen Interviews wird es an anderer Stelle in diesem Buch geben, hier dagegen findest du die Essenz aus Tipps, Informationen und trockenen Fakten:

Wann hast du angefangen, dich zu bewerben?
Ein paar der Befragten haben bereits vor dem Praktischen Jahr (PJ) damit begonnen, Bewerbungen abzuschicken. Dabei haben sie hauptsächlich Chefs oder Personalverantwortliche angesprochen, wenn es ihnen bei einer Famulatur oder der Doktorarbeit besonders gut gefallen hat. Während des PJs wird diese Methode häufiger genutzt. Die meisten bewerben sich allerdings, wie zu erwarten, kurz vor oder nach dem Staatsexamen. Zwischen PJ-Ende und den Prüfungen liegen einige Wochen, sodass viele in dieser Zeit schon erste Bewerbungen losgeschickt haben. Andere haben erst in der Woche oder dem Monat nach ihrer letzten Prüfung begonnen.

Einzelne haben zunächst erst einmal Urlaub gemacht oder ihre Dissertation beendet und sich danach um ihre Bewerbungen gekümmert. Auch diese Mediziner haben selten mehr als sechs Monate nach dem Abschlussexamen („HEX") verstreichen lassen. Ebenso selten sind Bewerbungen sechs Monate oder mehr vor geplantem Arbeitsbeginn. Viele, die sich zu verschiedensten Zeitpunkten beworben hatten, sagen aber, dass ein Monat vorher ausgereicht hätte.

Wie lange nach der letzten Prüfung hast du deine erste Stelle angetreten?
Je nach Bewerbungsbeginn war der Arbeitsbeginn bei den Ärzten unterschiedlich. Einzelne hatten ihre Zusage bereits vor der letzten Prüfung. Viele sind ein bis drei Wochen nach dem Examen in den Beruf eingestiegen, die meisten ein bis vier Monate danach. Diejenigen, die erst noch eine Auszeit genommen haben, umziehen mussten oder ihre Doktorarbeit beenden wollten, haben entsprechend später angefangen und den Termin eventuell mit ihrem Arbeitgeber besprochen. Sechs Monate oder noch mehr nach der letzten Prüfung sind allerdings die absolute Ausnahme. Die Chancen sinken dann wegen eines zu großen Abstands zum Studium und fehlender Praxis.

Wo hast du dich informiert?

Die häufigste Antwort auf diese Frage ist: „Ich habe die Kliniken herausgesucht, bei denen ich arbeiten würde und dann eine Initiativbewerbung geschrieben." Dafür bieten sich
die Webseiten der Kliniken an
– eigentlich hat jede Klinik mittlerweile einen Internetauftritt.
Wer noch keine konkrete Idee
hat, sucht zunächst (z. B. www.
medi-jobs.de) nach passenden
Häusern. Für die gezielte Suche
nach offenen Stellen ist sicher
das Ärzteblatt der Klassiker. Je-

SURFTIPP

Wissenswertes

- Stellenangebote
  www.medi-learn.de/AK047
- Ärzteblatt
  www.medi-learn.de/AK048

der approbierte Arzt bekommt es wöchentlich zugeschickt – das gesamte
Stellenangebot steht aber auch online. Daneben gibt es zahlreiche andere
Webseiten, auf denen du nach offenen Stellen suchen kannst, u. a. Seiten
von Fachgesellschaften.

Eine weitere wichtige Informationsquelle neben dem Internet sind persönliche Gespräche mit Kollegen, Freunden und (ehemaligen) Kommilitonen. Während der Famulatur oder des PJs haben viele bereits Kontakte
mit Ärzten auf ihrer potentiellen Traumstelle geknüpft. Persönliche Informationen sind häufig authentischer und hilfreicher als öffentliche. Die befragten Ärzte haben auch Personalvermittler, Semesterverteiler und Men-
toringprogramme der Uni erwähnt. Mit Jobmessen für Mediziner („... das
brachte wenig ...") und dem Arbeitsamt haben sie keine überragenden Erfahrungen gemacht.

Hast du dich nur auf offene Stellen beworben oder auch „initiativ"?

Obwohl es zurzeit viele freien Stellen gibt, beschränken sich nur wenige Ärzte bei ihrer Bewerbung auf ausgeschriebene Stellen. Häufig antworten sie
sogar, dass sie sich ausschließlich initiativ beworben haben. Sie fragten einfach direkt bei ihrer Wunschklinik nach. Oft hört man: „Ich habe mich initiativ
bei einem Krankenhaus beworben, in dem ich schon eine Famulatur gemacht
hatte und dessen Arbeitsatmosphäre ich sehr mag." oder „Ausgeschriebene Stellen hielten die für mich interessanten Kliniken wohl nicht für nötig."

Wie hast du den Kontakt hergestellt?

Heutzutage stehen verschiedene Kommunikationsmedien zur Verfügung und die meisten Bewerber benutzen auch mehrere von ihnen:

- **Telefon:** Erst anrufen, dann die Mappe schicken oder persönlich vorbeibringen – das scheint die häufigste Vorgehensweise zu sein. Bei dem Telefonat wird entweder gefragt, ob die ausgeschriebene Stelle noch frei ist oder ob man seine Initiativbewerbung schicken dürfe. Einzelne versuchen auch, gleich den Chef zu erreichen und ihm ein paar sorgfältig überlegte Fragen zu stellen, um einen Eindruck vom potentiellen Vorgesetzten zu bekommen.
- **Brief:** Der klassische DIN A4-Umschlag ist immer noch gefragt. Einige Ärzte nutzen bei ihrer Bewerbung ausschließlich den Postweg. Häufig geht dem Absenden der Mappe aber ein kurzes Telefonat voraus.
- **Persönlich:** Auch der persönliche Kontakt mit dem potentiellen Arbeitgeber wird von Bewerbern sehr häufig hergestellt oder er war durch Famulaturen, PJ oder Doktorarbeit bereits vorhanden. Entweder haben die Interessenten schon während ihrer Arbeit im Wunschkrankenhaus nach Berufschancen gefragt – also zum Teil noch vor der Approbation. Oder sie haben später persönlich ihre Mappe vorbeigebracht. Auch hier gilt wieder: telefonisch vorwarnen.
- **E-Mail:** Wird nicht so häufig genutzt, wie man denken könnte. Wenn nicht ausdrücklich ein Brief gewünscht ist, kann man ihn durch eine E-Mail ersetzen. Bei Bewerbungen im Ausland wird diese häufiger genutzt. Einer der ganz wenigen Ärzte, die sich ausschließlich per E-Mail beworben haben, schreibt: „Anschreiben direkt in die E-Mail, dazu vier Anhänge: Curriculum Vitae (Lebenslauf), Zeugnisse (Examen, Physikum, Abitur), Arbeitszeugnisse und Referenz-Liste."

Wie viele deiner Anfragen wurden überhaupt beantwortet?

Fast alle Bewerbungen werden „früher oder später" beantwortet. Es kommt nur äußerst selten vor, dass erst auf Nachfrage oder sogar keine Reaktion kommt: Selten liegt die Antwortquote bei weniger als 80 Prozent, bei keinem Einzigen unter 50 Prozent.

Wie viele waren positiv?

Die Mehrheit der Ärzte gibt an, dass alle oder fast alle ihrer Anfragen positiv beantwortet wurden; also mit der Aufforderung, Bewerbungsunterlagen einzusenden oder zum Vorstellungsgespräch zu erscheinen. Bei einigen der Befragten wurden „nur" um die 50 Prozent positiv beantwortet. Die Quote scheint abhängig vom gewünschten Fach und von der Art der Bewerbung zu sein: Bei offenen Stellen ist sie erwartungsgemäß höher. Nur einzelne bekamen deutlich weniger als 50 Prozent positive Antworten. Ein Arzt fasst seine Erfahrung zusammen: „Früher ein Drittel, mittlerweile zwei Drittel." Wenn es Absagen gab, dann eigentlich immer nur aus dem Grund, dass gerade keine Stelle frei war. Doch selbst dann gibt es Chancen: „Eine Bewerbung wurde mit meinem Einverständnis an eine andere Abteilung gegeben. Auch hier war die Rückmeldung positiv." Ein anderer hat diese Erfahrung gemacht: „Auch wenn aktuell nichts frei war, durfte ich zum Gespräch." Ein weiterer Mediziner sagte: „Alle Antworten waren positiv…"

Welche Unterlagen wollten deine potenziellen Arbeitgeber sehen?
Die Antwort auf diese Frage lautet meistens: „Nichts Besonderes, die üblichen Unterlagen." Das sind Anschreiben, Lebenslauf, Approbationsurkunde und Examenszeugnis. Wenn vorhanden, auch die Promotionsurkunde. Die wichtigste von allen Unterlagen scheint dabei die Approbationsurkunde zu sein, denn die wollten die Arbeitgeber immer sehen. Bei Bewerbungen vor der Approbation wurden stattdessen Famulaturbescheinigungen und Notenübersicht benutzt und die Approbationsurkunde nach dem Examen nachgereicht. Einige der interviewten Ärzte erwähnen ein gutes Passbild, (berufliche) Auslandsaufenthalte und Empfehlungsschreiben – diese sind sogar ab und zu Pflicht. Abstracts von eigenen Veröffentlichungen und fachnahe Studentenjobs oder Ausbildungen bringen Pluspunkte. Häufig sollen auch die PJ-Zeugnisse mit rein, da Arbeitgebern oft das PJ-Wahlfach wichtig ist.

Wenn man nicht frisch von der Uni kommt, sind Zeugnisse bisheriger Arbeitgeber, der OP-Katalog und Fortbildungsbestätigungen wichtig. Nur selten werden Dinge wie Physikums- oder sogar das Abiturzeugnis verlangt. Dinge, die für die Stelle irrelevant sind, gehören auch nicht in die Bewerbung. Hier heißt es abzuwägen, was wirklich unwichtig ist und was eventuell „Softskills" beweist, z. B. Trainertätigkeit oder Auszeichnungen bei Vereinen. Einer der befragten Ärzte fasst die aktuelle Meinung zum Thema Bewerbungsunterlagen zusammen mit: „So wirklich was sehen wollte keiner - man wurde immer gleich gefragt: Warum dieses Fach und wann wollen Sie anfangen?"

Wie sind im Moment die Berufschancen für Medizin-Absolventen?
Die Ärzte sind einhellig der Meinung: sehr gut! Die Arbeitslosigkeit unter Ärzten ist verschwindend gering (aktuell unter 1%) und die Auswahlmöglichkeit groß. Dabei gilt aber: „Irgendeine Stelle bekommt man auf jeden Fall. Um die Traumstelle muss man aber ringen." Dabei gibt es nach den

Aussagen der Interviewten Unterschiede je nach Fach, Region, Ansprüchen und der eigenen Situation.

- **Fach:** Es gibt begehrte und weniger begehrte Fächer, aber auch in Letzteren sind die Chancen nicht wirklich schlecht. Aktuell ist es wohl besonders schwer, in Pädiatrie und Gynäkologie eine Stelle zu bekommen. In Psychiatrie und Anästhesie sieht es im Moment dagegen sehr gut für Bewerber aus. Zu den Fächern Innere Medizin und Chirurgie sind die Aussagen verschieden. Die Chancen scheinen hier auch von der Art des Krankenhauses abhängig zu sein – in Unikliniken und Lehrkrankenhäusern tendenziell schlechter.
- **Region:** Räumliche Flexibilität hilft auf jeden Fall bei der Suche nach einer Traumstelle; sie erhöht einfach die Chancen. Großstädte sind eher überlaufen, außerhalb von Ballungszentren ist die Auswahl an Stellen größer.
- **Ansprüche:** Es gibt sehr große Unterschiede in der Qualität der Weiterbildung, dem Umgang mit Überstunden, im Dienstplanmodell und in der Bezahlung. Auch die Arbeitsatmosphäre und die Möglichkeit, Beruf und Familie zu vereinbaren, sind sehr verschieden von Station zu Station. „Wo alles stimmt, d.h. Bezahlung, Dienstplanmodell usw., sind keine Stellen offen" sagt einer der Ärzte überspitzt.
- **Situation:** Bewirbst du dich nach der Uni oder aus einer alten Stelle heraus, sind die Chancen in der Regel besser als bei Bewerbern mit längeren nicht-medizinischen Auszeiten. Einer der Befragten scheint sich auch mit alternativen Berufsmöglichkeiten für Ärzte auszukennen: Die Chancen, wenn man nicht in eine Klinik oder Praxis möchte, z. B. in den Medizin-Journalismus, TCM, Medizinrecht, MBA, Controlling, Qualitäts- oder Gesundheitsmanagement waren bei mir eher schlechter."

Hast du Tipps für junge Ärzte auf Stellensuche?

Einerseits sollte man sich nicht zu viel Stress machen und „die freie Zeit genießen – der Job kommt schneller, als man denkt. Die Krankenhäuser stellen zeitnah ein." Andererseits sollte man sich bei begehrten Stellen je nach Fachrichtung und Region früh genug bewerben „also im Laufe des letzten Tertials Initiativbewerbungen schicken." Es lohnt sich, die Unterlagen soweit wie möglich beisammenzuhaben, um sie bei Bedarf blitzschnell absenden zu können, denn „bei einer beliebten Stelle zählt manchmal jeder Tag." Man sollte „viel suchen, sich viel informieren und mindestens fünf Bewerbungen rausschicken, um ein Gefühl für den eigenen Marktwert zu bekommen. Dann zu zwei bis drei Gesprächen gehen, um einen Vergleich zu haben." Oft wird auch betont, wie wichtig es sei, sich bei Kollegen vor Ort zu erkundigen: Wie sind die Arbeitsbedingungen? Wie die Dienstpläne? Die Personaldecke, die Urlaubszeiten, das Gehalt, der tatsächliche Stellenschlüssel? Auch die geplante Einarbeitung ist wichtig und ganz besonders die Weiterbildungsermächtigung des Chefs und ganz allgemein, wie die Weiterbildung durchgeführt wird. Sich zu informieren, ist noch aus einem anderen Grund wichtig: Um nicht völlig blauäugig zum Vorstellungsgespräch zu erscheinen. Beim Gespräch selbst solltest du „Fragen stellen, eigene Vorstellungen ansprechen, pokern und selbstbewusst, aber nicht frech auftreten".

Neben den harten Fakten ist auch die Atmosphäre wichtig. Die Kollegen wird man wahrscheinlich öfter sehen als die eigene Familie – das muss einfach passen. „Hätte ich mich nur aufgrund des Bewerbungsgesprächs entschieden, hätte ich eine andere Stelle genommen." Deshalb empfehlen viele eine Hospitation von wenigen Stunden bis einigen Tagen: „wenn Probetag angeboten – unbedingt machen! Da bekommt man einen Einblick in das Team."

Danach heißt es: Mit Bedacht zu wählen, das Beste auszusuchen, nicht gleich die erstbeste

SURFTIPP

Wissenswertes

Weitere Stellenanzeigen kannst du hier online einsehen:
- Deutsches Ärzteblatt
  www.medi-learn.de/AK048
- Springer Verlag
  www.medi-learn.de/AK050

Zusage zu nehmen, nicht unter Wert zu verkaufen! Ein weiterer Hinweis ist, die Stelle auch nach Bauchgefühl auszusuchen. „Niemals sollte man versuchen, sich selbst zu betrügen, indem man sich das Haus, das einem die Stelle anbietet, schön redet." Manchmal lohnt sich auch eine Beratung, bevor der Vertrag unterschrieben wird, z. B. durch Hartmannbund oder Marburger Bund.

Ein Tipp noch aus einem Interview: „Macht eure Doktorarbeit vorher fertig! Lieber zwei Monate ohne Job, als beides parallel."

Nach all diesen Tipps aus erster Hand möchten wir jetzt genauer darauf eingehen, wie du nach deiner „Traumstelle" suchen kannst:

Traumjob gesucht

Stellensuche nach dem Medizinstudium

Nicht jeder hat das Glück, nach dem 3. Stex oder sogar schon während des Studiums einen Job in der Tasche zu haben - sei es durch die Doktorarbeit, eine Famulatur oder das Praktische Jahr. Alle anderen müssen sich auf Stellensuche begeben. Eines der wichtigsten Medien dafür ist das Deutsche Ärzteblatt. Diese Zeitschrift bekommt jeder approbierte Arzt wöchentlich zugeschickt.

Freie Stellen auf 100 Seiten

Das Ärzteblatt besteht zurzeit zu über 50 Prozent aus Stellenangeboten. Auf mehr als 100 Seiten werden diverse Jobs angeboten, etwa zur Hälfte sind das die für dich relevanten Assistenzarzt-Stellen. Bei der Masse an Inseraten ist das Blatt nicht immer ganz übersichtlich, aber du findest hier eine große Auswahl. Wenn du kein Ärzteblatt zur Hand hast, kannst du die gleichen Stellenangebote auch online einsehen. Einzelne Landesärztekammern bieten auf ihren Webseiten freie Stellen oder zumindest Links zum Thema an.

Gute Chance mit Initiativbewerbung

Selbst wenn es kein Stellenangebot deines gewünschten Arbeitgebers gibt, kannst du dich „initiativ" bewerben. Bevor du einfach so eine komplette Mappe abschickst, solltest du dich unverbindlich per E-Mail, Telefon oder persönlich informieren. Bis du bereits an einer Klinik, möchtest aber in eine andere Fachrichtung wechseln, lohnt sich der Blick auf klinikinterne schwarze Bretter oder die Stellenbörse im Intranet. Wie immer gilt: Wenn du eine Facharztweiterbildung durchlaufen möchtest, erkundige dich über die Weiterbildungsbefugnis der zuständigen Chefärzte. Wenn die nicht ausreicht, musst du eventuell während der Ausbildung die Klinik wechseln. Weitere ausführliche Informationen zum Thema Weiterbildung findest du auf den Facharztseiten ab Seite 334.

INFO

Initiativbewerbung versus Blindbewerbung

Die Initiativbewerbung grenzen einige von der „Blindbewerbung" ab. Bei letzterer schickst du deine Daten auf gut Glück an die Verwaltung. Bei einer Initiativbewerbung dagegen informierst du dich vorher gut über die Klinik und bewirbst dich direkt bei der richtigen Abteilung für das gewünschte Fach. Ein erklärender Satz, warum du gerade in dieser Abteilung oder bei einem bestimmten Kollegen anfangen möchtest, ist dabei sicherlich hilfreich.

Wenn du noch nicht so genau weißt, nach was du eigentlich suchst, kannst du dir erst einmal Gedanken darüber machen, wie groß das Krankenhaus sein soll, in dem du arbeiten möchtest:

Grundlegende Entscheidung im Vorfeld der Bewerbung
Weiterbildung im „großen" oder „kleinen" Haus

Es gibt Fragen, die kannst du dir letztlich nur selbst beantworten. Ob du dich bei einem großen Klinikum oder lieber einem „kleinen Haus" bewerben solltest, ist z. B. solch eine Frage. Immerhin kann dieses Buch dir ein wenig bei der Entscheidungsfindung helfen, indem es einige Vorzüge und Nachteile beleuchtet. Aber auch das ist nur unter Vorbehalt möglich, denn eine ganz und gar typische Klinik gibt es in Wirklichkeit natürlich nicht. Zudem gilt es in jedem Einzelfall rechtzeitig bei deiner Ärztekammer nachzufragen, ob dein Wunsch-Arbeitgeber zur Durchführung der beabsichtigten Weiterbildung berechtigt ist.

Die Grenze zwischen „groß" und „klein" ist bei Krankenhäusern übrigens gar nicht leicht zu ziehen. Die Einwohnerzahl des Ortes ist kein sinnvoller Maßstab, denn auch in einer Millionenstadt gibt es „kleine Häuser". Die Bettenzahl wäre zwar ein nahe liegendes Kriterium, jedoch nur bedingt. Gemeint ist mit diesen Begriffen letztlich vor allem der Umfang des therapeutischen Angebots: entweder Grund- und Regelversorgung durch eine begrenzte Zahl von Fachrichtungen oder Maximalversorgung mit deutlich mehr Möglichkeiten der apparativen Diagnostik und Intervention für ein breites Spektrum zu behandelnder Krankheiten. Letztere bieten längst nicht nur Unikliniken, und manchmal verläuft die unsichtbare Trennlinie sogar von einer Fachrichtung zur nächsten, wenn nämlich ein Haus der Grund- und Regelversorgung beispielsweise über eine hochgradig spezialisierte HNO-Abteilung verfügt.

So schwierig die Abgrenzung in der Realität ist, so verbreitet sind die hinlänglich bekannten Klischees: In kleinen Häusern seien die Hierarchien flacher, und es gehe dort regelrecht familiär zu. Ein solches Idyll, auch wenn es nur in der Fantasie existiert, wirkt auf manche Zeitgenossen nachgerade abschreckend. Aus ihrer Sicht spricht viel mehr für die Arbeit im „großen Haus": Ein gewisses Maß an Anonymität ist ihnen durchaus recht, weil sie Beruf und Privatleben sauber von einander trennen möchten. Oder sie suchen die Gelegenheit zu interessanter Forschung und zum Kennenlernen neuester Diagnostik und Therapie. Anfänger können überdies hoffen, bei ihren ersten Nachtdiensten nicht ganz allein auf weiter Flur zu sein.

Für diese möglichen Vorteile nehmen die Befürworter des Arbeitens in großen Häusern ein durch die Struktur der Klinik bedingtes Spezialistentum in Kauf, das den ganzheitlichen Blick auf den Patienten und seine Heilung oftmals erschwert. Durch die ständige Präsenz von Fach- und Oberärzten kann zudem der Spielraum der Assistenten für eigenständiges Handeln geringer werden. Und so interessant die Behandlung von seltenen und komplizierten Fällen zweifellos ist, hat es in der Weiterbildung aber auch offensichtliche Nachteile, wenn Standarderkrankungen die Ausnahme darstellen. Einfach gesagt: Erst sollte die Blinddarm-OP erlernt werden, dann die Herztransplantation.

INFO

Bewerbung

Die früher weit verbreitete Ansicht, von kleinen oder peripheren Häusern nicht mehr an große bzw. Unikliniken wechseln zu können, ist mittlerweile überholt. Wenn bei eher kleiner Klinik alles stimmt, ist dies also kein absolutes Kriterium gegen einen Stellenantritt mehr, wenn man „sich nichts verbauen" möchte.

Da die Therapie von Standarderkrankungen in kleinen Häusern die Regel ist, lassen sich dort auch die Dienste eher allein bewältigen. Nach völlig normalen anfänglichen Schwierigkeiten und Ängsten sind sie sogar eine besonders gute Gelegenheit, schnell selbstständiges Arbeiten zu erlernen. Familiär ist das Klima zwar meist nicht immer, aber dass die Kollegen sich vielfach kennen, kann ab und zu eine Problemlösung auf dem kleinen Dienstweg erleichtern. Da es andererseits in der Klinik insgesamt weniger Assistenten gibt, erhöht sich vielleicht die Dienstbelastung für den Einzelnen.

Dass wegen der in kleinen Häusern begrenzten Vielfalt der Fälle vielleicht nicht die gesamte Weiterbildung am selben Ort möglich ist, wird oft als Nachteil genannt, ist aber im Grunde keiner. Durch den Wechsel und das Kennenlernen anderer Herangehensweisen und Praktiken wird sich der Lernerfolg insgesamt eher vergrößern. Eine Ausnahme stellen diesbezüglich jedoch die Reha-Kliniken dar, die aufgrund ihrer Spezialisierung auf Fachrichtungen wie Kardio, Ortho oder Neuro zumeist nur ein besonders enges Spektrum von Fällen und Maßnahmen und praktisch keine Akutmedizin anbieten. Als erste Stelle für einen Anfänger sind sie deshalb kaum geeignet.

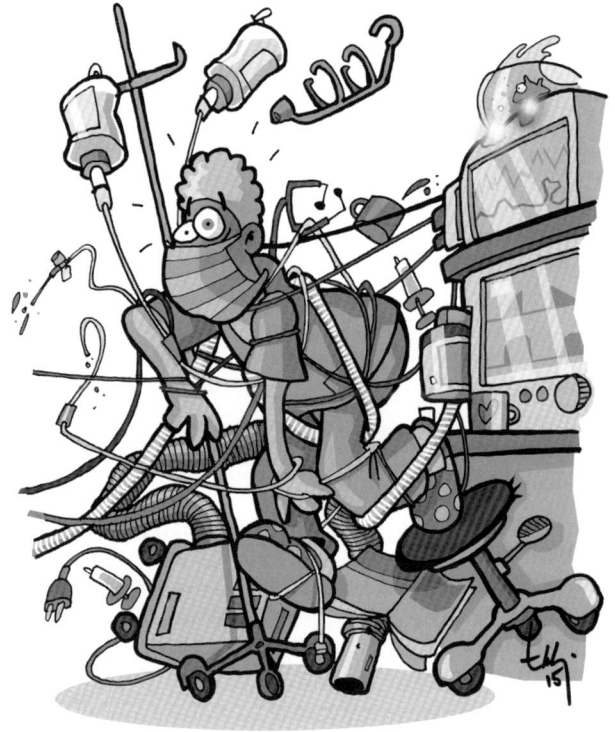

Mehr Cartoons:
www.medi-learn.de/cartoons
www.facebook.de/medilearn

ZUSAMMENFASSUNG
Stellensuche/Bewerbung

Die überzeugende Bewerbung ist entscheidend
Um eine begehrte Stelle zu ergattern, solltest du in deiner Bewerbung überzeugen. Mache ihnen deutlich warum gerade du der richtige Kandidat bist.

Approbationsurkunde und das Examenszeugnis
Das sind die wichtigsten Urkunden, die du deiner Bewerbung beifügen solltest. Auch Referenzen, Promotionsurkunden oder Veröffentlichungen sind gerne gesehen.

Wann ist der beste Zeitpunkt?
Auch vor dem abgelegten Staatsexamen können die ersten Bewerbungen versendet werden. Gerade bei Überlegungen direkt in das Ausland zu gehen, sollte man sich frühzeitig informieren.

Das persönliche Gespräch
Bereite dich auf dein Vorstellungsgespräch gut vor, kenne das Fachgebiet und die Klinik. Zeige dich offen, ehrlich und gut gekleidet. Erscheine pünktlich und engagiert.

Die gute Vorbereitung
Vorstellungsgespräche sind eine Frage der Übung: Achte auf deine Körperhaltung und versuche dein Gegenüber von dir zu überzeugen, ohne dass du dabei überheblich wirkst.

Zusammenfassungen der Interviews
Eine gute Methode ist das direkte Ansprechen der Personalverantwortlichen, wenn es einem in der Klinik gefällt. Ansonsten ist die Zeit vor und nach dem Staatsexamen ein passender Zeitraum um sich zu bewerben!

Der Arbeitsbeginn nach dem Examen kann frei gestaltet werden. Solltest du schon eine Zusage vor Abschluss der Prüfung haben, so steht dem nahtlosen Eintritt in das Berufsleben nichts im Weg.

Ausgeschriebene Stellen sind über das Internet, das Deutsche Ärzteblatt oder über die Seiten der Fachgesellschaften zu ermitteln. Auch eine Initiativbewerbung kann zu deiner Traumstelle führen, die Kontaktaufnahme mit dem Wunscharbeitgeber kann telefonisch, persönlich, schriftlich oder per E-Mail erfolgen.

Die Approbationsurkunde gehört zu den Unterlagen, die der potentielle neue Arbeitgeber gerne sehen möchte. Es gibt viele freie Stellen für junge Ärzte. Einfach ist es, wenn man ein nicht beliebtes Fachgebiet außerhalb der Großstadt favorisiert.

Institutionen für Ärzte

Die Bundesärztekammer

Die Bundesärztekammer (Arbeitsgemeinschaft der deutschen Ärztekammern), kurz BÄK (www.baek.de), ist die Spitzenorganisation der ärztlichen Selbstverwaltung und vertritt die berufspolitischen Interessen der Ärzte in Deutschland. Sitz der Bundesärztekammer ist Berlin.

Im Gegensatz zu den 17 Landesärztekammern ist sie keine Körperschaft des öffentlichen Rechts, sondern ein nicht eingetragener Verein ohne eigene Rechtsfähigkeit. Die Bundesärztekammer unterstützt die Arbeit der Landesärztekammern und nimmt z. B. Aufgaben im Rahmen der Qualitätssicherung oder der Transplantationsgesetzgebung wahr.

Die Angehörigen der sogenannten verkammerten Berufe sind gesetzlich zur Mitgliedschaft in ihren regionalen Apotheker-, Zahnärzte- und Ärztekammern verpflichtet. Jeder Arzt gehört so der Bundesärztekammer mittelbar über diese Pflichtmitgliedschaft in seiner Ärztekammer an. Hauptversammlung der Bundesärztekammer ist der einmal jährlich stattfindende Deutsche Ärztetag.

Zusammen mit der Kassenärztlichen Bundesvereinigung gibt die Bundesärztekammer das Deutsche Ärzteblatt heraus. Ebenso gemeinsam unterhalten beide Institutionen das Ärztliche Zentrum für Qualität in der Medizin (ÄZQ). Ein Gremium der Bundesärztekammer ist beispielsweise ihr „wissenschaftlicher Beirat", der sich aus fast 40 Wissenschaftlern aller Fachbereiche der Medizin zusammensetzt. Er berät bei medizinisch-wissenschaftlichen Fragen, die bei der Vorbereitung und Durchführung von Gesetzen im Bereich des Gesundheitswesens und der ärztlichen Berufsausübung auftreten. Zudem erarbeitet der Beirat wichtige Leit- bzw. Richtlinien zu diagnostischen und therapeutischen Verfahren und Methoden unter Berücksichtigung von ethischen und juristischen Aspekten.

Die Bundesärztekammer interpretiert u. a. Grundsatzfragen und Antworten zur ärztlichen Ethik – als Interessenverband der Ärzte in Deutschland auch im Hinblick auf die eigenen Interessen.

Landesärztekammern

Ärztekammern (www.medi-learn.de/AK052) sind die Träger der berufsständischen Selbstverwaltung der deutschen Ärzte. Als Körperschaften des öffentlichen Rechts sind sie für die Wahrung der beruflichen Belange der Ärzteschaft verantwortlich. Jeder Arzt ist zur Mitgliedschaft in seiner regionalen Ärztekammer verpflichtet.

Am Beispiel der Landesärztekammern Bayern und Westfalen-Lippe soll hier verdeutlicht werden, welcher Service speziell für junge Mediziner geboten wird.

Für Medizinstudenten in Münster findet halbjährlich bis jährlich eine Veranstaltung zu Themen wie Zukunftsplanung und Weiterbildung statt, bei denen Dr. Theodor Windhost, Präsident der Landesärztekammer Westfalen-Lippe, den Studenten zur Beantwortung ihrer Fragen zur Verfügung steht. Gemeinsam veranstalten die Landesärztekammer Westfalen-Lippe und die Universität Münster auch den sogenannten „PJ-Tag", bei dem Fachreferate zu verschiedenen ärztlichen Themen angeboten werden. Ebenso beteiligt sich die Ärztekammer an der Fachschaftsveranstaltung „Klinik Kontakt", einer Job- und Kontaktmesse, bei der Kliniken über ihre Schwerpunkte informieren und Einblick in mögliche Famulaturen bzw. die Möglichkeit der Ableistung des PJs in ihrer Enrichtung geben.

Die LÄK Westfalen-Lippe setzt sich nicht nur für eine verstärkte ärztliche Nachwuchsförderung und die Verbesserung der ärztlichen Ausbildung ein, sondern auch für eine deutliche Aufstockung der Medizinstudienplätze und veränderte Zugangswege zum Medizinstudium. Außerdem hat sie die Entwicklung des „Aktionsprogramms zur Stärkung der hausärztlichen Medizin" der Landesregierung eng begleitet, das u. a. Unterstützungen für Praxisgründungen in unterversorgten Gebieten gewährleisten soll. Dem drohenden Hausärztemangel soll so entgegengewirkt werden. Das Ressort Weiterbildung der LÄK Westfalen-Lippe vermittelt Weiterbildungsstellen, unterstützt Weiterbildungsverbünde und kümmert sich in Form von persönlicher oder telefonischer Beratung intensiv um Ärzte in der Weiterbildung.

Berufseinsteiger können die ersten 18 Monate nach Erhalt ihrer Approbation als beitragsfreie Mitglieder die zahlreichen Fort- und Weiterbildungsangebote der LÄK Westfalen-Lippe kennen lernen. Anschließend wird die beitragsfreie in eine reguläre Mitgliedschaft umgewandelt und kostet zur Zeit

5,50 Euro im Monat. Auch die Bayrische Landesärztekammer, kurz BLÄK, engagiert sich intensiv für die ärztliche Fort- und Weiterbildung. Sie erteilt jährlich ca. 12.500 Weiterbildungsbefugnisse und ist u. a. verantwortlich für die Facharztanerkennung.

Außerdem organisiert und veranstaltet sie Fortbildungsseminare und hat die Bayerische Akademie für ärztliche Fortbildung ins Leben gerufen.

Die BLÄK überwacht die Umsetzung der Berufsordnung und dient u. a. als Gutachterstelle für Arzthaftungsfragen. Sie betreibt umfangreiche Presse- und Öffentlichkeitsarbeit sowohl für Ärzte als auch für Patienten und gibt das Mitgliedermagazin „Bayerisches Ärzteblatt" heraus. Der Mitgliedsbeitrag bei der Bayerischen Landesärztekammer wird nach einem einheitlichen Prozentsatz (0,33 %) erhoben, beträgt aber mindestens 16 Euro monatlich.

Kassenärztliche Vereinigung

Alle Ärzte und Psychotherapeuten, die zur ambulanten Behandlung von Versicherten der Gesetzlichen Krankenversicherungen zugelassen oder er-mächtigt sind, gehören in Deutschland den Kassenärztlichen Vereinigun-gen (www.kbv.de) an. Diese sind regional den Bundesländern entsprechend gegliedert, mit Ausnahme von Nordrhein-Westfalen, das in die KV Nord-rhein und die KV Westfalen-Lippe unterteilt ist. Auf Bundesebene gibt es eine Kassenärztliche Bundesvereinigung, die ein Beratungsgremium ohne Weisungsbefugnis darstellt. Die Kassenärztlichen Vereinigungen sind Kör-perschaften des öffentlichen Rechts. Die Dachorganisationen unterstehen der Aufsicht des Bundesgesundheitsministeriums, die Landesorganisatio-nen der Aufsicht des für ihren räumlichen Bereich zuständigen Landesge-sundheitsministeriums.

Aufgabe der Kassenärztlichen Vereinigung ist zunächst die Sicherstellung der ambulanten medizinischen Versorgung von gesetzlich Krankenversi-cherten rund um die Uhr.

Außerdem schließt sie stellvertretend für alle Mitglieder Verträge mit den Krankenkassen ab und gewährleistet eine ordnungsgemäße Abrechnung der medizinischen Leistungen seitens der Vertragsärzte. Bei Verstößen kann die Kassenärztliche Vereinigung Sanktionen verhängen. Auch für die Hono-rarverteilung an die Vertragsärzte ist die Kassenärztliche Vereinigung zu-ständig. Sie vertritt die berufspolitischen und wirtschaftlichen Interessen der Vertragsärzte, berät in Fragen zur Praxisgründung, Abrechnung, Fortbildung und Qualitätssicherung und wirkt in Gremien der gemeinsamen Selbstverwaltung auf Landesebene mit. Junge Mediziner profitieren von Informationskampagnen und Vortragsreihen der KV, von monetären Anreizen für die Niederlassung von Allgemeinmedizinern in ländlichen Regionen, der Schaffung zusätzlicher allgemeinmedizinischer Weiterbildungsstellen in Arztpraxen und Krankenhäusern sowie höherem Honorar. Wer Vertragsarzt werden will, muss allerdings dafür zugelassen sein. Auf Antragstellung entscheidet der Zulassungsausschuss in einem zweistufigen Verfahren über eine entsprechende Zulassung. Als Klinikarzt trittst du mit der KV nur dann in Kontakt, wenn du gleichzeitig als Belegarzt tätig werden willst. Die Kassenärztliche Vereinigung finanziert sich durch Mitgliedsbeiträge ihrer Vertragsärzte.

Hartmannbund – Verband der Ärzte Deutschlands e. V.

Der Hartmannbund vertritt fachgruppenübergreifend die Interessen aller Ärzte, Zahnärzte und Medizinstudierenden in Deutschland. Der Verband ist politisch unabhängig und sieht seine Aufgabe in der Sicherung und Weiterentwicklung des ärztlichen Berufsstandes und der Gesundheitsversorgung in Deutschland. Berufliche, wirtschaftliche und soziale Interessen aller Mitglieder sollen gegenüber dem Gesetzgeber, den Regierungen, den Behörden des Bundes und der Länder sowie gegenüber allen Institutionen des Gesundheitswesens gewahrt werden. So kämpft der Hartmannbund zum Beispiel für die Freiheit des Arztberufes, eine leistungsgerechte Honorierung in Klinik und Praxis, familienfreundliche Arbeitsbedingungen der ambulant und stationär tätigen Ärzte und die Verbesserung der Studienbedingungen, hier aktuell für mehr Qualität im Praktischen Jahr oder eine stärkere Praxisorientierung.

Die Leistungen des Hartmannbundes umfassen neben der Interessenvertretung seiner Mitglieder noch zwei weitere Säulen: die individuelle Beratung in berufsbezogenen rechtlichen und wirtschaftlichen Fragen sowie ein umfangreiches Service- und Informationsangebot. Außerdem bietet der Hartmannbund seinen Mitgliedern ein umfangreiches Netzwerk im Bereich des ärztlichen Wirkens an.

Als Medizinstudierender oder junger Assistenzarzt kannst du dich als Hartmannbund-Mitglied zum Beispiel individuell zu deinem Studium oder deiner Weiterbildung beraten lassen. Zu wichtigen Themen wie PJ, Promotion oder

Bewerbung bietet dir der Hartmannbund umfangreiches Informationsmaterial wie Merkblätter und Checklisten an. Außerdem kannst du als Hartmannbund-Mitglied eine kostenlose Berufs- und Privathaftpflichtversicherung in Anspruch nehmen und von Vorteilen bei den vielen Kooperationspartnern des Verbandes profitieren. Der Hartmannbund bietet dir neben der Teilnahme an verschiedenen Fortbildungen und Seminaren zur Weiterbildung im Rahmen deiner ärztlichen Tätigkeit auch eine Prüfung deines Arbeitsvertrags an. Mehr Informationen finden Sie auf www.hartmannbund.de.

Marburger Bund

Der Marburger Bund (www.marburger-bund.de) ist der „Verband der angestellten und beamteten Ärztinnen und Ärzte Deutschlands e.V.". Mit über 100.000 Mitgliedern stellt er die größte Ärzteorganisation mit freiwilliger Mitgliedschaft in Europa dar. Außerdem ist der Marburger Bund Deutschlands einzige Ärztegewerkschaft.

Nicht nur für approbierte Ärztinnen und Ärzte ist eine Mitgliedschaft interessant: auch als Medizinstudent kannst du von vielen Angeboten profitieren. Der Verband unterstützt und berät dich in jeder Ausbildungsphase, ob in der Vorklinik, während der Famulatur oder des Praktischen Jahres. Du erhältst beim Marburger Bund Infomaterial zu verschiedenen Themen wie z. B. PJ oder Auslandsaufenthalt und kannst als Famulant oder PJler von Vergünstigungen bei Auslandskranken- und Haftpflichtversicherungen profitieren. Auch nach deinem Studium vermittelt der Marburger Bund dir günstige Versicherungen bei Vertragspartnern sowie Sondertarife für Krankenversicherung.

Die Mitglieder- und Studentenzeitung des Marburger Bundes informiert dich über aktuelle, wichtige und interessante Themen aus Medizin und Gesundheitswesen. Der Marburger Bund versteht sich als gewerkschaftliche, gesundheits- und berufspolitische Interessenvertretung seiner Mitglieder. Er setzt sich unter anderem für eine praxisorientierte Lehre ein, damit junge Ärztinnen und Ärzte auf den Klinikalltag vorbereitet sind. Außerdem kämpft er für neue und optimierte Lehrkonzepte sowie für eine angemessene Ausbildungspauschale im PJ. Fortbildungsmöglichkeiten bietet der Marburger Bund in Form von Seminaren für medizinische und nicht-medizinische Zusatzqualifikationen.

Deutscher Ärztinnenbund e. V.

Der Deutsche Ärztinnenbund e. V., kurz DÄB, ist ein Netzwerk von Ärztinnen und Zahnärztinnen aller Fachrichtungen und Tätigkeitsfelder. Zurzeit besteht er aus etwa 2.200 Mitgliedern. Der Verband vertritt und artikuliert die beruflichen und gesellschaftspolitischen Interessen von Ärztinnen und Zahnärztinnen in Öffentlichkeit und Politik und setzt sich für Themen wie z. B. Vereinbarkeit von Familie und Beruf ein. Außerdem bietet er ein Forum für Gedankenaustausch, Vernetzung und Diskussion unter Ärztinnen und in der Gesundheitspolitik.

Der Deutsche Ärztinnenbund e. V. ist Mitglied der Medical Women's International Association (MWIA), der ältesten internationalen ärztlichen Organisation überhaupt, und Mitglied im Deutschen Frauenrat. Der Verband gibt regelmäßig die Zeitschrift „ÄRZTIN" heraus, veranstaltet alle 2 Jahre einen wissenschaftlichen Kongress und verleiht verschiedene Wissenschaftspreise.

Themen sind beispielsweise Frauengesundheit, geschlechtergerechte Medizin, Mamma-Carcinom oder Herz-Kreislauf-Erkrankungen von Frauen. Studentinnen sind im Deutschen Ärztinnenbund e. V. herzlich willkommen. Im sogenannten „Jungen Forum" können sie u. a. Medizinerinnen in den verschiedensten Lebensphasen und aus unterschiedlichen Fachrichtungen kennenlernen und sich mit ihnen austauschen. Treffen finden zu Themen wie z. B. „Selbst- und Zeitmanagement" oder „Durchsetzungsstrategien und Umgangsformen im Krankenhaus" statt.

Über das sogenannte Mentorinnennetzwerk werden Studentinnen auf ihrem Weg in den Beruf von erfahrenen Ärztinnen begleitet und unterstützt. Um zu aktuellen Themen aus Sicht des Ärztinnenbundes Stellung zu nehmen, hat der Deutsche Ärztinnenbund e. V. einen Ethikausschuss gegründet. Außerdem bietet der Verband seinen Mitgliedern eine sogenannte Burnout-Hotline. Eine Liste mit deutschen Kliniken, die über Angebote zur Kinderbetreuung verfügen, hat der DÄB zusammengestellt, um Ärztinnen mit Familie die Stellensuche zu erleichtern. Checklisten wie „Das familienfreundliche Krankenhaus" oder „Medizin studieren mit Kind" werden auch Nicht-Mitgliedern angeboten.

Der Mitgliedsbeitrag beim Deutschen Ärztinnenbund e. V. beträgt 120 Euro im Jahr. Die Mitgliedschaft für Studentinnen ist beitragsfrei. Mehr Info: www.aerztinnenbund.de

Berufsverband der Deutschen Chirurgen e. V.

Der Berufsverband der Deutschen Chirurgen e. V., kurz BDC (www.bdc.de), ist mit knapp 17.000 Mitgliedern aus allen chirurgischen Disziplinen die größte Chirurgenvereinigung Europas. Der Verband vertritt die Interessen seiner Mitglieder in der Politik, bei Behörden und Selbstverwaltung sowie in der Öffentlichkeit. Er engagiert sich für eine hohe Qualität in der chirurgischen Weiter- und Fortbildung und bietet über seine Akademie ein umfangreiches Seminarprogramm für Chirurgen an. Mitglieder werden vom BDC nicht nur in fachlichen, sondern auch in wirtschaftlichen und berufsrechtlichen Fragen beraten und unterstützt. Außerdem profitieren sie von einem umfangreichen Serviceangebot und erhalten eine Berufs-Rechtsschutz-Versicherung. Für junge Chirurgen hält der BDC viele interessante Angebote bereit.

Über das Patenschaftsprogramm können sich Berufsanfänger beispielsweise mit erfahrenen „Alt"-Chirurgen austauschen und von ihnen lernen. Sie können sich beim Verband über verschiedenste Themen informieren und beraten lassen, von eLearning-Kursen profitieren oder zu reduzierten Preisen an den zahlreichen Veranstaltungen und Seminaren der BDC-Akademie teilnehmen. Neben dem Chirurgen-Netzwerk bietet der Verband Unterstützung bei der Karriereplanung und den Service der Bestellung von Logbüchern. Über die Internetseite des BDC erhalten Chirurgen schnellen Zugriff auf aktuelle Informationen, Serviceangebote sowie den jeweiligen Nutzen für ihre tägliche Arbeit in Krankenhaus und Praxis.

Berufsverband Deutscher Internisten e. V.

Der Berufsverband Deutscher Internisten e. V., kurz BDI (www.medi-learn. de/AK555), ist mit etwa 23.000 Mitgliedern der größte Facharztverband Europas. Er vertritt sozial- und berufspolitische Interessen deutscher Internisten und steht seinen Mitgliedern in Form von Arbeitskreisen und –gemeinschaften bei speziellen Fragen beratend zur Seite. Mitglieder erhalten u. a. kostenfreie Rechtsberatung im Zusammenhang mit ihrer internistischen Tätigkeit und wirtschaftliche Beratung z. B. bei Praxisübernahme oder –gründung.

Sie profitieren von einem umfangreichen Servicepaket, das ihnen beispielsweise den Kauf eines Ultraschallgerätes vergünstigt und Sonderkonditionen bei Versicherungsgesellschaften garantiert. Außerdem erhalten sie die Monatszeitschrift „Der Internist" gratis, ebenso wie die Mitgliederzeitung „BDI aktuell", die 11 Mal im Jahr erscheint. Internistische Schwerpunktzeitschriften wie z. B. „Der Pneumologe" oder „Der Nephrologe" sind für Mitglieder des BDI vergünstigt. Bei Internisten-im-Netz.de können sich Internisten im BDI exklusiv eine eigene Homepage einrichten. Sie erhalten neben dem Zugang zu internistischer Literatur auch Ermäßigungen auf Kongress- und Kursgebühren bei den jährlich zahlreich stattfindenden internationalen und regionalen BDI-Kongressen, Kursen und Fortbildungsveranstaltungen.

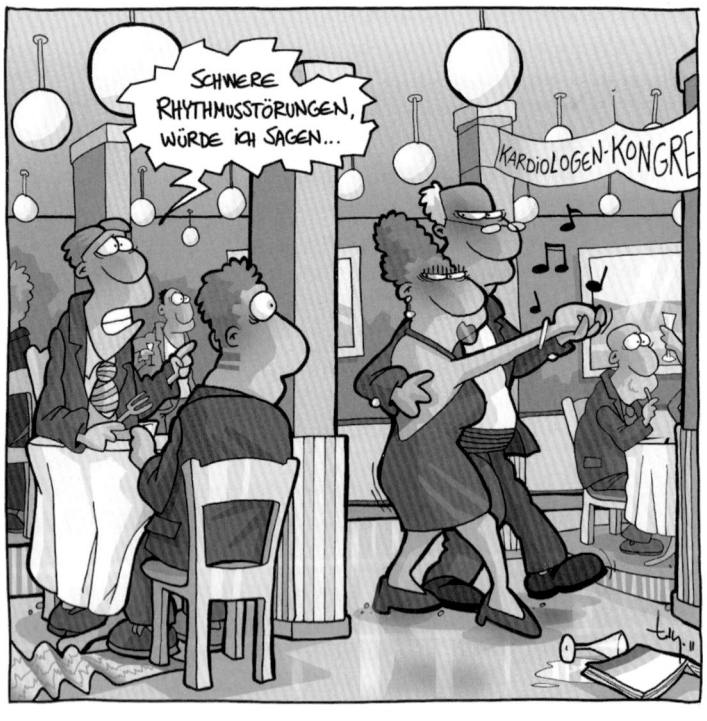

Mehr Cartoons:

www.medi-learn.de/cartoons

www.facebook.de/medilearn

ZUSAMMENFASSUNG

Institutionen

Bundesärztekammer (BÄK)

Die BÄK ist die Arbeitsgemeinschaft der Landesärztekammern und damit die „Spitzenorganisation der ärztlichen Selbstverwaltung". Jährlich treffen sich Delegierte aller Kammern zum Deutschen Ärztetag, dem „Parlament der Ärzteschaft". Aufgaben: Weiterbildung (u.a. MWBO), Prüfungen (Facharzt, Zusatzbezeichnungen etc.), Fortbildungen, Qualitätssicherung, Behandlungsfehler klären, Nachwuchsförderung, Öffentlichkeitsarbeit.

Landesärztekammern (LÄK)

Jeder Arzt ist Pflichtmitglied der LÄK des Bundeslandes, in dem er ärztlich tätig ist – sonst in der LÄK, die für seinen Wohnort zuständig ist. Es gibt 17 LÄK, eine pro Bundesland, in NRW zwei. Sie geben u.a. die für ihr Gebiet gültige Weiterbildungsordnung (WBO) heraus, die sich oft stark an der Musterweiterbildungsordnung (MWBO) der Bundesärztekammer orientiert. Insgesamt haben die Ärztekammern etwa 430.000 Mitglieder.

Kassenärztliche Vereinigung (KV)

Die KVen stellen die „ambulante medizinische Versorgung von gesetzlich Krankenversicherten rund um die Uhr" sicher. Das machen sie u.a. durch die Bedarfsplanung (Zulassung von niedergelassenen Ärzten), Organisation des Ärztlichen Notdienstes und die Abwicklung der Ärztevergütung über die Gesetzlichen Krankenkassen. Es gibt 17 KVen – eine pro Bundesland, zwei in NRW. Dachorganisation ist die KBV, die „Kassenärztliche Bundesvereinigung". Sie gibt u.a. gemeinsam mit der BÄK das Deutsche Ärzteblatt heraus.

Hartmannbund

Vertritt fachgruppenübergreifend „die Interessen aller Ärzte, Zahnärzte und Medizinstudenten in Deutschland". Er kämpft z. B. „für eine gerechte Honorierung in Klinik und Praxis" und für bessere Bedingungen im PJ. Bietet Beratungen, Infomaterial und Vergünstigungen an, u. a. bei Berufs- und Privathaftpflichtversicherung.

Marburger Bund

Verband „aller angestellten und beamteten Ärzte" in Deutschland – Deutschlands einzige Ärztegewerkschaft bietet Infomaterial, vergünstigte Versicherungen, Interessenvertretung, praxisorientierte Lehre und Seminare.

ZUSAMMENFASSUNG

Approbation

Deutscher Ärztinnenbund (DÄB)

Netzwerk von Ärztinnen und Zahnärztinnen mit aktuell etwa 2.200 Mitgliedern. Interessenvertretung u.a. zur Vereinbarkeit von Beruf und Familie. „Studentinnen sind herzlich willkommen".

Berufsverband der Deutschen Chirurgen e.V. (BDC)

Der BDC ist mit knapp 17.000 Mitgliedern aus allen chirurgischen Disziplinen die größte Chirurgenvereinigung Europas. Er engagiert sich u.a. für eine hohe Qualität in Weiter- und Fortbildung und bietet ein umfangreiches Seminarprogramm an.

Berufsverband Deutscher Internisten e.V. (BDI)

Der BDI ist mit rund 23.000 Mitgliedern der größte Facharztverband Europas. Er vertritt die Interessen deutscher Internisten und steht seinen Mitgliedern beratend zur Seite.

Assistenzarzt

Wichtiger Schritt auf dem Weg zum Facharzt
Delegieren wird zu einer wichtigen Kompetenz im Berufsalltag

Als Assistenzarzt bist du von allem ein bisschen: aus der Sicht deines Oberarztes noch in der Weiterbildung, aber für Famulanten, PJler und andere schon eine echte Respektsperson. Im Idealfall weißt du ab jetzt einfach alles über die Station und ihre Patienten, musst dich aber längst nicht mehr um alles selbst kümmern. Stattdessen wird das Delegieren eine wichtige Kompetenz in deinem Berufsalltag – angefangen beim Zusammenstellen von Laborwerten bis zur Vorbereitung der Visite.

Ist kein Chef oder Oberarzt zugegen, wirst nämlich du die Visite durchführen und bist dann zugleich deren ranghöchster Teilnehmer. Eventuell werden PJler nun also dir „ihre" Patienten vorstellen, die wahrscheinlich du ihnen vorher zugeteilt hattest. Das sollten nicht gerade die kompliziertesten Fälle der ganzen Station sein, aber schon welche, die eine angemessene Herausforderung darstellen. Nur so können die Jüngeren ihre vorhandenen Kenntnisse und Fähigkeiten unter Beweis stellen und werden zugleich motiviert, neue zu erwerben.

Das Delegieren entbindet dich allerdings nie von der Verantwortung, die du mittlerweile persönlich trägst – gegenüber den Patienten und den Vorgesetzten gleichermaßen. Deine Arbeitsbelastung wird durch die neue Rolle also zumindest nicht geringer, denn nun gilt es alles Wichtige nach der Übertragung an andere selbst noch zu begleiten, zu kontrollieren und gemeinsam erfolgreich zu Ende zu führen. Mit den jüngeren Kollegen wirst du außerdem deren Befundvorstellungen so durchsprechen, dass sie daraus möglichst viel lernen können.

Zudem hat sich das Spektrum deiner eigenen Tätigkeiten erheblich erweitert: Gespräche mit Angehörigen und Patienten einschließlich der sogenannten Aufklärungen, Formulare ausfüllen, Anträge stellen, Briefe schreiben und nicht zuletzt das Codieren von allem und jedem. Daneben bleibst du selbstverständlich weiterhin für eher „handwerkliche" Maßnahmen auf deiner Station zuständig – je nach Fachgebiet beispielsweise für Sonografien, Endoskopien oder Verbandswechsel.

Es klingt nach einem ziemlichen Berg Arbeit. Doch keine Bange! Natürlich wächst auch du selbst in dieser Phase mit deinen Aufgaben, und sie stellt eben deshalb einen besonders wichtigen Schritt auf deinem Weg zum Facharzt dar. Es sollte aber trotzdem noch ein Altassistent oder Oberarzt als Ansprechpartner für dich erreichbar sein. Denn auch für dich ist das Lernen ja noch lange nicht zu Ende.

Damit aus der Anfangseuphorie kein Burnout wird
Das Chaos der Gefühle zu Beginn des Berufslebens

Der endgültige Schritt vom Studenten- ins Berufsleben ist bei Jungmedizinern mit ganz unterschiedlichen Gefühlen verbunden. Einerseits wird er während langer Semester, Famulaturen und dem PJ von vielen regelrecht herbeigesehnt. Doch gibt es wie bei den meisten großen Veränderungen im Leben zugleich auch manche Unsicherheit: Wie werde ich zurechtkommen mit meiner neuen Rolle, mit Patienten, Kollegen und Vorgesetzten? Famulatur und PJ waren sicherlich kein „Ponyhof", aber doch ein vergleichsweise behüteter Zustand. Zumindest im Prinzip fanden da alle Aktivitäten unter Aufsicht und quasi mit beschränkter Haftung statt. Für eigenes Tun und Lassen warst du bisher nur in sehr eingeschränkter Weise verantwortlich.

Eben das soll nun plötzlich ganz anders sein. Du bist selbst der „Doktor" und als solcher ständig mit den Erwartungen deiner Mitmenschen konfrontiert: Schwestern und Pfleger wollen schnelle Entscheidungen, deine Patienten klare Worte über ihren Zustand, sofortige Linderung ihrer Beschwerden und baldige Heilung oder zumindest Entlassung. Ober- und Chefärzte erwarten eine reibungslos funktionierende Station bei minimierten Kosten, die trotzdem gerne noch weiter gesenkt werden dürften. Und nicht zuletzt hoffen deine Kollegen, dass du einen großen Teil der anfallenden Arbeit erledigst, ungeliebte Dienste übernimmst und um Himmels Willen nie auch nur einen Tag Urlaub nimmst. Da gilt es zunächst einmal schlicht die Nerven zu behalten und deine eigenen physischen und psy-

UNSER TIPP

Ausgleich ist wichtig

Gerade in stressigen Anfängerzeiten ist es wichtig, einen guten Ausgleich zu haben. Verabrede dich trotz 60h-Wochen mit Freunden, treibe Sport oder gönne dir einen Saunaabend. Dein Leben gehört dir und nicht der Klinik!

chischen Grenzen nicht aus dem Blick zu verlieren. Gerade dann, wenn andere – möglicherweise unbeabsichtigt – zu viel von dir erwarten, solltest du selbst es nicht noch zusätzlich tun. Vieles im Arztberuf hat mit Erfahrung zu tun, und folglich ist es gut und richtig, dass du nach und nach mit deinen Aufgaben wächst. Lass dich von alledem nicht entmutigen, und sprich gegebenenfalls rechtzeitig mit älteren Assistenzärzten oder einem Oberarzt deines Vertrauens über solche Gefühle.

Unsicherheiten aller Art sind in den ersten Wochen und Monaten nämlich völlig normal – aus den genannten Gründen sind es beim medizinischen Personal leider auch Müdigkeit bis hin zur Erschöpfung und Zweifel an der eigenen Berufswahl. Dasselbe gilt für die wohl typisch deutsche Erscheinung, dass positive Rückmeldungen am Arbeitsplatz nur selten zu hören sind, man mit Kritik bei Pannen oder Beschwerden hingegen nicht spart. Dementsprechend wird Respekt vielerorts den Mitarbeitern nicht per se als Mensch entgegengebracht, sondern muss von ihnen erst „verdient" werden.

Eine naheliegende Erklärung für diese das Arbeitsklima stark beeinträchtigenden Phänomene ist die nach wie vor äußerst steile Hierarchie in den meisten deutschen Kliniken. Dir sollte immer bewusst sein: Sie haben nichts mit deiner Person oder deinen Leistungen zu tun, und es gibt keinen Grund, dass du dir die mangelnde soziale Kompetenz anderer zu Herzen nehmen solltest. Vielmehr hast du von nun an als Klinikarzt die Chance, wenn nötig auf deiner Station durch eigene Herzlichkeit an einer Verbesserung der Atmosphäre mitzuwirken.

So ein ernstes Thema! Als kleine Auflockerung geht es jetzt um bunte OP-Hauben, Crocs und Jibbitz:

Bunt, bunt, bunt sind alle meine Kleider
Kunterbunte Accessoires für den Klinikalltag

Für Mode-Muffel war der Operationssaal lange Zeit ein nahezu paradiesischer Ort: Alle dort Beschäftigten trugen von Kopf bis Fuß Arbeitskleidung in derselben Farbe, nämlich je nach Klinik in Grün oder Blau. Die amerikanischen Fernseh-Serien „Scrubs" und „Grey's Anatomy" zeigten, dass es auch anders geht – und seither erfreuen sich bei deutschen Medizinern und Patienten die von den Schauspielern getragenen, kunterbunten OP-Kappen und -Hauben aus Baumwolle wachsender Beliebtheit. Das Angebot an Farben und Motiven ist so gut wie grenzenlos und bietet reichlich Gelegenheit zum persönlichen Ausdruck. An deiner Kappe erkennt jeder sofort, ob du ein Tierfreund, ein Comic-Fan oder ein harter Rocker bist.

Weitere Vorteile: In der Kinderchirurgie finden die kleinen Patienten das OP-Team neuerdings weniger bedrohlich, wenn es Hauben mit Dino- oder Pferdemotiven trägt. In einer Arbeitsumgebung, in der Kosmetik und teure Frisuren praktisch nicht zu sehen und manche Schmuckstücke sogar verboten sind, lassen sich mit den angesagten Kopfbedeckungen endlich ein paar ästhetische Akzente setzen: „Ich habe bereits zehn Hauben gesammelt. Die Violette mit Blumenmuster gefällt mir am besten – die bringt meine Augen super zur Geltung!", schwärmt eine Jungmedizinerin.

Wie so oft hat das postmoderne Streben nach Individualität seinen Preis, denn es war bekanntlich schon immer etwas teurer, einen besonderen Geschmack zu haben. Während die herkömmlichen Einweg-Hauben in Standardfarbe kostenlos gestellt werden, legst du für ein Sondermodell mit Dinos, Pferden oder floralem Design gut und gerne zehn Euro auf den Tisch. Das kostbare Stück ist natürlich wiederverwendbar, doch gerade dagegen wurden alsbald hygienische Bedenken laut, und auf einigen Stationen sind die bunten Tupfer in der OP-Landschaft mit dieser Begründung bereits wieder verboten.

GELAUSCHT

Kleidung in der Klinik

Und wie sieht es bei den Forenusern unter dem Kittel aus? Lies nach!
- Arbeitskleidung
  www.medi-learn.de/AK054
- Schuhe
  www.medi-learn.de/AK055

Andererseits wäre die mehrfache Benutzung ökologisch betrachtet durchaus wünschenswert, zumal die Baumwoll-Kappen ohne Weiteres mit der restlichen OP-Kleidung gewaschen werden könnten. Zu lösen bliebe das logistische Problem, alle Mitarbeiter anschließend wieder unter die jeweils richtige Haube zu bringen. Sonst unterstreicht irgendwann das violette Blumenmuster der Jungmedizinerin den finsteren Blick ihres Chefarztes. Wer das nicht riskieren will, sollte den Chic besser an seinen (eigenen) Füßen beweisen: Bequeme, atmungsaktive Crocs erleichtern das stundenlange Gehen und Stehen auf Station und am OP-Tisch und bringen gleichfalls reichlich Farbe in den grauen Klinikalltag. So wie die bunten Hauben kam dieser Modetrend ursprünglich aus Amerika zu uns: Die Herstellerfirma der Trend-Treter wurde 2002 im US-Bundesstaat Colorado gegründet – sehr passend übrigens, denn da klingt die Farbigkeit schon im Namen an.

Längst ist aber auch hierzulande eine unüberschaubare Vielfalt an Modellen auf dem Markt, und noch vielfältiger ist das Zubehör-Sortiment, das unter dem Namen Jibbitz vertrieben wird: Das sind kleine Gummistecker, die man auf dem Rücken seiner Crocs montiert. Es gibt Motive für jeden Geschmack: Wie wär's mit Glitzersteinen und Sternchen auf einem rosafarbenen Schuh? Oder SpongeBob, Patrick und Mr. Krebs auf farbigen Jibbitz-Gänseblümchen im Verbund mit Marienkäfern und Schmetterlingen verwandeln grasgrüne Crocs in eine Frühlingswiese? Zusätzlich kann man verschiedenfarbige Fersenriemchen erstehen, was die Kombinationsmöglichkeiten ins Unendliche steigert.

UNSER TIPP

Kleidung

Erkundige dich rechtzeitig vor einer eventuellen Anschaffung bunter und sonstwie nicht ganz klassischer Kleidungsstücke, ob sie in deiner Abteilung überhaupt geduldet sind.

Wie schon gesagt, ist besonderer Geschmack immer ein bisschen teurer. Die Plastikschuhe selbst schlagen mit durchschnittlich 40 Euro zu Buche, ein Original-Jibbitz mit etwa drei. Begreiflicherweise kamen für beides sehr bald preiswerte Alternativen in die Geschäfte. Doch die Kopien aus Fernost bieten längst nicht den gleichen Tragekomfort und sind vermutlich nicht ganz so trittsicher, denn Crocs wurden ursprünglich als rutschfeste Schuhe für den Wassersport entwickelt. Sie bestehen aus einem federleichten und gleichzeitig robusten Kunstharz, das sich bei Erwärmung der Fußform anpassen soll und in dem sich Keime schwer festsetzen können.

Doch nicht nur rutschfest muss das Schuhwerk der Klinik-Mitarbeiter sein. Offenbar neigen die Original-Crocs und erst recht die Imitate auf manchen Klinikböden zu statischer Aufladung, sodass ihre Träger den Mitmenschen bei Körperkontakt kleine Elektroschocks verpassen könnten. Für Herzpatienten sind die eine erhebliche Gefahr und zudem kann die Funktion intensivmedizinischer Elektronik gestört werden. Deshalb wurde das modische Schuhwerk aus den Krankenhäusern der Schweiz, Österreichs und Schwedens mittlerweile verbannt. In Deutschland ist über ein Verbot noch nicht abschließend entschieden worden.

Mit Hauben und Schuhen kannst du es im Krankenhaus (fast) handhaben, wie du möchtest. Anders sieht das bei Arztbriefen aus. Sie gehören zum ärztlichen Alltag und sind wichtige Dokumente. Trotzdem bringt dir im Studium niemand wirklich bei, wie sie erstellt werden. An dieser Stelle etwas Nachhilfe:

Das Erstellen von Arztbriefen fällt mit der Zeit immer leichter
Medizinisch und juristisch relevante Dokumente

E-Mail und SMS haben den klassischen Brief schon fast verdrängt, wird vielfach angenommen. Im Krankenhaus tätige Ärzte wissen es besser: Für sie gehört das Erstellen von schriftlichen Mitteilungen an ihre niedergelassenen Kollegen oder an Mediziner in anderen Kliniken zum beruflichen Alltag. Verschickt werden diese Texte trotz Datenautobahn und allgegenwärtiger Internet-Hotspots zumindest bisher ganz traditionell mit Umschlag und Marke per Post. Denn streng genommen handelt es sich bei diesen manchmal sehr ausführlichen Berichten nicht nur um medizinisch, sondern auch juristisch relevante Dokumente.

GELAUSCHT

Arztbriefe

Etwas zur Aufheiterung: Kleine Tippfehler in Briefen, die manchmal für ordentliche Erheiterung sorgen:
* Stilblüten
  www.medi-learn.de/AK056

Dass viele der sogenannten Arztbriefe in ein paar Minuten vom Tisch sind, ändert an ihrer Bedeutung nichts. Und wenn es um ein Entlassungsschreiben nach mehrwöchigem oder -monatigem Aufenthalt geht, kann das Abfassen leicht eine Stunde oder länger dauern. Gerade dann sind ein paar Gedanken vorweg zu Inhalt und Aufbau unerlässlich – ganz so wie früher beim Schulaufsatz.

Wie eine gute Gliederung aussieht, hängt stark von der Fachrichtung ab, und möglicherweise gibt es in deiner Abteilung sogar verbindliche Standards. Denn einerseits soll der weiterbehandelnde Arzt mit dem Text später etwas anfangen können, und andererseits gilt es, Schadensersatzforderungen von Patienten oder Angehörigen aufgrund missverständlicher Darstellungen im Text möglichst auszuschließen.

Da schon einzelne Formulierungen zum Auslöser für Gerichtsverfahren werden oder den Ruf deines Krankenhauses schädigen können, sind Arztbriefe letztlich Chefsache: Was du geschrieben hast, wird immer mindestens von einem Oberarzt gegengelesen und nicht allein von dir, sondern außerdem von ihm und eurem Abteilungs-Chef unterzeichnet. Das passiert nur selten von heute auf morgen, und nicht selten werden vor dem Unterschreiben inhaltliche Korrekturen und Ergänzungen angeordnet. Wie genau der ideale Arztbrief nach Meinung deiner Vorgesetzten auszusehen hat, lässt sich natürlich nicht vorhersehen. Aber ein paar Tipps für den Einstieg können trotzdem nicht schaden. Was du beispielsweise nie schreiben solltest, ist der Satz „Die Vorgeschichte unseres gemeinsamen Patienten dürfen wir freundlicherweise als bekannt voraussetzen"! Gerade in der Korrespondenz zwischen niedergelassenen Ärzten tauchen solche Formulierungen immer wieder auf, aber sinnvoll sind sie deshalb noch lange nicht.

Kommt nämlich dieser Patient irgendwann als Notfall ins Krankenhaus und bringt ein derartiges Schreiben mit, dann kennen die behandelnden Ärzte dort die Vorgeschichte eben nicht. Selbst wenn es denen gelingt, ihren schreibfaulen Kollegen telefonisch zu erreichen und so hoffentlich die fehlenden Informationen zu erhalten, kann das wertvolle Zeit kosten. Zudem herrscht in Deutschland das Prinzip der freien Arztwahl. Es darf nicht einfach vorausgesetzt werden, dass jemand zur weiteren Behandlung immer wieder genau dorthin zurückkehrt, wo angeblich „die Vorgeschichte bekannt" ist.

UNSER TIPP

Arztbriefe

Auch wenn du natürlich die Vorgaben des Chefs erfüllen musst bei den Arztbriefen, so achte darauf, keine endlosen Romane zu verfassen. Kein niedergelassener Kollege hat Zeit und Lust, diese in seiner spärlichen Zeit zu lesen. Das geplante/empfohlene Prozedere stellt für den Kollegen die Hauptsache dar, alles Andere ist nebensächlich.

Verzichte deshalb unbedingt auf solche Einleitungssätze, aber versuch auch nicht dem Schriftsteller Marcel Proust Konkurrenz zu machen, der für einen einzigen Roman 2000 Seiten brauchte. Wenn ein Patient fünf Monate auf deiner Station war und in dieser Zeit zehn Mal das Antibiotikum gewechselt wurde, brauchst du die nicht in jedem Fall einzeln aufzählen, sondern kannst eine „Behandlung rezidivierender Infektionen" erwähnen. Wurden allerdings bestimmte Keime nachgewiesen und daraufhin ein Antibiogramm erstellt, ist darüber ebenso in allen Einzelheiten zu berichten wie zum Beispiel über den Wechsel von Medikamenten aufgrund von Unverträglichkeiten.

Ansonsten reichen die groben Zusammenhänge, die du entweder chronologisch abhandeln oder nach Organsystemen (z. B. pulmonal, kardial, renal, gastrointestinal) sowie dem Infekt- und Wundstatus gruppieren kannst. Eine Formulierung würde dann etwa lauten: „Renal insgesamt zur Bilanzierung ausreichend – lediglich im August zeitweise bei erhöhten Retentionswerten Dialyse erforderlich." So ein Schema ist jedoch nicht für alle Fachrichtungen geeignet, denn Dermatologen schreiben nichts über den Visus und Augenärzte brauchen in den meisten Fällen keine Angaben zur Lungen- oder Nierenfunktion zu machen. In den internistischen Subdisziplinen andererseits sind ausführliche und detailreiche Darstellungen die Regel.

Was erwähnt werden soll und was nicht, ist also von Fachrichtung zu Fachrichtung, von Klinik zu Klinik und vermutlich sogar von Station zu Station unterschiedlich geregelt. Unverzichtbar sind aber wohl überall die folgenden Angaben:
- Name des Patienten
- Geburtsdatum
- Wohnort
- Dauer des Aufenthalts
- Hausarzt
- Kostenträger (z. B. Krankenkasse)
- bisherige – mitgebrachte – Diagnosen
- neue, sogenannte Verlaufsdiagnosen
- Anamnese in sehr kurzen Worten
- durchgeführte Untersuchungen/Therapien/Eingriffe und Operationen
- letzte Medikation

gefolgt von einer im Vergleich zum Anamnese-Teil ausführlicheren Schilderung des Verlaufs entweder chronologisch oder gruppiert nach Organsystemen. Den Schlussteil bilden Informationen zum Status bei Entlassung oder Verlegung wie:
- Empfehlungen zur weiteren Medikation
- Empfehlungen zu Folgeuntersuchungen
- Therapievorschläge
- Belastungsempfehlungen

sowie eine Liste der beigefügten Röntgenbilder, Konsile, älteren Arztbriefe und die Angabe von Namen, Adressen und Telefonnummern der behandelnden Ärzte für Rückfragen.

Je früher du mit dem Brief beginnst, desto mehr hast du noch im Kopf und musst folglich nicht so viel in der Akte nachschlagen. Entlassungsbriefe sollen in der Regel einen Tag vorher fertig sein, damit der Oberarzt sie rechtzeitig gegenlesen kann. Ist der Patient im Krankenhaus verstorben, solltest du zusätzlich zum Erstellen des Totenbriefs unverzüglich den Hausarzt telefonisch informieren, damit der auf eventuelle Anrufe und Fragen von Angehörigen vorbereitet ist.

In fast allen Kliniken hast du die Wahl, deine Arztbriefe selbst zu tippen oder sie auf Band zu diktieren. Letzteres ist anfangs gewöhnungsbedürftig, geht auf Dauer aber fast immer schneller. Sprich langsam und deutlich, damit die Schreibkräfte später nicht alle paar Sekunden zurückspulen müssen, und erwähne unbedingt Absätze. Möglich sind auch Anmerkungen wie „Den Befund trage ich selber ein, wenn ich ihn schriftlich vorliegen habe". So vermeidest du, die betreffende Untersuchung am Ende aus Vergesslichkeit unerwähnt zu lassen.

Fällt dir erst während des Diktierens etwas ein, kannst du durchaus mittendrin sagen: „Bitte weiter oben bei den Diagnosen folgenden Punkt nachtragen". Es muss also nicht auf Anhieb der perfekte Text werden, und gegenlesen musst du ihn später sowieso, weil etwa Medikamentennamen häufig falsch geschrieben werden. Bei dieser Gelegenheit kannst du selbst dann weniger gelungene Passagen verbessern und Fehlendes ergänzen.

Letztlich ist das Diktieren ebenso eine Frage der Übung wie das Erstellen von Arztbriefen insgesamt. Für die Ersten wirst du sicher etwas länger brauchen, aber durch die Korrekturen der Oberärzte und mit wachsender eigener Erfahrung kannst du nach und nach immer besser entscheiden, was wichtig ist und was nicht. In manchen Kliniken stehen dir überdies fertige Textbausteine zur Verfügung. Wenn du neu auf einer Station bist, lohnt es sich außerdem, ältere Arztbriefe deiner Kollegen anzuschauen, um die dortigen Gepflogenheiten kennen zu lernen. So kommst du auch mit diesem Teil deines Berufsalltags bald problemlos zurecht.

Einen weiteren Teil deines Berufsalltags stellt das Codieren dar. Damit du nicht jede Krankheit umständlich beschreiben musst, ist jeder eine Nummer zugeordnet. Das verhindert Missverständnisse und soll die Abrechnung vereinfachen:

Krankheiten codieren, Fallpauschalen berechnen
ICD–10 und DRGs

ICD-10 und DRG – davon hast du sicher schon gehört, vielleicht sogar im Fach Gesundheitsökonomie eine Klausur darüber geschrieben. So richtig kennenlernen wirst du die beiden Klassifikationssysteme aber erst im Praktischen Jahr bzw. später im Berufsalltag. Sie dienen dazu, Krankheiten einheitlich zu codieren und ihre Behandlung genauso einheitlich zu vergüten. Statistiker freuen sich über die Vereinfachung, dir beschert sie im Berufsalltag allerdings einiges an Arbeit. Weil ICD-10 und DRG im Krankenhaus täglich angewendet werden, lohnt es sich aber, wenn du dich einmal richtig damit beschäftigst.

ICD-10: Krankheiten in Codes übersetzen

Die ICD, „International Statistical Classification of Diseases and Related Health Problems", ist ein internationales Klassifikationssystem. Genauer gesagt ein wichtiges, weltweit anerkanntes System der Medizin, mit dem du Diagnosen klassifizieren und verschlüsseln kannst. Die ICD wird von der Weltgesundheitsorganisation (WHO) herausgegeben und wird in Deutschland seit dem Jahr 2000 angewendet. Die aktuelle 10. Version „ICD-10" gibt es seit 2004. Hierzulande ist das „Deutsche Institut für Medizinische Dokumentation und Information" (DIMDI) für die Herausgabe zuständig. In der ICD ist jeder Haupt- und jeder Nebendiagnose ein eigener Code zugeordnet.

Ein Beispiel aus der ICD-10:
G00-G99 Krankheiten des Nervensystems
   G20-G26 Extrapyramidale Krankheiten und Bewegungsstörungen
      G24 Dystonie
         G24.3 Torticollis spasticus

DRG: Vier Zeichen für jeden Krankenhausaufenthalt

DRG steht für „Diagnosis Related Groups", also „Diagnosebezogene Fallgruppen". Seit 2004 sind deutsche Krankenhäuser verpflichtet, Krankheiten diesen Fallgruppen zuzuordnen. DRG gelten für alle somatischen Akutkrankenhäuser – ausgenommen sind Kliniken für Psychiatrie, Psychosomatik und psychotherapeutische Medizin. Mithilfe der DRG werden Behandlungsfälle nach ökonomischen Gesichtspunkten eingeteilt, sodass jedem Patienten pro Krankenhausaufenthalt eine der DRG zugeordnet wird. Welche das ist, ergibt sich aus den aktuellen Haupt- und Nebendiagnosen, Operationen, Alter und Geschlecht des Patienten sowie einigen anderen Faktoren. Im Endeffekt werden Patienten mit ähnlichen medizinischen Problemen und ähnlichen Behandlungskosten für ihren Krankenhausaufenthalt derselben DRG zugeordnet.

Aufbau der DRG-Bezeichnung:
Die ersten drei Stellen bilden die „Basis-DRG".

1. Stelle:	Buchstaben A-Z für die Hauptdiagnose/Major Diagnostic Category (MDC), beispielsweise B für Nervensystem oder X für Verletzungen.
2. und 3. Stelle:	Zahlen 01-99 für die Art der Behandlung. Die Zahlen 00-31 stehen für invasive und chirurgische Maßnahmen, 60-99 für konservative.

Die vierte Stelle beschreibt den Schweregrad der Krankheit (aus ökonomischer Sicht).

4. Stelle:	Buchstaben A – I. Dabei steht A für einen hohen Aufwand, also eine teure Behandlung, I für einen geringen ökonomischen Aufwand. In die Klassifikation an der vierten Stelle fließen u. a. Nebendiagnosen (Complication and comorbidity level) und das Alter des Patienten ein. Kann oder möchte man nicht weiter differenzieren, ist der 4. Buchstabe ein Z.

Beispiel:
Der DRG-Schlüssel für „Myokardinfarkt mit invasiver Diagnostik" ist F41A.

Fallpauschalen: Gleiches Geld für gleiche Leistung
Das „Institut für das Entgeltsystem im Krankenhaus" (InEK) ist für die Herausgabe und Aktualisierung der DRG zuständig. Auf Grundlage der DRG entstehen die Fallpauschalen, die angeben, wie viel Geld ein Krankenhaus für eine bestimmte Leistung erhält. In einem bundesweit gültigen Katalog kann das sog. „Relativgewicht" ermittelt werden, das aussagt, wie teuer eine Behandlung im Verhältnis zum sogenannten Standardbehandlungsfall ist. Der zweite Faktor in der Berechnung einer Fallpauschale ist der Basisfallwert. Im Gegensatz zum Relativgewicht ist seine Höhe Ländersache. Als dritter Faktor kann eine Korrekturkomponente in die Berechnung der Fallpauschalen einfließen, z. B. wenn der Patient Bluter ist.

Ein Beispiel (ohne Korrekturkomponente, damit es nicht zu kompliziert wird):
Basisfallwert des Bundeslandes: 3.000 Euro

- Komplikationslose Sectio caesarea: Relativgewicht 1,000 → 3.000 Euro Fallpauschale
- Vaginale Entbindung ohne komplizierende Diagnose: Relativgewicht 0,568 → 1.704 Euro Fallpauschale

Kritik

DRG und Fallpauschalen sollen den Krankenhäusern Anreize geben, unnötig lange Liegezeiten zu verkürzen. Es wird nicht mehr jeder Tag vergütet, den ein Patient im Krankenhaus verbringt, sondern feste Fallpauschalen pro Patient und Krankenhausaufenthalt gezahlt. Das macht die Vergütung für alle transparent und eventuell vorhandene Überkapazitäten werden abgebaut. Eine extreme Verkürzung der Liegezeiten soll durch die sog. untere und obere „Grenzverweildauer" vermieden werden. Trotzdem warnen Kritiker vor „blutigen Entlassungen", die dazu führen, dass Patienten öfter wieder stationär aufgenommen werden müssen. Auch die Höhe der Verwaltungsausgaben und die Tatsache, dass Ärzte viel Zeit für die Codierung aufwenden, die sie besser mit Patienten verbringen sollten, bieten immer wieder Anlass zu Kritik. Des Weiteren bergen DRG und Fallpauschalen die Gefahr, dass Krankenhäuser sich „Rosinen herauspicken", also nur noch einfache Fälle behandeln sowie aufwendige Prozeduren durchführen und abrechnen.

SURFTIPP
ICD-10

Die aktuelle ICD-10 vom DIMDI kannst du immer online abrufen. Dabei gilt die ICD-10-GM (German Modification) für Diagnosen, die ICD-10-WHO für Todesursachen.

- ICD-10 vom DIMDI: www.medi-learn.de/AK057

Von Krankheiten und Fallpauschalen zurück zu dir und deinen Kollegen:

Wo ist die Grenze zwischen notwendig und zu viel?
Hierarchie in der Klinik

Es gibt sie wirklich. Die Hierarchie im Krankenhaus ist nicht nur ein Gerücht, das sich hartnäckig hält. Ausnahmen gibt es immer, doch die üblichen Klischees bestätigen sich noch sehr oft: Gerade in chirurgischen Fächern ist die Hierarchie stark ausgeprägt. Unterschiede gibt es von Abteilung zu Abteilung – genau wie in jeder anderen Arbeitsstätte. Für dich als Anfänger gilt erst einmal, dass du unangebrachte Kritik auf gar keinen Fall persönlich nehmen darfst. Sonst wird dir der Spaß an der Arbeit schnell vergehen.

Chefarzt als Vorbild

Die Unterschiede in der Hierarchie sind sehr stark und hauptsächlich geprägt von den leitenden Personen. Oberärzte und Chefarzt geben oft eine ganz bestimmte Hierarchiestruktur vor, die die ganze Abteilung bestimmt. Je stärker sie ihre Macht ausleben, um so stärker wird sie meist nach unten weitergegeben. Auf der nächsten Station kann das schon wieder ganz anders aussehen: anderer Chef, andere Hierarchie.

Ohne Hierarchie geht es auch nicht

Zu einem gewissen Grad ist Hierarchie absolut notwendig. Es muss einfach klar sein, wer wem weisungsberechtigt ist, wer die Verantwortung trägt und ab welchem Punkt Diskussionen fehl am Platze sind – beispielsweise im Notfall.

Außerdem wissen und können dienstältere Ärzte einfach mehr und kennen die Abläufe im Krankenhaus. Auch in anderen Arbeitsstätten mit hoher Verantwortung, zum Beispiel der Luftfahrt oder der Armee, gibt es klare Regeln, wann Befehlston angebracht und wann Zeit für kollegiales Zusammenarbeiten ist. Im Krankenhaus brauchen wir Hierarchie, aber zu einem gewissen Maß. Einige Abteilungen haben dieses gefunden, andere (noch) nicht.

Visiten-Ballett

Ein sehr schönes Beispiel für die Hierarchie ist das „Visiten-Ballett". Zu finden ist es gelegentlich in deutschen Krankenhäusern, doch ist es in den letzten Jahren immer seltener geworden und bei Weitem nicht der Regelfall: L'introduction: Vor dem Zimmer wird dem Solotänzer (meist dem Chefarzt) schnell das Wichtigste zum Patienten soufliert. Le 1er acte: Die Tür öffnet sich; der Chef betritt als Erster das Zimmer. Es folgen Oberärzte, Fachärzte, Assistenzärzte, PJler und alle anderen Anwesenden in streng hierarchischer Reihenfolge und drängen sich komplett in das Zimmer. Le 2e acte: die eigentliche Visite. Die Personen, die in der Hierarchie ganz unten stehen, kleben irgendwo an der Wand und bekommen sowohl optisch als auch akustisch nicht viel von der Aufführung mit. Le 3e acte: Kurz vor Ende des Gespräches drehen sich alle so, dass der Chef als Erster das Zimmer wieder verlassen kann. Es folgen ihm alle Personen in der üblichen Reihenfolge. Finale: kurze Nachbesprechung auf dem Gang – Planung weiterer Aufgaben. Im nächsten Zimmer wird die Aufführung wiederholt.

Kommt immer wieder vor

Häufig bekommst du die Hierarchie auch durch Aufgaben zu spüren, die einfach an dich delegiert werden: Die Chefsekretärin ruft an, dass du schnell zum Chef kommen sollst oder dieser gerne eine Faktensammlung zu einem Patienten hätte. Er möchte mit einem Kollegen über den Fall sprechen und das am besten in fünf Minuten. Dass du vielleicht gerade andere Dinge zu tun hast, interessiert nicht; oft wird danach auch gar nicht gefragt. Wirklich grenzwertig ist das „Zurechtweisen" vor dem Patienten, mitten im OP oder auf Station vor großem Publikum. Wenn du dir dabei nicht einmal einer Schuld bewusst bist, so ist das keine Ausnahme. Ärzte in hohen Positionen stehen durch ihren Beruf und ihre Verantwortung unter hohem Stress und einige gehen damit so um, dass sie erst einmal jemanden anschnauzen. „Jemanden" trifft es dabei genau. Denn es ist nicht immer persönlich gemeint und hätte dort ein anderer Assistenzarzt gestanden, hätte dieser sich die Worte anhören dürfen. Trotzdem ist so etwas immer wieder verletzend – hake es ab!

Probleme ansprechen

Die Grenze zwischen notwendiger und unnötiger Hierarchie ist schwer zu definieren. Wenn es immer wieder vorkommt, dass du wirklich ungerecht behandelt und als Frust-Absorber missbraucht wirst, wird es Zeit, mit deinem Assistentensprecher oder einem Oberarzt deines Vertrauens zu reden – eventuell sogar mit dem Chef. Im Notfall kann es sogar nötig sein, die Abteilung zu wechseln. In diesem Fall solltest du dich gründlich über die neue Arbeitsstelle informieren, damit du nicht vom Regen in die Traufe gerätst. Denke aber nicht nur an die Personen, die „über" dir stehen, sondern auch an die PJler oder vielleicht sogar Famulanten und Pflegepraktikanten. Nur weil du zu leiden hast, musst du das nicht an sie weitergeben. Studenten sind froh über jede Erklärung, jedes nette Wort und alles, was du ihnen beibringst. Merke dir auf jeder „Hierarchiestufe," was dich stört und mache es später selber besser.

Bei der Approbation wird dein persönliches Fortbildungskonto eröffnet
Kontinuierliches Lernen ist für Mediziner Pflicht

Fort- und Weiterbildung für Erwachsene ist ein relativ neues Phänomen. Meinte doch in früheren Jahrhunderten der Volksmund: „Was Hänschen nicht lernt, lernt Hans nimmermehr!" Gestimmt hat das in Wahrheit nie, denn Lernen ist viel weniger vom Alter abhängig, als damals angenommen wurde. Aber auch der Kehrschluss stimmt mittlerweile längst nicht mehr, dass man nach der Kindheit nicht mehr zu lernen brauche. Im Gegenteil: Da die Menge verfügbaren Wissens immer schneller zunimmt und vorhandenes Wissen entsprechend rasant „altert", ist ständiges Weiterlernen unerlässlich geworden.

Das gilt im Grunde für alle Berufsgruppen, doch kaum eine hat die kontinuierliche Fortbildung ihrer Mitglieder so systematisch geregelt wie die Ärzteschaft. „CME" (Continuous Medical Education) ist seit 1999 in Deutschland zur verbindlichen Pflicht geworden: Mit dem Tag der Approbation wird für dich von der Ärztekammer automatisch ein persönliches Konto eröffnet, auf dem für die gesamte Dauer deiner Tätigkeit als niedergelassener praktischer Arzt oder als Facharzt alle fünf Jahre mindestens 250 CME-Punkte zu sammeln sind. Während der Weiterbildung als Assistenzarzt besteht diese Pflicht noch nicht.

Dieses Konto kann jederzeit über das Internet eingesehen werden. Zusätzlich bekommst du auf Wunsch deinen Kontostand einmal jährlich per Post mitgeteilt. In solchen Briefen steht dann gegebenenfalls auch, dass der laufende Fünfjahreszeitraum bald zu Ende geht und du mit dem Sammeln bisher noch nicht im grünen Bereich bist. Wird die Anzahl von mindestens 250 Punkten trotzdem nicht erreicht, kann das für Fortbildungs-Muffel finanzielle oder zumindest theoretisch sogar standesrechtliche Konsequenzen haben.

> **UNSER TIPP**
>
> **Fortbildung**
>
> Manche Landesärztekammern erlauben es, die erst ab der Facharztreife benötigten CME-Punkte schon in den letzten beiden Assistentenjahre zumindest teilweise zu sammeln. Erkundige dich als rechtzeitig, ab wann es Sinn macht, die Klebchen zu Fortbildungen mitzunehmen.

Doch das kommt selten vor, denn das Sammeln dieser Punkte ist nicht schwer und manchmal sogar sehr angenehm. Eines der beliebtesten Mittel, sein CME-Konto zu füllen, ist die Teilnahme an einem der fast ständig irgendwo stattfindenden Fachkongresse. Die werden beispielsweise von den ärztlichen Fachgesellschaften oder anderen Berufsverbänden und Institutionen veranstaltet.

Der Arbeitgeber gewährt eventuell Bildungsurlaub und einen finanziellen Zuschuss für Fahrt und Unterbringung. Wenn allerdings ein großer Pharmakonzern der Ausrichter ist, werden die Kosten für Übernachtung und Essen im Hotel der gehobenen Klasse samt Hin- und Rückreise oft teilweise oder komplett vom Veranstalter übernommen. Kein Wunder, dass Klinikärzte vorher eine „Anti-Korruptions-Erklärung" unterschreiben müssen ...

Schlemmen in der Nobel-Herberge ist natürlich nicht der Regelfall in Sachen Fortbildung. Bei den allermeisten Kongressen geht es hauptsächlich um den Austausch neuester medizinischer Erkenntnisse, und da gilt es speziell für Universitätskliniken ständig am Ball und in der Szene präsent zu bleiben. Dementsprechend viel Wert gelegt wird darauf, dass die eigenen Leute an den wichtigsten Kongressen tatsächlich teilnehmen und die Arbeit ihrer Abteilung zumindest auf einem Plakat („Poster") präsentieren. Erheblich bedeutsamer sind natürlich eigene Vorträge, die deshalb häufig schon zu Hause im Rahmen der Frühbesprechungen zur Probe gehalten werden, um sie bis zum großen Auftritt noch weiter verfeinern zu können.

Umgekehrt wird von den Zurückgekehrten erwartet, dass sie anschließend das neu erworbene Wissen in kleinen Referaten an ihre Kollegen weitergeben. Es darf ja längst nicht jeder angestellte Arzt zu jedem erdenklichen Kongress mitfahren, schon weil der jährlich für solche Zwecke vorgesehene Bildungsurlaub begrenzt ist. Letztlich wären es sowieso immer dieselben „Koryphäen", die man dort treffen würde, denn auf derartigen Veranstaltungen entscheidet sich nicht zuletzt, wer gerade die „Päpste" für Beatmung, für Mikrobiologie und so weiter sind. Die machen zudem regelmäßig durch Fachzeitschriften-Aufsätze von sich reden, und nicht selten veranstalten sie zwischen den Großereignissen noch eigene kleine Kongresse, auf denen es dann ausschließlich um ihr Spezialthema geht.

Wer generell nicht gern in Zügen sitzt, in Hotelbetten schläft und sich in großen Menschenmengen nicht wohlfühlt, hat durchaus andere Möglichkeiten, seinem CME-Konto etwas Gutes zu tun. So stehen im Deutschen Ärzteblatt und anderen Zeitschriften unter bestimmten Artikeln Wissensfragen, deren Beantwortung online oder per Post mit Fortbildungs-Punkten belohnt wird. Ähnlich funktionieren die zahlreichen und in der Regel kostenlosen Angebote von Firmen und Institutionen, eine Internet-basierte Schulung mitzumachen und anschließend über deren Inhalte einen Test zu absolvieren.

Damit die von dir gesammelten Punkte korrekt verbucht werden, gibst du in solchen Fällen deinen persönlichen Fortbildungs-Code an, den du bald nach der Approbation von der Ärztekammer bekommen hast. Auf Kongressen, Messen, bei Vorträgen und diversen weiteren Gelegenheiten reicht fast immer das Vorzeigen einer Chipkarte oder eines Aufklebers: Von dem wird dieser Code mit einem Scanner eingelesen und elektronisch an die Ärztekammer übertragen, wo sich dein CME-Konto nach und nach beinahe wie von selbst füllen wird.

Zu Fortbildungen bist du zum Glück erst als Facharzt verpflichtet. Auch in der Klinik kommen mit wachsender Erfahrung neue Aufgaben auf dich zu. Zum Beispiel die Einarbeitung neuer Kollegen:

Weitergabe wichtiger Informationen hilft Fehler zu vermeiden
Einarbeitungszeit macht sich schnell bezahlt

Zeit ist in deutschen Kliniken zu einem knappen Gut geworden. Doch sollte bei der Einarbeitung neuer Kollegen trotzdem nicht auf die Uhr geschaut werden. Die hier investierten Stunden machen sich bald mehr als bezahlt, und eine möglichst vollständige Weitergabe wichtiger Informationen hilft Fehler zu vermeiden. Je systematischer sie erfolgt, desto schneller wird aus dem Anfänger ein selbstständig und kompetent handelndes Mitglied des Teams.

Auf manchen Stationen existieren deshalb für diesen Zweck schon regelrechte Leitfäden, auf anderen ist die Qualität der Einarbeitung hingegen noch weitgehend vom Engagement und pädagogischen Geschick der damit betrauten Mitarbeiter abhängig. Ist kein bestimmter Ablauf vorgesehen, wird am besten gleich zu Beginn ein auf den Einzelfall abgestimmtes Konzept festgelegt: Was wird am ersten Tag besprochen, was am zweiten, am dritten und so weiter.

War der „Neue" schon während seines PJs mehrere Wochen lang im selben Haus, muss man natürlich nicht bei Adam und Eva beginnen. Wer vor dem Studium in einem anderen medizinischen Beruf gearbeitet hat, weiß vermutlich ebenfalls schon viel über die typischen Abläufe in einer Klinik. Andererseits gibt es Einweisungen, die für jedermann obligatorisch sind, von einem Arzt durchgeführt werden und wahrscheinlich in einem Nachweisheft notiert werden müssen. Das gilt unter anderem für die Handhabung von Defibrillatoren, Dialysegeräten oder Bronchoskopen. Auch die Ausstattung des Notfallwagens wird häufig gesondert besprochen.

Neben diesem Pflichtprogramm gibt es in jedem Haus und auf jeder Station eine Unmenge von Details, die gezeigt oder mitgeteilt werden müssen: Wo befinden sich die Schränke mit Pflegeutensilien? Die Medikamente? Das Nachfülllager? Wie komme ich ins hauseigene Computer-Netzwerk? Mit welcher Software werden welche Aufgaben erledigt? Wo hängen Dienstpläne und Telefonlisten? Wie wird die Arbeitszeit erfasst? Auch wichtig: Wann gibt es Frühstück? Wer beschafft die Brötchen? Wie ist der Kühlschrank aufgeteilt, und existiert auf der Station eine gemeinschaftliche „Kaffeekasse"? Trifft man sich nach Feierabend ab und zu beim Stations-Stammtisch oder zum gemeinsamen Sport?

Damit nicht manches doppelt erzählt wird und anderes unerwähnt bleibt, sollte die Einweisung nach Möglichkeit immer von demselben Kollegen durchgeführt werden. Davon unabhängig tut der Neue gut daran, sich gleich als Erstes wirklich allen Mitarbeitern persönlich vorzustellen. Das erleichtert den Start ungemein und vermeidet gekränkte Reaktionen, die andernfalls sicher zu erwarten wären. Also in den ersten Tagen besser eine Hand zu viel als eine zu wenig schütteln und sich um ein gutes Verhältnis zur Pflege bemühen. Manch eine Schwester arbeitet schon seit Jahrzehnten auf immer derselben Station und kann dir überaus wertvolle Tipps geben. Keine Sorge: Wenn du Interesse und Engagement zeigst, wirst du nicht gleich als „Klotz am Bein" empfunden.

GELAUSCHT

Einarbeitung

Was sollte man als Anfänger eigentlich alles können und wo darf man getrost noch Lücken haben? Meinungen aus dem Forum dazu sehen so aus:
- Was muss ich können?
  www.medi-learn.de/AK061

Nach dem Zeigen der Station und der Erläuterung der typischen Abläufe steht das große Ganze der Klinik auf dem Programm. Wie komme ich zur Radiologie und zur Endoskopie? Wann ist jemand im Chefsekretariat?

Brauche ich einen PIN-Code für bestimmte Türen? Eine Chipkarte für den Mitarbeiter-Parkplatz? Wo befinden sich Schockraum, OP-Trakt, Anästhesie, Aufwachraum, Intensivstation, die Patientenanmeldung und der Kiosk? Zwar gibt es für alles und jedes Hinweisschilder, doch zeigen die stets den „offiziellen" Weg, und in Krankenhäusern ist das selten der kürzeste und schnellste.

Am günstigsten ist es für den Neuen daher, sich in den ersten Tagen und Wochen wie ein Schatten an die Fersen desjenigen zu heften, der ihn einweisen soll. Vieles geschieht in Krankenhäusern nach dem Prinzip „See one – do one – teach one", wird also anstelle langer Erklärungen am Schreibtisch lieber in der konkreten Situation gezeigt. Allerdings ist die nicht beliebig planbar oder überhaupt vorhersehbar, weshalb das ständige Mitlaufen auf vielen Stationen der beste Lehrmeister ist. Nimm unbedingt ein Notizbuch mit, denn vermutlich wirst du mit Informationen regelrecht überschüttet: Telefon- und Piepernummern von Kollegen oder „interne Standards": Welcher Vorgesetzte möchte welchen Vorgang wie durchgeführt sehen? Das frühzeitig zu wissen und nicht gleich wieder zu vergessen, kann dir etliche Rüffel ersparen.

Getreu dem gerade erwähnten Prinzip darf es beim einfachen Zuschauen natürlich nicht bleiben. Beginnend mit einfachen Dingen gilt es den Anfänger schnell die Aufgaben erledigen oder wenigstens vorbereiten zu lassen, die mit einem selbstständigen Arbeiten auf dieser Station verbunden sind. Das können beispielsweise Neuaufnahmen sein – mit allem, was dazugehört: Anamnese, Blutabnahme, Aufklärungen, Konsile anmelden oder gegebenenfalls die Anästhesie informieren. Gleiches gilt für das Auswerten von Befunden und das Erstellen von Arztbriefen. Sicher dauert das länger, als

> ## UNSER TIPP
> ### Fragen stellen
>
>
> Oft ist im Tagesablauf für Fragen wenig Platz. Schreibe sie dir daher auf und stelle sie en bloc, wenn Zeit dafür ist.

wenn der Altassistent es „eben schnell selbst erledigt". Doch bekäme dadurch sein neuer Kollege schnell das Gefühl, dass ihm nichts zugetraut wird. Andererseits ist es im besten Interesse des Altassistenten selbst, dass er auf Dauer nicht der Einzige weit und breit ist, der die betreffende Aufgabe übernehmen kann. Deshalb: Zeit nehmen für Fragen, für das Durchsprechen der vom Anfänger erhobenen Befunde und Zeit lassen für einen zweiten Anlauf, wenn etwas nicht gleich beim ersten Mal perfekt erledigt wird.

Gleichwohl kann man bei der Einarbeitung nicht selten durch Planung und Absprache auch Zeit sparen. Wahrscheinlich gibt es auf anderen Stationen im Haus weitere Kollegen, die gerade eingearbeitet werden. Vielleicht könnt ihr sie zeitweise gemeinsam unterrichten, sodass nur ein Altassistent einer Gruppe von Neuen z. B. gängige Medikamente und ihre Anwendungen er-läutert. Das macht besonders viel Sinn, wenn für obligatorische Geräte-Einweisungen externe Fachleute einzuladen sind oder ein Kurs außer Haus stattfindet. Wenn du Glück hast, darfst du schon frühzeitig zu Kongressen und Tagungen mitfahren. Wer hinfährt, entscheidet in der Regel der Oberarzt, und die Handhabung ist von Abteilung zu Abteilung, manchmal sogar von Station zu Station recht unterschiedlich: Möglicherweise muss der Arbeitnehmer Urlaub nehmen und alle Kosten selbst tragen. Andernorts werden Fahrt, Unterbringung und die Teilnehmergebühr bezahlt – eventuell mit der Auflage, bald nach der Rückkehr in einem kurzen Vortrag das neu erworbene Wissen an die Kollegen weiterzugeben. Wann und wo Kongresse stattfinden, steht unter anderem auf den Internetseiten der Fachgesellschaften.

UNSER TIPP

Logbücher

Ärztekammern bieten sogenannte Log-bücher für die Weiterbildung an, die wichtige Anregungen für die Einarbeitung geben können – oder dafür, wie diese im Idealfall aussehen könnte.

Die Wirklichkeit steht jedoch im Zeichen des allgegenwärtigen Personalmangels, weswegen neue Mitarbeiter nicht selten nach kürzester Zeit „ins kalte Wasser gestoßen" werden. Das muss nicht immer schlecht sein, denn du bist schließlich nicht mehr im PJ, sondern ein approbierter Arzt. Das heißt zwar nicht, dass du schon alles weißt und dich in Zweifelsfällen nicht mit der Bitte um Rat an deine Vorgesetzten oder andere erfahrene Mitglieder des Teams wenden solltest. Das Ziel, selbstständig und eigenverantwortlich handeln zu können, wirst du aber kaum erreichen, solange stets ein älterer Kollege dir das Händchen hält.

Manchmal wirst du nicht ins kalte Wasser geworfen, sondern in ein neues Amt:

Viele Ärzte übernehmen Zusatzaufgaben in ihrer Abteilung
Große Auswahl von Ämtern mit klangvollen Titeln
Hattest du früher in der Schule manchmal Tafeldienst oder musstest vor der ersten Stunde immer das Klassenbuch holen? Solche Zusatzaufgaben gibt

es auch im Krankenhaus, und manche von denen sind erheblich aufwendiger als damals das Kreideholen beim Hausmeister. Immerhin haben sie in vielen Krankenhäusern sehr klangvolle Titel – vermutlich um die Betroffenen ein bisschen über ihr schweres Los und die allgemeine Ungerechtigkeit des Lebens hinwegzutrösten.

Privatassistent beispielsweise klingt nach extra-weißem Kittel und einem eigenen Arbeitszimmer mit Echtholzmöbeln. In Wahrheit aber ist mit diesem Amt, also der assistierenden Mitwirkung an der Betreuung der Privatpatienten, vor allem Mehrarbeit zu schwer kalkulierbaren Dienstzeiten verbunden. Oft kommt nämlich völlig unerwartet ein Anruf aus dem Sekretariat, dass der Chef jetzt Zeit für die Visite hat. Und obwohl du eigentlich gerade beim Mittagessen gesessen hast, eilst du natürlich sofort herbei, um ihn auf seiner Runde über die Privatstation zu begleiten.

Schließlich ist das immer noch besser als wenn diese Runde erst Stunden nach deinem offiziellen Feierabend und endlosem Warten stattfindet, denn auch das kann dir durchaus passieren. Immerhin ist die Privatvisite eine exklusive Angelegenheit, die in der Regel allein vom Chefarzt und seinem Privatassistenten durchgeführt wird. Ausnahmsweise geht vielleicht ein Oberarzt mit über die Station, auf der es ja weniger Patienten als auf anderen gibt, wo dafür aber normalerweise nur ein Assistenzarzt zur Zeit tätig ist.

Dem Tafeldienst zu Schulzeiten besonders ähnlich ist das Amt des **Frühbesprechungsassistenten**, den es beispielsweise in mehreren Abteilungen des Kieler Uniklinikums gibt. Du besorgst eventuell den Raumschlüssel, schaust vor dem Eintreffen der Kollegen nach dem Rechten und fährst schon mal den Computer hoch. Im Interesse eines reibungslosen Ablaufs sind von dir zudem die benötigten Belegungspläne, Operationspläne, Röntgenbilder etc. bereit zu stellen und der Raum anschließend wieder in seinen Normalzustand zurück zu versetzen.

Früher gab es zusätzlich häufig einen **Vorlesungsassistenten**, der unter anderem passend zum Thema des Vortrags die Dias projizierte. Im Zeitalter der Laptop-Computer und aus virtuellen Folien bestehenden Präsentationen ist das sehr selten geworden. Wird für eine bestimmte Vorlesung ausnahmsweise doch jemand zur technischen Unterstützung gebraucht, suchen sich die Oberärzte stattdessen ihren „Freiwilligen" von Fall zu Fall.

Unverzichtbar für das Klinik-Geschehen sind hingegen nach wie vor die **Hygienebeauftragten**, die auf speziellen Seminaren geschult werden. Sie haben dafür zu sorgen, dass alle für die Hygiene relevanten Richtlinien in ihrer Abteilung umgesetzt werden, die Mitarbeiter an den entsprechenden Fortbildungen teilnehmen und zu jeder Zeit Aktenordner bereit stehen, in denen Vorschriften nachgelesen werden können. An manchen Stellen sind zusätzlich Zettel mit Anweisungen auszuhängen, wie beispielsweise ein bestimmtes Gerät korrekt zu reinigen ist. Darum müssen sich die Hygiene-Beauftragten ebenfalls kümmern.

Durchaus vergleichbar sind die Aufgaben der **Strahlenschutzbeauftragten**, die alle für ihren Bereich geltenden Vorschriften genau kennen und deren Einhaltung überwachen müssen. So erfordert beispielsweise schon die Veranlassung einer Röntgenaufnahme eine Strahlenschutz-Fachkunde, die alle fünf Jahre ihre Gültigkeit verliert. Als Beauftragter hast du unter anderem im Blick zu behalten, dass deine Kollegen die Voraussetzungen für diese Fachkunde erfüllen und sie rechtzeitig verlängern.

Vor allem um die Einhaltung von Verfahrens-Vorschriften kümmerst du dich auch als **Transfusionsbeauftragter**. Du nimmst an Sitzungen der Transfusionskommission deiner Klinik teil, die beispielsweise festlegt, wann, wie oft und mit welchen Röhrchen Kreuzblut von den Patienten abgenommen wird. In deiner Abteilung bist du dann für die Umsetzung solcher Beschlüsse zuständig.

Sinngemäß dasselbe gilt für die Arzneimittelkommission, in die alle Abteilungen ihre Vertreter entsenden, um gemeinsam über die Verwendung pharmazeutischer Produkte im eigenen Haus zu beraten. Das geschieht etwa im Bereich der Wundversorgung sehr detailliert: Welches Präparat wird bei tiefen, welches bei flachen, bei zentralen oder peripheren, belegten oder nicht belegten Wunden und so weiter eingesetzt? Wann ist eine chirurgische Sanierung empfehlenswert? Die Thematik ist so umfangreich, dass es in manchen Abteilungen eigene **Wundbeauftragte** gibt. Die treffen sich möglicherweise in einer Arbeitsgruppe, stehen als Ansprechpartner für Kollegen zur Verfügung oder organisieren hausinterne Fortbildungen.

Zwar müssten Hygiene-, Wund-, Transfusions- und Strahlenschutz-Beauftragte zumindest in der Theorie eigentlich einen Facharzttitel haben, besser noch Oberärzte sein, wenn nicht eines dieser Ämter sogar vom Chefarzt persönlich bekleidet wird. Eine Ausnahme von dieser Regel stellt das Thema Wundversorgung dar, das von speziell ausgebildeten Pflegekräften („Wundschwestern") betreut werden darf. Und es kommt in der Krankenhaus-Wirklichkeit eben auch vor, dass Assistenzärzte die Aufgaben übernehmen.

Eine eher diplomatische Nebentätigkeit üben die **Assistentensprecher** aus. Sie werden von den Assistenzärzten gewählt und sollen in problematischen Situationen zwischen diesen und den Chef- und Oberärzten vermitteln. In manchen Häusern sind die Sprecher an der Bewerberauswahl beteiligt und sie berufen Treffen aller Assistenten ein, wo es um Dienstpläne und anderen „Stationskram" geht, manchmal auch um gemeinsame Aktivitäten in der Freizeit. Diese werden dann vermutlich aus der Abteilungskasse finanziert, ebenso wie Geschenke anlässlich von Hochzeiten, Jubiläen und so weiter. Falls du auf der langen Liste möglicher Ämter so recht nicht fündig geworden bist, wäre das eine weitere Gelegenheit, deine Talente unter Beweis zu stellen: als Kassenwart.

Egal, welche Zusatzbezeichnungen du dir zulegst: Arzt bist du jetzt auf jeden Fall und als solcher kann es vorkommen, dass du Gutachten erstellst.

Der Arzt als Beweismittel
Gutachten erstellen
„Gutachter sind Personen, die auf einem bestimmten Fachgebiet über eine besondere Sachkunde verfügen". Da du als Arzt über eine besondere Sachkunde im Bereich Medizin verfügst, kannst du als Gutachter herangezogen werden. Ganz besonders gilt das natürlich für dein eigenes Fachgebiet.

Der Auftrag
Gutachten werden immer im Auftrag erstellt. Der Auftraggeber sucht sich dafür eine bestimmte Person aus, oft Universitätsprofessoren, Klinikchefs oder andere ausgewiesene Spezialisten. Da stellt sich natürlich die Frage: „Universitätsprofessoren, Klinikchefs? Was habe ich als junger Assistent dann damit zu tun?" Es wäre zwar unzulässig, ohne Einverständnis des Auftraggebers das gesamte Gutachten zu delegieren – bei einzelnen Teilen ist das aber durchaus üblich. Ab einem gewissen Anteil sollten die Mitarbeiter auch namentlich im Gutachten erwähnt werden. Nimm das Gutachten erst an, wenn der Auftrag schriftlich erteilt wurde, denn es kommt vor, dass telefonisch erteilte Aufträge plötzlich nicht mehr existieren.

Teil der Facharzt-Weiterbildung

Während deiner Weiterbildung vom Arzt zum Facharzt lernst du theoretisch alles, was du in deiner gewählten Fachrichtung später können musst. Einige Fachärzte müssen Gutachten erstellen, also tust du das auch während deiner Weiterbildung. Für jede Fachrichtung ist festgeschrieben, wie viele Gutachten das sind, in der Unfallchirurgie und Orthopädie können das auch mal 25 Stück sein. Dokumentiere immer, wann du wie viele geschrieben hast. Meist wird ein Facharzt mit dem Gutachten beauftragt. Dann erstellst du als Assistenzarzt das Gutachten quasi unter Supervision des Facharztes. In seltenen Fällen werden Assistenzärzte direkt beauftragt, z. B. Stationsärzte in der Psychiatrie. In jedem Fall muss ein Facharzt das Gutachten am Ende unterzeichnen.

SURFTIPP

Gutachten

Anhaltspunkte für Gutachter des Bundesministeriums für Arbeit und Soziales, inklusive MdE/GdB-Tabelle:
- Anhaltspunkte Gutachten
  www.medi-learn.de/AK062

Der Arzt als Beweismittel

Gemäß Zivilprozessordnung (ZPO) gilt der Gutachter als Beweismittel. Das bedeutet, dass er dem Gericht Erkenntnisse aus medizinischer Wissenschaft und Praxis zur Verfügung stellt, damit dieses anhand der Beweislage ein entsprechendes Urteil fällen kann. Nicht nur Gerichte können ein Gutachten in Auftrag geben, auch Staatsanwaltschaften, Rechtsanwälte, Krankenkassen, Versicherungen, Schlichtungsstellen und ärztliche Gutachterkommissionen. Besonders häufig sind Berufsgenossenschaften (BG) und Unfallversicherungen die Auftraggeber.

Häufig geht es um MdE und GdB

In diesem Fall dient das Gutachten beispielsweise dem Zweck festzustellen, ob ein Unfall zu einer Beeinträchtigung geführt hat, die zu Rentenansprüchen führt. Oder auch, ob das durch den Patienten angegebene Ereignis den erlittenen Schaden bedingt haben kann. Diese Gutachten werden als Zusammenhangs- oder Kausalitätsgutachten bezeichnet. Aufgaben eines unfallchirurgischen Gutachters sind z. B., anhand einer eingeschränkten Beweglichkeit, Fehlstellungen oder Längendifferenzen die Minderung der Erwerbsfähigkeit (MdE) oder den Grad der Behinderung (GdB) festzustellen. „MdE und GdB werden nach gleichen Grundsätzen bemessen", ist beim Bundesministerium nachzulesen. Die MdE ist ausschließlich auf die Schädigungsfolgen bezogen, der GdB auf alle Gesundheitsstörungen - unabhängig von ihrer Ursache. Anders als die Begriffe vermuten lassen, beziehen sich beide auf Beeinträchtigungen in allen Lebensbereichen, nicht nur in der Erwerbstätigkeit. Auch Fachärzte oder Facharzt-Anwärter für Psychiatrie werden mit Gutachten beauftragt. Deren Ziel kann zum Beispiel sein, die Arbeitsfähigkeit eines depressiv Erkrankten festzustellen oder die Zurechnungsfähigkeit eines Gewaltverbrechers.

Eigene Zusammenfassung erstellen

Wenn du ein Gutachten erstellen sollst, erhältst du alle Akten, die der anfordernden Stelle vorliegen, zur Einsicht. Dazu gehören z. B. Befunde, Bildgebung, weitere Diagnostik, Untersuchungsberichte. Jetzt heißt es: Unterlagen sichten und möglichst rasch einen Überblick verschaffen. Es liegt an dir festzustellen, ob die Unterlagen vollständig sind und die benötigte Bildgebung vorhanden und aktuell ist. Die Erfahrung verschiedener Gutachter zeigt, dass es sich immer lohnt, eine eigene Aktenzusammenfassung zu erstellen.

Häufig wegen Minderung der Erwerbsfähigkeit

Wenn du alle Unterlagen beisammen hast, erhält der Patient – sofern ihm dies möglich ist – einen Termin zur aktuellen Befunderhebung in der Klinik. Ein Mitarbeiter, eventuell du als Assistenzarzt, ist jetzt für die ausführliche Anamnese und Befunderhebung zuständig und stellt ggf. den Patienten dem eigentlichen Sachverständigen vor. Beide können jetzt die essentiellen Aussagen für das Gutachten definieren, sodass der Mitarbeiter mit der Schreibarbeit beginnen kann.

Sollten Gesundheitsstörungen vorliegen, die über dein Fachgebiet hinausgehen, müssen Zusatzgutachten angefordert werden. Das gilt auch, wenn erst im weiteren Heilverlauf Komplikationen aufgetreten sind. Bedenke auch, dass z. B. Unfälle zu psychischen Störungen führen können, sodass ein psychiatrisches Zusatzgutachten nötig und sinnvoll sein könnte.

An bereits existierenden Gutachten orientieren

Man kann auch zwischen sog. „freien" und Formulargutachten unterscheiden – die Gutachten werden entweder frei formuliert oder anhand eines Fragebogens erstellt. Häufig gibt der Auftraggeber die äußere Form und Gliederung vor oder du kannst dich an hausinternen Anweisungen orientieren. Einen sehr guten Anhaltspunkt bieten bereits existierende Gutachten. Auch einige Floskeln kommen immer wieder vor oder du bist sogar gezwungen, diese zu verwenden. Das kann z. B. sein, dass du das Gutachten

„nach bestem Wissen und Gewissen" angefertigt hast – auch wenn das eigentlich selbstverständlich ist. Wenn du fertig bist mit schreiben, muss - sofern du noch kein Facharzt bist - das Gutachten von einem Supervisor fachlich überprüft und gegengezeichnet werden. Dieser muss Facharzt im entsprechenden Gebiet sein, z. B. dein Ober- oder Chefarzt.

SURFTIPP

Gutachten

- Messblatt für Gliedmaßen, Wirbelsäule etc.:
  www.medi-learn.de/AK063

Feste Gebührenordnung

Der Auftraggeber zahlt für die Erstellung des Gutachtens. Es gibt dafür eine feste Gebührenordnung. Meistens liegt dem Auftrag eine Liste bei, der du den Preis für die Leistungen entnehmen kannst. Als Faustregel lässt sich sagen, dass Gutachten für Gerichte oder private Versicherungen höher vergütet werden als solche für Berufsgenossenschaften. Als Facharzt kannst du nebenbei freiberuflich Gutachten erstellen. Das bedeutet einerseits einen Verdienst zusätzlich zum Gehalt. Andererseits musst du die Einnahmen aus den Gutachten versteuern und eventuell musst du deinen Arbeitgeber beteiligen, z. B. wenn du Betriebsmittel benutzt. Nicht zu vergessen ist der zusätzliche Zeitaufwand - Gutachten sollen außerhalb der Regelarbeitszeit erstellt werden.

ZUSAMMENFASSUNG
Assistenzarzt

Kunst des Delegierens
Jetzt bist du Arzt und hängst trotzdem zwischen zwei Welten: die Oberärzte auf der einen, die Famulanten und PJler auf der anderen Seite. Zwischen Visiten, Patientenaufnahme, Verbandswechsel, PJ-Unterricht und Betten-problemen soll man noch ruhig bleiben und alles gut und ohne Überstunden organisieren: da hilft nur noch ruhig zu bleiben und sich schon früh in die Kunst des Deligierens reinzuarbeiten.

Burnout
Oft ist man in der ersten Zeit als Arzt noch unsicher, traut sich nicht, hat Angst etwas falsch machen und damit sogar Leben zu gefährden. Aber man wächst mit seinen Aufgaben und wird zusehends mutiger, sicherer und selbstbewusster. Daher am Anfang nicht die Nerven verlieren, sich im All-tag aufreiben oder gar die strenge Hierarchie in der Klinik mit allen Facetten persönlich nehmen.

Klinikmode
Noch beherrschen die unifarbenen Kasaks und Hosen die Klinikflure. Aber hier und da machen sie sich breit: die bunten OP-Hauben, die Blümchenka-saks oder die farbenfrohen Schuhe mit den kleinen Gummisteckern drauf.

Arztbriefe
Keiner mag sie schreiben, aber sie sind immens wichtig für die gute Behandlung der Patienten im Gefüge zwischen Kliniken und niedergelasse-nen Kollegen. Man sollte sie nicht als lästiges Übel, sondern als wichtiges Dokument betrachten, die auch vor Gericht bestand haben müssen. Für jede Abteilung gibt es besondere Schwerpunkte, auf die zu achten sind. Aber für alle gemeinsam gilt: Konzentration beim Schreiben, denn nicht selten werden wichtige Informationen vergessen oder Patientendaten vertauscht.

Fallpauschalen
Pro Patient und Krankenhausaufenthalt werden je nach Erkrankung ein bestimmter Pauschalbetrag bezahlt. Dieser kann z. B. aufgrund von Kompli-kationen gesteigert werden. Das alles bedeutet eine Menge Papierkram. In die Grundzüge der Kodiersprache weiht dich der Artikel ab Seite 162 ein.

Hierarchie
In der Klinik herrscht nach wie vor eine strenge Hierarchie. Das hat Vor- und Nachteile, die sich unterschiedlich auf das Handeln der beteiligten Per-sonen auswirken. Man darf es nie persönlich nehmen und sollte sich früh jemandem anvertrauen, wenn die hierarchischen Strukturen zu sehr z. B. in Richtung Mobbing ausgenutzt werden sollten.

ZUSAMMENFASSUNG

Assistenzarzt

Fortbildungskonto

Die Medizin entwickelt sich stetig weiter. Damit man immer auf dem neuesten Stand ist, sollen die Ärzte Fortbildungen besuchen oder online bestreiten, die mit den sogenannten CME-Punkten belohnt werden. In fünf Jahren müssen so 250 Punkte zusammenkommen.

Einarbeitungszeit

Wiederum eine Welt zwischen zwei Stühlen: Mache ich eine Tätigkeit selber, bin ich meist schneller. Der neue Kollege hat zunächst nichts davon und du selber auf längere auch nicht, denn dann bist du nicht ersetzbar. Zwar dauert es zunächst oft länger, aber eine gute Einarbeitungszeit macht sich oft schnell bezahlt. Dabei gilt für den Neuen: Einsatz zeigen und Fragen stellen.

Zusatzaufgaben

Transfusionsbeauftragter, Wundbeauftragter – diese und weitere Zusatzaufgaben sind in den Abteilungen zu vergeben. Damit dient man als Ansprechpartner für die Kollegen, bildet sich speziell auf diesem Gebiet fort und besucht z. B. die abteilungsübergreifenden Kommissionen zu den entsprechenden Aufgabenfeldern.

Gutachten erstellen

Im Gerichtssaal wird eine Messerstechattacke verhandelt oder Patienten bzw. deren Angehörige klagen auf einen mutmaßlichen Behandlungsfehler. Dann müssen medizinische Gutachten erstellt werden. Ein Jurist kennt die anatomischen Strukturen nicht so genau und ist auf die Ausführungen des Mediziners angewiesen. In der Klinik werden diese Gutachter-Aufträge oft unter den Assistenten aufgeteilt, die diese dann unter der Anleitung des Chefs oder der Oberärzte ausarbeiten.

Arbeiten im Ausland

Wir möchten dieses Thema in Form von zwei Interviews mit Ärzten gestalten, die im Ausland (Schweiz, Norwegen) medizinisch tätig sind.

Interview – Arbeiten im Ausland
Zwischen Elchen und Fjorden
Interview mit Catarina S.

In welchem Land arbeitest du (Fachrichtung, Krankenhaus, Weiterbildungsjahr)? Seit wann bist du dort?
Ich arbeite in Ålesund, Westnorwegen. Um in diesem Land die Vollapprobation zu bekommen, muss man 18 Monate lang als turnuslege arbeiten. Das ist eine Mischung aus PJ und Assistenzarzt. Ich habe erst vier Monate in der Inneren absolviert und bin jetzt seit drei Monaten in der Chirurgie (inklusive Orthopäde und Urologie). Insgesamt bin ich im 2. Weiterbildungsjahr, da ich vor dem Umzug nach Norwegen in Deutschland in der Anästhesie gearbeitet habe.

Wie sieht es mit der Sprache aus? Wie hast du dir am Anfang ggf. fehlende Sprachkenntnisse erarbeitet?
Um überhaupt den turnus machen zu dürfen, musste ich einen Sprachtest bestehen. Ich bin also mit einigermaßen fundierten Norwegisch-Kenntnissen hergekommen. Schwierig sind die Dialekte bzw. die Tatsache, dass es zwei offizielle Landessprachen gibt. In Ålesund wird vor allem Neu-Norwegisch gesprochen – die Sprache, die ich vorher nicht gelernt hatte. Am Anfang haben mir die Schwestern deshalb einiges übersetzen müssen, aber inzwischen verstehe ich auch den hier gängigen Dialekt.

Was würdest du am dortigen Gesundheitssystem als besser kennzeichnen im Vergleich zu Deutschland? Und gleich die Gegenfrage: Was läuft in diesem Bereich im Vergleich zu Deutschland eher schlechter?
In Norwegen bekommen alle die gleiche (staatliche) Krankenversorgung. Das Prinzip ist herrlich einfach und ich empfinde es als sehr gerecht. Man bezahlt einen Eigenanteil für Arztbesuche und Medikamente von 1820 Kronen (umgerechnet ca. 230 Euro). Darüber hinaus ist jegliche medizinische Versorgung kostenlos.

117

Für Besserverdienende ist das System kostengünstiger als in Deutschland. Insgesamt sind die Wartezeiten für ambulante und stationäre Behandlungen in Norwegen lang. Dafür ist die Pflege im Krankenhaus durch einen höheren Personalschlüssel intensiver. Als wirklichen Nachteil empfinde ich, dass Zahnarztbehandlungen komplett privat bezahlt werden müssen.

Warum arbeitest du nicht als Arzt in Deutschland, d. h. aus welcher Motivation heraus bist du ins Ausland gegangen?
Der Hauptgrund war Neugier. Nach Famulaturen und PJ kannte ich Norwegen schon und wollte gerne noch mehr vom Land, den Leuten und dem Arbeiten kennen lernen. Zusätzlich hat mich die Idee des turnus gereizt: unverbindlich in Innere, Chirurgie und Allgemeinmedizin (auf dem Land) 'reinschnuppern und nicht sofort mit der vollen Verantwortung allein gelassen zu werden.

Haben sich deine Erwartungen, aus denen heraus du dieses Land gewählt hast, erfüllt oder wurdest du auf lange Sicht eher enttäuscht?
Schwer zu sagen, da ich versucht habe, ohne Erwartungen herzukommen. Aber im Großen und Ganzen bin ich ziemlich zufrieden. Die Arbeit macht Spaß, ich habe das Gefühl, weiterzukommen und jeden Tag etwas dazu zu lernen.

Wie würdest du das Arbeitsklima und die Atmosphäre im Krankenhaus im Umgang unter Kollegen kennzeichnen?
Freundlich, hilfsbereit und unkompliziert. Eigentlich kennen sich alle untereinander und jeder wird freundlich aufgenommen.

Wie sieht der Umgang zwischen Assistenzärzten und den „Chefs" (Oberarzt, Chefarzt) aus?
Die Tatsache, dass sich alle duzen, lässt so manche hierarchische Stufe schwinden. Ich plaudere bei der Frühbesprechung mit dem Oberarzt über seinen bevorstehenden Umzug oder gehe mit dem Abteilungsleiter und der Krankenhauswandergruppe wandern.

Wie könnte man den Umgang zwischen den Ärzten und Pflegekräften beschreiben?
Das Verhältnis ist gut. Ich profitiere enorm vom Erfahrungsschatz des Pflegepersonals. Auch hier ist die Hierarchie flacher als in Deutschland. Die Aufgaben sind teilweise anders verteilt. Als Arzt habe ich beispielsweise keinen Zugriff auf Medikamente. Den Schlüssel bzw. die Chipkarte für den Medikamentenschrank hat das Pflegepersonal.

Thema Arbeitszeit, Überstunden und Dienste: Wie viele Stunden arbeitest du für gewöhnlich in der Woche? Wie ist es mit Diensten und Überstunden?

Meine planmäßige Wochenarbeitszeit liegt bei etwa 40 Stunden. Wenn ich Nachtdienste mache, können daraus schnell 56 Stunden werden. Im Gegenzug dafür habe ich aber auch Wochen, in denen nur 16 Stunden geplant sind. Über den Monat gesehen komme ich auf ungefähr 40 Wochenstunden. Bis zu drei Nachtdienste pro Woche sind drin, meistens jedoch nicht mehr als zwei, außerdem alle sechs Wochen Wochenend-Tagesdienst und ebenfalls alle sechs Wochen Wochenend-Nachtdienst. Überstunden mache ich selten, aber sie kommen vor. Die Stunden kann ich online in meinen Dienstplan schreiben und dabei gleich angeben, ob ich sie „abfeiern" oder mit dem nächsten Gehalt ausgezahlt haben möchte.

Wie sieht es mit der Bezahlung aus und wie sind die Lebenshaltungskosten?

Je nach Zahl der Dienste kann ich mit 2.900 Euro netto rechnen. Sind Feiertage dabei (die werden mit 150 % bezahlt und zusätzlich darf man die Stunden

SURFTIPP

Ausland

Fragen zur ärztlichen Tätigkeit insbesondere der Weiterbildung im Ausland findest du auf den Seiten der Bundesärztekammer erläutert:
- Weiterbildung im Ausland
  www.medi-learn.de/AK068

als Freizeitausgleich nehmen) können es auch mal 3.200 Euro sein. Die Lebenshaltungskosten sind allerdings höher als in Deutschland. Eine einfach Fahrt mit dem Bus in die Stadt kostet fast 5 Euro, ein Liter Milch 2 Euro und für eine Aprikose habe ich im Sommer 1 Euro bezahlt. Am Ende des Monats habe ich etwa so viel übrig wie in Deutschland bei entsprechend geringerem Gehalt.

Was müsste sich am Gesundheitssystem in Deutschland ändern, damit du als Arzt hier wieder gerne arbeiten würdest?

Ich fühle mich ganz wohl ohne den „Stress" mit Privatpatienten. Die sehr genau eingehaltenen Arbeitszeiten und die dicke Personaldecke (8 Schwestern im Frühdienst, 1 MTA, die sich um Blutentnahmen auf der Station kümmert, 2 Assistenzärzte, 1 Oberarzt und 1 Turnusarzt für 30 Patienten) machen das Arbeiten angenehm und arbeitnehmerfreundlich.

**Gibt es etwas, das wir für den Bereich „Arbeiten als Arzt im Ausland"
vergessen haben und das du für erwähnenswert hältst?**

Viel schwieriger als die Arbeit im fremden System und mit einer fremden Sprache finde ich die private Situation. Zwar lebe ich in der schönsten Gegend von Norwegen, aber soziale Kontakte zu knüpfen ist hier relativ schwierig. Gerade in den ersten Wochen fand ich diese ganz andere Art der Mehrfachbelastung (keine Sozialkontakte und fachlicher Anfänger mit Sprachschwierigkeiten) richtig anstrengend und habe mich mehr als einmal gefragt, warum ich das Ganze eigentlich mache. Inzwischen habe ich mich allerdings gut eingelebt.

*Sehr gut eingelebt trotz neuer Sprache und anderer Aufgabenverteilung –
das klingt vielversprechend. Den folgenden Arzt hat es in ein Land verschlagen, in dem sogar Deutsch eine der Amtssprachen ist. Auch er berichtet von
ausgeprägter Kollegialität:*

Interview – Arbeiten im Ausland
Hoher Freizeitwert und enge Zusammenarbeit
Ein Arzt aus der Schweiz im Gespräch

In welchem Land arbeitest du (Fachrichtung, Krankenhaus, Weiterbildungsjahr)? Seit wann bist du dort?

Ich arbeite in der Schweiz im Luzerner Kantonsspital als Anästhesist und Intensivmediziner. Meinen ersten Kontakt in die Schweiz hatte ich im Rahmen meines Praktischen Jahres in 1998. Da es mir dort gut gefiel, folgte direkt ein Jahr später mein Beginn der Tätigkeit als Arzt.

Wie sieht es mit der Sprache aus? Wie hast du dir am Anfang ggf. fehlende Sprachkenntnisse erarbeitet?

Die Schweizer gehen „behutsam" mit den Deutschen um. Wenn man nachfragt, wird automatisch auf Hochdeutsch (Schriftdeutsch) geantwortet. Das Schweizer Deutsch ist aber (je nach Region) nicht so schwer zu verstehen und man hört sich schnell ein. Es selbst zu sprechen ist da schon schwieriger. Das lasse ich selbst heute noch, obwohl ich mit einer Schweizerin zusammenlebe und meine Kinder Schwizerdütsch reden.

Was würdest du am dortigen Gesundheitssystem als besser kennzeichnen im Vergleich zu Deutschland? Und gleich die Gegenfrage: Was läuft in diesem Bereich im Vergleich zu Deutschland eher schlechter?

Also eher schlecht finde ich, dass die Schweizer doch relativ planlos das DRG-System mit übernommen haben. Das hätte man anders lösen können. Gut hingegen muss herausgestellt werden, dass die Behandlung wirklich auf den Patienten bezogen erfolgt. Was mir auch gefällt: dass alternative Methoden gerne in den Therapieplan mit aufgenommen werden.

Warum arbeitest du nicht als Arzt in Deutschland, d. h. aus welcher Motivation heraus bist du ins Ausland gegangen?
Das ist eher auf einen Zufall, denn auf einen lang gehegten Plan zurückzuführen: Nach meinem Praktischen Jahr habe ich für mich relativ unerwartet ein Stellenangebot meiner damaligen PJ-Klinik bekommen. Das habe ich gern angenommen und inzwischen bin ich hier „sesshaft".

Haben sich deine Erwartungen, aus denen heraus du dieses Land gewählt hast, erfüllt oder wurdest du auf lange Sicht eher enttäuscht?
Ich muss ganz ehrlich zugeben, dass sich meine Erwartungen an die Tätigkeit als Arzt erfüllt haben und ich ein wirklich zufriedenes Leben hier in der Schweiz führen kann.

Wie würdest du das Arbeitsklima und die Atmosphäre im Krankenhaus im Umgang unter Kollegen kennzeichnen?
Was mir als erstes auffiel, sind die wirklich flachen Hierarchien zwischen den einzelnen Berufsgruppen und innerhalb des Ärzteteams. Ich kann zudem wirklich sagen, dass es zudem nicht nur innerhalb der Ärzte, sondern auch zwischen Ärzten und Schwestern eine ausgeprägte Kollegialität gibt. Das gefällt mir wirklich.

Wie sieht der Umgang zwischen Assistenzärzten und den „Chefs" (Oberarzt, Chefarzt) aus?
Auch hier kann ich sagen, dass meist ein wirklich freundlicher Umgangston herrscht. Zudem kommt man als Assistenzarzt in den Genuss einer guten Ausbildung, denn es wird wirklich viel seitens der Chefs gelehrt.

Wie könnte man den Umgang zwischen den Ärzten und Pflegekräften beschreiben?
Wenn ich das gute Klima mit drei Adjektiven umschreiben sollte, kommen mir als erstes die Worte eng, anerkennend, akzeptierend in den Sinn: ich könnte auch sagen, beide Gruppen sehen sich als Team, das gemeinsam dem Wohl des Patienten verpflichtet ist.

Thema Arbeitszeit, Überstunden und Dienste: Wie viele Stunden arbeitest du für gewöhnlich in der Woche? Wie ist es mit Diensten und Überstunden?

In der Regel komme ich auf rund 60 Wochenstunden. Es gibt übrigens eine Mindestarbeitszeit von 50 Wochenstunden bei Assistenzärzten und Oberärzten. In Sachen Dienste würde ich rund fünf bis sieben Dienste veranschlagen, zu denen ich eingeteilt bin. Auch wenn Oberärzte mehr Stunden als verpflichtend vorgesehen leisten, gibt es eine Art Überstundenkonto auf dieser Karrierestufe nicht mehr, sie werden schlichtweg erwartet. Bei Assistenzärzten sieht das noch anders aus, denn sie können Überstunden zum Teil abbummeln.

Wie sieht es mit der Bezahlung aus und wie sind die Lebenshaltungskosten?

Ich verdiene als Oberarzt zwar mehr als in Deutschland, gebe aber auch wesentlich mehr für die Lebenshaltung aus: die Lebenshaltung kostet doppelt so viel wie in Deutschland. Ich verdiene als Oberarzt mit besonderer Funktion ca. 7.000 Euro netto.

Was müsste sich am Gesundheitssystem in Deutschland ändern, damit du als Arzt hier wieder gerne arbeiten würdest?

So ganz und gar kategorisch für alle Zeit ausschließen möchte ich eine Rückkehr nach Deutschland nicht. Allerdings liegt augenblicklich für mich und für meine Familie der Lebensmittelpunkt in der Schweiz, so dass sich die Fragestellung der Rückkehr im Augenblick nicht stellt.

Gibt es etwas, das wir für den Bereich „Arbeiten als Arzt im Ausland" vergessen haben und das du für erwähnenswert hältst?

Neben der guten Weiterbildung und dem angenehmen Betriebsklima in der Schweiz darf natürlich der Freizeitwert nicht unerwähnt bleiben: ob schneebedeckte Gipfel im Winter oder satt-grüne Bergwiesen im Sommer - die Schweiz hat einen enorm hohen Freizeitwert!

Arbeitsbeginn

Der Arbeitsvertrag

von Ass.iur. Christina Baden, LL.M. (Hartmannbund)

Vertraglicher Tätigkeitsbereich

Die individuellen Rechte und Pflichten von Arbeitgeber und Arbeitnehmer regelt der Arbeitsvertrag. In der täglichen Praxis wird dieser durch das sogenannte Direktionsrecht des Arbeitgebers ausgestaltet. Dies erlaubt deinem Arbeitgeber, dir Weisungen zu erteilen und wird deshalb oft auch als Weisungsrecht bezeichnet. Was genau dein Arbeitgeber bestimmen darf, z. B. welche Tätigkeiten du ausführen sollst oder welche Dienste du übernimmst, ist vom Inhalt deines Arbeitsvertrages (in Verbindung mit dem in der Regel vertraglich eingebundenen Tarifvertrag) abhängig. Das heißt: Je konkreter der Arbeitsvertrag formuliert ist, desto geringer ist das Direktionsrecht deines Arbeitgebers!

Welche Angaben im Arbeitsvertrag sind wichtig?

Dein genauer Einsatzort

Nennt dein Arbeitgeber im Vertrag nur die Klinikkette („GmbH" oder „GbR") oder z. B. die überörtliche Gemeinschaftspraxis, für die du arbeiten sollst, nicht aber das konkrete Krankenhaus oder den konkreten Sitz einer Gemeinschaftspraxis mit genauer Adresse, kannst du grundsätzlich in allen Krankenhäusern der jeweiligen Kette bzw. an allen Praxisstandorten eingesetzt werden. Dein genauer Einsatzort, auch die jeweilige Station, sollte deshalb explizit genannt werden.

Die namentliche Angabe deines Weiterbilders

Diese Angabe ist zwar ungewöhnlich, allerdings dann von Bedeutung, wenn deinem zugewiesenen Weiterbilder die Weiterbildungsbefugnis entzogen oder er gekündigt wird. Dann räumt dir die namentliche Nennung in deinem Arbeitsvertrag das Recht auf eine außerordentliche Kündigung ein. Dieses Recht hat aber auch der Arbeitgeber. Übernimmt ein anderer Arzt in so einem Fall deine Weiterbildung, muss das im Vertrag vermerkt werden!

UNSER TIPP

Von den Rechtsexperten vom Hartmannbund

Im Falle einer Befristung nach dem Gesetz über befristete Arbeitsverträge mit Ärzten in der Weiterbildung (ÄArbVtrG) darf die Befristung grundsätzlich den Zeitraum nicht unterschreiten, für den der weiterbildende Arzt die Weiterbildungsbefugnis besitzt. Andernfalls läge ein unbefristetes Arbeitsverhältnis vor! Ein Beispiel: Liegt ein befristetes Arbeitsverhältnis bis zum 31.12.2016 vor, dein Arbeitgeber ist aber bis zum 31.09.2017 weiterbildungsbefugt, ist die Befristung unwirksam; festzustellen mit der sogenannten Entfristungsklage, zu erheben spätestens drei Wochen nach Befristungsende.

Bei einer Befristung nach dem ÄArbVtrG sowie dem Wissenschaftszeitvertragsgesetz (WissZeitVG), die im Rahmen der Weiterbildung regelmäßig Anwendung finden, sollte beachtet werden, dass Zeiten des Mutterschutzes und der Elternzeit nicht angerechnet werden. Das Arbeitsverhältnis wird mit deiner Zustimmung um die Zeit deiner Unterbrechung verlängert. Sollte also am Beispiel der Befristung bis 31.12.2016 eine Elternzeit von 18 Monaten genommen werden, wird der Befristungszeitraum mit deiner Zustimmung um diese Zeit verlängert. Es handelt sich zwar um einen Anspruch, jedoch ist ein entsprechender Antrag des Arbeitnehmers erforderlich, dem der Arbeitgeber aber grundsätzlich entsprechen muss.

Die genaue Fachrichtung

Die genaue Fachrichtung lässt den Schluss auf einen bestimmten Tätigkeitsbereich zu. Die Formulierung „ … wird angestellt als Arzt/Ärztin zur Weiterbildung" in deinem Arbeitsvertrag ist zu ungenau. Wenn gleichzeitig keine genauere Tätigkeitsbeschreibung vorliegt, kann dies dazu führen, dass du in einem abweichenden Fachbereich eingesetzt wirst, womit das Ziel deiner Weiterbildung ernsthaft gefährdet wäre!

UNSER TIPP

Versicherung

Nimm in deinen Arbeitsvertrag die Zusage auf, dass Versicherungsschutz – insbesondere die Berufshaftpflicht – über deinen Arbeitgeber besteht und du die Versicherungspolice einsehen darfst!

Die Rechtsexperten vom Hartmannbund merken dazu an:

Es ist sinnvoll im Arbeitsvertrag eine ergänzende Regelung zu treffen: „Können Weiterbildungsziele aus Gründen, die der Arbeitgeber zu vertreten hat, in der vereinbarten Dauer des Arbeitsverhältnisses nicht erreicht werden, so ist die Dauer des Arbeitsvertrages entsprechend zu verlängern." Von der Befristungs-möglichkeit machen viele Arbeitgeber mit der Folge Gebrauch, dass dein Arbeitsverhältnis zum vertraglich bestimmten Zeitpunkt ausläuft – unab-hängig davon, ob die Weiterbildungsziele erreicht wurden. Mit der oben genannten Regelung hättest du einen Anspruch auf eine entsprechende Verlängerung des Vertrages. Andernfalls müsstest du beweisen, dass tat-sächlich der Arbeitgeber für die Verzögerung deiner Weiterbildung verant-wortlich ist. Deine Tätigkeits- oder Ausbildungsbereiche sollten konkret angegeben werden. Idealerweise wird der Weiterbildungskatalog in den Arbeitsvertrag einbezogen.

Die Rechtsgrundlage der Befristung

Arbeitszeit

Die Anzahl der durchschnittlichen Wochenarbeitsstunden ist inzwischen größtenteils in Tarifverträgen geregelt. Ein zusätzlicher Überblick über die gesetzlichen Regelungen ist aber besonders für die Weiterbildung in der Arztpraxis sinnvoll. Grundsätzlich wird als Arbeitszeit die „Zeit vom Beginn bis zum Ende der Arbeit ohne Ruhepausen" angesehen.

Tarifvertraglich geregelter (Ruf-) Bereitschaftsdienst

Noch bis zum Jahr 2000 bestimmte sich der sog. (Ruf-) Bereitschaftsdienst („... wenn sich der Arbeitnehmer, ohne dass von ihm wache Aufmerksam-keit gefordert wurde, für Zwecke des Betriebs an einer bestimmten Stel-le innerhalb oder außerhalb des Betriebs aufzuhalten hatte, damit er erfor-derlichenfalls seine volle Arbeitstätigkeit unverzüglich aufnehmen konnte") nach dem Anteil produktiver Zeit. Entscheidend war also, wie lange ein Arzt tatsächlich durch Arbeit in Anspruch genommen war. Derzeit ist dies an-ders (es gibt allerdings aktuelle Bestrebungen zur Novellierung der Arbeits-zeitrichtlinie auf Europäischer Ebene wonach wieder eine Unterscheidung von aktiven und inaktiven Zeiten hinsichtlich der Bewertung als Arbeitszeit erfolgen soll). Entscheidend für die Einstufung als Arbeitszeit ist die An-ordnung zur Anwesenheit am Arbeitsplatz, weil der Arzt wegen der ange-wiesenen Ortsgebundenheit nicht mehr frei über diese Zeit verfügen kann.

Der Bereitschaftsdienst darf maximal 49 Prozent deiner Arbeitsleistung be-tragen. Wird die Rufbereitschaft an eine bestimmte Zeitspanne geknüpft, in der du dich am Arbeitsplatz einzufinden hast, so liegt (von der Rechtspre-chung mit Urteil des BAG vom 31.01.2002 zumindest bei einer Zeitspanne von 20 Minuten bejaht) Bereitschaftsdienst und folglich Arbeitszeit vor, da dein Aufenthaltsort mittelbar durch die Zeitvorgabe bestimmt wird. *Dein Arbeitgeber hat grundsätzlich ein Wahlrecht, ob er Bereitschaftsdienst vergütet oder durch Freizeit ausgleicht.*

Gesetzliche Arbeitszeitbestimmungen

Deine wöchentliche Arbeitszeit darf maximal 48 Stunden betragen, da der Gesetzgeber von einer täglichen Arbeitszeit von 8 Stunden ausgeht und auch den Samstag als Werktag einstuft. Sie kann aber auf bis zu 10 Stunden verlängert werden, wenn innerhalb von 6 Kalendermonaten oder 24 Wochen im Durchschnitt 8 Stunden werktäglich nicht überschritten werden.

Allerdings kann durch einen entsprechenden Tarifvertrag die werktägliche Arbeitszeit auf über 10 Stunden bis maximal 24 Stunden verlängert werden, wenn in die Arbeitszeit regelmäßig und in erheblichem Umfang Arbeitsbereitschaft oder Bereitschaftsdienst fällt. Mittels eines in einem Tarifvertrag vorgesehenen sogenannten Opt-Out kann der Ausgleichszeitraum bei gleichzeitiger Erhöhung der Wochenarbeitszeit sogar ganz entfallen. Dann ist kein Ausgleichszeitraum erforderlich, in dem durchschnittlich acht Stunden erreicht werden. Du arbeitest also bis zu einer tariflichen Höchstarbeitszeit (in Abhängigkeit vom anwendbaren Tarifvertrag durchschnittlich bis zu 64 Wochenstunden).

Voraussetzungen für ein Opt-Out

Für ein Opt-Out ist eine gesonderte individuelle schriftliche Einwilligung erforderlich, die nicht Bestandteil deines Arbeitsvertrages sein darf. Diese Einwilligung kann mit einer Frist von 6 Monaten schriftlich widerrufen werden. Wenn du die Verlängerung der Arbeitszeit nicht erklärt oder die Einwilligung widerrufen hast, darfst du deshalb nicht von deinem Arbeitgeber benachteiligt werden.

Eine Verlängerung deiner Arbeitszeit auf mehr als 8 Stunden ist nur über die Einbeziehung eines Tarifvertrages möglich. Da Krankenhäuser organisationsbedingt auf mehr als 8 Stunden Arbeitszeit angewiesen sind, wird in nahezu jeden Arbeitsvertrag ein Tarifvertrag einbezogen. Die Mitgliedschaft in einer Gewerkschaft ist somit nicht zwingend notwendig.

Bei einem Tätigwerden, das über den gesetzlich begrenzten Zeitrahmen hinaus erfolgt, droht im Schadensfall die Annahme eines Übernahmeverschuldens des Arbeitnehmers. Bei (regelmäßigen) Überschreitungen ist daher in jedem Fall die Abgabe einer Überlastungsanzeige geboten.

Einen Vordruck kannst du beim Hartmannbund anfordern. Bei Fragen kannst du dich auch an das Referat „Stationäre Versorgung und Tarifangelegenheiten" des Hartmannbundes wenden, das den stationär tätigen Hartmannbund-Mitgliedern mit Rat und Tat zur Seite steht!

Betriebsvereinbarungen

Neben Tarifverträgen wird in Arbeitsverträgen von Kliniken, größeren Praxen und Medizinischen Versorgungszentren (MVZ) häufig auch auf Betriebsvereinbarungen und Satzungen oder Hausordnungen verwiesen, so dass diese, wie der Tarifvertrag, auch Bestandteile deines Arbeitsvertrages werden. Da Betriebsvereinbarungen und Hausordnungen speziell auf das jeweilige Haus und Satzungen auf den jeweiligen Arbeitgeber zugeschnitten sind, ist es von Vorteil, wenn du sie gelesen hast!

Berufsrechtlicher Tätigkeitsbereich

Die berufsrechtlichen Pflichten werden in der Regel nicht im Arbeitsvertrag festgehalten, sind aber als Berufspflichten unabdingbar und vertraglich nicht beeinflussbar. Sie werden als gegeben und bekannt vorausgesetzt. Der Heilauftrag nach § 1 Absatz 1 Bundesärzteordnung (BÄO) steht an erster Stelle („Der Arzt dient der Gesundheit des einzelnen Menschen und des gesamten Volkes."). Hieran hat der Arzt sein gesamtes Handeln auszurichten.

Auch als angestellter Arzt handelst du im medizinischen Bereich eigenverantwortlich und hinsichtlich deiner berufsethisch begründeten Freiheit fachlich unabhängig. Du übst auch in der Anstellung einen freien Beruf aus! Weitere wesentliche Pflicht ist nach § 1 Absatz 2 (Muster-) Berufsordnung der Ärzte (MBO-Ä) die Untersuchung und Behandlung des Patienten („… das Leben zu erhalten, die Gesundheit zu schützen und wiederherzustellen, Leiden zu lindern, Sterbenden Beistand zu leisten und an der Erhaltung der Lebensgrundlagen im Hinblick auf ihre Bedeutung für die Gesundheit der Menschen mitzuwirken…"). Dies wird durch § 14 MBO-Ä (Erhaltung des ungeborenen Lebens) und § 16 MBO-Ä (Beistand für die Sterbenden) weiter konkretisiert. Aus der Untersuchungs- und Behandlungspflicht ergeben sich Einzelpflichten:

- Anamnese
- Untersuchung als Teil der Diagnostik und Befundermittlung
- Diagnose
- Indikationsstellung
- Therapie

Kontrolle und Nachsorge

Darüber hinaus ergeben sich für dich als Arzt nach § 10 MBO-Ä die Dokumentationspflichten zur Sicherung der Feststellungen. Zur Wahrung des Selbstbestimmungsrechts des Patienten hast du nach § 8 MBO-Ä eine Aufklärungspflicht, wonach jede Behandlung einer auf die Aufklärung folgende Einwilligung des Patienten bedarf. Die Aufklärung muss folgende Bereiche abdecken: Diagnose, Behandlungsverlauf, Risiko der Behandlung, mögliche Folgen des Eingriffs sowie Behandlungsalternativen, soweit diese medizinisch sinnvoll sind und unterschiedliche Risiken zur Folge haben. Der Zeitpunkt der Aufklärung ist umstritten, sollte aber mindestens einen Tag (24 Stunden!) vor dem Eingriff erfolgen, damit der Patient sein Selbstbestimmungsrecht wahren kann. Bei schweren Eingriffen sollte die Aufklärung früh genug erfolgen, um dem Patienten die Ausübung seines Selbstbestimmungsrechts einzuräumen. Zwischenzeitlich hat sich die Praxis etabliert, bereits bei Operationsterminvereinbarung eine Aufklärung vorzunehmen. Die Aufklärung erfolgt zwingend mündlich, der Aufklärungsbogen dient hierbei lediglich als Checkliste und als Indiz für die tatsächliche Durchführung im Falle einer späteren gerichtlichen Klärung. Auch du als Assistenzarzt darfst die Aufklärung durchführen, da Aufklärender und Operateur nicht identisch sein müssen. Voraussetzung hierfür ist, dass du ausreichend mit den medizinischen Gegebenheiten vertraut bist und für die Aufklärung die erforderliche Qualifikation besitzt (Urteil des OLG Karlsruhe vom 24.05.2006). Das OLG Dresden bejaht dies mit Urteil vom 11.07.2002 bei einer 20-monatigen Tätigkeit, soweit der gegenständliche Eingriff vertraut ist.

Aus der (Muster-) Berufsordnung der Ärzte in Gestalt der jeweiligen ärztlichen Berufsordnung des Bundeslandes, in dem du tätig wirst, ergeben sich noch weitere ärztliche Berufspflichten, die unbedingt eingehalten werden müssen. Zu nennen ist hier natürlich nicht zuletzt die ärztliche Schweigepflicht (§ 9 MBO), das Kollegialitätsgebot (§ 29 MBO) und die Wahrung der ärztlichen Unabhängigkeit bei der Zusammenarbeit mit Dritten (§§ 30 ff. MBO). Zusätzlich können sich aus dem einbezogenen Tarifvertrag weitere Pflichten, beispielsweise das Ausstellen ärztlicher Bescheinigungen oder ärztlicher Gutachten, ergeben.

Delegation ärztlicher Leistungen

Aufgrund der Vielzahl ärztlicher Handlungen und des zunehmenden Ärztemangels wird die Delegation ärztlicher Leistungen – z. B. an Pflegekräfte – immer wichtiger. In der Regel wird dies nicht in den Arbeitsvertrag aufgenommen.

Du solltest aber grundsätzlich vor Tätigkeitsbeginn genau abklären, welche ärztlichen Leistungen üblicherweise delegiert werden dürfen. Die Spannbreite ist breit – als Beispiele seien nur Blutentnahmen, Infusionen, Organisation von Untersuchungen genannt.

Laut Rechtsprechung werden eine persönliche und eine sachliche Delegationsfähigkeit voneinander abgegrenzt. Für die persönliche Delegationsfähigkeit sind die (praktische) Erfahrung und die fachgerechte Ausbildung unter der Voraussetzung entscheidend, dass die delegierte Handlung durch den Arzt kontrolliert und überwacht wird (Urteil des OLG Dresden vom 24.07.2008). Die sachliche Delegationsfähigkeit bestimmt sich nach Gesetz, der Stellungnahme von Verbänden, Leitlinien (hierauf liegt der Schwerpunkt) und bestehender Rechtsprechung. Die Kernbereiche ärztlicher Tätigkeit sind nicht delegationsfähig! Als Kernbereiche werden angesehen: Durchführung der Operation, Aufklärung, Bluttransfusion, Narkose, Diagnosestellung, Auswahl und Dosierung von Medikamenten sowie Entscheidung über die Krankenhausentlassung.

Nebentätigkeiten

Viele Arbeitsverträge enthalten (ggf. auch unter Bezugnahme auf eine entsprechende tarifvertragliche Klausel) ein Nebentätigkeitsverbot. Ein generelles Nebentätigkeitsverbot ist wegen des Grundrechts auf Berufsfreiheit gemäß Art. 12 des Grundgesetzes und wegen des Grundsatzes, dass jeder Arbeitnehmer nur die „vertraglich vereinbarte Arbeitsleistung schuldet und in der Gestaltung seiner außerdienstlichen Zeit frei sei" (Weth, Arbeitsrecht im Krankenhaus, Teil 3 E, Rn.50), unzulässig. Allerdings kann eine Nebentätigkeit untersagt werden, wenn dein Arbeitgeber ein berechtigtes Interesse am Unterlassen einer Nebentätigkeit hat. Dies gilt insbesondere in folgenden Fällen:

- Beeinträchtigung deiner Arbeitsleistung durch Ausübung der Nebentätigkeit
- Entgegenstehende Wettbewerbsinteressen deines Hauptarbeitgebers
- Nebentätigkeit mindert deine Arbeitskraft
- Nebentätigkeit wirft ein schlechtes Licht auf deinen Hauptarbeitgeber
- Verstoß gegen gesetzliche Regelungen (z. B. Verstoß gegen die gesetzlich bestimmte Höchstarbeitszeit, Arbeiten während des Urlaubs) etc.

Im Öffentlichen Dienst besteht in der Regel ein strengerer Maßstab als im privaten Arbeitsverhältnis. Solltest du bereits vor Vertragsunterzeichnung eine Nebenbeschäftigung in Aussicht haben oder planen, ist es vorteilhaft, diese bereits in den Vertrag aufzunehmen.

Sonstiges

Folgende weitere Fragen werden idealerweise vor Vertragsunterzeichnung/ Arbeitsantritt geklärt und ggf. schriftlich festgehalten:

- Gibt es ein Zeiterfassungssystem bzw. wie werden Überstunden dokumentiert?
- Wie hoch ist die durchschnittliche Anzahl von monatlichen Bereitschaftsdiensten?
- Werden Überstunden in der Regel ausbezahlt oder durch Freizeit abgegolten?
- Wer kommt als zuständiger Weiterbilder in Frage und wie lange hat dieser die Befugnis?
- Existiert ein Stationssekretariat zur Reduzierung eigener bürokratischer und administrativer Aufgaben?
- Welche Hierarchieebenen bestehen?
- Wie ist die Personalstruktur und der Altersdurchschnitt der Abteilung/ Klinik? Wie hoch ist die Fluktuation?
- Beteiligt sich der Arbeitgeber an Fortbildungskosten (z. B. Fachkunde Strahlenschutz)?
- Gibt es eine Fahrtkostenbeteiligung?
- Gewährt der Arbeitgeber einen Zuschuss zu vermögenswirksamen Leistungen?
- Welche Fachliteratur wird gestellt? Gibt es Online-Accounts zu kostenpflichtigen Fachzeitschriften?
- Ggf. wie gut sind die Voraussetzungen zur Vereinbarkeit von Familie und Beruf?

Diese Fragen irritieren dich wahrscheinlich beim ersten Lesen. Bedenke aber, dass du als Weiterbildungsassistent den Großteil deiner Weiterbildung voraussichtlich im Krankenhaus und/oder in der Arztpraxis verbringen wirst. Du bist auf das Erreichen der Weiterbildungsziele angewiesen und dem täglichen Stress von Station oder Praxis ausgesetzt. In Zeiten des Ärztemangels und der daraus resultierenden häufigen Überlastung der Kliniken ist es von großem Vorteil, sich vorher ein Bild der Lage zu machen – bevor du drohst, im Berufsalltag unterzugehen oder deine Arbeit ohne die erforderliche Freude auszuüben!

PRODUKT-TIPP

Rechtsexperten vom Hartmannbund

Eine Überprüfung deines Arbeitsvertrages durch einen Volljuristen erfolgt für dich als Mitglied im Hartmannbund kostenfrei. Bist du in einer Klinik beschäftigt, wende dich bitte an das speziell für Krankenhausärzte eingerichtete Referat „Stationäre Versorgung und Tarifangelegenheiten". Leistest du deine Weiterbildung in der ambulanten Versorgung (inklusive MVZ) ab, richte deine Anfrage bitte an die Rechtsabteilung des Hartmannbundes. Sende dem Hartmannbund dafür einfach deinen Arbeitsvertrag per Fax, E-Mail oder auf dem Postwege zu (Kontaktdaten: www.hartmannbund.de).

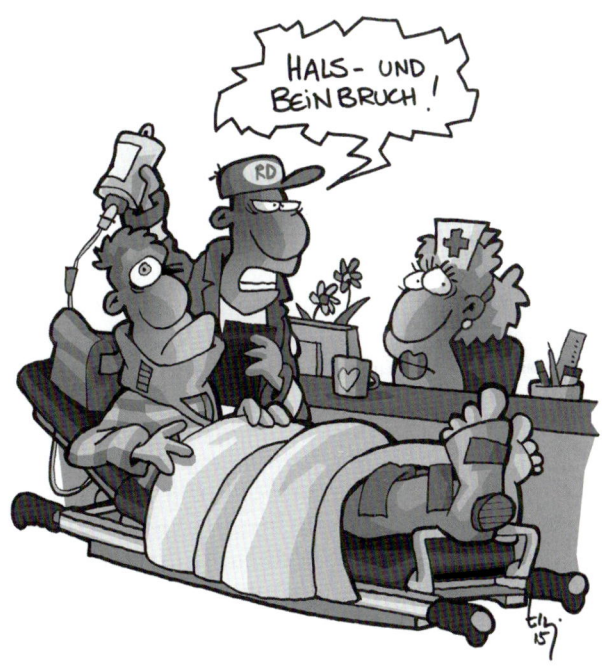

Mehr Cartoons:

www.medi-learn.de/cartoons

www.facebook.de/medilearn

Tarifpolitik, Tarifverträge, TV-Ärzte/VKA

von Jens Hoffmann, Verbandsjurist (Marburger Bund)

Tarifpolitik

Historie

Um die Tariflandschaft im Ärztebereich zu verstehen, sollte man zunächst einen kurzen Blick in die Historie werfen. Der älteste deutsche Tarifvertrag ist der Buchdruckertarif von 1873. Die erste gesetzliche Regelung fand das Tarifvertragsrecht in der Verordnung über Tarifverträge, Arbeiter- und Angestelltenausschüsse und Schlichtung von Arbeitsstreitigkeiten vom 23. Dezember 1918, die unter anderem bestimmte, dass ungünstigere einzelvertragliche Abmachungen automatisch durch günstigere tarifliche Bedingungen ersetzt werden. 1933 wurden Gewerkschaften und Arbeitgeberverbände aufgelöst und die Tarifverträge durch das Gesetz zur Ordnung der nationalen Arbeit vom 20. Januar 1934 beseitigt. An ihre Stelle traten die von den Treuhändern der Arbeit erlassenen Tarifordnungen. Nach dem 2. Weltkrieg erfolgte dann eine Neugründung der Gewerkschaften, und ihr Recht zum Abschluss von Tarifverträgen wurde wieder anerkannt. Am 9. April 1949 trat schließlich das Tarifvertragsgesetz (TVG) in Kraft, das bis zum heutigen Tage in der Fassung vom 25. August 1969 gilt.

Marburger Bund als Ärztegewerkschaft

Seit sich im Jahr 1947 in Marburg junge Ärzte und Medizinstudenten zusammenfanden, um sich für bessere Arbeitsbedingungen und eine leistungsgerechte Bezahlung einzusetzen, gibt es mit dem Marburger Bund eine Gewerkschaft ausschließlich für Ärzte und Akademiker in Ärzten vergleichbarer Position. Der Marburger Bund bezweckt satzungsgemäß die Wahrung der beruflichen, sozialen und wirtschaftlichen Belange seiner Mitglieder im Gebiet der Bundesrepublik Deutschland unter Zugrundelegung ärztlicher Berufsauffassung. Er ist die gewerkschaftliche und berufspolitische Vertretung der angestellten und beamteten Ärztinnen und Ärzte und zudem eine Interessenvertretung der Medizinstudierenden. Er hat in den zurückliegenden fast 70 Jahren bereits viel erreicht. Berufs- und tarifpolitisch.

Berufspolitisch erstritt der Marburger Bund bereits im Jahr 1960 vor dem Bundesverfassungsgericht, dass Kassenärzte den Sitz ihrer Niederlassung frei wählen können. 2003 erreichte der Marburger Bund vor dem Europäischen Gerichtshof, dass Bereitschaftsdienste als Arbeitszeit zu bewerten sind. Dies ist insbesondere dann von großer Bedeutung, wenn es um die

Anrechnung der Höchstarbeitszeit, die Regelung der Ruhephasen und die Vergütung der Dienste geht. Und seit 2004 gibt es keine Ärzte zweiter Klasse mehr. Alle Berufseinsteiger gelten seitdem mit der Approbation als vollwertige Ärzte und werden auch als solche bezahlt. Der Marburger Bund hatte sich viele Jahre für eine solche Änderung in der Approbationsordnung stark gemacht.

Aber insbesondere tarifpolitisch wurde in den vergangenen Jahren viel erreicht. Auf Landesebene wurden seit je her zahlreiche Tarifverträge vereinbart, die Beschäftigungsbedingungen für das ärztliche Personal beinhalteten und beinhalten. Auf überregionaler Ebene bestand seit 1950 ein Freundschaftsvertrag mit der Deutschen Angestelltengewerkschaft DAG, die wiederum in einer Verhandlungsgemeinschaft mit der damaligen Gewerkschaft Öffentliche Dienste, Transport und Verkehr (ÖTV) stand. 1994 schlossen Marburger Bund und DAG eine Vereinbarung über tarifliche Zusammenarbeit ab, die eine Bevollmächtigung der DAG durch den Marburger Bund vorsah, dessen Interessen gegenüber Arbeitgebern zu vertreten. Mit Gründung der Vereinten Dienstleistungsgewerkschaft ver.di im Jahre 2001 ging diese Vollmacht auf ver.di über.

Erster bundesweiter arztspezifischer Tarifvertrag

Bis zum Jahr 2005 richteten sich die Arbeitsbedingungen der Ärztinnen und Ärzte in den öffentlichen Krankenhäusern nach dem bis dahin geltenden Bundesangestelltentarifvertrag (BAT/BAT-O). Im Jahr 2005 sollte das Tarifrecht des öffentlichen Dienstes umfassend „reformiert" werden. Forderung des Marburger Bundes waren Verbesserungen der ärztlichen Arbeitsbedingungen in einem neuen Tarifwerk. Allerdings stellte sich in den Verhandlungen zunehmend heraus, dass ein kommender Tarifabschluss keine Verbesserungen, sondern vielmehr erhebliche Nachteile für das ärztliche Personal enthalten würde, während andere Beschäftigtengruppen bevorzugt worden wären. So hätten beispielsweise aufgrund der Umstellung der Tabellenstruktur im „neuen" TVöD neueingestellte Ärztinnen und Ärzte Einkommensverluste im Lebenseinkommen von über 100.000 Euro hinnehmen müssen und bei einem Arbeitgeberwechsel – im ärztlichen Berufsstand gang und gäbe und vielfach unvermeidlich – wären berufliche Beschäftigungszeiten nicht beim Tabellenentgelt angerechnet worden.

Im September 2005 stellte somit die 108. Hauptversammlung des Marburger Bundes fest, dass wesentliche Ziele des Neugestaltungsprozesses des

Tarifrechts im öffentlichen Dienst aus ärztlicher Sicht nicht erreicht wurden und lehnte das Verhandlungsergebnis zum TVöD ab. Gleichzeitig wurde der Gewerkschaft Ver.di die erteilte Verhandlungsvollmacht mit sofortiger Wirkung entzogen und die Arbeitgeber von Bund, Ländern und Kommunen aufgefordert, mit dem Marburger Bund Tarifverhandlungen zu einem Tarifvertrag für Ärztinnen und Ärzte aufzunehmen.

Nur durch den Zusammenhalt und die Entschlossenheit seiner Mitglieder und durch flächendeckende Streikmaßnahmen wie den bis dahin größten Ärztestreik der Geschichte Deutschlands an Universitätskliniken von März bis Juni 2006 gelang es dem Marburger Bund, zunächst Tarifverhandlungen aufzunehmen und schließlich am 16. Juni 2006 mit dem TV-Ärzte/Universitätskliniken den ersten arztspezifischen Tarifvertrag in Deutschland abzuschließen. Und auch im Bereich der kommunalen Arbeitgeber konnte am 17. August 2006 mit dem TV-Ärzte/VKA ein ärztespezifischer Tarifvertrag für über 50.000 Ärztinnen und Ärzte an kommunalen Häuern abgeschlossen werden. Auch dieser Abschluss musste durch einen bundesweiten Streik, an dem über 17.000 Ärztinnen und Ärzte an mehr als 180 Krankenhäusern teilnahmen, erst erkämpft werden. Schließlich schloss der Marburger Bund im Dezember 2006 auch den ersten bundesweit gültigen Ärzte-Tarifvertrag im privaten Kliniksektor mit dem Konzern HELIOS ab.

Seither ist der Marburger Bund auch auf Bundesebene anerkannter Tarifvertragspartner für den Bereich der angestellten Ärzte und hat weitere zahlreiche Tarifverträge mit privaten Arbeitgebern im Gesundheitsbereich geschlossen und die bestehenden Tarifverträge mit Arbeitgebern von Kommunen und Ländern modifiziert. In über 80 Prozent der dem staatlichen Arbeitsrecht unterfallenden Krankenhäusern gilt ein arztspezifischer Tarifvertrag. Und mit einem hohen Organisationsgrad ist Marburger Bund schlagkräftig, um die Interessen und Forderungen seiner Mitglieder auch zukünftig durchzusetzen.

Wichtige bundesweite Tarifregelungen
Der TV-Ärzte/VKA ist der arztspezifische Tarifvertrag, der den größten Anwendungsbereich abdeckt. An kommunalen Krankenhäusern gelten überwiegend die Vorschriften des TV-Ärzte/VKA. Insgesamt fallen heute etwa 55.000 Ärztinnen und Ärzte unter die Vorschriften dieses Tarifvertrages. An den Universitätsklinika gilt überwiegend der TV-Ärzte/Universitätskliniken. Bei den meisten privaten Krankenhauskonzernen, wie zum Beispiel HELIOS,

Rhön, Sana, KMG und Asklepios gelten wiederum eigene Tarifverträge, die vom Marburger Bund und den jeweiligen Arbeitgebern abgeschlossen wurden. Diese orientieren sich im Wesentlichen an den Regelungen von TV-Ärzte/VKA und TV-Ärzte/Universitätskliniken, weisen aber in Einzelbereichen Besonderheiten auf, die den Spezifika dieser Träger entsprechen. Ähnliches gilt für den Klinikverbund der gesetzlichen Unfallversicherungen, den Sozialmedizinischen Dienst der Deutschen Rentenversicherung Knappschaft-Bahn-See und die Medizinische Dienste der Krankenversicherung, für die der Marburger Bund ebenfalls spezifische Tarifverträge abgeschlossen hat.

Kirchliche Regelungen

Für das Arbeitsrecht und die Vereinbarung kollektiver Regelungen bei den kirchlichen Trägern gibt es einen Sonderweg, abweichend vom geltenden Tarifvertragsrecht. So haben die Kirchen und ihre karitativen Einrichtungen ein grundrechtlich geschütztes Selbstbestimmungsrecht, das sich aus Art. 140 GG in Verbindung mit Art. 137 Abs. 3 der Weimarer Reichsverfassung (WRV) ergibt. Kollektive Regelungen der Arbeitsbedingungen werden danach überwiegend in diesem Bereich auf dem sogenannten „Dritten Weg" geschaffen. Dieser sieht die Anwendung von Arbeitsvertragsrichtlinien (AVR) vor, die zwar ähnliche Regelungen wie Tarifverträge enthalten, die jedoch – zumindest in der Vergangenheit – von innerkirchlichen Kommissionen vielfach ohne Gewerkschaftsbeteiligung geschaffen werden. Dies hat Folgen für die Arbeitsbedingungen und das Entgeltniveau in diesem Bereich. Denn Tarifergebnisse, wie zum Beispiel Entgeltsteigerungen, werden in Tarifverhandlungen jeweils für einen bestimmten Zeitraum abgeschlossen und nach Ablauf dieses Zeitraumes wieder neu verhandelt und gegebenenfalls mit Arbeitskampfmaßnahmen durchgesetzt. Dies ermöglicht bei „normalen Tarifverhandlungen" in der Regel, dass ein marktübliches Niveau möglichst in allen Tarifbereichen beziehungsweise Kliniken und/oder Konzernen eingehalten wird.

Im Gegensatz hierzu entscheiden über die AVR innerkirchliche, paritätisch von Arbeitgeber und Arbeitnehmer besetzte Gremien, die einvernehmlich zu entscheiden haben. Kommt es hier zu keiner Einigung, wird ein Schlichtungsverfahren durchgeführt. Ohne das gewerkschaftliche „Know-how" und insbesondere die Möglichkeit, auf Arbeitnehmerseite Forderungen durch Streikmaßnahmen zu untermauern, wurden marktübliche Ergebnisse häufig erst zeitverzögert abgebildet.

Tarifvertrag

Warum Tarifvertrag?

Ein Tarifvertrag ist ein Vertrag zwischen den Tarifvertragsparteien, also den Gewerkschaften und den Arbeitgebern, die sich ebenfalls zu Vereinigungen, den Arbeitgeberverbänden, zusammenschließen können. Im Tarifvertragsgesetz (TVG) sind die rechtlichen Rahmenbedingungen für Tarifverträge und -verhandlungen festgelegt. Nach § 1 Abs. 1 TVG regelt der Tarifvertrag die Rechte und Pflichten der Tarifvertragsparteien und enthält Rechtsnormen, die den Inhalt, den Abschluss und die Beendigung von Arbeitsverhältnissen sowie betriebliche und betriebsverfassungsrechtliche Fragen ordnen können. Ein Tarifvertrag enthält somit eine schuldrechtliche sowie eine normative Komponente. Im schuldrechtlichen Teil des Tarifvertrags sind die Rechte und Pflichten der Tarifvertragsparteien festgelegt. Im normativen Teil enthalten Tarifverträge Regelungen, die Bestandteil der Arbeitsverträge werden. Wichtig ist der Tarifvertrag vor allem deshalb, weil er die rechtliche Unausgewogenheit, die bei einem Einzelarbeitsvertrag zwischen den Vertragsschließenden auf dem Arbeitsmarkt besteht, zugunsten des zu schützenden schwächeren Vertragspartners, des Arbeitnehmers, ausgleicht.

Was ist eine Gewerkschaft?

Das TVG spricht zwar davon, dass Tarifverträge von Gewerkschaften und den jeweiligen Arbeitgebern abgeschlossen werden. Was jedoch eine Gewerkschaft ist, beziehungsweise welche Voraussetzungen erfüllt sein müssen, um als Gewerkschaft anerkannt zu werden, wird hier nicht geregelt sondern wurde von der Rechtsprechung geprägt. Kurz gesagt ist eine Gewerkschaft eine auf freiwilliger Basis errichtete privatrechtliche Vereinigung von Mitgliedern, die das Ziel haben, durch ihr geschlossenes Auftreten ihre wirtschaftlichen und sozialen Interessen in Tarifverhandlungen durchzusetzen. Unerlässliche Voraussetzungen, um als Gewerkschaft anerkannt zu werden sind unter anderem die Wahrnehmung und Förderung der wirtschaftlichen Interessen ihrer Mitglieder, eine „Gegnerfreiheit", das heißt Unabhängigkeit von Einflüssen Dritter, eine Organisation auf überbetrieblicher Grundlage, die Anerkennung des geltenden Tarifrechts sowie Tariffähig- und -mächtigkeit. Insbesondere die Tarifmächtigkeit, das heißt die Aufgabe als Tarifpartei durch eine gewisse Durchsetzungskraft gegenüber dem sozialen Gegenspieler und einer gewissen Leistungsfähigkeit sinnvoll erfüllen zu können ist häufiger Streit- und Knackpunkt bei der Anerkennung als Gewerkschaft. Der Marburger Bund ist die einzige Gewerkschaft mit heute über 117.000 Mitgliedern, die die Interessen der angestellten Ärztinnen und Ärzte in Deutschland vertritt.

Wann und für wen gilt ein Tarifvertrag?

Gemäß § 3 Abs. 1 TVG sind die Mitglieder der Tarifvertragsparteien und der Arbeitgeber tarifgebunden, die selbst Partei des Tarifvertrags sind. Nach § 4 Abs. 1 TVG gelten die Rechtsnormen des Tarifvertrags, die den Inhalt, den Abschluss oder die Beendigung von Arbeitsverhältnissen ordnen, unmittelbar und zwingend zwischen den beiderseits Tarifgebundenen, die unter den Geltungsbereich des Tarifvertrags fallen. Damit wird deutlich, dass die Vorschriften eines Tarifvertrages normativ – das heißt wie Gesetzesnormen, und zwar unmittelbar, wirken. *Und dies nur für die Mitglieder der Tarifvertragsparteien, also auf Arbeitnehmerseite für Gewerkschaftsmitglieder. Ein gewichtiger Grund, sich in einer Gewerkschaft zu organisieren!*

Bei Beschäftigten, die nicht Mitglied einer Gewerkschaft sind, kann ein Tarifvertrag deshalb gelten, weil sie mit dem Arbeitgeber im Arbeitsvertrag vereinbart haben, dass ein bestimmter Tarifvertrag auf das Arbeitsverhältnis Anwendung finden soll. Man spricht hier von Geltung des Tarifvertrages kraft einzelvertraglicher Vereinbarung oder Bezugnahme. Bei dieser Konstellation muss weder der Beschäftigte Gewerkschaftsmitglied oder der Arbeitgeber Mitglied eines Arbeitgeberverbandes sein oder selbst mit einer Gewerkschaft einen Tarifvertrag abgeschlossen haben. In dieser Konstellation ist es allerdings einfacher, sich von den Vorschriften des Tarifvertrages zu befreien: Zum einen kann sich der Arbeitgeber mit dem Arbeitnehmer darauf einvernehmlich – gegebenenfalls mit sanftem Druck seitens des Arbeitgebers – einigen, dass einzelne Vorschriften oder der gesamte Tarifvertrag keine Anwendung mehr auf das Arbeitsverhältnis finden. Außerdem ist es unter Umständen durch eine Änderungskündigung möglich, sich als Arbeitgeber von der Anwendung der Vorschriften eines Tarifvertrages zu lösen. *Beachte: Nur die Mitgliedschaft im Marburger Bund bietet die Sicherheit der arztspezifischen Tarifverträge.*

Was ist das Günstigkeitsprinzip?

Wie gesehen gelten die Vorschriften eines Tarifvertrages für Gewerkschaftsmitglieder unmittelbar und für Nichtgewerkschaftsmitglieder zumindest über die Einbeziehung im Arbeitsvertrag. Heißt dies nun, dass gar keine Abweichungen vom Tarifvertrag möglich sind? Nein – nach § 4 Abs. 3 TVG sind abweichende Abmachungen (nur) zulässig, soweit sie durch den Tarifvertrag gestattet sind oder eine Änderung der Regelungen zugunsten des Arbeitnehmers enthalten. Das bedeutet also, dass Abweichungen von den zwingenden Normen eines einschlägigen Tarifvertrags nur dann zulässig sind, wenn dies entweder durch den Tarifvertrag selbst gestattet ist (sogenannte Öffnungsklausel) oder soweit die Abweichungen für den Arbeitnehmer günstiger sind. Dies können zum Beispiel Regelungen über ein höheres (= außertarifliches) Entgelt, eine geringere regelmäßige Arbeitszeit oder ein längerer Kündigungsschutz sein. Oftmals ist es allerdings nicht ohne weiteres möglich zu beurteilen, ob eine Abweichung vom Tarifvertrag günstiger ist oder nicht. Welche Regelung dann als günstiger gilt, wird nicht nach der subjektiven Einschätzung des Arbeitnehmers beurteilt, sondern nach objektiven Kriterien. Entscheidend ist, wie ein Arbeitnehmer unter Berücksichtigung der Anschauungen seines Berufsstands und der Verkehrsanschauung die Regelung einschätzen würde. Nach der Rechtsprechung muss ein so genannter Sachgruppenvergleich durchgeführt werden, bei dem diejenigen Bestimmungen miteinander verglichen werden, die in einem inneren Zusammenhang zueinander stehen. *Aber Vorsicht: Das Günstigkeitsprinzip schützt nur Mitglieder der tarifschließenden Gewerkschaft.*

Wann kommt es zum Streik?

Alle tarifvertraglichen Regelungen werden in Tarifverhandlungen vereinbart. Was tun, wenn die Arbeitgeberseite sich partout nicht auf die Forderungen der Gewerkschaften einlässt oder diese kategorisch ablehnt? Für diese Fälle können Gewerkschaften zum Streik aufrufen und Arbeitskämpfe durchführen.

Der Arbeitskampf ist nicht ausdrücklich gesetzlich geregelt sondern ergibt sich aus dem Grundrecht des Art. 9 Abs. 3 Grundgesetz (GG). Die dort geregelte Koalitionsfreiheit gibt den Gewerkschaften ein von staatlicher Einflussnahme weitgehend freies Betätigungsfeld bei der Regelung der „Arbeits- und Wirtschaftsbedingungen" was auch die Durchführung von Arbeitskampfmaßnahmen beinhaltet. Daraus folgt auch, dass die Teilnahme an einem rechtmäßigen Streik nicht zu arbeitsrechtlichen Konsequenzen führen kann! Der Arbeitskampf ist ein hohes grundrechtlich geschütztes Gut, ohne das zum Beispiel die Vorschriften der Tarifverträge für Ärztinnen und Ärzte nicht hätten vereinbart werden können. Nur weil sich zehntausende angestellte ärztliche Beschäftigte seinerzeit gemeinsam für eine Vereinbarung für Ärzte eingesetzt und die Arbeit niedergelegt hatten, konnte der Marburger Bund schließlich den TV-Ärzte und weitere arztspezifische Tarifverträge abschließen. Und auch heute braucht es als ultima ratio den Streik als legitimes Mittel um Verbesserungen an Tarifverträgen und Forderungen durchzusetzen.

Welchen Inhalt haben die arztspezifischen Tarifverträge?

Was ein Tarifvertrag ist, wie er zustande kommt und in welchen Fällen man von ihm abweichen kann, wurde nun also erläutert. Seit dem Jahr 2006 gibt es auch flächendeckende arztspezifische Tarifverträge, in denen Besonderheiten der Arbeit an Krankenhäusern ein besonderes Augenmerk geschenkt wird. Aber was steht denn eigentlich drin in den arztspezifischen Tarifverträgen?

Kurz gesagt: Alle wichtigen Beschäftigungsbedingungen, von der Arbeitszeit über die Bezahlung und von der Nebentätigkeit und der Pflicht zur Teilnahme am Rettungsdienst bis zu den Kündigungsfristen. Dabei kann man die tarifvertraglichen Regelungen allgemein in sogenannte „Mantelthemen" auf der einen und Fragen der Vergütung auf der anderen Seite unterteilen.

Zu den wichtigsten Mantelthemen gehören Fragen der allgemeinen Arbeitsbedingungen wie zum Beispiel die wöchentliche Arbeitszeit, aber auch Sonderformen der Arbeit, wie Sonn-, Feiertags- und Nachtarbeit, Regelungen zum Bereitschaftsdienst und Rufbereitschaft. Fragen zur Entgeltfortzahlung im Krankheitsfall gehören ebenso dazu wie der Erholungsurlaubsanspruch, Zusatzurlaub, Kündigungsfristen aber auch der Anspruch auf Arbeitsbefreiung zum Beispiel (auch) für die Teilnahme an Gremiensitzungen des Marburger Bundes.

Die – zumindest auf den ersten Blick – wichtigste Frage beim Wechsel oder dem Beginn eines Arbeitsverhältnisses ist die nach dem Verdienst. In den arztspezifischen Tarifverträgen umfassen diese Vergütungsbedingungen insbesondere die Frage nach der Eingruppierung und hiermit verbunden dem Tabellenentgelt, Stufenregelungen, Zuschlägen und dem Ausgleich für Sonderformen der Arbeit. Um alle diese Regelungen an einem konkreten Beispiel deutlich zu machen, wird im nachfolgenden der Tarifvertrag TV-Ärzte/VKA, also für die kommunalen Kliniken, etwas näher und in aller Kürze erläutert. Unter diesen Tarifvertrag fallen zurzeit etwa 55.000 Ärztinnen und Ärzte und er ist damit der Tarifvertrag mit dem größten Geltungsbereich in Deutschland. Exemplarisch werden die hier vereinbarten Regelungen erläutert, die so oder in ähnlicher Form auch in den übrigen Tarifverträgen für das ärztliche Personal vereinbart worden sind.

Inhalt TV-Ärzte/VKA

Arbeitsvertrag, Nebenabreden, Probezeit und allgemeine Arbeitsbedingungen

Nach § 2 des Tarifvertrags ist der Arbeitsvertrag ebenso wie sogenannte Nebenabreden (zum Beispiel für die Zuweisung einer Bereitschaftsdienststufe) schriftlich abzuschließen. Außerdem gelten die ersten sechs Monate der Beschäftigung als Probezeit, es sei denn, es wurde etwas anderes vereinbart.

In § 3 des Tarifvertrages finden sich allgemeine Arbeitsbedingungen. Die Geheimhaltungspflicht über das Arbeitsverhältnis hinaus findet sich hier ebenso wie das grundsätzliche Verbot, Belohnungen, Geschenke, Provisionen oder sonstige Vergünstigungen anzunehmen. Nebentätigkeiten müssen angezeigt werden. Dies bedeutet zunächst, dass eine Nebentätigkeit zwar nicht genehmigt werden muss. Jedoch kann der Arbeitgeber sie untersagen, wenn die Erfüllung der arbeitsvertraglichen Pflichten oder die Interessen des Arbeitgebers beeinträchtigt werden. Wichtig ist die Vorschrift über die Schadenhaftung gegenüber Dritten. Danach hat der Arbeitgeber Ärztinnen und Ärzte von etwaigen im Zusammenhang mit dem Arbeitsverhältnis entstandenen Schadensersatzansprüchen Dritter freizustellen, sofern der Eintritt des Schadens nicht durch die Ärztin/den Arzt vorsätzlich oder grob fahrlässig herbeigeführt worden ist. Für den innerbetrieblichen Schadensausgleich wird auf die allgemeinen Grundsätze der Arbeitnehmerhaftung verwiesen. Das bedeutet, dass der Arzt nur bei Vorsatz und grober Fahrlässigkeit voll haftet. Im Falle der so genannten mittleren Fahrlässigkeit kommt es zu einer Quotelung nach Verschuldensanteilen, wohingegen der Arzt im Falle der leichtesten Fahrlässigkeit überhaupt nicht haftet.

Neben diesen allgemeinen Arbeitsbedingungen werden in § 4 die allgemeinen Pflichten der Ärztinnen und Ärzte geregelt. Hiernach gehört es zum Beispiel zu den Pflichten, ärztliche Bescheinigungen auszustellen, Gutachten, gutachtlichen Äußerungen und wissenschaftlichen Ausarbeitungen zu erstellen und am Rettungsdienst in Notarztwagen und Hubschraubern teilzunehmen.

Arbeitszeit

Vorschriften zur Arbeitszeit finden sich in den §§ 7 bis 11 des Tarifvertrages. Geprägt und im Laufe der Jahre angepasst wurden die Regelungen durch zwingendes Recht des Arbeitszeitgesetzes (ArbZG), europarechtlicher Vorschriften und der Rechtsprechung. So erreichte der Marburger Bund bereits

2003 – und damit vor Vereinbarung des TV-Ärzte/VKA – vor dem Europäischen Gerichtshof, dass Bereitschaftsdienste als Arbeitszeit zu bewerten sind – was sich mittelbar auch in den Vorschriften des Tarifvertrages niederschlägt. Neben der regelmäßigen wöchentlichen Arbeitszeit sind für die ärztlichen Beschäftigten insbesondere die Themen des Bereitschaftsdienstes und der Rufbereitschaft und hiermit zusammenhängend deren Abgeltung beziehungsweise Bezahlung von besonderem Belang.

Regelmäßige wöchentliche Arbeitszeit

Nach § 7 TV-Ärzte/VKA beträgt die wöchentliche Arbeitszeit durchschnittlich 40 Stunden ausschließlich der Pausen wobei grundsätzlich die Fünf-Tage-Woche gilt. Im Normalfall beträgt damit also die regelmäßige Arbeitszeit einschließlich der durch das Arbeitszeitgesetz vorgesehenen Pausen achteinhalb Stunden. Allerdings bedarf es gerade im Krankenhausbereich häufig eines flexiblen Einsatz des ärztlichen Personals, der sich mitunter schwer mit einer statischen Arbeitszeit vereinbaren lässt. Deshalb kann die werktägliche Arbeitszeit verlängert werden, sofern eine tägliche Arbeitszeit von acht Stunden innerhalb eines Referenzzeitraumes von einem Jahr nicht überschritten wird. Da die Vorschriften des Arbeitszeitgesetzes aufgrund der arbeitsrechtlichen Normenhierachie (siehe oben) gleichwohl Anwendung finden, kann die Arbeitszeit somit auf maximal bis zu zehn Stunden täglich verlängert werden (§ 3 ArbZG). Außerdem kann die tägliche Arbeitszeit im Schichtdienst auf bis zu zwölf Stunden ausschließlich der Pausen ausgedehnt werden, wobei aber in unmittelbarer Folge nicht mehr als vier Zwölf-Stunden-Schichten und innerhalb von zwei Kalenderwochen nicht mehr als acht Zwölf-Stunden-Schichten geleistet werden dürfen.

Eine weitere, für die Beschäftigten wesentliche, Öffnung der arbeitszeitrechtlichen Vorschriften des Tarifvertrages ergibt sich aus § 10 Abs. 5 wonach die Verlängerung der werktäglichen Arbeitszeit auch ohne Ausgleich dann möglich ist, wenn in die Arbeitszeit regelmäßig Bereitschaftsdienst fällt und der Arzt eine diesbezügliche individuelle Vereinbarung mit seinem Arbeitgeber geschlossen hat (sogenanntes Opt-out; § 7 Abs. 7 ArbZG). Auf diese Weise sind durchschnittliche (das heißt in der einzelnen Woche auch deutlich darüber hinausgehende) Arbeitszeiten von bis zu 58 Wochenstunden möglich.

Bereitschaftsdienst

Ärztinnen und Ärzte sind verpflichtet, sich auf Anordnung des Arbeitgebers außerhalb der regelmäßigen Arbeitszeit an einer vom Arbeitgeber bestimmten Stelle aufzuhalten, um im Bedarfsfall die Arbeit aufzunehmen. Diese Form der Aufenthaltsbeschränkung bei gleichzeitiger Verpflichtung bei Bedarf tätig zu werden wird als Bereitschaftsdienst bezeichnet. Ein wesentlicher Punkt, der häufig zu Missverständnissen und teilweise auch zu falschen Anwendung der Regelungen des Bereitschaftsdienstes führt, ist hierbei zu beachten: Seit der maßgeblichen Rechtsprechung des EuGH (siehe oben) ist der Bereitschaftsdienst grundsätzlich als Arbeitszeit zu betrachten. Damit ist er arbeitsschutzrechtlich, ebenso wie die Vollarbeit, den Beschränkungen des Arbeitszeitgesetzes unterworfen. Allerdings kann er – aber auch nur dort – zum Zwecke der Vergütung anders bewertet werden als Vollarbeit. Das heißt, die Bezahlung kann für den Bereitschaftsdienst anders erfolgen als bei Vollarbeit, die Schutzvorschriften des Arbeitszeitgesetzes mit dessen Höchstsatz sind jedoch genauso anzuwenden.

Unter den weiteren im Tarifvertrag geregelten Voraussetzungen und unter Beachtung der Regelungen des ArbZG kann die Arbeitszeit im Krankenhaus durch die Kombination von Vollarbeit und Bereitschaftsdienst erheblich ausgedehnt werden. Die Abgeltung von Bereitschaftsdiensten richtet sich nach der durchschnittlich anfallenden Arbeitsleistung. Hierfür sieht der TV-Ärzte/VKA drei unterschiedliche Stufen vor (in anderen Tarifverträgen gibt es zum Teil lediglich zwei Bereitschaftsdienststufen). Die Zuweisung in die entsprechende Stufe erfolgt auf der Basis der erfahrungsgemäß durchschnittlich anfallenden Arbeitsleistungen im Bereitschaftsdienst und erfolgt als Nebenabrede zum Arbeitsvertrag.

Noch einmal: Die Zuweisung in diese Bereitschaftsdienststufen erfolgt zum Zwecke der Entgeltberechnung wobei die Zeit des Bereitschaftsdienstes einschließlich der geleisteten Arbeit nach dem Maß der während des Bereitschaftsdienstes erfahrungsgemäß durchschnittlich anfallenden Arbeitsleistungen als Arbeitszeit gewertet wird. Dabei kann die tägliche Arbeitszeit bis zu 24 Stunden betragen, wenn mindestens die acht Stunden überschreitende Zeit als Bereitschaftsdienst abgeleistet wird und zuvor unter Einbeziehung des Betriebsarztes die Einführung alternativer Arbeitszeitmodelle geprüft und gegebenenfalls Maßnahmen des Gesundheitsschutzes ergriffen worden sind. Der Tarifvertrag eröffnet zudem die Möglichkeit, an Wochenenden und Feiertagen ausschließlich Bereitschaftsdienst von maximal 24-stündiger Dauer anzuordnen.

Der TV-Ärzte/VKA sieht folgende Bereitschaftsdienststufen vor:

Stufe	Arbeitsleistung innerhalb des Bereitschaftsdienstes	Bewertung als Arbeitszeit
I	bis zu 25 v.H.	60 v.H.
II	mehr als 25 bis 40 v.H.	75 v.H.
III	mehr als 40 bis 49 v.H.	90 v.H.

Zum Zwecke der Berechnung des Bereitschaftsdienstentgelts wird der jeweilige Bereitschaftsdienst mit dem auf die Stufe zutreffenden Bewertungsfaktor multipliziert. Das heißt, für die als Arbeitszeit gewertete Zeit des Bereitschaftsdienstes wird das nachstehende Entgelt (in Euro) je Stunde gezahlt:

a) ab dem 1. Dezember 2015

EG	Stufe 1	Stufe 2	Stufe 3	Stufe 4	Stufe 5	Stufe 6
I	27,00	27,00	28,02	28,02	29,04	29,04
II	32,10	32,10	33,12	33,12	34,14	34,14
III	34,65	34,65	35,67	–	–	–
IV	37,70	37,70	–	–	–	–

Zwischen 21:00 und 06:00 Uhr erhalten die Beschäftigten außerdem einen Zuschlag in Höhe von 15 % des jeweiligen Stundenbereitschaftsdienstentgelts. Dieser Zuschlag unterfällt nicht der Faktorisierung mit dem jeweiligen Bewertungsfaktor, sondern wird für jede tatsächlich angefallenen Stunde gezahlt. Zudem erhält der Arzt für jede Stunde des Bereitschaftsdienstes über der 97. im Monat einen weiteren Zuschlag in Höhe von 5 % des Stundenentgelts.

Aufgrund der arbeitszeitrechtlichen Vorschriften ist im Anschluss an eine maximale tägliche Höchstarbeitszeit von 24 Stunden zwingend eine Ruhezeit von elf Stunden zu gewähren. In der Regel wird im Anschluss an den Bereitschaftsdienst ein Freizeitausgleich von acht Stunden (= tägliche Regelarbeitszeit) angeordnet. Erfolgt somit der Freizeitausgleich in der (zwingend vorgeschriebenen) gesetzlichen Ruhezeit, wird also bezahlte Freizeit unter Anrechnung auf die Sollarbeitszeit gewährt, ist der bei Ableistung von Bereitschaftsdiensten entstehende Entgeltanspruch – zumindest zum Teil – abgegolten. Um dieses „Problem" zu entschärfen, haben Marburger Bund und Arbeitgeber im TV-Ärzte/VKA vereinbart, dass sich im Falle eines sich an den Bereitschaftsdienst anschließenden Freizeitausgleiches gemäß § 12 Abs. 6 TV-Ärzte/VKA die Bewertung des Bereitschaftsdienstes um jeweils 10 Prozentpunkte auf dann 70, 85 bzw. 100 Prozent erhöht.

Rufbereitschaft

Nach § 10 Abs. 8 TV-Ärzte/VKA hat sich der Arzt auf Anordnung des Arbeitgebers außerhalb der regelmäßigen Arbeitszeit an einer dem Arbeitgeber anzuzeigenden Stelle aufzuhalten, um auf Abruf die Arbeit aufzunehmen. Hierbei handelt es sich um die sogenannte Rufbereitschaft (oder Hintergrunddienst). Anders als beim Bereitschaftsdienst kann sich der Arzt während der Rufbereitschaft außerhalb des Krankenhauses aufhalten. Hierbei ist lediglich durch technische Hilfsmittel (zum Beispiel Telefon) die Erreichbarkeit und durch die relative Nähe zum Arbeitsplatz die Möglichkeit der Arbeitsaufnahme zu gewährleisten. Der Arbeitgeber darf Rufbereitschaft nur anordnen, wenn erfahrungsgemäß lediglich in Ausnahmefällen Arbeit anfällt.

Für die Rufbereitschaft erhält der Arzt eine tägliche Pauschale, die entweder das Zwei-(wochentags) oder Vierfache (samstags, sonn- und feiertags) des individuellen Stundenentgelts beträgt. Beläuft sich die Zeit der Rufbereitschaft auf weniger als zwölf Stunden (sog. stundenweise Rufbereitschaft), wird statt der Pauschale für jede angefangene Stunde 12,5 % des jeweiligen individuellen Stundenentgelts bezahlt. Für die Vergütung der Arbeitsleistung innerhalb der Rufbereitschaft wird nach Arbeitsleistung im Krankenhaus oder solcher per telefonischer oder anderweitig technisch realisierter Anweisung unterschieden. Im ersten Fall wird jede Inanspruchnahme auf die volle Stunde aufgerundet und einschließlich der Wegzeiten mit dem Überstundenentgelt zuzüglich eventueller Zuschläge (Nacht-, Sonn- oder Feiertagszuschlag etc.) vergütet. Wird die Arbeitsleistung dagegen telefonisch, zum Beispiel durch Auskunftserteilung erbracht, werden die einzelnen Inanspruchnahmen während einer Rufbereitschaft zunächst addiert, sodann auf die nächste volle Stunde aufgerundet und wie oben mit eventuellen Zeitzuschlägen und dem Überstundenentgelt vergütet.

Weitere Sonderformen der Arbeit

Als weitere Sonderformen der Arbeit finden sich im Tarifvertrag auch Vorschriften zur Schicht- beziehungsweise Wechselschichtarbeit. Beide Arbeitsformen werden im TV-Ärzte/VKA (§ 9) definiert. Danach ist Wechselschichtarbeit die Arbeit nach einem Schichtplan/ Dienstplan, der einen regelmäßigen Wechsel der täglichen Arbeitszeit in Wechselschichten vorsieht, bei denen die Ärztin/der Arzt längstens nach Ablauf eines Monats erneut zu mindestens zwei Nachtschichten herangezogen wird. Wechselschichten sind wechselnde Arbeitsschichten, in denen ununterbrochen bei Tag und Nacht, werktags, sonntags und feiertags gearbeitet wird. Und Nachtschichten sind Arbeitsschichten, die mindestens zwei Stunden Nachtarbeit umfassen. Schichtarbeit ist schließlich die Arbeit nach einem Schichtplan, der einen regelmäßigen Wechsel des Beginns der täglichen Arbeitszeit um mindestens zwei Stunden in Zeitabschnitten von längstens einem Monat vorsieht, und die innerhalb einer Zeitspanne von mindestens 13 Stunden geleistet wird

Für die Arbeit in Schicht- oder Wechselschicht erhalten Ärztinnen und Ärzte eine Zulage. Sofern in einer Klinik die Arbeit im Schichtbetrieb erfolgt, ist in Abweichung zu den obigen Ausführungen darüber hinaus auch die Ausdehnung der werktäglichen Arbeitszeit auf bis zu zwölf Stunden zulässig. Solche Zwölf-Stunden-Schichten dürfen aber nur viermal in unmittelbarer Folge hintereinander und innerhalb von zwei Kalenderwochen nur insgesamt achtmal angeordnet werden. Sie dürfen außerdem nicht mit Bereitschaftsdienst kombiniert werden.

Weitere Mantelregelungen

Weitere sogenannte Mantelregelungen finden sich zum Beispiel zum Erholungsurlaub, zu Ansprüchen auf Zusatzurlaub und den Kündigungsfristen.

Ärztinnen und Ärzte haben in jedem Kalenderjahr Anspruch auf Erholungsurlaub unter Fortzahlung des Entgelts. Beim Regelfall der Verteilung der wöchentlichen Arbeitszeit auf fünf Tage in der Kalenderwoche beträgt der Urlaubsanspruch in jedem Kalenderjahr 30 Arbeitstage. Außerdem sind verschiedene Tatbestände geregelt, nach denen ein Anspruch auf Zusatzurlaub zusteht. So erhalten Ärztinnen und Ärzte, die ständig Wechselschichtarbeit leisten, für je zwei zusammenhängende Monate und Ärztinnen und Ärzte, die regelmäßig Schichtarbeit leisten, für vier zusammenhängende Monate jeweils einen Tag Zusatzurlaub. Weitere gestaffelte Ansprüche auf Zusatzurlaubstage entstehen beispielsweise bei Ableistung von Nachtarbeit.

Außerdem sieht der TV-Ärzte/VKA je nach Beschäftigungszeit gestaffelte Kündigungsfristen vor. Bis zum Ende des sechsten Monats seit Beginn des Arbeitsverhältnisses beträgt die Kündigungsfrist zwei Wochen zum Monatsschluss.

Im Übrigen beträgt die Kündigungsfrist bei einer Beschäftigungszeit
bis zu einem Jahr ein Monat zum Monatsschluss,

von mehr als einem Jahr	6 Wochen,
von mindestens 5 Jahren	3 Monate,
von mindestens 8 Jahren	4 Monate,
von mindestens 10 Jahren	5 Monate,
von mindestens 12 Jahren	6 Monate

zum Schluss eines Kalendervierteljahres.

Bei befristeten Arbeitsverträgen – also zum Beispiel während der Weiterbildung – gelten abweichende Kündigungsfristen. Auch hier ist während der
Probezeit eine Kündigung mit einer Frist von zwei Wochen zum Monats-
ende möglich. Danach beträgt die Kündigungsfrist in einem oder mehreren aneinandergereihten Arbeitsverhältnissen bei demselben Arbeitgeber

von insgesamt mehr als sechs Monaten	vier Wochen,
von insgesamt mehr als einem Jahr	sechs Wochen

zum Schluss eines Kalendermonats,

von insgesamt mehr als zwei Jahren	drei Monate,
von insgesamt mehr als drei Jahren	vier Monate

zum Schluss eines Kalendervierteljahres.

Tabelle/Eingruppierung

Die Bezahlung der Ärztinnen und Ärzte richtet sich – neben etwaigen Zuschlägen oder der finanziellen Abgeltung von Bereitschafts- oder Rufbe-
reitschaftsdiensten – zum einen nach der Entgeltgruppe, in die sie eingruppiert sind sowie dem sich hieraus ergebenden Tabellenentgelt. Hierzu sind
alle Tarifverträge des Marburger Bundes jeweils mit einer eigenen Tabelle und einer entsprechenden Eingruppierungsordnung für Ärztinnen und
Ärzte versehen. Die Eingruppierung trägt den Besonderheiten der Berufsgruppe Rechnung, indem sie aufgrund arztspezifischer Kriterien erfolgt.

In der Regel sehen die Entgeltordnungen der Tarifverträge des Marburger
Bundes vier Entgeltgruppen vor. Die Ärztinnen und Ärzte sind in der Entgeltgruppe eingruppiert, deren Tätigkeitsmerkmale der gesamten und nicht
nur vorübergehend auszuübenden Tätigkeit entsprechen. Die betreffende
Tätigkeit darf vom Arzt nicht nur vorübergehend sein und muss hinsichtlich ihres Umfangs zeitlich mindestens zur Hälfte („überwiegend") ausge-

übt werden. Das ist der Fall, wenn der Arzt zu mindestens 50 % seiner Arbeitszeit Aufgaben wahrnimmt, die den Tätigkeitsmerkmalen der jeweiligen Entgeltgruppe entsprechen.

Ärztinnen und Ärzte sind nach § 16 TV-Ärzte wie folgt eingruppiert:
Entgeltgruppe I: Ärztin/ Arzt mit entsprechender Tätigkeit.
Erläuterung: Die von den Tarifvertragsparteien verwendete Berufsbezeichnung „Arzt" knüpft an das deutsche Medizinalrecht an, wie es in der Bundesärzteordnung (BÄO) i.V.m. der Approbationsordnung (ÄApprO) normiert ist. Hiernach darf die Berufsbezeichnung „Arzt" zunächst nur führen, wer eine Approbation als Arzt hat (§ 2a i.V.m. § 2 Abs. 1 BÄO). Das Bundesarbeitsgericht betrachtet diese Vorgaben des deutschen Medizinalrechts auch für das Tarifrecht als zwingend. Unter einem Arzt ist somit nur derjenige zu verstehen, der entweder nach Maßgabe der BÄO approbierter Arzt ist oder über eine Erlaubnis zur Berufsausübung nach § 10 BÄO verfügt.

Entgeltgruppe II: Fachärztin/ Facharzt mit entsprechender Tätigkeit
Erläuterung: Für eine Zuordnung zur Entgeltgruppe 2 muss in der Regel die erforderliche Tätigkeitsbezeichnung „Facharzt mit entsprechender Tätigkeit" erfüllt sein. Aus dem Wortlaut ergibt sich, dass der betreffende Arzt seine Facharztweiterbildung abgeschlossen haben und entsprechend tätig sein muss. Hierzu ist im TV-Ärzte/VKA geregelt:
„Facharzt ist derjenige Arzt, der aufgrund abgeschlossener Facharztweiterbildung in seinem Fachgebiet tätig ist."

Entgeltgruppe III: Oberärztin/ Oberarzt
Erläuterung: Die korrekte Eingruppierung als Oberärztin / Oberarzt in die Entgeltgruppe III ist eine der umstrittensten Fragen seit dem Inkrafttreten der arztspezifischen Tarifverträge.
Die typische Definition des Oberarztes – etwa im TV-Ärzte/VKA – lautet:
„Oberarzt ist derjenige Arzt, dem die medizinische Verantwortung für selbständige Teil- oder Funktionsbereiche der Klinik bzw. Abteilung vom Arbeitgeber ausdrücklich übertragen worden ist."

Entgeltgruppe IV:
Leitende Oberärztin/ Leitender Oberarzt ist diejenige Ärztin/ derjenige Arzt, der/ dem die ständige Vertretung der leitenden Ärztin/ des leitenden Arztes (Chefärztin/ Chefarzt) vom Arbeitgeber ausdrücklich übertragen worden ist.

Das daraus resultierende typische Beispiel einer arztspezifischen Entgelt-
tabelle findet sich im TV-Ärzte/VKA:

Tabelle TV-Ärzte/VKA (gültig ab 1. Dezember 2015) (monatlich in Euro)						
Entgelt-gruppe	Grund-entgelt	Entwicklungsstufen				
	Stufe 1	Stufe 2	Stufe 3	Stufe 4	Stufe 5	Stufe 6
IV	8.147,60	8.730,02	–	–	–	–
III	6.926,33	7.333,42	7.915,82	–	–	–
II	5.529,74	5.993,38	6.400,49	6.637,97	6.869,76	7.101,58
I	4.189,71	4.427,20	4.596,81	4.890,82	5.241,39	5.385,57

PRODUKT-TIPP

Rechtsberatung durch den Marburger Bund

Kompetente Rechtsberatung durch bundesweit 40 erfahrene Juristen – das bietet nur der Marburger Bund als starke Gemeinschaft aller angestellten Ärztinnen und Ärzte. Schon in der wichtigen Phase des Berufseinstiegs stehen Ihnen
unsere Rechtsberater in den 14 Landesverbänden des MB mit Rat und Tat zur
Seite. Sei es der erste Arbeitsvertrag oder spätere Vereinbarungen mit dem Arbeitgeber, wenn Sie Leitungsfunktionen übernehmen – wir kennen am besten
alle (regionalen) Besonderheiten und Raffinessen, denn wir verhandeln Ihre Tarifverträge und vertreten Ihre Interessen auch in vielen Betriebsräten. Nur als
Mitglied in Deutschlands einziger Ärztegewerkschaft genießen Sie die Sicherheit arztspezifischer Tarifregelungen. Treten Sie mit uns in Kontakt und nutzen
Sie die Vorteile der MB-Mitgliedschaft. Alle Infos auf www.marburger-bund.de

Nach diesen Expertentipps kannst du nun die Basics zum Thema Versicherung und Altersvorsorge nachlesen. Denn da ändert sich für dich einiges. Erstens bist du kein Student mehr, zweitens wirst du ein sprunghaft höheres Einkommen haben als noch im Studium und drittens musst du jetzt mehr Dinge beachten wie zum Beispiel deine persönliche Kranken- und Haftpflichtversicherung.

Der Schritt in die Verantwortung – lustig war mal

Mit dem Status „Assistenzarzt" bzw. „Assistenzärztin" ist die erste berufliche Weichenstellung erfolgt. Jetzt ändert sich vieles. Auch auf der Versicherungs- und Vorsorgeseite. Berufliche Verantwortung und eine Lebensgestaltung, die auf ein regelmäßiges Einkommen aufbaut, bringen neue, bis dahin noch nicht relevante Risiken.

Fünf Bereiche in dieser neuen Lebens- und Berufsphase können als „Essentials" klassifiziert werden:

1. Was ist, wenn ein Einkommensausfall droht?

Die Grundlage Ihrer wirtschaftlichen Existenz ist zukünftig ein regelmäßiges Einkommen aus der ärztlichen Tätigkeit. Es ist daher von entscheidender Bedeutung, einen ausreichend finanziellen Ausgleich in den Fällen sicher zu stellen, in denen Ihr Einkommen durch Berufsunfähigkeit entfällt oder reduziert ist.

2. Wie sichern Sie sich vor den Folgen eines Behandlungsfehlers?

Auch wenn Sie noch so sorgfältig arbeiten, kann ein Fehler unterlaufen, der dann zu schwerwiegenden finanziellen Folgen führen kann. Als Assistenzarzt ist daher eine Berufshaftpflichtversicherung Pflicht.

3. Wie ist das finanzielle Risiko eines Rechtsstreites abzusichern?

Beruflich wie privat gibt es eine Vielzahl potentieller Auslöser für Rechtsstreitigkeiten. Eine Rechtsschutzversicherung bietet die Absicherung.

4. Wie sichern Sie Ihre finanzielle Zukunft?

Mit intelligenten Strategien lässt sich freie Liquidität zum Aufbau eines Vermögens nutzen.

5. Wie sieht Ihre weitere Karriere aus?

Die Finanzierung einer Praxis ist nicht eben aus der Portokasse zu erledigen. Wer damit früh beginnt, ist im Vorteil. Dass dabei gleichzeitig auch für die Altersvorsorge gespart werden kann, ist ein ganz besonderer Kniff.

Berufsunfähigkeitsschutz ohne Wenn und Aber

Auch wenn Sie als Arzt über das Versorgungswerk eine solide Grundversorgung genießen, kann es finanziell bei einer Berufsunfähigkeit ganz schön eng werden. Denn - das Berufsständische Versorgungswerk bietet Ihnen einen Basisschutz; leistet aber nur bei einer vollständigen Aufgabe Ihrer ärztlichen Tätigkeit.

Ganz wichtig ist somit ein Schutz, der auch bei einem nur teilweisen Verlust Ihrer Arbeitskraft einspringt. Und ein weiteres: Sie wollen als Arzt und auch nur als solcher arbeiten - eine Verweisung in einen anderen Beruf oder auf eine andere ärztliche Tätigkeit wollen Sie nicht.

Für Sie als junger Arzt mit noch vielen beruflichen wie privaten Plänen ist eine tragfähige finanzielle Sicherheit sehr wichtig. Die private Berufsunfähigkeitsversicherung bietet ein volles Ersatzeinkommen auch bei Bezug anderweitiger Versorgungsleistungen. Und das bereits ab einer 50prozentigen Berufsunfähigkeit. Bei Pflegebedürftigkeit ab nur einem Pflegepunkt wobei selbst bei einer nur vorübergehenden Pflegebedürftigkeit der Versicherungsschutz besteht.

Nicht umsonst verkünden Verbraucherschützer und Versicherer unisono von der Wichtigkeit dieser Versicherung. Sie ist ein „Muss".

Im Detail: Für den Arzt ist immerhin die obligatorische berufsständische Absicherung über das berufsständische Versorgungswerk eine Absicherung, von der er im Falle einer völligen Berufsunfähigkeit eine Rente erwarten darf. Wenn der Arzt seinen Beruf ganz aufgeben muss, entspricht dies einer satzungsgemäßen Berufsunfähigkeit. Ergo: Berufsunfähig nach der Definition des Versorgungswerkes sind demnach jene Ärzte, die aus gesundheitlichen Gründen keine Tätigkeit mehr ausüben können, bei der sie ihr ärztliches Wissen und ihre Erfahrung ganz oder teilweise verwenden können.

Private Berufsunfähigkeitsversicherung

Wird der Arzt nun „nur" zu einem bestimmten Prozentsatz berufsunfähig, muss er die finanzielle Lücke schließen: Um diese Lücke zu schließen, ist die private Berufsunfähigkeitsversicherung mit einem passenden Leistungsangebot ausgestattet.

Der Arzt kann mit einem garantierten monatlichen Ersatzeinkommen rechnen, das er nach seinem persönlichen Bedarf vereinbart. Er hat mit keinen Wartezeiten zu rechnen, sondern einen sofortigen vollen Leistungsanspruch. Vor allem aber bezieht er die volle Leistung bereits bei einer Teil-Berufsunfähigkeit ab 50 Prozent sowie im Pflegefall bereits ab nur 1 Pflegepunkt. Im Leistungsfall muss er auch keine weiteren Prämien mehr bezahlen und ein vereinbarter Kapitalaufbau wird ungeschmälert fortgesetzt.

Allerdings: Bei der privaten Berufsunfähigkeitsversicherung kommt es nicht nur auf die zu zahlende Prämie und auf die Bedingungen an. Die Qualität ist ein gewichtiger Punkt.

Prüfen Sie:

– Ist das Versicherungsunternehmen spezialisiert auf den Heilberufesektor?
– Wie schneiden bei den Bewertungen durch Ratingagenturen die BU-Bedingungen ab?
– Wurde die BU-Versicherung von Berufsverbänden wie dem Marburger Bund oder Hartmannbund geprüft und auch empfohlen?
– Wie hoch ist die Prozessquote des Versicherers?
– Werden sinnvolle Produktvarianten angeboten?
– Gibt es Optionen, den Versicherungsschutz problemlos an berufliche oder private Veränderungen anzupassen?
– Wie wird im BU-Fall die Altersvorsorge sichergestellt?

INFO

Fazit

Die finanzielle Sicherheit ist das A und O. Daher bietet die private Berufsunfähigkeitsversicherung ein volles Ersatzeinkommen auch bei Bezug anderweitiger Versorgungsleistungen. Und das bereits ab einer 50prozentigen Berufsunfähigkeit, bei Pflegebedürftigkeit ab nur einem Pflegepunkt und auch wenn aufgrund eines vollständigen Tätigkeitsverbotes wegen Infektionsgefahr der Arztberuf nicht mehr ausgeübt werden darf. Der Schutz greift auch, wenn der Arzt nur vorübergehend berufsunfähig ist. Eine Verweisung in einen anderen Beruf oder eine andere ärztliche Tätigkeit findet nicht statt.

PRODUKT-INFO

Vorsorgen mit DocDór - die exklusive Altersvorsorge

Nur für Mitglieder der ärztlichen Berufsverbände Marburger Bund und Hartmannbund hat die Deutsche Ärzteversicherung in Zusammenarbeit mit diesen Verbänden ein Vorsorgeprodukt entwickelt, das Altersvorsorge mit Berufsunfähigkeitsschutz kombiniert. Hohe Ertragschancen und satte Steuervorteile machen diese Vorsorge attraktiv.

Bekanntlich hat jeder Arzt über sein Versorgungswerk eine solide Grundabsicherung seiner Altersvorsorge. Aber: Die Versorgungswerke werden durch strukturelle Veränderungen im Gesundheitssystem und vor allem durch demografische Faktoren der Beitragszahler beeinflusst. Alle Ärzte sollten sich jedenfalls darauf einstellen, ihre Liquiditätsplanungen für den Ruhestand entsprechend zu überdenken und anzupassen.

Ein weiteres kommt noch hinzu: Durch Steuern und Inflation schrumpft die Rente im ungünstigen Fall auf die Hälfte des ursprünglichen Wertes. Ein Beispiel: Ein heute 30-jähriger Assistenzarzt plant mit einer Rente aus dem Versorgungswerk in Höhe von 3.000 Euro mit 67 Jahren. Das hört sich zunächst gut an, aber aus dieser Rente wird nach Steuern 2.100 Euro und bei einer jährlichen Inflation von 2 Prozent hat er dann circa 1.450 Euro zum Leben.

Das macht deutlich, dass eine zusätzliche Altersvorsorge unverzichtbar ist. Was kann man sinnvollerweise tun?

Der Marburger Bund und der Hartmannbund wie auch andere Spitzenorganisationen der akademischen Heilberufe haben aus ihrer Verantwortung heraus, für die Mitglieder auch die wirtschaftlichen Belange zu vertreten und zu wahren, einen Gruppenvertrag mit der Deutschen Ärzteversicherung abgeschlossen.

PRODUKT-INFO

Vorsorgen mit DocDór - die exklusive Altersvorsorge

Dieser Vertrag unter dem Markennamen „DocDór" bietet flexible Vorsorge-möglichkeiten für das Alter, für Berufsunfähigkeit und zur Absicherung der Familie.

Über DocDór werden Leistungen bei Berufsunfähigkeit mit dem Aufbau der Al-tersvorsorge sinnvoll verknüpft. Das bedeutet, dass man schon von der ersten Beitragszahlung an nicht nur eine Berufsunfähigkeitsrente versichert hat, son-dern dass man auch Sparbeiträge für eine zusätzliche Rente im Alter zahlt. Der besondere Clou dabei ist, dass im Fall der Berufsunfähigkeit diese Sparbeiträge dann von der Deutschen Ärzteversicherung übernommen und sogar noch dyna-misiert werden. Das ist auch wichtig, da man im Falle der Berufsunfähigkeit ja in aller Regel aus eigener Kraft keine weitere Altersvorsorge aufbauen kann.

Weitere Vorteile sind, dass der Arzt auch die freie Wahl über die Art des Kapitalaufbaus hat. Er kann Tarife mit Garantieverzinsung wählen oder Fonds-gebundene Lebensversicherungen oder Mischungen daraus. Des Weiteren besteht die Wahl zwischen Tarifen, die auch Kapitalauszahlungen zulassen oder steuerlich geförderte Rentenversicherungen.

Natürlich sind die in DocDór enthaltenen Tarife rabattiert. Die Rabattierung entspricht etwa 2 bis 4 Prozent gegenüber den Normaltarifen der Deutschen Ärzteversicherung.

Berufshaftpflicht: Wachsende Verantwortung braucht mehr Schutz

Die Verantwortung wächst - der Assistenzarzt benötigt eine Berufshaft-pflicht-Versicherung. Das Thema „Schadensfall" ist hoch sensibel - sowohl aus der Sicht des betroffenen Patienten als auch aus der Sicht des Arztes, dessen Berufslaufbahn auf dem Spiel steht, wenn ein Fall unprofessionell gehandhabt wird.

Ärzte sind bei der Ausübung ihrer beruflichen Tätigkeit vielfachen Haftungs-risiken ausgesetzt. Gegenüber dem Patienten schuldet der Arzt aus dem Be-handlungsvertrag eine fehlerfreie und sorgfältige Durchführung der Heil-behandlung. Verletzt er schuldhaft eine seiner Berufspflichten, stehen dem geschädigten Patienten Schadenersatzansprüche aus dem Behandlungsver-trag aber auch aus deliktischer Haftung gem. § 823 BGB und vor allem auch Schmerzensgeldansprüche gem. 847 BGB zu. Pflichtverletzungen können u.a. mangelnde oder unterbliebene Aufklärung, falsche oder unterbliebene Medikation, Diagnosefehler, Verletzung der ärztlichen Schweigepflicht sein.

Nach der Berufsordnung der Ärztekammern ist deshalb jeder Arzt verpflichtet, sich hinreichend gegen Haftpflichtansprüche im Rahmen seiner beruflichen Tätigkeit zu versichern. Und nicht nur das: Die Ärztekammern sind verpflichtet, den Versicherungsschutz auf Aktualität zu überprüfen.

Haftpflichtrisiken begleiten den Arzt in allen Stationen seiner beruflichen Karriere. Bereits der Medizinstudent muss sich damit beschäftigen und auch der Arzt im Ruhestand kann mit Ansprüchen konfrontiert werden, so z. B. die Nachhaftung für Tätigkeiten während seiner aktiven Zeit.

Die Deckungssummen sind variabel je nach Risikolage und reichen von 1,5 Mio. Euro pauschal bis zu 5 Mio. Euro für Personenschäden und 2 Mio. Euro für Sachschäden. Für Vermögensschäden sollten 100.000 Euro ausreichend sein.

Der Haftpflichtversicherer prüft für den Arzt die Patientenforderungen, wehrt unberechtigte Haftungsansprüche ab und übernimmt die notwendigen Gutachter-, Gerichts- und Anwaltskosten. Berechtigte Schadensersatzforderungen werden angemessen beglichen, wobei die Strategie eines guten Versicherers sein muss, dies außergerichtlich zu tun. Denn: Eine diskrete Schadenbearbeitung vermeidet im Interesse der Kunden Streitigkeiten vor Gericht oder in der Presse und hilft so dem Arzt, sein Ansehen zu wahren.

PRODUKT-TIPP

MedProtect

Tipp 1:
Bei einer Mitgliedschaft im Marburger Bund oder Hartmannbund hat die Deutsche Ärzteversicherung besondere Konditionen für den Assistenzarzt.

Tipp 2:
Für Angehörige ausgewählter Landesärztekammern hat die Deutsche Ärzteversicherung „MedProtect". Diese Haftpflichtversicherung bietet umfassenden Schutz mit folgenden Vorteilen:
- Jeder Arzt wird garantiert versichert, auch wenn Schadensfälle vorangegangen sind
- Es erfolgt keine Kündigung im Schadenfall
- Es besteht grundsätzliches Anerkennungsrecht eines Verschuldens vor der Gutachterkommission oder der Schlichtungsstelle der Ärztekammer.
- Besonders günstige Tarife erhalten die Angehörigen der teilnehmenden Ärztekammern

Exkurs: Die Verjährung von Ansprüchen aus Behandlungsfehlern

Viele Ärzte sind überrascht, wenn ein Patient Jahre nach einer Behandlung Schadenersatz fordert. Dann stellen sie meist die Frage, ob denn solche Ansprüche nicht längst verjährt sind.

Die Frage nach der Verjährung ist grundsätzlich berechtigt. Denn die zentrale Vorschrift im Bürgerlichen Gesetzbuch, § 195 BGB, lautet: „Die regelmäßige Verjährungsfrist beträgt drei Jahre". Dies heißt nun aber keineswegs, dass dem Patienten drei Jahre nach einem ärztlichen Fehler die rechtlichen Möglichkeiten beschnitten sind. Denn dies wäre in vielen Situationen ungerecht. Lässt ein Arzt –wie in einem tatsächlichen Fall geschehen- im Jahr 2000 bei einer Operation Gazematerial in der Bauchhöhle zurück, welches nach jahrelangem Leidensweg erst bei einem Revisionseingriff 2007 festgestellt wird, so wäre es unbillig dem Patienten zu sagen, dass er eben doppelt Pech gehabt hat und seine Ansprüche bereits verjährt sind. Deshalb hat das höchste deutsche Zivilgericht, der Bundesgerichtshof (BGH), entschieden, dass die Verjährungsfrist erst zu laufen beginnt, wenn der Patient Kenntnis hat
- von den wesentlichen Umständen des Behandlungsverlaufs,
- von einem Abweichen vom ärztlichen Standard,
- von einem entsprechenden Schaden,
- sowie von der Person des Schädigers.

Im dargestellten Fall kann all dies erst ab dem Jahr 2007 gegeben sein, so dass frühesten ab dann die Verjährung von drei Jahren zu laufen beginnt.

So heißt es dann auch in § 199 BGB: „Die regelmäßige Verjährungsfrist beginnt mit dem Schluss des Jahres, in dem der Gläubiger von den Anspruch begründenden Umständen und der Person des Schuldners Kenntnis erlangt oder ohne grobe Fahrlässigkeit erlangen müsste." Damit stellt sich dann eine weitere Frage: Wann hätte ein Patient ohne grobe Fahrlässigkeit die Anspruchsvoraussetzungen kennen müssen? Hierzu hat der Bundesgerichtshof in einem am 10. November 2009 verkündeten Urteil (Aktenzeichen VI ZR 247/08) Stellung genommen.

Die Klägerin begehrte mit der im Jahre 2007 erhobenen Klage Schadenersatz wegen Behandlungsfehlern bei der Geburt ihres Kindes am 16. Mai 1998. Sie machte geltend, durch fehlerhaftes ärztliches Vorgehen seien Vernarbungen im Vaginalbereich eingetreten, die seit der Entbindung schmerzhaft seien und unter denen sie bis heute leide. Dass ihre Beschwerden auf eine fehlerhafte Behandlung zurückzuführen seien, habe sie erst durch den Hinweis einer Gynäkologin am 23. Juni 2006 erfahren. Die Ärzte trugen dagegen vor, dass der Anspruch verjährt sei. Denn die für den Beginn der Verjährung erforderliche grob fahrlässige Unkenntnis sei durch die bereits nach der Operation bestehenden Beschwerden und der unterbliebenen Aufklärungsbemühungen erfüllt.

Der BGH folgte den Ärzten nicht: Die Kenntnis vom Schaden kann nicht schon dann bejaht werden, wenn dem Patienten lediglich der negative Ausgang der ärztlichen Behandlung bekannt ist. Denn das Ausbleiben des Erfolgs ärztlicher Maßnahmen kann in der Eigenart der Erkrankung oder in der Unzulänglichkeit ärztlicher Bemühungen seinen Grund haben. Deshalb gehört zur Kenntnis der den Anspruch begründenden Tatsachen das Wissen, dass sich in dem Misslingen der ärztlichen Tätigkeit das Behandlungs- und nicht das Krankheitsrisiko verwirklicht hat. Hierzu genügt es nicht schon, dass der Patient Einzelheiten des ärztlichen Tuns oder Unterlassens kennt, wie hier den Einsatz der Geburtszange, das Nähen des Risses oder das Unterlassen einer Sectio. Vielmehr muss ihm aus seiner Laiensicht der Stellenwert des ärztlichen Vorgehens für den Behandlungserfolg bewusst sein. Die getroffenen Feststellungen rechtfertigen auch nicht die Annahme, die Klägerin habe sich rechtsmissbräuchlich einer sich aufdrängenden Kenntnis verschlossen. Es besteht keine generelle Obliegenheit, im Interesse des Schädigers an einem möglichst frühzeitigen Beginn der Verjährungsfrist Initiative zur Klärung von Schadenshergang oder Person des Schädigers zu entfalten.

Für den Gläubiger müssen konkrete Anhaltspunkte für das Bestehen eines Anspruchs ersichtlich sein und sich ihm der Verdacht einer möglichen Schädigung aufdrängen. Zwar hätte die Klägerin früher Erkundigungen wegen eines etwaigen Fehlverhaltens der Beklagten einholen können. Das Unterlassen einer solchen Nachfrage ist aber nur dann als grob fahrlässig einzustufen, wenn weitere Umstände hinzutreten, die dieses Verhalten aus der Sicht eines verständigen und auf seine Interessen bedachten Patienten als unverständlich erscheinen lassen. Hat die Klägerin erstmals in dem Gespräch mit ihrer Gynäkologin am 23. Juni 2006 einen Hinweis darauf erhalten, dass eine falsch gesetzte Naht die Ursache ihrer Beschwerden sein könnte, waren die geltend gemachten Ansprüche bei Klageerhebung im Juli 2007 noch nicht verjährt.

Damit ist festzuhalten, dass in Arzthaftpflichtfällen die Verjährung von drei Jahren oft erst viele Jahre nach der Behandlung beginnt. Der Gesetzgeber hat dies gesehen und im Sinne des Rechtsfriedens eine Obergrenze eingeführt. Schadensersatzansprüche, die auf der Verletzung des Lebens, des Körpers, der Gesundheit oder der Freiheit beruhen, verjähren nach § 199 BGB ohne Rücksicht auf ihre Entstehung und die Kenntnis oder grob fahrlässige Unkenntnis in 30 Jahren von der Begehung der Handlung, der Pflichtverletzung oder dem sonstigen, den Schaden auslösenden Ereignis an.

Rechtssicherheit durch Rechtsschutz

Verantwortung und berufliche Risiken gehen Hand in Hand. Mit dem Vorwurf von Fehldiagnosen ist der Arzt leicht angreifbar und es kann jederzeit zu einem Rechtsstreit mit einem Patienten kommen. Ein privater Berufsrechtsschutz sichert gegen strafrechtliche Folgen ab.

Das muss ein ausgezeichneter Berufsrechtsschutz für den angestellten Arzt beinhalten:
Rechtsschutz
- bei Schadensersatzansprüchen
- in beruflichen Rechts- und Sozialgerichtsstreitigkeiten
- bei Disziplinar- und Standesangelegenheiten
- bei Ordnungswidrigkeiten
- bei der Verteidigung wegen des Vorwurfs eines nur vorsätzlich begehbaren Vergehens (solange keine rechtskräftige Verurteilung erfolgt)
- bei gelegentlicher Tätigkeit als Notarzt, Gutachter oder Praxisvertretung.

PRODUKT-TIPP

Rechtsschutz

Für die Mitglieder des Marburger Bundes hat die Deutsche Ärzteversicherung eine ganz maßgeschneiderte Lösung:
Mit dem Gruppenvertrag „Rechtsschutz" haben der Marburger Bund und sein Kooperationspartner Deutsche Ärzteversicherung einen Versicherungsschutz entwickelt, der eine bislang für den Arzt kostspielige Doppelversicherung im Rechtsschutz ausschließt. Durch den Vertrag profitieren die Mitglieder von einem beachtlichen Gruppenrabatt. Wichtige arztspezifische Risiken sind beitragsfrei eingeschlossen.
Bekanntlich bietet der Marburger Bund seinen Mitgliedern einen kostenlosen Arbeits-Rechtsschutz, der in Fällen arbeitsrechtlicher Streitigkeiten mit dem Arbeitgeber, so zum Beispiel der Notwendigkeit einer Kündigungsschutzklage, für die Belange des versicherten Arztes eintritt. Eine zusätzliche Absicherung ist daher nicht notwendig.

PRODUKTTIPP
Rechtsschutz

Dieser Bereich der Rechtsschutzversicherung wurde nun expliziert in dem neuen Gruppenvertrag „Rechtsschutz" ausgeklammert, um eine Doppelversicherung und damit unnötig hohe Beiträge zu vermeiden. Das Versicherungspaket umfasst somit den Privat-, Berufs- und Verkehrsrechtsschutz, der optional um den Wohnungs- und Grundstücks-Rechtsschutz ergänzt werden kann. Der so auf die Mitgliedschaftsleistung des Marburger Bundes abgestimmte Versicherungsschutz hat dadurch ein besonders attraktives Preisniveau, ohne auf wichtige arztspezifische Leistungen zu verzichten.

Arzt-Unfallversicherung - damit ein Unfall nicht zum finanziellen Desaster wird

Als Arzt wissen Sie - es kann sehr schnell zu einem Unfall kommen - im Haushalt wie im Beruf. Die Arzt-Unfallversicherung schützt Sie rund um die Uhr und weltweit bei der beruflichen Tätigkeit wie auch im Privatleben.

Die Unfallversicherung ist eine finanzielle Absicherung um die wirtschaftlichen Folgen eines Unfalles abzusichern. Für jeden Arbeitnehmer ist die gesetzliche Unfallversicherung eine Pflichtversicherung, die allerdings ihrem Leistungsumfang entsprechend nur eine Grundabsicherung sein kann.

Gesetzliche vs. Private Unfallversicherung
Die gesetzliche Unfallversicherung leistet
– Nur bei Arbeitsunfällen
– Nur in Deutschland
– Beitrag bezahlt zu 100 Prozent der Arbeitgeber
– Die Leistungen sind abhängig vom Einkommen
– Leistungen erst ab 20 Prozent Invalidität
– Keine Sonderregelungen für Ärzte/Zahnärzte

Die private Unfallversicherung leistet
– Versicherungsschutz rund um die Uhr und weltweit
– Beitragszahler ist der Versicherungsnehmer
– Versicherungsschutz richtet sich nach dem individuellen Bedarf
– Leistungen schon ab 1 Prozent Invalidität möglich
– Sonderregelungen/-bedingungen für Ärzte möglich (siehe unten)

Die möglichen Leistungen der privaten Unfallversicherung

Invaliditätsleistungen

Schon ab einer festgestellten Teilinvalidität wird ein entsprechender Kapitalanteil bezahlt – und das schon ab einem Invaliditätsgrad von 1 Prozent. Da die finanziellen Folgen bei höheren Invaliditätsgraden meist überproportional steigen, können für diese Bereiche auch höhere Entschädigungsleistungen vereinbart werden - bis hin zum 5-fachen der Versicherungssumme.

Exkurs: Spezialversicherer wie die Deutsche Ärzteversicherung bieten im Falle einer Invalidität die Möglichkeit, wichtige arztspezifische Leistungen einzuschließen wie zum Beispiel:
- arztspezifische Gliedertaxe
- finanzielle Mehrleistungen bei Unfällen im Rettungsdiensteinsatz
- finanzielle Mehrleistungen bei Unfällen infolge von Gewaltanwendungen durch Patienten

Krankenhaustagegeld

Für jeden Tag im Krankenhaus wegen eines Unfalls wird ein vereinbartes Krankenhaustagegeld gezahlt und zwar bis zu zwei Jahre nach dem Unfall.

Todesfallleistung

Führt ein Unfall innerhalb eines Jahres zum Tode, so entsteht ein Anspruch auf die versicherte Todesfallleistung für die Hinterbliebenen.

PRODUKT-TIPP

Infektionstagegeld

Als innovatives Extra bietet die Deutsche Ärzteversicherung das Infektionstagegeld im Rahmen der Unfallversicherung an. Bei einem infektionsbedingten Berufsverbot erhält der Arzt/Zahnarzt ab dem 1. Tag ein Infektionstagegeld - und das weitestgehend unabhängig davon, ob der Arzt sich im Beruf oder privat infizierte.

Schon früh an die eigene Praxis denken lohnt sich

Die richtige Finanzierungsstrategie will wohl überlegt sein, denn schließlich muss der junge Arzt in der Regel ein beträchtliches Darlehen aufnehmen. Eine nach wie vor finanziell attraktive Möglichkeit ist, das Darlehen über eine Lebensversicherung zu tilgen. Das Prinzip ist einfach: Die Tilgung des Bankdarlehens erfolgt zu einem festgelegten Zeitpunkt über die Ablauf-leistung der Lebensversicherung oder einen Rückkaufwert dieser parallel abgeschlossenen Absicherung.

PRODUKT-TIPP

Praxiskonzept

Die Deutsche Ärzteversicherung entwickelte mit dem „Praxiskonzept", ein An-gebot, das sowohl die finanziellen und steuerlichen Komponenten als auch die Akzeptanz der Bank unter Sicherungsaspekten berücksichtigt.

Mit dem „Praxiskonzept" hat der zukünftige Praxisgründer
- ein vorteilhaftes Finanzierungsmodell für die eigene Praxis
- finanziellen Spielraum bei der Gestaltung der Altersvorsorge und
- hervorragende Optionen für eine zukünftige Immobilienfinanzierung.

Wie funktioniert das Konzept? Die laufende Beitragszahlung wird aufgeteilt und zwar
- in eine Rentenversicherung mit Mindestgarantieleistungen und
- in eine Fondspolice.
So wird ein Guthaben aufgebaut, das später zur einmaligen Tilgung des Praxis-darlehens am Ende der Laufzeit benötigt wird. Wird das Darlehen nicht getilgt, sondern bis zum 60. Lebensjahr des Darlehensnehmers weitergeführt, so ist der Ertrag nur zur Hälfte zu versteuern. Und - die Summe, die nicht zur Tilgung not-wendig ist, wird für die zusätzliche Altersvorsorge und/oder zur Entschuldung der privaten Immobilie genutzt.

Jetzt kann agiert werden. Ein Teil wird zur Tilgung des alten Praxisdarlehens verwendet (wobei der Ertrag der Ansparphase nur hälftig zu versteuern wäre). Der andere Teil kann ebenfalls - bei Versteuerung der Erträge - ausgezahlt wer-den. Besser ist natürlich, diesen Betrag verrenten zu lassen, denn dann wären die Erträge der Ansparphase steuerfrei. Auch die Rente müsste nur zu einem Teil individuell versteuert werden.

Private Krankenversicherung - Der elegante Einstig in die Private

Der Einstieg in die private Krankenversicherung ist für Jungmediziner zwar oft noch fern, doch je früher der Arzt hier einsteigt, desto günstiger ist sie. Denn Alter und gesundheitliche Verfassung bestimmen maßgeblich die Höhe der monatlichen Beiträge.

Die elegante Lösung hat hier die AXA Krankenversicherung mit dem Optionstarif VIAmed: Mit dem heutigen Gesundheitszustand den späteren Einstieg in die Private.

PRODUKT-TIPP

Highlights

€

Was sind die Highlights dieses Tarifes:
- bei einem späteren Eintritt in die private Krankenversicherung ist keine erneute Gesundheitsprüfung erforderlich
- der Arzt kann in einen Tarif seiner Wahl, das heißt, er kann einen Versicherungsschutz mit oder ohne Selbstbehalt etc. wählen
- beim Einstig in die Private erhält er 50 Prozent aller bis dahin gezahlten Beiträge wieder zurück.
- ein umfangreicher kostenfreier Krankenversicherungsschutz im Ausland (vor Beginn der Reise durch eine Meldung zu aktivieren) und zwar
  - bis zu 6 Wochen für private Reisen (inklusiv vor und nach studienbedingtem Aufenthalt)
  - bis zu 3 Tertiale im Zuge des PJ
  - bis zu 3 Monate im Zuge der Famulatur

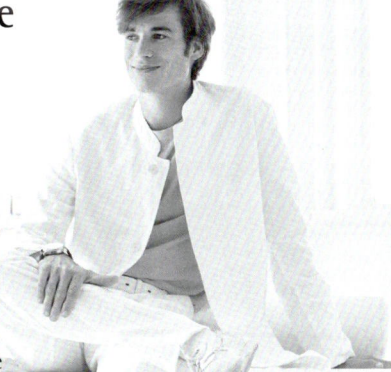
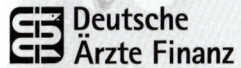

ZUSAMMENFASSUNG

Arbeitsvertrag & Vorsorge

Der Arbeitsvertrag

Tarifregelungen, gesetzliche Arbeitszeitbestimmungen, Klärung des Einsatzortes oder Nebentätigkeiten sind nur wenige Begriffe, die in diesem Artikel durch einen Rechtsexperten des Hartmannbundes ausführlich erläutert werden. Auch das Deligieren ärztlicher Leistungen wird erörtert. Er führt dich kompetent durch den Dschungel der wichtigsten Punkte, auf die du unbedingt bei deinem Arbeitsvertrag achten solltest und gibt interessante Fallbeispiele, die die Thematik noch transparenter machen.

Versicherung und Vorsorge

Traumberuf Chirurg – dann Unfall mit der Kreissäge und der Traum ist ausgeträumt. Diese Situation sollte man durch eine Berufsunfähigkeitsversicherung zwingend absichern. Auch der Abschluss einer Berufshaftpflichtversicherung ist erforderlich sowie die Überlegung zur Vorsorge im Alter. Der Autor macht zudem einen spannenden Exkurs in das Thema „Verjährung von Ansprüchen aus Behandlungsfehlern".

Ausblick Praxiskonzept, private Unfall- und Krankenversicherung

Als Arbeitnehmer bist du über die gesetzliche Unfallversicherung abgesichert, die allerdings eher eine Grundabsicherung darstellt. Der Artikel zeigt dir die Vorteile einer zusätzlichen privaten Unfallversicherung auf und gibt Informationen zum Einstieg in die private Krankenversicherung. Falls du dich für eine spätere Niederlassung interessierst, solltest du nicht vergessen, dass es diese nicht umsonst geben wird. Ein früher Einstieg in die Finanzierung der eigenen zukünftigen Praxis lohnt sich.

Jetzt bestellen

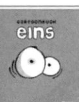 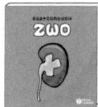 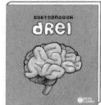 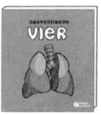 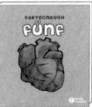 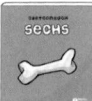 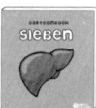

deine volle dosis cartoons

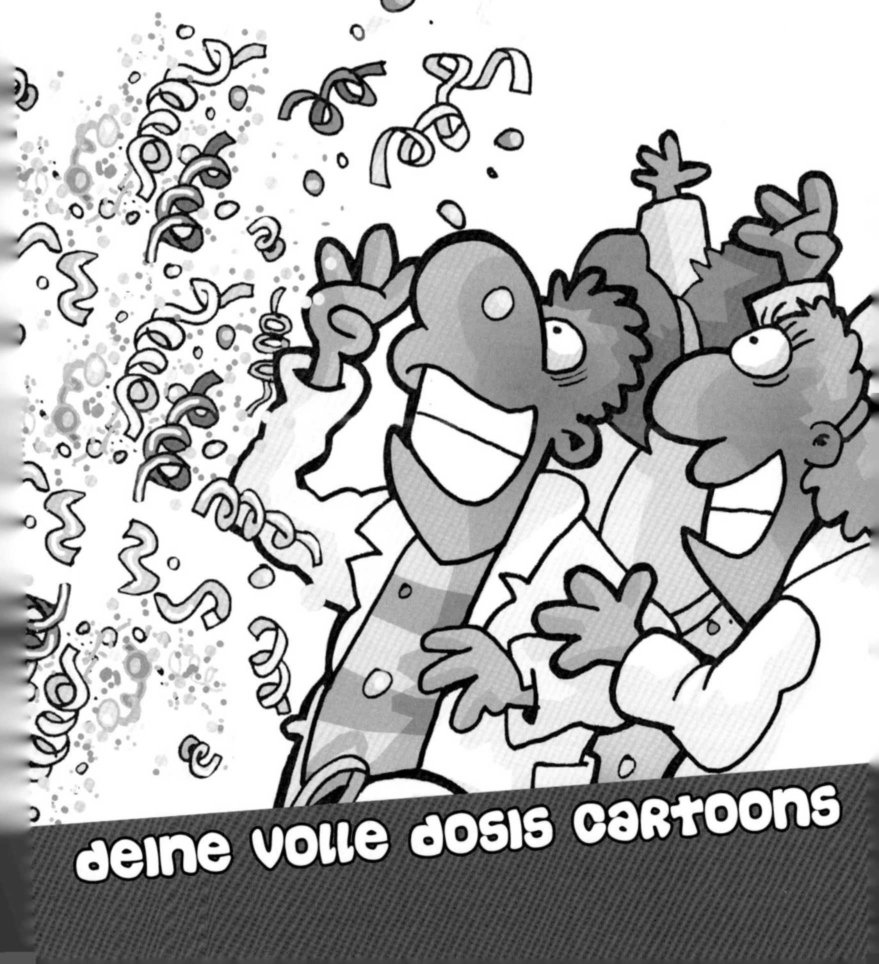

Arbeitszeit und -belastung

Auch nach Jahren können sich die Ärzte gut an die ersten Dienste erinnern
Der erste Nachtdienst

Beim Thema Nachtarbeit gehen die Meinungen weit auseinander. Die einen leiden unter dem Schlafdefizit, die anderen genießen das selbstständige Arbeiten und die ungewohnte Stille auf den Stationen und Fluren ihrer Klinik. Praktisch alle aber können sich noch Jahre später sehr genau an den allerersten Nachtdienst und ihre Aufregung in den Stunden davor erinnern.

Ein Grund für die große Uneinigkeit ist sehr wahrscheinlich, dass mit dem gängigen Begriff ganz Unterschiedliches bezeichnet wird. In Sachen Arbeitszeit gibt es in deutschen Krankenhäusern offenbar nichts, das es nicht gibt: 24-Stunden-Dienste mit einem oder zwei Ärzten, 19-Stunden-Dienste mit fünfstündiger Pause, 12-Stunden-Dienste, Drei-Schicht-Modelle, Spät-, Nacht-, Haupt- oder Nebendienste, Rufbereitschaften und manches mehr.

GELAUSCHT

Nachtdienst

Irgendwann musste jeder da mal durch. Einige Berichte über die ersten aufregenden Stunden alleine auf weiter Flur findest du hier:
- Dein 1. Dienst
  www.medi-learn.de/AK069

So verwundert es nicht, dass einige Neulinge schon nach zwei Wochen auf Station zu einem Dienst eingeteilt werden, während das bei anderen frühestens nach einem halben Jahr der Fall ist. Ob die erste Nacht ruhig wird, man vielleicht sogar die meiste Zeit schlafen kann, ist ohnehin schwer vorhersehbar. Immerhin packen Optimisten neben Kulturtasche und Wäsche zum Wechseln ein wenig Lesestoff für die erhofften ruhigen Stunden, den Laptop und manche sogar ihren Schlafanzug ein.

Eher noch als die Anliegen der Patienten hindert dann jedoch die eigene Anspannung den Nachtdienst-Anfänger am erholsamen Schlafen. „Bammel gehört dazu", spricht ein Nachwuchs-Arzt sicher den meisten Novizen aus der Seele. Erst nach etlichen Nächten beginnen viele von ihnen den im

Vergleich zur Arbeit bei Tageslicht erheblich größeren Entscheidungsspielraum zu schätzen: „Man lernt immer was dazu. Jedes Mal!" Und unter allen Umständen gelte es natürlich „immer schön Kompetenz auszustrahlen trotz völliger Ahnungslosigkeit".

Ruhe zu bewahren ist deshalb einer der wichtigsten Ratschläge erfahrener Assistenzärzte. Nichts werde in Diensten so heiß gegessen wie gekocht. Jedoch müsse man seine Grenzen kennen und rechtzeitig um Hilfe bitten. Das könne eben auch bedeuten, den Oberarzt morgens um drei aus dem Schlaf zu klingeln. Lieber einmal zu oft als einmal zu wenig. Er wird Verständnis dafür haben, denn Neulinge genießen diesbezüglich Welpenschutz, und irgendwann ganz früher war er ja selbst einer.

Tipps und Unterstützung kann und sollte man sich zudem von erfahrenen Schwestern und Pflegern holen. Die wissen in aller Regel genau, welche

> **UNSER TIPP**
>
> **Learning by doing**
>
> Klar, der erste Dienst ist zunächst ein angsterfüllender Gedanke und am liebsten würdest du ihn laaaaaange hinaus zögern, weil du dich nicht reif dafür fühlst. Aber es gibt eine unumstößliche Regel: Dienstfit wird man nur durch die Dienste selber!

Maßnahmen in Standardsituationen üblicherweise ergriffen werden. Ein gutes Verhältnis zu den Kollegen scheint das Erfolgsgeheimnis schlechthin für Nachtdienste zu sein – und nicht nur für die. Werden Jungmediziner nach besonders positiven oder negativen Erinnerungen an ihren ersten Dienst befragt, steht nämlich genau das durchweg im Mittelpunkt der Antworten.

Im Team wird für die Kranken gesorgt, und ebenso für die eigene Verpflegung. Nach Patienten und dem medizinischen Personal bilden offenbar nachts in deutschen Kliniken Pizzafahrer die drittgrößte Personengruppe. Auf den Stationen liegen die Prospekte gleich mehrerer Lieferdienste, die nicht selten Sonderkonditionen einräumen.

Die Debatte darüber, was und wo bestellt wird, ist ebenso ein Gemeinschaft stiftendes Ritual wie die kollektive Order und das Essen in großer, eventuell stationsübergreifender Runde. Mit einer Stulle von zu Hause würde man da schnell zum Außenseiter. Legitim ist hingegen ein Salat anstelle von Pizza oder Pasta – als Alternative für jene, die sich über Kalorienzahl und Fettgehalt ihrer Ernährung ernsthaft Gedanken machen.

Die gemeinsame Essensbestellung zu später Stunde und das Klönen mit der Nachtschwester sind ebenso typisch für das nächtliche Arbeiten in der Klinik wie die ungewohnte Ruhe, die sich irgendwann am Abend im ganzen Haus ausbreitet. Gerade altgediente Assistenzärzte nehmen selbst nach Jahren noch den verblüffenden Gegensatz zur Betriebsamkeit des Tages wahr. Schön und gespenstisch zugleich sei diese Stille, und für manche Jungmediziner ein Hauptgrund, sich trotz möglichem Schlafdefizit auf ihren nächsten Dienst sogar ein bisschen zu freuen.

INFOGRAFIK

Bereitschaftsdienste

Können die gesetzlich vorgeschriebenen Ruhezeiten tatsächlich eingehalten werden? Auch die Stundenanzahl der Bereitschaftsdienste wurde von uns kritisch hinterfragt, zum Thema „Bereitschaftsdienst" findest du auf Seite 490 die Ergebnisse.

Im „Dienst" ist Schlafen manchmal erlaubt
Arbeiten im Krankenhaus nachts und an Wochenenden

Kein Begriff aus der Klinikwelt sorgt bei Neulingen und Außenstehenden für mehr Verwirrung als das Wort „Dienst". Gemeint ist damit zunächst einmal so ziemlich alles, was das medizinische Personal nach der regulären Arbeitszeit von Montag bis Freitag zwischen 17 und 7 Uhr oder am Wochenende tut. Vielleicht bedeutet es auch nur, dass jemand in dieser Zeit telefonisch erreichbar ist. Unter bestimmten Voraussetzungen kann also ein zu Hause im eigenen Bett tief und fest schlafender Arzt „Dienst" haben, denn Dienste gibt es in ganz unterschiedlichen Formen.

Die typischste Variante ist der Anwesenheitsdienst: Wer für ihn eingeteilt ist, hat sehr wahrscheinlich bereits einige klinische Erfahrung gesammelt und hält sich in der fraglichen Zeit durchgängig im Krankenhaus auf. Im Prinzip ist er für alles und alle zuständig, kann sich aber jederzeit Rat holen und erforderlichenfalls Unterstützung anfordern. Dafür stehen je nach Organisation des Hauses Kollegen anderer Stationen sowie die Ruf- und Hintergrunddienste bereit, die weiter unten besprochen werden.

Nach einer Änderung der Arbeitszeitordnung vor einigen Jahren setzt sich immer mehr durch, dass der für den Anwesenheitsdienst in der folgenden Nacht eingeteilte Arzt nicht schon seit dem frühen Morgen in der Klinik zu sein braucht. Stattdessen kommt er zum Beispiel nachmittags dazu und wird zu Beginn seines Dienstes bei einer sogenannten Übergabe über alles Wichtige und Ungewöhnliche informiert, das in den vorangegangenen Stunden auf der Station passiert ist und worauf er sich eventuell einzustellen hat. Am folgenden Morgen endet der Anwesenheitsdienst wiederum mit einer Übergabe an die Kollegen, in der die Vorkommnisse der zurückliegenden Stunden besprochen werden.

Erreichbar ist der Diensthabende durch einen speziellen Dienst-Pieper oder ein Mobiltelefon mit einer im ganzen Haus bekannten Nummer. Unter anderem kann er während der Nacht bei akutem Geschehen wie Schlaganfällen, Blutungen, plötzlichem Fieber oder Herzrhythmusstörungen Ansprechpartner für das Pflegepersonal sein oder gerufen werden, wenn in der Notaufnahme ein neuer Patient eintrifft.

Falls das Arbeitsaufkommen es zulässt, darf man in manchen Häusern während eines Anwesenheitsdienstes durchaus schlafen. In Haut- und Augenkliniken wird das eher der Fall sein als in der Unfallchirurgie oder einer Intensivstation, aber letztlich ist es Glückssache und kann von Nacht zu Nacht sehr unterschiedlich sein. Je nach Station steht dem Diensthabenden ein Arztzimmer zur Verfügung, das zum Schlafen geeignet ist. Viele nutzen die ruhigeren Stunden aber auch zum Erstellen ihrer Arztbriefe.

Insbesondere vor unvorhergesehenen, dringenden Operationen hat der diensthabende Arzt den Hintergrund-Oberarzt zu informieren und telefonisch die erforderliche Rufdienst-Mannschaft zusammenzutrommeln. Mit der für viele Krankenhäuser sonst typischen Stille der Nacht ist es nun schlagartig vorbei: Von Anästhesisten etwa wird erwartet, dass sie unmittelbar nach dem Wecken innerhalb weniger Minuten die Intubationsnarkose für einen Notfall-Kaiserschnitt einleiten können.

In einem Nachtdienst aufgelaufene Überstunden konnten früher durch einen Ruhetag entweder sofort ausgeglichen oder aber gutgeschrieben werden, falls man auch am Tag davor und danach gearbeitet hatte. Außerdem gab es für Dienste eine gesonderte finanzielle Vergütung. Viele Ärzte bauten im wahrsten Sinne des Wortes auf diese Pauschalen, finanzierten nämlich mit dem begehrten Zusatzeinkommen nach und nach den Bau ihres Hauses. Aufgrund der geänderten Arbeitszeitordnung können mittlerweile durch einen Dienst – genauer: durch den folgenden Ruhetag – sogar Minusstunden und finanzielle Nachteile entstehen.

Rufdienste finden typischerweise im Anschluss an den regulären Tagdienst statt. Wenn man Pech hat, steht man dann also noch die ganze Nacht im OP und hätte dennoch mit großer Wahrscheinlichkeit am folgenden Tag nicht frei. Im günstigen Fall aber braucht man in der gesamten Rufdienstzeit gar nicht im Krankenhaus anwesend sein, sondern lediglich gewährleisten, dass man nach einer Benachrichtigung innerhalb von 30 Minuten dort sein und beispielsweise eine Operation durchführen könnte. Du dürftest also ohne Weiteres zu einer Party gehen, dort aber keinen Alkohol trinken.

Für die Rufdienste gibt es häufig feste Pläne, die genau so verbindlich sind wie jeder andere Dienstplan. Eventuell kann man vorher Wünsche äußern, aber wenn du erstmal draufstehst und deinen Dienst dann plötzlich doch nicht machen willst, weil du just an diesem Abend oder Wochenende etwas anderes vorhast, brauchst du einen Tauschpartner. Leider gibt es immer wieder Zeitgenossen, die stattdessen einfach vorher kurz mal krank werden, sodass ihr Dienst umbesetzt werden muss. Tu das lieber nicht – mit dieser Masche machst du dich bei deinen Kollegen schnell und gründlich unbeliebt! Dass Arbeiten nachts und am Wochenende zum Arztberuf gehört, wusstest du vorher.

Nur etwas für Oberärzte, in manchen Kliniken auch für besonders erfahrene Altassistenten, sind die Hintergrunddienste. Wie bei einem Rufdienst dürfen sie die Klinik verlassen – vielleicht verbringen sie die Nacht aber auch im Krankenhaus und schlafen dort. Der wesentliche Unterschied zu den anderen Dienstarten ist, dass der „Hintergrund" abschließend und alleinverantwortlich über die Durchführung von Therapien oder deren Einstellung entscheidet, über die Freigabe von Betten, die Aufnahme von Patienten zur Operation und manches mehr. Bis zum nächsten Morgen oder während des Wochenendes stellt er gewissermaßen die letzte und höchste Instanz dar.

INFOGRAFIK

Bereitschaftsdienste

Wie hoch der Anteil der Ärzte ist, die nach dem Bereitschaftsdienst weiter arbeiten müssen, kannst du der Darstellung auf Seite 490 entnehmen.

Dienst- oder Schichtsystem
Organisation der Arbeit eine Frage des persönlichen Geschmacks

Ob du in deiner Klinik im Schicht- oder Dienstsystem arbeitest, ist gesetzlich geregelt und unter anderem eine Frage der Arbeitsauslastung im Dienst. Welches dieser beiden aber für dich persönlich das bessere ist, kannst du nur entscheiden, wenn du es selber ausprobiert hast. Das hängt nämlich nicht zuletzt von deiner aktuellen privaten Lebenssituation ab, zum Beispiel ob du Kinder hast oder eine Fernbeziehung führst und deshalb häufig für mehrere Tage unterwegs bist. Die Frage des Systems kann also langfristig durchaus Einfluss auf deine Überlegungen haben, in welchem Haus und auf welcher Station du dich um einen Arbeitsplatz bewerben willst.

Manche Zeitgenossen schätzen die Regelmäßigkeit des Dienstsystems, das üblicherweise montags bis freitags eine Arbeitszeit von acht Stunden vorsieht. Je nach Haus kommen pro Monat fünf bis acht „Dienste" hinzu. Dieses Modell ist typisch für Normalstationen, Ambulanzen und so weiter. Es ermöglicht es dir unter anderem, Therapien anzustoßen und am nächsten Tag die Ergebnisse zu sehen. Wenn du allerdings zwei „Dienste" in einer Woche hast, wird das kaum der Fall sein, denn am jeweils folgenden Tag gehst du ja nicht zur Arbeit. Ganz anders ist das vorwiegend auf Intensiv- und Intermediate-Care-Stationen zu findende Schichtsystem strukturiert: Gearbeitet wird entweder im Wechsel von Tag und Nacht (Zweier-System) oder in Früh-, Spät- und Nachtschichten (Dreier-System), zum Beispiel im täglichen oder im wöchentlichen Rhythmus. Das ist einerseits körperlich beanspruchender, insbesondere wenn die Wechsel schnell aufeinander folgen, aber es verschafft dir auch große Freiräume. Manche Mediziner lieben deshalb das Zweier-System, weil sie zwar 13 Stunden am Stück in der Klinik sind, aber das nur maximal vier Tage hintereinander. Und rund die Hälfte aller Tage eines Monats haben sie frei. Das Arbeiten im Schichtdienst wirkt sich meist negativ auf deinen Gehaltszettel aus. Dies liegt an der unterschiedlichen Eingruppierung dieser Art zu arbeiten im Gegensatz zum Dienstsystem. Dafür hat man die Möglichkeit, über die sogenannte OptOut Regelung individuell die gesetzlich zugelassene maximale Wochenarbeitszeit zu überschreiten.

So lässt das Zweier-Schichtsystem viel eher Erledigungen zu, die nur tagsüber möglich sind – Behördengänge, das Auto zur Werkstatt bringen und so weiter. Seine Kinder würde man an den langen Arbeitstagen aber wohl immer nur schlafend zu Gesicht bekommen. Familienmenschen werden deshalb vermutlich das Dienstsystem favorisieren. Nicht zuletzt spielen auch eigene gesundheitliche Belange eine Rolle. Wer unbedingt einen halbwegs gleichmäßigen Schlafrhythmus braucht, um erholt aufzuwachen, geht nach ein paar Monaten Schichtsystem ziemlich sicher am Stock.

Egal, in welchem System du arbeitest: Das Entscheidende sind die Übergaben von der einen Schicht an die nächste! Wenn in diesem Moment wesentliche Informationen verloren gehen, hat das weit reichende Konsequenzen: Diagnosen und Therapien verzögern sich oder laufen ins Nichts. Dadurch wird die Qualität der Patientenversorgung stark in Frage gestellt, und auch die Ärzte werden mit dem Zustand weniger zufrieden sein.

Letztlich ist es eine Frage des persönlichen Geschmacks, welches der Systeme dir besser gefällt. Diese kann man nicht beschreiben, sondern nur selber herausfinden.

Was du auch früh genug herausfinden wirst, ist, dass Überstunden vielerorts noch als normal angesehen werden:

Freizeitausgleich oder Bezahlung?
Bei der Ableistung und Vergütung von Überstunden ist alles drin
„Überstunden leisten Arbeitnehmer dann, wenn sie die vereinbarte Arbeitszeit überschreiten". So steht es im Lexikon. In deinem Arbeitsvertrag ist festgelegt, wie viele Stunden du arbeitest. Meistens enthält der Vertrag auch einen Absatz über Mehrarbeit. Mal abgesehen davon, dass Überstunden wissenschaftlichen Studien zufolge das Risiko für die koronare Herzkrankheit erhöhen, solltest du dir im Klaren darüber sein, wann sie wirklich nötig sind, wann zulässig und wie du mit ihnen umgehst.

Mehr als 70 Wochenstunden – das gibt es auch!
In einer Online-Befragung haben wir über hundert Assistenzärzte u. a. zu ihren Arbeitszeiten befragt. Selbst wenn man ihre Dienste nicht einrechnet, können sie über Forderungen nach einer 38-Stunden-Woche nur lachen. Bei der Frage nach ihren „regulären" Arbeitsstunden ohne Dienste gaben 41 Prozent an, bis zu 40 Stunden pro Woche zu arbeiten. Ganze 38 Prozent arbeiten bis zu 50 Stunden pro Woche. Das Arbeitszeitgesetz (AZG) erlaubt maximal 48 Stunden „Wochen-Durchschnitts-Arbeitszeit" pro Jahr. 10 Prozent der befragten Ärzte geben aber an, bis zu 60 Stunden in der Woche zu arbeiten. Drei Prozent arbeiten bis zu 70 und ein Prozent sogar mehr als 70 Stunden.

Monatlich drei bis zehn Dienste

Zu den regulären Arbeitsstunden kommen Dienste hinzu, zumindest bei 88 Prozent der Befragten. Mehr als zehn Dienste im Monat sind selten – so viele müssen nur drei Prozent der Assistenzärzte leisten. 21 Prozent haben bis zu drei, 30 Prozent bis zu fünf und 32 Prozent der Mediziner zwischen fünf und zehn Dienste im Monat.

Überstunden dokumentieren

Elf Prozent der befragten Ärzte geben an, dass sie niemals Überstunden machen müssen. Bei allen anderen kommen zu regulärer Arbeitszeit und Diensten noch Extrastunden dazu. Bei knapp der Hälfte der Befragten sind das weniger als 20 Stunden pro Monat, bei einem weiteren Viertel bis zu 40 Stunden. Extrem viele Überstunden leisten 12 Prozent der Assistenzärzte: Bis zu 60 pro Monat. 5 Prozent geben sogar an, mehr als 60 Überstunden im Monat zu leisten.

Was du auf jeden Fall machen solltest, ist, deine Überstunden zu dokumentieren. Nur, wenn du das tust, hast du überhaupt eine Chance, sie in irgendeiner Form erstattet zu bekommen. In unserer Umfrage gaben 14 Prozent der Ärzte an, ihre Überstunden nicht zu dokumentieren.

Gar nichts, Freizeit oder Geld?

Überstunden fallen fast überall an, doch Arbeitgeber gehen sehr unterschiedlich damit um. Nicht dokumentierte Überstunden können selbstverständlich nicht vergütet werden. Was geschieht aber mit dokumentieren? 22 Prozent der befragten Ärzte antworten: Nichts. Die Überstunden werden einfach in Kauf genommen. Wo das nicht der Fall ist, werden sie in Form von Freizeit oder Geld vergütet. 25 Prozent der Befragten geben an, dass ihre Überstunden vollständig, 29 Prozent, dass sie zumindest teilweise in Form von Freizeit ausgeglichen werden. 13 Prozent bekommen Überstunden vollständig, 11 Prozent immerhin teilweise ausgezahlt. Es gibt auch Mischformen, bei denen Mehrarbeit teils in Freizeit, teils in Geld „bezahlt" wird. Überstunden an Wochenenden oder Feiertagen werden teilweise sogar höher vergütet als reguläre Stunden.

Ich mache es ja freiwillig

Offensichtlich gibt es von Klinik zu Klinik immense Unterschiede im Umgang mit Mehrarbeit – Faktoren, die zusätzlich eine Rolle spielen, sind deine Fachrichtung und wie lange du schon im Beruf bist. Außerdem ändert sich die Einstellung zu Überstunden mit den Jahren, mit jeder Gesetzesänderung und je nach Tarifvertrag. Um einen kleinen Eindruck von der Situation zu bekommen, findest du hier Zitate zum Thema Überstunden von Besuchern aus dem MEDI-LEARN-Forum:

- „Ich mache hier die eine oder andere Überstunde. Dafür springt bei uns ein ordentlicher Freizeitausgleich heraus, womit wir auf neun bis zehn Urlaubswochen im Jahr kommen."
- „Witzigerweise hab ich in Deutschland nie Überstunden gemacht."
- „Bei mir sind es ca. 250 bis 300 Überstunden pro Jahr. Die sind mit 5 Euro brutto bezahlt."
- „Es vergeht kaum ein Tag, an dem ich keine Überstunde mache. In der Regel bleibt es bei einer, aber es können auch mal zwei oder drei Stunden sein."
- „Ich bekomme meine Überstunden alle sechs bis neun Monate ausgezahlt."
- „In den zwei Monaten, die ich jetzt arbeite, habe ich ca. 30 Überstunden gemacht."
- „Wir schreiben jede Viertelstunde auf, die wir länger bleiben. Das ergibt dann einige Tage mehr Freizeit im Jahr und natürlich glückliche Assistenten."
- „Wer sich heutzutage noch dazu zwingen lässt, Überstunden in großem Stil unter den Tisch fallen zu lassen, ist selbst an der Misere schuld."
- „Das große Problem ist, dass die Assistenten nicht zusammenhalten. Wichtig ist, wie immer, dass alle sich absprechen und geschlossen handeln."
- „Man muss sich keineswegs jeden Tag wie Dreck behandeln lassen, wie es noch vor wenigen Jahren üblich war."
- „Bei mir würden sich die Überstunden in Grenzen halten, wenn ich nicht forschen würde. Aber so bin ich jeden Tag bis 19, 20 Uhr oder länger da, oft auch am Wochenende. Aber ich mache es ja freiwillig."
- „Gerade am Anfang deiner Berufslaufbahn wirst du aber gelegentlich länger bleiben müssen, weil du für einige Dinge einfach noch länger brauchst. Dann heißt es: Nicht nur an den fachlichen Fähigkeiten arbeiten, sondern auch an der Organisation."

GELAUSCHT

Überstunden

Überstunden sind im Forum ein immer wieder heiß diskutiertes Thema. Lies mit:

- Überstunden
  www.medi-learn.de/AK070

- Unquittierte Überstunden
  www.medi-learn.de/AK071

- Bekommt ihr Überstunden bezahlt?
  www.medi-learn.de/AK072

Fehler durch Übermüdung

Beim Assistenzarzt-Interview haben wir auch gefragt: „Hast du schon einmal Fehler wegen Übermüdung und zu hoher Arbeitsbelastung gemacht?" 17 Prozent der Ärzte ist das glücklicherweise noch nie passiert. Andererseits geben 12 Prozent an, dass Übermüdung bei ihnen schon oft zu Fehlern geführt hat. Bei 71 Prozent ist das gelegentlich vorgekommen. Eigentlich gilt seit 2004 das neue Arbeitszeitgesetz (AZG) – wie streng es eingehalten wird, ist aber eine ganz andere Sache. Zum Beispiel heißt es im AZG, dass zwischen Arbeitszeit und Bereitschaftsdiensten nicht mehr unterschieden wird, beides also gleich behandelt und vergütet wird. Dies entspricht aber nur in wenigen Fällen der Realität. Bei Problemen mit der Arbeitszeit ist dein Betriebsrat erster Ansprechpartner. Es soll aber auch schon Einzelfälle gegeben haben, in denen Mitarbeiter ihr Krankenhaus wegen extremer Arbeitszeiten beim Gewerbeaufsichtsamt angezeigt haben.

Sich besser organisieren

Natürlich gibt es mehrere Initiativen gegen die im Krankenhaus doch häufig als normal angesehenen Überstunden. Der Marburger Bund fordert zum Beispiel Ärzte dazu auf, „ab sofort keinerlei Überstunden mehr ohne Abgeltung zu leisten" und fügt hinzu: „Es

INFOGRAFIK

Überstunden

Wie viele der Befragten Überstunden ableisten und wie diese ausgeglichen werden, darüber geben dir die Grafiken auf Seite 499 Auskunft.

muss Schluss sein mit den Millionen unbezahlter Überstunden!" Fazit unserer Umfrage: Es ist nicht normal, Überstunden zu leisten, schon gar nicht ohne Ausgleich. Assistenzärzte sollten zusammenhalten, Probleme ansprechen und wenn diese unlösbar sind, auch über einen Stellenwechsel nachdenken.

UNSER TIPP

Tipps zur Regelung der Überstunden

Wenn regelhaft viele Überstunden bei dir anfallen, versuche zu eruieren, woran das liegt und wie sie zu vermeiden sind. Ist die reine Arbeit zu viel? Bist du oder sind die gegebenen Strukturen zu unorganisiert, um die Arbeit in adäquater Zeit zu schaffen? Wo kann Zeit gespart werden? An welchen Stellen kannst du auch mal Dinge auf den nächsten Tag verschieben, ohne dass die Patientenversorgung darunter zu leiden hat? Wo wünschst du dir mehr Unterstützung von Kollegen oder anderen Berufsgruppen? Und wann wird es Zeit für eine Überlastungsanzeige?
Denn denke daran: Auch wenn es „immer schon so gewesen ist": Überstunden sollen ganz klar nicht zum Alltagsgeschäft gehören!

Aber keine Sorge, in Sachen Überstunden hat sich in den letzten Jahren auch einiges getan. Nicht jeder wird ständig von Stress geplagt oder schliddert gar in einen Burnout hinein. Dennoch solltest du dir der Gefahr bewusst sein:

Besonders häufig betroffen sind sogenannte helfende Berufe
Burnout-Syndrom beginnt ganz harmlos

Es scheint wie gemacht für Ärzte – das Burnout-Syndrom. Mediziner sind vermutlich eine Berufsgruppe, die von diesem Prozess des „Ausbrennens" am Arbeitsplatz häufig betroffen oder zumindest gefährdet sind. Oft geht diese Symptomatik damit einher, dass Hilfe erst nach langem und schwerem seelischen Leiden in Anspruch genommen wird.

Dabei wirkt der Anfang des Weges, der im fortgeschrittenen Stadium zur dauerhaften Berufsunfähigkeit führen kann, vielfach ganz harmlos: Der Kollege ist ein bisschen engagierter als andere, heißt es auf Station achselzuckend. Der will wohl schnell Karriere machen. Dabei scheint es die Burnout-Persönlichkeit nicht zu geben. Jedoch werden immer wieder verschiedene Typen und psychische Profile diskutiert. So finden sich neben den hoch leistungsmotiverten, über ihre physischen und psychischen Grenzen hinausgehenden Menschen auch Burnout-Kandidaten, die sich selbst nur wenig zutrauen und ein eher schlechtes Selbstbild haben. Ihre vermeintlichen Leistungsdefizite wollen sie durch Fleiß kompensieren, ihre Aufgaben besonders gut erledigen. Damit einher geht typischerweise das Gefühl eigener Unentbehrlichkeit sowie die Bereitschaft, für andere ständig verfügbar zu sein. Anerkennung durch Mitarbeiter und mehr noch die Dankbarkeit von Patienten für so viel Einsatz werden als Bestätigung empfunden, alles richtig zu machen, und helfen über aufkommende Gefühle der Erschöpfung ohne weiteres hinweg.

Das erklärt, warum das seelische Ausbrennen vorrangig in ganz bestimmten Berufen auftritt: Je individueller die Beziehung zwischen der helfenden Person und derjenigen ist, der geholfen wird, desto unmittelbarer kann die emotionale Rückkopplung wirken. Ärzte kennen den Patienten in aller Regel mit Namen und eventuell über einen langen Zeitraum hinweg. Ähnliches gilt für Lehrer und ihre Schüler oder Mitarbeiter von Beratungsstellen und deren Klientel. Sie alle laufen Gefahr, zeitlich und gedanklich keine klare Trennung von Beruf und Privatleben vollziehen zu können. Kommt es zusätzlich zu Konflikten im Beruf oder im privaten Umfeld und bleibt die wichtige Anerkennung und Rückmeldung von Vorgesetzten, Kollegen und Patienten aus, hat dies häufig stark negative Konsequenzen.

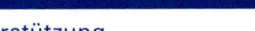

SURFTIPP

Unterstützung

In der Hoffnung, dass du es für dich selber nie als Betroffene/r in Anspruch nehmen musst, kannst du dich zum Thema hier weiterbelesen und ggf. Hilfestellungen bekommen:
- Burnout-Syndrom-Hilfe
  www.medi-learn.de/AK073

Die selbst verordnete Dauer-Überforderung und Verleugnung eigener Bedürfnisse bleiben nicht folgenlos. Unmerklich beginnt sich das Blatt zu wenden: Seele und Körper reagieren mit Selbstschutz. Das beginnt bei Müdigkeit und Konzentrationsstörungen bis hin zur Geistesabwesenheit und „Tagträumen". Die bisher so ausgeprägte Empathie schlägt in Zynismus und den Wunsch nach Distanzierung von anderen Menschen um – beruflich und privat. Die Einstellung zu Beruf und Arbeitsplatz verändert sich und wo man sich früher auf die Arbeit gefreut hat, wird diese nun als belastend und kaum zu bewältigen empfunden. Zugleich nimmt die Gefahr der Abhängigkeit von Alkohol, Medikamenten, illegalen Drogen, Glückspiel etc. stark zu, ebenso die von depressiven Erkrankungen und im Extremfall der Suizidalität.

INFOGRAFIK

Fehler durch Übermüdung

Wie hoch sind die Fehler, die nach Eigeneinschätzung durch Überarbeitung gemacht werden? Auf Seite 486 findest du es anschaulich dargestellt.

Wichtig ist, sich dieser Gefahren deutlich bewusst zu sein, in regelmäßigen Abständen einmal in sich „hineinzuhören" und zu prüfen, wie gut die eigenen Bedürfnisse aktuell erfüllt sind und wie es einem in der aktuellen Situation geht. Bemerkt man Anzeichen dieser Symptome bei sich, sollte man sich dringend in die Hände von erfahrenen Therapeuten begeben. Erste Anlaufstellen für Betroffene können der Vertrauensarzt oder Betriebsrat sein, die mit Hinweisen auf Beratungsstellen und psychotherapeutische Angebote weiterhelfen. Dabei gilt wie so oft: Je früher man sich darum kümmert, desto schneller und besser kann man diese Probleme und Symptome beeinflussen und sich vor dem dauerhaften Ausbrennen bewahren.

Burnout-Syndrom (nach Burisch, Springer Medizin, 2006*)	
Vorphase: Enthusiasmus	Außergewöhnliches berufliches Engagement, starkes Verantwortungsdenken, Gefühl der Unentbehrlichkeit
Deutliches Nachlassen des beruflichen Engagements	Distanzierung, Desillusionierung, Verlust des Einfühlungsvermögens, verminderte Effizienz, negative Arbeitseinstellung, Konzentrationsstörungen, mangelnde Motivation und Kreativität
Emotionale Symptome	Schuldgefühl, Gefühl des Versagens, der Hilflosigkeit und Verzweiflung, Ärger, Gereiztheit und Aggressivität, Enttäuschung, Gleichgültigkeit
Psychosomatische Reaktionen	Schlafstörungen, permanente Müdigkeit, häufige Erkältungen und ähnliche Infekte, Kopfschmerzen, Magen-Darm-Beschwerden
Emotionale, soziale und kognitive Folgen	Rückzug und soziale Isolierung im Berufs- und Privatleben, Gleichgültigkeit und Desinteresse, Resignation, Verbitterung

*Das Burnout-Syndrom. Theorie der inneren Erschöpfung Burisch, Matthias 4. Aufl., 2010, ISBN 978-3-642-12328-3

Ab und zu mal in dich hineinzuhören ist also wichtig. Dir helfen zu lassen, ebenso. Denn wenn du irgendwann nur noch Dienst nach Vorschrift machst, ist Niemandem geholfen:

Stellenwechsel noch während der Weiterbildungszeit
Belastende Arbeitsverhältnisse führen zur inneren Kündigung

Lang ist es her, dass Arbeitsverhältnisse mit derselben dauerhaften Perspektive eingegangen wurden wie Ehen – idealerweise bis zur Rente oder bis dass der Tod sie scheidet. Heutzutage bindet man sich mit seiner Unterschrift unter dem Arbeitsvertrag nicht mehr auf ewig, und in mehr als der Hälfte aller Fälle auch vor dem Standesbeamten nicht.

Kündigungen durch Mediziner noch während ihrer Zeit als Assistenzarzt sind zu einem häufigen Phänomen geworden. Während umgekehrt für einen Rauswurf im Regelfall massive und objektive Gründe wie mehrfache schuldhafte Abwesenheit oder Nicht-Erledigung wichtiger Aufgaben trotz

Aufforderung vorliegen müssen, reicht für den Angestellten das Einhalten der Kündigungsfrist.

Diese ist während der normalerweise sechsmonatigen Probezeit mit nur zwei Wochen für beide Seiten noch recht kurz und verlängert sich laut Gesetz danach zunächst auf einen, im Laufe langer Zeit schließlich auf zwei, drei und mehr Monate. In der Realität aber wünschen sich nach dem ersten halben Jahr insbesondere die Arbeitgeber mehr Planungssicherheit und legen lieber gleich eine dreimonatige Kündigungsfrist im Vertrag fest.

Soll bis zu einem geplanten Arbeitsplatzwechsel dann aber doch kein ganzes Vierteljahr vergehen, lässt sich diese Frist später durchaus wieder abkürzen. Allerdings wäre dafür ein einvernehmlich geschlossener „Aufhebungsvertrag" erforderlich, damit der Vorgang in deinem Lebenslauf keine dauerhaften Kratzer hinterlässt. Vermutlich wird der bisherige Arbeitgeber aber wenigstens zu einem Kompromiss bereit sein: Wenn jemand zum Gehen fest entschlossn ist, macht Querstellen bis zum Schluss kaum Sinn.

Tatsächlich spielen Kündigungen sich ja hauptsächlich im Kopf ab – die Gründe sind meist viel stärker psychologischer als juristischer Art: Arbeitsbedingungen werden als belastend empfunden, die Weiterbildung verläuft schleppend, tritt vielleicht seit langem auf der Stelle, man hat zum neuen Chef „keinen Draht" oder kommt mit bestimmten Kollegen nicht zurecht. Vor dem Brief ans Personalbüro wurde in solchen Fällen vermutlich längst die Innere Kündigung geschrieben.

Typische Folgen sind „Dienst nach Vorschrift", nachlassendes Engagement für die eigene berufliche Entwicklung und eine generelle Distanzierung, die oft in Zynismus ihren Ausdruck findet: Es hat ja doch alles keinen Zweck ... Die tiefe Enttäuschung des Angestellten kann zu psychosomatischen Erkrankungen führen: Wenn du morgens schon mit Magenschmerzen zur Arbeit gehst, ist das eine Warnung deines Körpers, die unbedingt ernst zu nehmen ist. Deine Gesundheit geht definitiv vor, aber die Kündigung des Vertrages sollte dennoch das letzte Mittel bleiben.

Zuvor gibt es nämlich noch diverse lohnenswerte Alternativen. Je nach Lage der Dinge kannst du dich an deine Kollegen wenden, deinen direkten Vorgesetzten ansprechen oder beides. Wahrscheinlich gibt es in deinem Freundeskreis weitere Mediziner, deren Meinung eventuell hilfreich für dich ist.

Suche dir im Forum von MEDI-LEARN (www.medi-learn.de/foren) „Leidensgenossen" und tausche dich mit ihnen über das aus, was dir an deinem Arbeitsplatz zu schaffen macht. Das geht auch anonym und ohne genau zu sagen, wo du beschäftigt bist.

Viele Arbeitnehmer zögern, sich an den Betriebsrat zu wenden, weil das angeblich „vom Chef nicht gern gesehen" wird. Eine vermeidbare Kündigung würde der aber sicher noch viel weniger wollen, und einen Betriebsrat gibt es in Krankenhäusern aus gutem Grund. Behalte auch diese Möglichkeit also zumindest im Blick: Vielleicht lässt sich gemeinsam mit ihm eine Lösung finden, etwa ein Wechsel innerhalb der Klinik.

Darüber hinaus gibt es ein paar einfache Methoden, die eigene Wahrnehmung deiner Situation günstig zu verändern: Lege für dich eine erneute „Probezeit" von zum Beispiel drei Monaten fest, nach der du – unverzüglich und endgültig – über den Verbleib oder Weggang entscheiden wirst. Das kann den emotionalen Druck erheblich vermindern und gibt dir die Chance zu relativ selbstbestimmten Handeln. Die Zwischenzeit kannst und solltest du nutzen, dir Stellenanzeigen im Internet oder im Ärzteblatt anzuschauen und zu überlegen, wo du gerne arbeiten würdest. So kreist du gedanklich nicht immer nur um den einen Arbeitsplatz, den du gegenwärtig hast und an dem du dich nicht wohlfühlst.

UNSER TIPP
Kündigung

Überlege dir gut, nach welchen Zeitabschnitten du kündigen möchtest, da unter Umständen sonst nicht alle von dir geleistete Arbeitszeit auf die Weiterbildung angerechnet wird. Ein Blick in die WBO zuvor sollte lohnenswert sein.

Keine weitere Zeit solltest du jedoch verlieren, wenn deine Gefühle sich durch die genannten Maßnahmen offenkundig nicht kontrollieren lassen. Wenn dir immer die gleichen Gedanken im Kopf herumgehen. Wenn deine Stimmung immer schlechter wird und dich der Lebensmut zu verlassen droht. Das kommt bei Ärzten häufiger vor als bei den meisten anderen Berufsgruppen. Spätestens dann brauchen auch sie, die professionellen Helfer, dringend selbst professionelle Hilfe. Und das schnell, denn manches wird durch Abwarten nicht besser, sondern nur noch schlimmer, für die Seele ebenso wie für den Körper.

Damit es gar nicht erst so weit kommt, ist eine gute Selbstorganisation wichtig. Damit ersparst du dir unnötige Arbeit und Stress. Es gibt dabei verschiedenste Methoden. Probiere sie aus, höre dich bei Kollegen um, wie sie den Klinikalltag regeln und finde heraus, welche Methoden dir etwas bringen:

Auf wichtige Aufgaben konzentrieren, bevor sie dringend werden
Mit dem Eisenhower–Prinzip den Alltag meistern

Als Klinikarzt bist du in einer Welt tätig, in der die Arbeit als Ganzes niemals fertig wird. Der Tagdienst übergibt an den Nachtdienst und dieser an den Tagdienst und so weiter. Um jeden Patienten kümmern sich abwechselnd oder gleichzeitig etliche Mitarbeiter – und von denen gibt es oft zu wenige. Eine Folge ist, dass deine Aufgaben nicht immer klar begrenzt und scheinbar uferlos sind. So mancher Mediziner leidet unter dem ständigen Gefühl, nicht genug zu schaffen. Wer sich selbst und seine Arbeit nicht gut organisieren kann, erlebt oftmals den Beruf – und wahrscheinlich auch schon sein Studium – wie eine ewige Tretmühle.

Dieses Gefühl wird bald zu einer bleischweren emotionalen Last, die du im Dienst und nach Feierabend ständig mit dir herumschleppst. Ratgeber-Literatur zu diesem Thema gibt es natürlich in Hülle und Fülle, aber längst nicht alles, was dazu geschrieben wurde, ist für den Arztberuf relevant. Wir stellen dir deshalb hier einige speziell im Stationsalltag bewährte Techniken der Arbeitsorganisation vor und geben am Ende des Abschnitts außerdem mehrere praxisbezogene Buch-Tipps für den Fall, dass du dich mit diesem wichtigen Thema eingehender beschäftigen möchtest.

Der wichtigste Rat dafür lautet: Eigne dir ein System an, mit dem du alles Wichtige des Tages schaffen kannst, nichts davon vergisst gegebenenfalls auch zu besprechen und dich dabei aber nicht mit zu vielen Kleinigkeiten ewig aufhältst. Versuche letztere eventuell zu delegieren. Dein System muss vor allem eines aushalten: Der Alltag ist stressig, aufgrund vieler Mitarbeiter manchmal unübersichtlich und durcheinander und manchmal machen Notfälle den schönsten Tagesplan zunichte. Trotzdem dürfen dann wichtige Dinge nicht von der Agenda fallen. Auch wenn du sie in deinem Dienst nicht mehr schaffen kannst, ist es deine Aufgabe sicherzustellen, dass sie auf jeden Fall an den nächsten Arzt übergeben werden. Übergabefehler sollten also auf jeden Fall vermieden werden.

Damit dieses gelingt, gibt es viele verschieden Systeme:

- eine normale To-Do Liste auf einem Blatt Papier
- Du könntest die Aufgaben an zentraler Stelle auf Station auf ein Whi-te-Bord schreiben. Vorteil: Jeder sieht, was zu tun ist.
  Nachteil: Du hast die Liste nicht ständig bei dir oder musst parallel auch einen Zettel in deiner Kitteltasche aktualisieren.
- Du kannst die Aufgaben auf dem Stationsbelegungsplan neben dem entsprechenden Patienten notieren.
- Manche machen sich Vorlagen im Computer für immer wiederkehren-de Aufgaben, sodass einfach nur die Lücken ausgefüllt werden müs-sen und nicht jeden Tag wieder alles neu aufgeschrieben werden muss
- die sogenannte Eisenhower-Methode (siehe unten)
- und sicherlich viele weitere mehr

Zusammenfassend kann man sagen: Mache Schriftlichkeit zu deinem obers-ten Gebot! Du kannst dir sowieso nicht alles merken. Der emotionale So-fortgewinn besteht darin, dass du nicht mehr ständig Angst hast, etwas zu vergessen. Gerade Kleinigkeiten geraten an hektischen Tagen leicht aus dem Blick und können das Gefühl der Uferlosigkeit hervorrufen. Darüber hinaus gönnst du dir auf diese Weise am laufenden Band Erfolgserlebnisse, denn was von dir erledigt wurde (oder sich von allein erledigt hat), darfst du durchstreichen. Sehr wahrscheinlich wird das in kürzester Zeit zu dei-ner neuen Lieblingsbeschäftigung werden.

Wenn du das Ganze nicht nur simpel aufschreiben und je nach Zeit oder äu-ßeren Einflüssen abarbeiten möchtest, dann kannst du dich der sogenann-ten Eisenhower-Methode bedienen, die Dwight D. Eisenhower definiert hat. Er war amerikanischer Oberbefehlshaber während des Zweiten Weltkriegs und später dann noch jahrelang Präsident der USA, dürfte also reichlich Er-fahrung mit übervollen Terminkalendern und Stress im Beruf gehabt haben. Nach ihm wurde diese einfache Technik der Selbstorganisation „Eisenho-wer-Prinzip" genannt. Es besagt im Kern, dass du dich nicht so sehr auf die dringenden Aufgaben konzentrieren solltest, sondern lieber auf die wichtigen. Die einen bringen nämlich den Stress, die anderen aber bringen dich weiter.

Wie geht's? Den Aufgaben werden Buchstaben zugeordnet, sodass du auf einen Blick siehst, welchen Status die Aufgabe hat, ob sie also eher wich-tig oder eher dringend ist (A: wichtig und dringend, B: wichtig und nicht dringend, C: dringend und nicht wichtig, D: nicht wichtig und nicht dringend). Daneben kannst du die Aufgaben noch in die Rubriken Zurückstellen (Z), Miniaufgabe (M) oder Routinetätigkeit (R) einteilen. Du erkennst durch diese Methode auf einen schnellen Blick, welche Kategorie eine Aufgabe hat und stürzt dich daher zunächst auf die wichtigen Aufgaben und kommst dem Tagesziel einer abgearbeiteten Liste schnell näher. Anfangs ist dieses System, mit seinen Aufgaben umzugehen, gewöhnungsbedürftig. Je häufiger du es machst, desto schneller wirst du bei der Einteilung und desto wirksamer ist das System.

Es gibt also viele verschiedene Möglichkeiten. Diese können auch je nach Fachrichtung (z. B. konservative Fächer versus chirurgische) anders aussehen. Es gibt Arbeitsbereiche, da fallen mehr Routinetätigkeiten als unregelmäßige ungeplante Dinge an. So eine Station abzuarbeiten bedarf eventuell eines anderen Plans als auf einer Station mit vielen Routinearbeiten. Um die Chance auf eine abgearbeitete Liste zu erhöhen, solltest du darauf achten, die Leerlaufzeiten am Tag so kurz wie möglich zu halten. Sprich: Du kannst keine Kurvenvisite während der Übergabe des Pflegepersonals machen, weil du an die Unterlagen während dieser Zeit nicht herankommst. Dafür könntest du die Zeit eventuell für Briefe oder Angehörigengespräche nutzen. Für einen möglichst reibungslosen Tagesablauf ist es förderlich mit Dingen zu beginnen, die du später noch benötigst und die Wartezeit bedeuten. Sprich: Zuerst Blutabnehmen, damit die Ergebnisse zurück sind, wenn du Visite machen möchtest.

Suche dir als Lückenfüller für plötzlich entstehende Leerlaufzeiten Kleinigkeiten aus, sonst verzettelst du dich nur wieder in der neuen Aufgabe. Sollten

UNSER TIPP

Organisatorisches

Es lohnt sich, Zeit in die Erprobung eines Systems zu stecken, das gut für dich selber funktioniert. Denn die beste fachliche Qualifikation nützt wenig, wenn es an der Organisation hapert.

mehrere Ärzte für eine Station zuständig sein, sollten die Aufgaben verteilt werden. Sprich: Einer ist Ansprechpartner für alles von „außen", also für Angehörige, Pflegepersonal etc, der andere kann in der Zeit relativ ungestört Visite machen oder Briefe schreiben. Damit es dabei nicht zu Unstimmigkeiten kommt, müssen sich die Ärzte untereinander gut und häufig auf den neuesten Stand bringen.

Trotz allen Planens: Es funktioniert nicht immer oder wie Napoleon sagte: Kein Schlachtplan überlebt den ersten Feindkontakt. Bleib tapfer und behalte im Blick, worum es bei alledem in Wahrheit geht: Der Stationsalltag soll dich nicht auffressen und die wichtigsten Dinge des Tages sollten geschafft oder zumindest an die Nachfolger übergeben sein.

Nicht nur auf Arbeit, sondern auch außerhalb der Klinik kannst du etwas zur Entspannung tun. Dir fallen sicher selbst 1000 Möglichkeiten ein, sei es Freunde treffen, Musik hören oder shoppen. Vielleicht findest du im folgenden Text über Stress und dessen Reduktion weitere Inspiration:

Einige Techniken sind leicht erlernbar und wirken praktisch sofort
Effektive Mittel gegen den unvermeidlichen Stress

Wenn irgendetwas im Krankenhaus-Alltag niemals knapp wird, dann ist es das Erleben von Stress. Die Auslöser sind zahlreich – physische Bedingungen wie Hitze und Lärm gehören ebenso auf die Liste möglicher Stressoren wie psychische Faktoren, zum Beispiel Zeitmangel oder eigene stresserzeugende Einstellungen wie Perfektionismus oder Angst vor Fehlern. Soziale Faktoren können ebenfalls Stress verursachen, beispielsweise Streit oder Mobbing. Dabei entsteht Stress eigentlich immer aus dem Zusammenspiel bedrohlicher Stressoren und fehlenden Strategien, Fähigkeiten und Ressourcen, um mit diesen umzugehen.

Stressreaktionen zeigen sich zum Beispiel in folgender Weise:
- Physiologisch/körperlich durch Muskelverspannungen, Infektanfälligkeit, Magen-Darm-Symptome, Konzentrationsschwierigkeiten, Beeinträchtigung der Libido und sexueller Funktionen etc.
- Kognitiv durch Gedankenkreisen, Grübeln und generell negatives Denken
- Emotional durch Gefühle wie Traurigkeit, Niedergeschlagenheit oder Gereiztheit und Aggressivität
- Im Verhalten durch vermehrten Alkohol-, Nikotin- oder Cannabiskonsum, sozialen Rückzug, wenig Bewegung; manche essen deutlich mehr Süßigkeiten und Fastfood, während andere aufhören zu essen.

Wir neigen heute dazu, Stress fast ausschließlich unter seinen negativen Aspekten zu betrachten, aber tatsächlich gehört Stress untrennbar zum menschlichen Leben und kann sogar sehr positiv wirken. So setzt eine Stressreaktion kurzfristig ungemein viel Energie und Kraft frei, sodass man etwa beim Lernen eine „Nachtschicht" einlegen und kurzfristig hohe Leistungen erbringen kann. Auch wenn du frisch verliebt bist, bemerkst du ähnliche Symptome wie im Stress, bewertest diese aber natürlich total anders. Man kann also sagen, dass Stress nicht generell gut oder schlecht ist, vielmehr sind die Dauer und Stärke des Stresses wie auch die Erholungsmöglichkeiten nach stressigen Phasen entscheidend.

Im Arbeitsleben geht es allerdings leider kaum um positiven Stress in Form von Schmetterlingen im Bauch, sondern meist um eine ganz andere Form ständiger Anspannung, die dir die Laune verdirbt und dich auf Dauer mit großer Wahrscheinlichkeit krank macht. Dabei ist es enorm wichtig zu prüfen, an welcher Stelle du wirkungsvoll gegen Stress vorgehen kannst. Da du nur selten die äußeren Ursachen wirksam beeinflussen kannst, ist die Fähigkeit zur „internen" Stressbewältigung umso wichtiger. Der häufigen oder dauernden Anspannung bei der Arbeit gilt es zum Ausgleich eine gleichwertige Entspannung entgegenzusetzen. Um es gleich zu sagen: Das rein passive Liegen auf der Couch vor laufendem Fernseher ist zwar für den Moment ganz nett, aber für eine nachhaltige Stressbewältigung komplett ungeeignet. Grundsätzlich kann man zwischen einem eher langfristigen, präventiven Vorgehen und Akut-Interventionen bei bereits vorhandenem Stress unterscheiden.

Effektive Entspannung garantieren aktive Techniken wie Autogenes Training, Yoga, Tai Chi und manche Formen der Meditation. Überwiegend erfordern sie jahrelanges Lernen und Üben, sodass viele Interessierte bereits wieder aufgeben, bevor nennenswerte Wirkungen überhaupt eintreten konnten. Eine Ausnahme stellt die Progressive Muskelentspannung dar, die der amerikanische Physiologe Edmund Jacobson in den 1930er Jahren entwickelt hat. Auch diese muss man regelmäßig trainieren, jedoch gilt sie als verhältnismäßig einfach zu erlernen und erste Erfolge stellen sich oft schnell ein. Für Anfänger lohnt sich die Anschaffung einer CD, die Schritt für Schritt durch die Übungen führt, oder die Teilnahme an einem Kurs, den man zum Beispiel in der Volkshochschule und in manchen Fitnessstudios belegen kann. Eine andere Möglichkeiten zur Entspannung sind Fantasiereisen.

GELAUSCHT

Stress im Beruf

Ein Stressvergleich unterschiedlicher Fachrichtungen wurde hier diskutiert:
- www.medi-learn.de/AK074

Dabei handelt sich um eine Imaginationstechnik und Wahrnehmungsübung, bei der du dir positiv besetzte Situationen wie einen warmen Sommertag am Strand oder den Aufenthalt an einem fiktiven Ort vorstellst, an dem du dich besonders geborgen fühlst. Auch hier kann eine CD mit Anleitungen und meditativer Musik dir den Start erleichtern, denn der fällt den allermeisten Menschen verblüffend schwer.

Ein in den letzten Jahren populärer Ansatz zur Stressbewältigung ist das Thema Achtsamkeit/Mindfulness, das ursprünglich aus dem Buddhismus stammt. Hier geht es vor allem darum, sich des eigenen Körpers, Verhaltens, Denkens und Fühlens bewusst zu werden und entsprechend zu handeln, um so zum Beispiel möglichst frühzeitig Erschöpfung und körperliche Beschwerden zu erkennen und gegensteuern zu können. Auch hier gibt es eine Reihe von Seminaren und Kursen sowie Selbsthilfebücher, mit denen du gute erste Einblicke bekommen kannst.

Sich Zeit zu lassen ist zur seltenen Kunst geworden, denn Ungeduld und Eile sind uns vor allem im schnell getakteten Berufsleben in Fleisch und Blut übergegangen. Aber auch nach Feierabend trommeln wir innerlich schon mit den Fingern, wenn unser Rechner zum Hochfahren mal zwei Sekunden länger braucht oder der Mitmensch vor uns an der Ladenkasse nach Kleingeld zu suchen beginnt. Dieser ständige neurophysiologische Alarmzustand stellt laut verschiedener Quellen inzwischen eine der größten gesundheitlichen Gefahren unserer Lebenswelt dar und hat Depressionen zur zweithäufigsten Ursache für Arbeitsunfähigkeit werden lassen. Wirksame Entspannung und regenerative Strategien gehören deshalb heute mindestens ebenso selbstverständlich zum Gesundbleiben wie Sport und ausgewogene Ernährung. Sie stellen darüber hinaus auch eine wichtige Grundlage für dauerhaft effektives Arbeiten dar. Mit regelmäßigen Pausen und „Krafttanken" leistest du einfach mehr.

Neben den recht übungs- und zeitintensiven Techniken sind eine Reihe kürzerer, alltagstauglicher Strategien hilfreich. In einem Arbeitsumfeld mit hohem Geräuschpegel beispielsweise kann es schon hilfreich sein, wenn du dich einmal für fünf bis zehn Minuten aus dem hektischen Geschehen zurückziehst und dir ein ruhiges Plätzchen suchst. Auf einer Terrasse, einer Gartenbank oder selbst auf einer Toilette kannst du eine kurze Auszeit nehmen. Auch ist Stress bei der Arbeit nicht immer in Gänze vermeidbar. Um so mehr kommt es deshalb generell darauf an, dir neben der Arbeit einen Ausgleich zu suchen und dir genug Raum fürs Privatleben zu schaffen: Ob das deine Familie, ein sportlicher Ausgleich oder ein kreatives Hobby ist, bleibt dir und deinen Interessen überlassen. Entspannung und Stressbewältigung sind sehr individuelle Themen, die du ernst nehmen und für die du deinen eigenen Weg finden solltest. Entscheidend ist, dass du auf dich aufpasst – vor allem, wenn es stressig zugeht – und ein paar Ideen hast, damit es gar nicht erst dauerhaft stressig wird.

Besonders wichtig ist die eigene Arbeitsorganisation, wenn du in Teilzeit tätig bist.

Mehr Freizeit, weniger Gehalt und öfters schwierige Organisation
Arbeit in Teilzeit gestaltet sich nicht immer einfach

Hat die Freizeit eine höhere Priorität als Geld, ist Teilzeit eine Option. Weniger Arbeit für entsprechend weniger Geld – damit sind nicht alle Arbeitgeber glücklich, aber für Ärzte mit Kindern gibt es zumindest zeitweise kaum eine andere Möglichkeit. Eltern sind nicht die Einzigen, die in Teilzeit arbeiten. Gerade nach der Facharztprüfung ist das Gehalt für Teilzeit oft ähnlich hoch wie für den Vollzeitjob während der Weiterbildung; und das bei mehr Freizeit beziehungsweise Zeit für andere Dinge. Während der Facharztweiterbildung ist Teilzeit unüblich, da das Gehalt sowieso schon nicht üppig ist und sich die Weiterbildungszeit nicht endlos in die Länge ziehen soll.

Antrag an die Landesärztekammer

Anspruch auf Teilzeit hast du nur, sofern dein Vertrag es nicht von Anfang an anders vorsieht. Und auch dann nach frühestens sechs Monaten in deinem Job und bei Betrieben mit mehr als 15 Mitarbeitern. Laut Gesetz dürfen auch keine „betrieblichen Gründe" gegen die Teilzeittätigkeit sprechen. In der Elternzeit ist es einfacher: Du hast drei Jahre lang Anspruch auf Teilzeit im Umfang von 15 bis 30 Stunden pro Woche. Den „Antrag auf Weiterbildung in Teilzeit" musst du an die Landesärztekammer (LÄK) stellen und bereits bei Antragstellung den Umfang angeben. In der Realität erkennen die LÄKs nur Anträge mit einer Teilzeittätigkeit über 50 Prozent an.

Selbst wenn du dem Arbeitgeber vorher mitgeteilt hast, dass du drei Jahre in Berufspause gehen wirst, kannst du deine Meinung ändern und in Teilzeit arbeiten – das ist dann nur schwer (aus „dringenden betrieblichen Gründen") vom Arbeitgeber abzulehnen. Allgemein kann der Arbeitgeber deinen Teilzeitplänen bis vier Wochen vor Antritt widersprechen – im Krankenhaus kann aber meistens lediglich beanstandet werden, wie genau die Wochenstunden aufgeteilt sind.

Der Klassiker: Halbe Tage arbeiten

Der klassische Grund für die Arbeit in Teilzeit ist die Kinderbetreuung. Entsprechend sieht auch die klassische Aufteilung der Teilzeitarbeit aus: Du gehst jeden Tag zur Arbeit, bleibst aber nur für wenige Stunden; zum Beispiel von 9 bis 13 Uhr, während die Kinder in der KiTa oder der Schule sind. Im Krankenhaus ist diese Form der Teilzeit oft nur schwer realisierbar, weil Arbeitsabläufe eher auf längere Zeiten angelegt sind. Besonders im stationären Bereich ist es häufig schwer, mitten am Tag die Übergabe an deine Kollegen zu machen. Besser geht das in Ambulanzen, Praxen, der Funktionsdiagnostik oder anderen Arbeitsstätten mit kurzen „Prozesszeiten". Leider lassen sich Arbeitszeiten in diesen Bereichen nicht immer auf die Weiterbildung anrechnen. Es ist außerdem vom guten Willen des Arbeitgebers abhängig, jemanden dauerhaft dort einzusetzen. Viele Kollegen sehen zudem die Funktionsdiagnostik als „Sahnehäubchen" und werden sich ihren Job dort nicht streitig machen lassen.

Eine Woche Arbeit, eine Woche frei

Das Problem mit den unterbrochenen Prozesszeiten kannst du umgehen, in dem du immer eine Woche Vollzeit mit einer Woche frei abwechselst. Das ist in Deutschland auch für die Kliniken besser realisierbar, da sie diese Situation quasi wie Urlaub handhaben. Für dich selber ist es eventuell erfüllender, da du jeden Tag voll da bist und Aufgaben zu Ende führen kannst. Wenn der Grund für deine Teilzeitarbeit war, dass du mehr Zeit für andere Dinge haben wolltest, so könntest du mit „Eine Woche Arbeit, eine Woche frei" glücklich werden, denn du hast im Endeffekt mehr Urlaub. Die Kinderbetreuung in so einem Modell ist schwierig.

Die 3-Tage-Woche

Eine weitere Möglichkeit ist, dass du je nach Stundenzahl nur zwei, drei oder vier Tage pro Woche arbeiten gehst. Der Vorteil gegenüber der Halbe-Tage-Methode ist, dass deine Teilzeit weniger durch Überstunden gefährdet ist. Wenn du an einigen Tagen in der Woche nicht da bist, bist du nicht da. Wenn du dagegen jeden Tag eigentlich um 13 Uhr gehen willst, besteht die Gefahr, dass du schnell mal etwas länger bleibst. Ein Nachteil ist, gerade bei nur wenigen Arbeitstagen, dass die Kontinuität verloren geht. Das erschwert die

Stationsarbeit: Patienten haben z. B. keinen durchgängigen Ansprechpartner oder du selbst bekommst den aktuellen Verlauf nicht mit. In Ambulanzen, der Funktionsdiagnostik oder Ähnlichem ließe sich das besser organisieren, wenn es denn möglich ist, dort eingesetzt zu werden.

Der Preis für die Freizeit

Es haben sich schon viele Leute Gedanken über Arbeitszeiten gemacht. So gibt es zum Beispiel ein Buch namens „Die 4-Stunden-Woche". Der Künstler Helge Schneider übertreibt noch stärker: Er lässt eine seiner Figuren beim Arbeitsamt fragen, wann denn die 2-Stunden-Woche eingeführt wird. Das ist beides selbstverständlich nicht umsetzbar, doch die Vorteile der Teilzeitarbeit liegen auf der Hand: mehr Zeit für andere Dinge. Für Kinder, Privatleben, Sport, Ehrenamt, eventuell einen anderen Job. Der Abstand zum Arbeitsalltag tut Körper und Psyche gut. Klar ist auch, dass es für weniger Arbeit auch weniger Gehalt gibt, doch das ist es Vielen wert. Probleme treten vor allem während der Ausbildung zum Facharzt auf, weil du länger brauchen wirst, um die erforderlichen Weiterbildungszeiten zu sammeln. Gerade direkt nach der Uni ist es empfehlenswert, Vollzeit zu arbeiten, um die Grundlagen zu lernen und dabei vom noch frischen Wissen aus dem Studium zu profitieren. Denke auch daran, dass einige Vorgesetzte und Kollegen Teilzeit nicht gerne sehen. In der Weiterbildung könntest du Probleme bekommen, in speziellen Bereichen eingesetzt zu werden, weil du „ja nie da bist".

ZUSAMMENFASSUNG

Arbeitszeit und -belastung

Kein „nine-to-five" Job

Für einen „nine-to-five" Job hast du dich als Assistenzarzt nicht gerade entschieden. Arbeit zu den verschiedensten Tag- und Nachtzeiten wird für dich dazugehören, wenn du in einer Klinik arbeitest, denn Leute sind nicht nur montags bis freitags 9 bis 17 Uhr krank. Grundsätzlich gibt es zwei verschiedene Systeme, um einen kontinuierlichen Betrieb aufrecht zu erhalten: Das Schichtsystem mit 12-Stunden-Schichten oder im Drei-Schicht Modell. Und das Dienstsystem, bei dem es „reguläre" Arbeitszeiten gibt, du aber zusätzlich mehrere Male pro Monat zum Dienst eingeteilt wirst.

„Ich habe Dienst"

Im Schichtsystem arbeiten Ärzte am ehesten auf Intensiv- oder Intermediate Care-Stationen. Im Dienstsystem eher auf Normalstationen und Ambulanzen. 88 Prozent der befragten Ärzte machen Dienste. „Dienst haben" wird sehr unterschiedlich definiert, aber es ist immer etwas, das mit Arbeit außerhalb der regulären Arbeitszeit zu tun hat, z. B. nachts. Manchmal erwartet dich der erste „Dienst" nach zwei Wochen im Job, manchmal erst nach einem halben Jahr Schonfrist.

Ruhe bewahren und rechtzeitig um Hilfe bitten

Natürlich müssen abends/nachts/am Wochenende meist weniger Ärzte arbeiten. Das bedeutet aber auch, dass diejenigen, die da sind, eigenverantwortlicher handeln. Als Diensthabender bist du immer unter einer im ganzen Haus bekannten Nummer zu erreichen. Der dazu gehörenden Pieper/das Telefon wird jeweils an die Person weiter gereicht, die Dienst hat. Wie immer ist eine gute Zusammenarbeit mit Kollegen und Pflegekräften wichtig. Bei Problemen, die du selbst nicht lösen kannst, kannst du deinen „Hintergrund" anrufen. Das ist ein Oberarzt oder erfahrener Altassistent, der dir Fragen beantwortet und auch zu Hilfe eilt, wenn es brennt.

„Schluss mit den Millionen unbezahlten Überstunden"

Im Arbeitsvertrag gibt es immer einen Absatz über Mehrarbeit. Wenn du Überstunden machst, ist das Mindeste, sie zu dokumentieren. Bei einer Umfrage kam heraus, dass bei 22 Prozent der Ärzte trotzdem keinerlei Vergütung erfolgt. Von Klinik zu Klinik gibt es riesige Unterschiede, wie mit Mehrarbeit umgegangen wird und was im Bezug auf Arbeitszeiten als „normal" empfunden wird.

ZUSAMMENFASSUNG

Arbeitszeit und -belastung

Auch auf die eigene Gesundheit achten

Du bist in einer Welt tätig, in der die Arbeit als Ganzes niemals fertig wird. So besteht die Gefahr, dass du über deine physischen und psychischen Grenzen hinaus arbeitest. Doch als Arzt bist du nicht nur für die Gesundheit der Patienten verantwortlich, sondern auch für deine eigene. Genügend Schlaf, gesunde Ernährung, Regelmäßigkeit, Bewegung und besonders das soziale Umfeld tragen sehr dazu bei. Höre ab und zu mal in dich hinein, such dir Leute zum Reden und zögere nicht, Hilfe in Anspruch zu nehmen.

Teilzeit erst nach der Weiterbildung zu empfehlen

Hat die Freizeit eine höhere Priorität als Geld, ist Teilzeit eine Option: weniger Arbeit für entsprechend weniger Geld. Es gibt verschiedene Formen: Du kannst z. B. halbe Tage arbeiten, dir eine 3- oder 4-Tage-Woche einrichten oder nach dem Prinzip „eine Woche Arbeit – eine Woche frei" arbeiten. In der Weiterbildung ist es empfehlenswert, erst einmal Vollzeit zu arbeiten. Erstens ist Teilzeit während der Weiterbildung sehr schwer zu beantragen und zweitens musst du erst einmal die Grundlagen lernen und kannst dabei vom noch frischen Uni-Wissen profitieren.

Arzt und Familie

Deutsches Recht gilt im internationalen Vergleich als besonders streng
Umfassender Schutz in Schwangerschaft und Stillzeit

In kaum einer Nation sind Schwangere und junge Mütter im Arbeitsleben so umfassend geschützt wie in Deutschland. Und das schon sehr lange, denn das Mutterschutzgesetz sowie die Verordnung zum Schutze der Mütter am Arbeitsplatz wurden in den vergangenen fünf Jahrzehnten praktisch nicht verändert. Beide betreffen jedoch ausschließlich angestellte und verbeamtete Arbeitnehmerinnen, also zum Beispiel nicht Studentinnen, die ein Praktikum ableisten. Ob in Voll- oder Teilzeit gearbeitet wird, spielt dagegen ebenso wenig eine Rolle wie eine Befristung des Beschäftigungsverhältnisses. Vielmehr gilt ein fast lückenloser Kündigungsschutz vom Beginn der Schwangerschaft bis mindestens vier Monate nach der Entbindung.

Die eigentliche Mutterschutzfrist beginnt sechs Wochen vor dem errechneten Geburtstermin (ET) und dauert nach der Entbindung noch weitere acht, bei Mehrlings- und Frühgeburten zwölf Wochen. Stellt sich der Nachwuchs früher ein, verkürzt sich zwar die Zeit vor der Entbindung, doch dafür verlängert sich die Zeit danach entsprechend. Während dieser 14 oder 18 Wochen wird das Mutterschaftsgeld gezahlt.

Allerdings darf eine Schwangere, falls keine Krankschreibung oder ein Beschäftigungsverbot vorliegt, auf den Mutterschutz vor dem ET ganz oder teilweise verzichten. Das kann beispielsweise Sinn machen, wenn sie sich in der Weiterbildung befindet und noch schnell einen laufenden Abschnitt zu Ende führen möchte. Denn die Zeit des Mutterschutzes zählt nicht zur Weiterbildungszeit. Immerhin wird sie bei der Einordnung in

> ## UNSER TIPP
>
> ### Schutz in der Schwangerschaft
>
> Diese Regelungen gelten natürlich erst ab dem Zeitpunkt, an dem du deine Schwangerschaft deinem Arbeitgeber, sprich der Verwaltung, offiziell mitteilst. Solltest du ein frühes „Coming out" z. B. aus Angst vor einer möglichen Fehlgeburt scheuen, so ist es vielleicht sinnvoll, dir zumindest einen Vertrauten in der Klinik zu schaffen, der dir z. B. potenziell infektiöse Tätigkeiten abnimmt und helfend zur Seite steht.

Gehaltsgruppen oder -stufen berücksichtigt, so dass der werdenden Mutter in dieser Hinsicht kein finanzieller Nachteil entsteht.

Nicht erst in den Wochen vor der Geburt, sondern schon ab dem Zeitpunkt der Meldung der Schwangerschaft beim Arbeitgeber sind sehr zahlreiche Vorschriften zu beachten. Es darf von nun an nicht mehr nachts (zwischen 20 und sechs Uhr), sonntags oder an Feiertagen gearbeitet werden. Innerhalb von zwei aufeinander folgenden Wochen sind nicht mehr als insgesamt 90 Stunden erlaubt.

Streng und detailreich geregelt sind außerdem die Art der Tätigkeit und die Arbeitsumgebung. Verboten sind unter anderem schwere körperliche Arbeit, häufiges Bücken, Beugen, Strecken und Verletzungen durch Stürze oder Ausrutschen sollen vermieden werden. Als „erhöhte Unfallgefahr" wird auch der Umgang mit unruhigen und potenziell aggressiven Patienten angesehen. Tätigkeiten mit Notfallcharakter sind generell untersagt, sei es im Rettungswagen oder der Klinik.

Vorrangig im Hinblick auf mögliche Infektionen ist Schwangeren jedes Hantieren mit Injektionsnadeln und Skalpellen verboten. Daher besteht ein Beschäftigungsverbot für Blutabnahmen, Injektionen, chirurgische Eingriffe jeder Art sowie Labortätigkeiten mit dem Risiko eines ungeschützten Blutkontakts. Ebenfalls wegen der Infektionsgefahr ist schwangeren Medizinerinnen der Umgang mit Kindern nur erlaubt, wenn sie selbst einen nachgewiesenen Titer gegen Röteln, Ringelröteln, Zytomegalie, Windpocken, Pertussis, Masern und Hepatitis haben.

Lang ist überdies die Liste der chemischen Stoffe, mit denen werdende und stillende Mütter am Arbeitsplatz nicht in Kontakt kommen sollen. Auf der Liste der so genannten CMR-Stoffe, die krebserzeugend, erbgutverändernd oder fortpflanzungsgefährdend wirken können, stehen Labor- und Röntgenchemikalien, Narkosegase, Zytostatika und etliche andere.

Beim Umgang mit ionisierenden Strahlen und Radionukliden besteht ein generelles Beschäftigungsverbot im Sperrbereich und gleichermaßen für den Umgang mit Patienten, denen radioaktive Stoffe appliziert wurden. Beim Einsatz mobiler Röntgengeräte zum Beispiel auf der Intensivstation muss die werdende Mutter während des Aufnahmevorgangs den Raum verlassen. Lassen sich Gefährdungen nicht durch eine Umgestaltung des

Arbeitsplatzes aus schließen, kommen ein Arbeitsplatzwechsel oder in letzter Konsequenz die Freistellung infrage.

Nur wenigen Frauen ist bewusst, dass der Mutterschutz vom Gesetzgeber nicht ausdrücklich befristet wurde. Beinahe alle Regelungen sind nicht nur während der Schwangerschaft und nach der Geburt während der achtwöchigen Schutzfrist anzuwenden, sondern grundsätzlich während der gesamten Stillzeit. Ein Weitergelten beispielsweise für ein ganzes Jahr nach der Entbindung ist in der Rechtsprechung unstrittig, falls noch gestillt wird.

> ## SURFTIPP
> ### Gesetze
>
> Wenn du das „Gesetz zum Schutz der erwerbstätigen Mutter" in Gänze nachlesen möchtest, findest du dieses auf den Seiten des Bundesministeriums der Justiz:
> - Mutterschutzgesetz
>   www.medi-learn.de/AK075

Unabhängig vom Mutterschutz kannst du Kindergeld beantragen, musst dich um eine Krankenversicherung für das Kind kümmern und einiges mehr:

Eltern bekommen viele Vergünstigungen und Zuschüsse
Geld, Rente, Krankenversicherung

Bestimmt hast du dich während deines Studiums mit dem Kindergeld beschäftigt – nämlich mit dem, das deine Eltern für dich bekommen und das wegfällt, wenn du zu viel verdienst oder zu alt wirst. Wenn du ein Kind bekommst, wird es wieder Zeit, sich mit dem Kindergeld zu beschäftigen. Und es gibt noch mehr zu beachten: Das Kind braucht eine Krankenversicherung, deine eigene Krankenversicherung könnte sich ändern und du darfst das Formular V800 nicht vergessen. Jedes Kind bringt dir 36 Monate für die Rentenversicherung.

Deine Rente liegt wahrscheinlich in weiter Ferne. Trotzdem fließen bei Arbeitnehmern ab dem ersten Monat Beiträge in die Rentenversicherung. Wenn du in Elternzeit bist, arbeitest du nicht und würdest theoretisch keine weiteren Rentenansprüche erwerben. Zum Glück wird nicht nur Arbeits-, sondern auch Kinderbetreuungszeit angerechnet. Früher waren Ärzte von dieser Regelung ausgenommen, denn sie sind nicht Mitglied in der gesetzlichen Rentenversicherung, sondern in einem berufsständischen Versorgungswerk.

Seit einer erfolgreichen Klage 2005 gilt aber auch für sie: 36 Monate werden pro Kind angerechnet (nur 12 Monate, wenn das Kind vor 1992 geboren ist). Der Haken: Diese Sache läuft über die gesetzliche Rentenversicherung, in die du ja normalerweise als Arzt nicht einzahlst. Einen Rentenanspruch gewährt sie aber erst ab 60 Monaten – also erst, wenn du mehrere Kinder bekommst oder freiwillig nachzahlst, um auf die 60 Monate zu kommen. Nutze das Formular V800 für den Antrag.

Kindergeld gleich nach der Geburt beantragen für euer Kind

Kindergeld bekommst du, sobald du den Antrag eingereicht hast. Fülle ihn also möglichst bald nach der Geburt aus und reiche ihn bei der Familienkasse der Arbeitsagentur ein. Für die ersten beiden Kinder hast du Anspruch auf 190 Euro pro Monat, für das dritte Kind 196 Euro und ab dem vierten Kind 221 Euro (Stand: Feb. 2016). Das Geld wird bis zum 18. Geburtstag des Kindes gezahlt. Solange das Kind eine Ausbildung macht oder studiert, fließt auch darüber hinaus Kindergeld – maximal bis zum 25. Geburtstag. Solltest du Wehr- oder Zivildienst bzw. einen berücksichtigungsfähigen Freiwilligendienst (z. B. freiwilliges soziales oder ökologisches Jahr) geleistet haben, so verlängert sich - sofern noch eine erste Ausbildung oder Studium absolviert wird - der Kindergeldanspruch auch über das 25. Lebensjahr hinaus um die in den Diensten abgeleisteten Zeiträume.

SURFTIPP

Anträge und Formulare

Formular V800 und andere Anträge auf der Seite der Deutschen Rentenversicherung herunterladen:
- www.medi-learn.de/AK076

Auch das Kind braucht eine Krankenversicherung

Wie du das Kind krankenversicherst, hängt davon ab, wer der „Haupternährer" der Familie ist. Ist er in einer Privaten Krankenversicherung (PKV), so fallen auch PKV-Beiträge für das Kind an. Ist der Haupternährer in einer Gesetzlichen Krankenversicherung (GKV) versichert, so ist das Kind beitragsfrei mitversichert, also „familienversichert!" Beachte, dass sich auch die Krankenversicherung der Mutter ändern kann. Bei der PKV würde sich nichts ändern, bei der GKV gibt es dagegen verschiedene Szenarien:

– Die Mutter ist gesetzlich pflichtversichert: Versicherungsschutz wird beitragsfrei fortgeführt.
– Die Mutter ist freiwillig gesetzlich versichert

- und ihr Ehepartner in der GKV pflichtversichert:
  Beitragsfreie Familienversicherung.
- und ledig bzw. der Ehepartner ist in der PKV oder ebenfalls freiwillig in der GKV: Beitragspflicht in der GKV.

Reduzierter Beitrag für die LÄK

Der jährliche Beitrag für die Landesärztekammer errechnet sich normalerweise anhand des Einkommens des Vor-Vorjahres. So errechnet sich beispielsweise der LÄK-Beitrag für 2016 aus dem Einkommen des Jahres 2014. Du kannst einen Antrag auf Reduzierung sowohl bei Teilzeittätigkeit als auch bei Elternzeit stellen, da du in beiden Fällen weniger verdienst. Wie stark die Reduktion genau ist, kannst dir deine LÄK erklären – meist reicht ein einfacher Anruf.

UNSER TIPP

Wissenswertes zum Thema Kindergeld

- Bundesministerium für Familie: www.medi-learn.de/AK077
- Wissenswertes zum Thema Studienfinanzierung, Kindergeld und anderes: www.medi-learn.de/AK078
- Du bist noch kein Arzt, sondern mitten im Studium? Dann hilft dir vielleicht diese Seite: www.medi-learn.de/AK079

Bis zu 1800 Euro monatlich im ersten Jahr nach der Geburt

Ausgleich für vermindertes Eltern-Einkommen

Zeit mit dem eigenen Kind ist unschätzbar wertvoll. Damit diese Zeit insbesondere kurz nach dessen Geburt kein seltener Luxus bleibt, erhalten Eltern hierzulande Ausgleichszahlungen für mögliche Einkommenseinbußen. Das ist zunächst das Mutterschaftsgeld, das in der Zeit des Mutterschutzes gezahlt wird. Es kann frühestens sieben Wochen vor dem errechneten Geburtstermin unter Vorlage einer aktuellen Bescheinigung des Gynäkologen beantragt werden.

Gesetzlich versicherte Frauen bekommen von ihrer Krankenkasse maximal 13 Euro pro Kalendertag und darüber hinaus vom Arbeitgeber die verbleibende Differenz zu ihrem durchschnittlichen Nettolohn oder -gehalt in den vorhergehenden drei Monaten. Faktisch kommt also die gleiche Summe aufs

Konto wie vorher. Das Durchschnittsnetto des letzten Quartals abzüglich 13 Euro pro Tag erhalten auch Privatpatientinnen, jedoch keinen Zuschuss von ihrer Versicherung. Stattdessen kann beim Bundesversicherungsamt eine einmalige Pauschale von 210 Euro beantragt werden.

INFO

Bundesversicherungsamt

Bundesversicherungsamt
Mutterschaftsgeldstelle
Friedrich-Ebert-Allee 38
53113 Bonn
www.medi-learn.de/AK793

Wer sich auch nach der Mutterschutzfrist zu Hause um den Nachwuchs kümmert, anstatt in Vollzeit zu arbeiten, kann das so genannte Elterngeld beantragen. Dessen Höhe hängt davon ab, wie viel in den letzten zwölf Monaten vor Geburt des Kindes verdient wurde. Sollten während dieser Zeit in einigen Monaten Lohnersatzleistungen wie Krankengeld gezahlt worden sein, werden diese Monate nicht, dafür jedoch frühere mit normalem Gehalt in die Berechnung aufgenommen.

UNSER TIPP

Elterngeld

Da der Netto- und nicht der Bruttoverdienst als Berechnungsgrundlage für das Elterngeld dient, kann es ggf. sinnvoll sein, einen Steuerklassenwechsel mindestens sieben Kalendermonate vor Beginn des Mutterschutzes vorzunehmen, so dass bei Ehepaaren der länger in Elternzeit bleibende Teil aus Steuerklasse 5 in 3 wechselt.

Anspruch auf Elterngeld haben im Prinzip alle Mütter und Väter, die mit ihrem Kind im selben Haushalt wohnen und seinetwegen in der Zeit nach der Geburt auf Einkommen ganz oder teilweise verzichten. Sie erhalten 67 Prozent (Stand 2016) des durchschnittlichen Nettoverdienstes im vergangenen Jahr einschließlich ihrer Sozialabgaben, verfügen also über mehr als zwei Drittel ihres bisherigen Einkommens.

Das Elterngeld beträgt maximal 1.800 Euro. Das Elterngeld selbst ist steuer- und sozialabgabenfrei, wird allerdings fiktiv bei der Ermittlung des persönlichen Steuersatzes mitgezählt.

ZUSAMMENFASSUNG

Arzt und Familie

Deutsches Recht besonders streng
In kaum einer anderen Nation sind Schwangere und junge Mütter im Arbeitsleben so umfassend geschützt wie in Deutschland, egal ob sie in Voll- oder
Teilzeit arbeiten. Der Kündigungsschutz reicht vom Beginn der Schwangerschaft bis mindestens vier Monate nach der Entbindung. „Mutterschutzgesetz" und „Verordnung zum Schutze der Mutter am Arbeitsplatz" gelten aber
praktisch nur für angestellte oder verbeamtete Arbeitnehmerinnen, u.a. nicht
für Studentinnen im Praktikum.

14 bis 18 Wochen Mutterschutz
Der „Mutterschutz" beginnt sechs Wochen vor dem errechneten Geburtstermin (ET) und dauert nach der Entbindung mindestens acht Wochen an.
Während der gesamten Zeit wird Mutterschaftsgeld von Krankenkasse und
ggf. Arbeitgeber gezahlt, welches etwa der Höhe des vorherigen Nettolohnes
der (werdenden) Mutter entspricht.

Freiwillig bis (fast) zur Geburt weiterarbeiten
Schwangere können freiwillig auf den Mutterschutz vor dem ET verzichten
– finanzielle Nachteile bringt dies nicht, da Schwangere ggf. in bestimmte
Gehaltsstufen eingeordnet werden. Auf jeden Fall gelten ab der Meldung der
Schwangerschaft an den Arbeitgeber strenge Regeln: Verbot der Nacht-, Sonn-
und Feiertagsarbeit sowie bestimmter „gefährlicher" und potentiell infektiöser
Dinge, u.a. der Umgang mit jeglichen Skalpellen und Injektionsnadeln!

Für jedes Kind 36 Monate auf Rente angerechnet
Pro Kind werden 36 Monate als „Kinderbetreuungszeit" auf die Rentenversicherung angerechnet. Der Haken: Rentenanspruch erst ab 60 Monaten – also erst bei
mehreren Kindern oder freiwilliger Nachzahlung der fehlenden Monatsbeiträge.

Kindergeld gleich nach Geburt beantragen
Kindergeld für dein Kind solltest du möglichst bald nach der Geburt beantragen,
denn das Geld gibt es, sobald du den Antrag eingereicht hast. Aktuell (Feb. 2016)
gibt es für die ersten beiden Kinder 190 Euro, für das dritte 196 Euro und ab dem
vierten Kind 221 Euro pro Monat - mindestens bis zu deren 18. Geburtstag.

Kind braucht Krankenversicherung!
Beachte, dass auch das Kind krankenversichert werden muss.

Elterngeld bei Verzicht auf Vollzeit-Job
Das Elterngeld beträgt 67 % des durchschnittlichen Nettoverdienstes (Stand
2016) im vergangenen Jahr, es liegt bei mindestens 300 Euro und maximal bei
1.800 Euro.

Softskills

Meist ist es sinnvoller, Ratsuchende an ihren Hausarzt zu verweisen

Mediziner–Rolle endet nicht mit dem Feierabend

Spätestens mit der Approbation bist du für dein berufliches Sein und Tun in vollem Umfang verantwortlich. Aber auch im privaten Umfeld wirst du in nicht wenigen Situationen als Arzt gesehen und als solcher in Anspruch genommen: Freunde und Verwandte fragen mal beiläufig nach deiner Meinung, mal nach einer Diagnose – am besten komplett mit detaillierten Therapieempfehlungen und Rezept. Dieses Phänomen, das nicht allein Mediziner betrifft, kann zu durchaus heiklen Situationen führen.

Ein wesentlicher Grund dafür ist die weitverbreitete Ansicht, dass alle Ärzte in etwa die gleiche Ausbildung und folglich das gleiche Fachwissen haben. Dass du aber nach mehreren Jahren Weiterbildung in der Orthopädie nicht wirklich viel über Hautausschläge und Augenverletzungen sagen kannst, stößt folglich meist auf Unverständnis oder bringt dir zumindest skeptische Blicke ein. Und du selbst kommst dir auch ein bisschen komisch vor, weil du so lange Zeit nach dem Hammerexamen natürlich viele Details nicht mehr auswendig kennst.

GELAUSCHT

Tipps im Forum

Strategien, um in der Freizeit nicht den Doktor für die Umgebung spielen zu müssen, werden im MEDI-LEARN-Forum diskutiert (CAVE: nicht alles immer allzu ernst nehmen!)
- www.medi-learn.de/AK080

Mit zunehmender Erfahrung wirst du wohl im engsten Familienkreis die medizinischen Standardprobleme in den Griff bekommen. In allen Zweifelsfällen und mehr noch bei dir wenig bekannten Personen empfiehlt es sich jedoch, die Ratsuchenden an ihren Hausarzt zu verweisen. Der kenne die Krankengeschichte schließlich besser, lautet eine leicht einsehbare und zudem wahrscheinlich zutreffende Begründung dafür, dass du die an dich gestellten Erwartungen diesmal zur Sicherheit nicht erfüllen möchtest.

Der Gang zum niedergelassenen Arzt mit Kassen-Zulassung wird ja ohnehin erforderlich, wenn es um die Bescheinigung einer Arbeitsunfähigkeit geht. Wohl darfst du im Privatleben schon mal per Bescheinigung einen Schüler für einige Tage vom Sportunterricht befreien, aber keinen „gelben Schein" für einen Arbeitnehmer ausstellen.

Zwar im juristischen Sinne erlaubt, aber gleichwohl riskant und deshalb unverantwortlich sind alle Diagnosen am Telefon: Du kannst nie sicher sein, dass Symptome eindeutig beschrieben wurden und nicht vielleicht die entscheidende Information unerwähnt bleibt, beispielsweise eine Vorerkrankung oder Unverträglichkeit. Wenn aus dem „Bauchweh", gegen das du am Telefon Kamillentee empfohlen hattest, nach wenigen Stunden dann ein Magendurchbruch wurde, hast du ein riesiges Problem.

Generell ist die Beratung und Behandlung dir nahestehender Personen eine recht undankbare Angelegenheit: Es fehlt die von Patienten im Normalfall bereitwillig akzeptierte Autorität des Mediziners. Ist der ihnen ausschließlich in seiner Rolle als Arzt bekannt, folgen sie viel eher den Therapieanweisungen, als wenn diese von einem Freund oder Verwandten gegeben wurden. Dann nämlich wird erfahrungsgemäß oft „gefeilscht", ob das verordnete Medikament denn wirklich nötig ist und die dringend angeratene Untersuchung nicht vielleicht noch ein paar Monate hinausgezögert werden kann. Auch diesem Problem entgehst du am besten durch die rechtzeitige Abgrenzung von der Hausarzt-Rolle.

Freizeit ist Freizeit und Arbeit ist Arbeit. Und bei der Arbeit im Krankenhaus gibt es Hierarchien. Teils sind sie notwendig, teils einfach aus Tradition fortgeführt. Wie auch immer, du wirst einen Platz innerhalb der Hierarchie haben:

Höflichkeit schützt vor allem dich selbst
Ein paar Benimmregeln gegenüber Vorgesetzten

Flache Hierarchien sind seit einigen Jahren in aller Munde. In deutschen Krankenhäusern ist davon allerdings bisher wenig zu spüren. Wie in kaum einem anderen Bereich des öffentlichen Lebens haben sich hier vertikale Strukturen erhalten: Jeder weiß oder lernt sehr schnell, wer „oben" und wer „unten" ist. Da können ein paar Benimmregeln für den richtigen Umgang mit Vorgesetzten nicht schaden.

Hat dein Chefarzt einen Professorentitel, löst sich das Problem der korrekten Anrede fast von allein. „Herr Professor" klingt respektvoll, und das ist schon mal die Hauptsache. Andernfalls bleibt es beim ebenso korrekten „Herr Doktor" plus Familienname. Ganz unangebracht ist das saloppe „Chef": Dieses kurze Allerweltswort ist auch in Autowerkstätten und Supermärkten häufig zu hören und kann – nicht nur deshalb – für einen Akademiker regelrecht beleidigend klingen.

Mit einem respektvollem „Sie" machst du als neuer Assistenzarzt auch im Gespräch mit dem Oberarzt nichts verkehrt. Ob andere Assistenten mit ihm „per Du" sind, spielt dabei keine Rolle. Möglicherweise kennen die ihn schon aus dem Studium oder seit langem privat. Warte also unbedingt ab, bis dir der Vorgesetzte gegebenenfalls das Du anbietet, statt vermeintliche „Gepflogenheiten" auf deiner Station spontan zu übernehmen. Weglassen darfst du hingegen den „Doktor", insbesondere wenn du selber einer bist. Unter halbwegs gleichrangigen Promovierten wird dieser Titel bei der Anrede nicht verwendet.

Durch kategorische Höflichkeit schützt du vor allem dich selbst. Denn welche Einstellung du menschlich zu deinen Vorgesetzten hast, müssen und sollten sie nicht erfahren. Letztlich sitzen sie immer am längeren Hebel, und ein allzu offenes Wort von dir kann noch nach Jahren Einfluss zum Beispiel auf ihre personellen Entscheidungen haben, vielleicht ohne dass ihnen das selbst noch bewusst ist.

Ebenfalls sehr empfehlenswert ist die Anrede „Sie" unter Kollegen, denn erstens gibt es auch zwischen Gleichgestellten immer mal Konflikte, die sich auf dieser Ebene leichter miteinander besprechen lassen, ohne dass jemand die Sache gleich persönlich nimmt. Und zweitens ändern sich viele hierarchische Verhältnisse im Laufe der Zeit: Irgendwann wird aus dem einen oder anderen Kollegen durch Beförderung ein Vorgesetzter, und dieser muss von nun an Arbeitsanweisungen geben, was für ihn „per Sie" deutlich einfacher ist.

Trotz der Wahrung traditioneller Umgangsformen sind Vorgesetzte heute selbstverständlich nicht mehr die unumschränkten Herrscher von einst. Fühlst du dich ungerecht behandelt oder sogar diskriminiert, wende dich unbedingt bald an einen Kollegen deines Vertrauens. In vielen Kliniken gibt es sogenannte Assistentensprecher, die eine Mittlerrolle zwischen „oben" und „unten" einnehmen können. In eher arbeitsrechtlich gelagerten Fällen lohnt der Gang zum Personal- oder Betriebsrat.

Neben der Beziehung zu den Kollegen kannst du auch an deiner Zusammenarbeit mit anderen Berufsgruppen feilen:

Zusammenarbeit der Berufsgruppen nicht immer frei von Spannungen
Konstruktives Miteinander im Sinne des Patienten

Im Krankenhaus arbeiten viele Berufsgruppen Seite an Seite und mit einem gemeinsamen Ziel. Im Idealfall geschieht das reibungslos wie bei einer gut konstruierten Maschinerie, doch in der Wirklichkeit knirscht es im Klinik-Räderwerk manchmal eben doch. Vor allem zwischen Pflegepersonal und Ärzten kommt es gelegentlich zu Problemen, und besonders anfällig für Spannungen scheint das Verhältnis von Krankenschwestern und Ärztinnen zu sein.

In der Theorie sitzen dann zwar die Mediziner am längeren Hebel, da sie viele Dinge durch Anweisungen regeln können. Versuchen sie das jedoch in Befehlsmanier, werden sie bald feststellen, dass man damit nicht nur den Mitarbeitern, sondern auch sich selbst das Leben schwerer macht. Denn in Wahrheit sind alle im Team – mit und ohne Hochschulabschluss – aufeinander angewiesen. Das fängt schon bei so einfachen Dingen wie einem Verbandswechsel an. Hast du als Arzt deine Hände bereits desinfiziert, dann müssen dir die Päckchen steril angereicht werden. Gab es mit der dafür zuständigen Schwester kurz vorher Streit, muss die vielleicht ausgerechnet jetzt im Nebenzimmer einen anderen Patienten waschen. Spätestens jetzt wird dir klar: Ohne die anderen geht letztlich nichts.

Kritik kann durchaus konstruktiv sein, und über alles lässt sich reden – aber wenn, dann sachlich und im Sinne des Patienten. Allerdings sollte so eine Aussprache nicht in Anwesenheit des Kranken erfolgen. Und wenn Krankenschwestern eine Anordnung, ein Antibiotikum

GELAUSCHT

Umgang mit Personal

Im Folgenden findest du zwei Links zu Diskussionen im MEDI-LEARN-Forum, die Verhaltensweisen im Umgang mit anderen medizinischen Berufsgruppen beleuchten:
- Arrogantes Personal
  www.medi-learn.de/AK081
- Umgang mit Schwestern
  www.medi-learn.de/AK082

oder eine Röntgenaufnahme für überflüssig halten, dürfen sie diese nicht einfach unter den Tisch fallen lassen. Vielmehr muss dann in einem Gespräch möglichst rasch geklärt werden, warum diese Maßnahme notwendig ist. Ohnehin werden deine ärztlichen Anordnungen seltener infrage gestellt, wenn du sie klar formulierst und auf Nachfrage erklärst.

Sicher sind solche Entscheidungen Sache der Ärzte, die dafür auch die Verantwortung zu tragen haben. Andererseits bekommen alle auf der Station Beschäftigten einschließlich der Pflegehilfskräfte und des Reinigungspersonals durch ihren Kontakt zu den Patienten häufig Dinge mit, die für die behandelnden Ärzte wertvolle Informationen darstellen. Und natürlich verfügt eine Pflegekraft nach 20 Jahren auf Station über mehr Berufserfahrung als ein Neuling frisch von der Uni. Für einen freundlichen Rat wäre der wahrscheinlich sogar dankbar. Doch es ist eben wie immer der Ton, der die Musik macht. Gerade dort, wo steile Hierarchien den Grat zwischen Bitte und Befehl sehr schmal werden lassen, sind Höflichkeit und Respekt im Umgang der Berufsgruppen miteinander besonders wichtig. Das „Sie" als Anrede ist nicht für Ärzte reserviert, sondern steht unterschiedslos jedem Mitarbeiter im Team zu – so lange, bis die ältere Person beschließt, der jüngeren das „Du" anzubieten. Da das in der Phase des Berufsstarts sehr wahrscheinlich du bist, solltest du dieses Angebot unbedingt abwarten.

>
> **UNSER TIPP**
>
> Denke an den Patienten
>
> Was auch immer an persönlichen Schwierigkeiten mit den Mitarbeitern vorherrscht, vergiss nie, dass im Zweifelsfall der völlig unbeteiligte Patient der Leidtragende bei mühseligen Disputen sein wird.

Dann gibt es da noch eine Gruppe von Menschen im Krankenhaus, mit denen du täglich zu tun haben wirst: Die Patienten.

Wichtigste Ebene der Arzt-Patienten-Beziehung ist das Gespräch
Einfühlungsvermögen und gesunder Verstand

Vieles im Mediziner-Alltag ist echte Handarbeit, doch in der Beziehung zwischen Arzt und Patient stellt das Gespräch die wichtigste Ebene dar. Das Studium bereitet dich auf diesen zentralen Aspekt deines Berufs nicht wirklich vor, aber mit etwas Einfühlungsvermögen und gesundem Menschenverstand kommst du trotzdem in den meisten Fällen gut zurecht. Denn wie so oft gilt auch hier die einfache Regel: Geh mit anderen so um, wie du es selbst gerne hättest. Sicher findest du es beispielsweise nicht gut, wenn man von oben herab mit dir spricht. Doch genau das passiert am Krankenbett ständig, und für ein paar Worte beim Vorbeibringen der Medikamente oder Servieren des Essens geht das selbstverständlich in Ordnung. Aber schon für eine oder zwei Minuten lohnt sich der Griff zum nächsten freien Stuhl, um buchstäblich auf Augenhöhe mit dem Patienten zu reden. Du signalisierst ihm damit Zuwendung, Wertschätzung und die Bereitschaft, dir gegebenenfalls für seine Fragen Zeit zu nehmen.

Ganz ähnlich wie bei der Medikation kommt es jedoch bei der Kommunikation auf die richtige Dosis an. Der Kranke hat das Recht auf ein ordentliches Gespräch, und sei es je nach Situation auch nur ein kurzes. Dein sonstiges Arbeitspensum musst du trotzdem schaffen, und manchmal ist es besser, ihn einfach schlafen zu lassen. In einer Klinik zu liegen, ist nämlich für sich genommen anstrengend genug: Vielleicht war die Nacht unruhig, weil der Zimmernachbar schnarcht. Trotzdem wird man spätestens um 7 Uhr geweckt und hört von da an selbst durch die geschlossene Tür den ganzen Tag Telefone, Alarme und so weiter.

Andererseits kann der Klinikaufenthalt auf Dauer unfassbar langweilig sein. Lesen ist möglicherweise jetzt zu anstrengend und Fernsehen kein Ersatz für „echte" Unterhaltung. Vor allem jene Menschen, die nur selten oder nie Besuch bekommen, sind deshalb wahrscheinlich sehr dankbar für die kurzen Momente, in denen du dich auch einmal ganz ohne konkreten Anlass zu ihnen setzt, sofern es deine Arbeitsbelastung zulässt. Wenn du allerdings etwas mitzuteilen hast, dann tu es möglichst bald. Liegt ein frisches Laborergebnis vor, willst nicht nur du es kennen, sondern der Patient ebenso. Spann dein Gegenüber also nicht lange auf die Folter und vermeide Fachwörter.

Mit dem Patienten sprechen kannst und solltest du sogar dann, wenn er nicht bei klarem Bewusstsein oder sediert ist. Erwähne das aktuelle Datum, ob Angehörige in der Nähe sind oder erwartet werden, in was für einem Zimmer und auf welcher Station er sich befindet, welche medizinischen Maßnahmen zurzeit ergriffen oder in Erwägung gezogen werden. Schau während einer Untersuchung oder Behandlung zudem so oft wie möglich in sein Gesicht, um festzustellen, ob sie ihm Schmerzen verursacht. Achte auch, wenn es möglich ist, auf eventuelle Änderungen von Blutdruck und Pulsfrequenz. Diese Vitalwerte bieten einen guten Anhalt darüber, ob der Patient merkt, was du mit ihm machst und er sich nur nicht motorisch oder verbal dazu bemerkbar machen kann.

Mach unabhängig vom Bewusstseinszustand möglichst nie etwas mit dem Patienten, ohne es vorher anzukündigen – angefangen beim Anheben der Bettdecke. Privatsphäre ist generell Mangelware im Krankenhaus, und nicht selten platzt jemand ins Zimmer, während der Patient gerade nackt auf der Bettkante sitzt, um sich zu waschen. Dabei sind Takt und Einfühlungsvermögen insbesondere im Zusammenhang mit Schamgefühlen sehr angebracht. Oft reicht es schon, nach ein paar Minuten wiederzukommen, wenn nicht mehr so viele Menschen im Zimmer sind. Nicht zuletzt in solchen Fällen ist das offene Gespräch die wichtigste Ebene deiner Beziehung zum Patienten.

Mitarbeiter, Vorgesetzte, Patienten... Wem begegnest du noch im Krankenhaus? Richtig, den Angehörigen:

Auch Angehörige haben Anspruch auf ein Stück deiner Arbeitszeit
Umgang mit Familien und Verwandten des Patienten

Im Mittelpunkt des Klinik-Geschehens steht der Patient, auch wenn er meistens liegt. Eine zweite Personengruppe, mit der Ärzte ebenfalls häufig zu tun haben, sind die Angehörigen der Kranken. Mit ihnen richtig umzugehen, ist eine nicht immer leichte und manchmal sogar heikle Aufgabe, sei es am Telefon oder in der persönlichen Begegnung. Die konsequente Befolgung einiger Grundregeln kann aber in vielen Fällen das Gespräch mit Ehefrauen oder -männern, Onkeln und Tanten, Eltern und Kindern einfacher machen.

Die erste und wichtigste dieser Regeln lautet: Auch du kannst jederzeit in die Situation kommen, dass ein von dir geliebter Mensch sehr krank ist. Das setzt fast jeden Angehörigen unter enormen Stress, und den solltest du berücksichtigen. Bleib deshalb weiter höflich, auch wenn es dein Gegenüber in diesem Moment nicht ist. In großer Aufregung sagen Menschen oft Dinge, die sie so nicht meinen.

Das heißt nicht, dass du dir die Butter vom Brot nehmen lassen musst. Gerade wenn es zu Anschuldigungen kommt, willst du vielleicht eine zweite Person als Zeuge am Gespräch teilnehmen lassen. Oder du bittest den Oberarzt, es zu führen und bist selbst als Zuhörer mit dabei. Das kann generell in schwierigen Fällen und gerade am Anfang sinnvoll sein. Allerdings verunsichert es die Angehörigen ganz erheblich, wenn jeder Mediziner ihnen etwas anderes erzählt. Das vermittelt den Eindruck von Inkompetenz und kann letztlich den Ruf der ganzen Klinik schädigen.

Damit das nicht passiert, empfiehlt sich zumindest in problematischen Fällen eine rechtzeitige Absprache im Team, was genau der Familie mitgeteilt wird. Das muss unbedingt die Wahrheit sein, auch wenn die unangenehm ist. Es käme irgendwann ohnehin heraus, und je früher sie über einen negativen Verlauf der Erkrankung oder mögliche Komplikationen informiert sind, desto länger haben Angehörige Zeit, sich darauf einzustellen. Bei schwerkranken Patienten mit möglicherweise schlechter Prognose empfiehlt es sich außerdem, die Pflegenden ins Gespräch und die Planung des weiteren Vorgehens einzubeziehen.

Gerade beim Überbringen schlechter Nachrichten gilt es natürlich, sich für das Gespräch mit Angehörigen angemessen viel Zeit zu nehmen und es an einem geeigneten Ort zu führen. Die Wahrheit braucht andererseits nicht sehr detailreich sein. Beschreibe den klinischen Zustand des Patienten in allgemeiner Form: besser, schlechter oder stabil. Sag, ob er wohl über den Berg ist oder nicht, und lass vor allem das Fachchinesisch weg. Manche Angehörige neigen nämlich dazu, sich an jeden Strohhalm zu klammern und könnten es leicht als Durchbruch feiern, wenn bei einem hoch-septischen Patienten in Lebensgefahr das CRP mal um 50 Punkte fällt. Medizinische Laien wissen nicht, dass es am nächsten Tag schon wieder ganz anders aussehen kann.

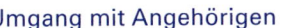

UNSER TIPP

Umgang mit Angehörigen

Viele Kollegen fahren gut damit, den Patienten bzw. dessen Angehörigen schon bei der Aufnahme z. B. durch das Pflegepersonal Informationen zu festen Sprechzeiten der Ärzte mitzugeben. So ist von vornherein klar, wann ohne größere Probleme ein Gespräch geführt werden kann. Das gibt den Angehörigen einen Anhaltspunkt und dir die Möglichkeit, auf diese Zeiten hinzuweisen.

Nicht nur widersprüchliche Auskünfte gilt es zu vermeiden, sondern auch einen unbeabsichtigten Bruch der Verschwiegenheitspflicht. Denn wer überhaupt etwas über den Zustand des Patienten erfahren darf, ist längst nicht immer klar: Vielleicht ist nach einer Scheidung seine Familie dauerhaft zerstritten, und die jetzige Ehefrau redet nicht mit den Kindern aus erster Ehe. Die rufen daraufhin selbst im Krankenhaus an und fragen voller Sorge, wie es ihrem Vater geht. Wenn der sich nicht selbst äußern kann, muss entweder der Oberarzt oder das ganze Team gemeinsam entscheiden, wie mit dieser Situation umzugehen ist.

Unzulässigen Auskünften gleichzusetzen sind unbefugte Blicke in Krankenakten. Sehr häufig liegen die beispielsweise auf Intensivstationen direkt neben den Betten, wodurch Besucher zum neugierigen Blättern regelrecht eingeladen werden. Wenn das passiert, nimm ihnen die Papiere nicht einfach mit strafendem Blick aus der Hand. Das wirkt autoritär und erweckt den Eindruck, als gebe es etwas zu verbergen. Stattdessen könntest du sagen: „Ich sehe, es besteht noch Informationsbedarf. Stellen Sie mir gerne Ihre Fragen!". Und wenn du genau in diesem Augenblick partout keine Zeit dafür hast, dann bitte die Angehörigen um ein paar Minuten Geduld, damit du in Ruhe mit ihnen sprechen kannst.

Damit du aber nicht Sohn und Tochter, Mutter und Vater, Onkel und Tante im Stundentakt immer dieselben Fragen beantworten musst, vereinbare möglichst mit der gesamten Familie einen „Hauptansprechpartner". Der erhält von dir alle Informationen und gibt sie dann an die restliche Verwandtschaft weiter. So ist es außerdem leichter möglich, die Gespräche zu festen Zeiten zu führen. Denn auf ein Stück deiner Arbeitszeit haben Angehörige von nicht orientierten, frisch operierten oder anderweitig schwer erkrankten Patienten stets einen Anspruch, im Grunde so wie die Patienten.

Halte diese vereinbarten Termine für ein Gespräch daher gewissenhaft ein und lass dich niemals verleugnen. Es ist nicht unwahrscheinlich, dass sie dich kurze Zeit später zufällig auf dem Flur sehen, wodurch das Vertrauen zu dir bleibenden Schaden nehmen kann. Wie schon gesagt: Auch du kannst jederzeit in die Situation kommen, dass ein geliebter Mensch sehr krank wird. Behandle andere stets so, wie du es dir dann für dich selbst wünschen würdest.

Behandlung von Patienten aus fremden Kulturkreisen
Missverständnisse können folgenreich sein
Auf rund 15 Millionen wird die Zahl derjenigen geschätzt, die sich als Ausländer im weitesten Sinne zurzeit in der Bundesrepublik aufhalten. Auch wenn sie in vielen Fällen schon Jahre oder Jahrzehnte hier leben, sind die meisten dieser Menschen stark von der eigenen Herkunftskultur geprägt worden. Und aus ganz unterschiedlichen Gründen beherrschen manche von ihnen

kaum oder gar nicht die deutsche Sprache. Beides kann im Krankheitsfall das medizinische Personal vor große Probleme stellen, die schon bei der Anamnese-Erhebung beginnen und – sollte der Patient versterben – möglicherweise über dessen Tod hinaus reichen.

So erschweren unzureichende Deutschkenntnisse natürlich die Schilderung von Beschwerden und das Verstehen entsprechender Rückfragen. Mindestens ebenso komplex sind Mitteilungen über die aktuelle oder bisherige Medikation, Vorerkrankungen und gewesene Operationen. Ärzte stehen ihrerseits vor derselben Sprachbarriere bei der Erläuterung von Diagnosen, Therapie-Optionen und der Aufklärung ihrer ausländischen Patienten zu diagnostischen oder therapeutischen Maßnahmen. Missverständnisse sind unter solchen Umständen allemal wahrscheinlich und können extremstenfalls tödliche Folgen haben.

Davor schützt auch und gerade der in solchen Fällen häufig unternommene Versuch nicht, im Gespräch kurzerhand auf eine „Weltsprache" wie Englisch, Französisch oder Spanisch auszuweichen. Wie gut die Beteiligten – einschließlich der Ärzte – diese wirklich beherrschen oder doch nur vage aus ihrer Schulzeit erinnern, lässt sich kaum verifizieren. Nicht unwahrscheinlich ist vielmehr, dass sich dann die Probleme mit der für alle fremden Sprache aufaddieren und Bedeutungsunsicherheiten noch schwerer einschätzbar werden.

PRODUKT-TIPP

Internationale Anamnesebögen

MEDI-LEARN bietet fremdsprachige Anamnesebögen mit Übersetzungshilfe an:
* www.medi-learn.de/AK083

Einverständniserklärungen, die unter solch fragwürdigen Umständen abgegeben wurden, sind rechtlich gesehen nichtig. Der Hinweis auf „Zeitgründe" und dass damals gerade kein Übersetzer greifbar war, würde dir später nichts nützen. Wo immer möglich, sollten daher Muttersprachler die Kommunikation sicher stellen und erforderlichenfalls als Übersetzer einspringen. Im günstigsten Fall sind das Angehörige des Patienten, die durch das persönliche Verhältnis zu ihm vielleicht sogar ein wenig zwischen den Zeilen lesen können, falls es um heikle Themen gehen sollte. Allerdings besteht in solchen Fällen zugleich die Gefahr, dass sie beim Übersetzen dem Kranken etwas verschweigen, „um ihn zu schonen".

In vielen Kliniken existieren zudem Listen, wer von den Ärzten, Schwestern und Pflegern im Haus welche Fremdsprache(n) beherrscht. Infrage kommen natürlich auch externe Dolmetscher, deren Adressen sich unter anderem bei der Ausländerbehörde erfragen lassen. Bei geplanten Terminen, zum Beispiel Ambulanzbesuchen, ist schon bei der Vergabe der Hinweis sinnvoll, dass an diesem Tag ein Dolmetscher erforderlich sein wird und den Patienten begleiten sollte.

Doch die Sprachbarriere ist nicht die einzige, die Arzt und Patient gemeinsam zu überwinden haben. Der Umgang mit Körper und Gesundheit kann von Kultur zu Kultur sehr unterschiedlich reglementiert sein. Das betrifft beispielsweise die körperliche Untersuchung, Therapie und pflegerische Versorgung einer muslimischen Frau durch einen Mann, oder die Gabe von Medikamenten, gegen deren Verwendung eventuell religiöse Vorbehalte bestehen. Hinsichtlich solcher kultureller Besonderheiten können wiederum Muttersprachler wohl am besten Auskünfte und Empfehlungen geben.

Zu diesen Besonderheiten gehört nicht zuletzt das kulturell bedingte Verständnis von familiärem Zusammenhalt. Bei muslimischen Patienten kann das dazu führen, dass Angehörige in beachtlicher Zahl den Tag fast komplett an der Seite des Kranken verbringen wollen. Im Krankenhaus-Alltag wird es daher immer wieder erforderlich sein, die stete Besucherschar in angemessener und respektvoller Weise aufzufordern, zumindest während der Visiten und bestimmter Behandlungen das Zimmer zu verlassen.

Ein Mitglied der Familie bleibt der Patient auch nach seinem Ableben. Nicht selten würden die Angehörigen den Leichnam am liebsten sofort mitnehmen, um seine Bestattung zu veranlassen. Möglicherweise wissen sie nicht, welches Prozedere die Rechtslage in Deutschland verbindlich vorschreibt. Dass der Verstorbene den „offiziellen" Weg über die Pathologie des Hauses zu nehmen hat, kann durchaus zu Konflikten führen. So sieht beispielsweise die jüdische Praxis mit ganz wenigen Ausnahmen eine Bestattung binnen 24 Stunden vor – auch in Deutschland. Kulturelle Sensibilität müssen Ärzte und Pflegepersonal daher nicht zuletzt im Gespräch mit trauernden Angehörigen beweisen.

Wenn der alltägliche Umgang mit Angehörigen schon nicht immer einfach ist: das Überbringen von schlechten Nachrichten erfordert von dir noch einmal eine ganze Menge Feingefühl. Ein paar Erfahrungswerte können nicht schaden:

Gespräche mit Angehörigen
Das Überbringen von schlechten Nachrichten

Wenige Berufsgruppen nehmen so unmittelbar wie die Ärzte am Glück ihrer Klientel teil, wenn nämlich Heilung gelingt oder sogar ein Leben gerettet wird. Ebenso sind Mediziner aber mit dem Leid anderer konfrontiert, wo der Therapie-Erfolg fraglich ist oder ein Leben tragisch endet. Häufig sind zudem sie es, die den Angehörigen ihrer Patienten schlechte Nachrichten zu überbringen haben. Zwar wird diese Aufgabe niemals einfach, doch kannst du dir selbst und den Betroffenen die Situation immerhin erleichtern.

Das beginnt mit der Wahl einer geeigneten Umgebung. Das sollte ein Raum sein, in dem ihr für die Dauer des Gesprächs ungestört bleibt. Häng eventuell einen entsprechenden Zettel an die Tür, damit wirklich niemand unversehens hereinplatzt. Und räum vorher bei Bedarf ein wenig auf: Im Arztzimmer offen herumliegende Akten können durchaus ein Datenschutz-Problem darstellen. Sind die Angehörigen eingetroffen, dann lass sie nicht warten. Wenn du in diesem Augenblick die Zeit partout nicht erübrigen kannst, bitte einen Kollegen, für dich einzuspringen.

Biete den Angehörigen gleich zu Beginn Wasser, Saft und Gläser an, aber schenk die Getränke nicht für sie ein. Es ist bei großer seelischer Anspannung für die meisten Menschen sehr hilfreich, selbst etwas mit den Händen tun zu können. Und dann komm ohne Umwege zur Sache, denn der Zweck des Gesprächs ist ohnehin zu erahnen. Einleitend könntest du beispielsweise sagen: „Wir haben ja schon darüber gesprochen, dass Ihr Mann nach der Operation vor zwei Tagen noch immer nicht wach geworden ist. Deshalb wurde heute eine Computertomografie von seinem Kopf gemacht, und wir haben leider festgestellt, dass er auf der linken Seite einen großen Schlaganfall erlitten hat."

Genau jetzt solltest du vor dem Weitersprechen unbedingt einen langen Moment warten! Erstens muss die Information „sacken", also ihren Weg von den Ohren bis ins Gehirn nehmen können, was mehrere Sekunden dauert. Und wahrscheinlich erfolgt dann eine Reaktion, auf die du eingehen kannst:

Manche Menschen brechen in Tränen aus, andere beginnen gleich, dich mit Fragen zu überschütten: Wie geht es weiter? Was bedeutet das für ihn? Was wird er noch können? Wird er wieder wach? Hat er Schmerzen? Nimmt er seine Umgebung wahr?

Versuch ruhig und ehrlich Antworten zu geben, soweit das bereits möglich ist. Lass dich nicht zu hellseherischen Prognosen hinreißen, sondern sag lieber rundheraus, was dir nicht bekannt ist, und verweise gegebenenfalls auf noch ausstehende Untersuchungen. Hat der Patient allerdings offenkundig einen Zustand erreicht, der statt kurativer lediglich noch palliative Therapien erlaubt, sollte dies offen angesprochen werden. „Das wird schon wieder!" ist in einer derartigen Situation ein völlig unangemessener Satz, auch wenn generell deine Sprache gerade jetzt einfach und verständlich zu sein hat. Medizinische Fachausdrücke sind sowieso meist nicht die bessere Wahl und zeugen speziell in solchen Situationen weniger von Professionalität als von mangelndem Einfühlungsvermögen.

Das Gesagte gilt im Wesentlichen auch für das Überbringen von Todesnachrichten, sei es persönlich oder am Telefon. Red nicht lange drumherum, sondern beschränke dich auf ganz wenige Einleitungssätze: „Wir hatten ja heute morgen schon miteinander gesprochen und ich sagte Ihnen da, dass sich der Zustand Ihrer Mutter in der vergangenen Nacht stark verschlechtert hat. Es sind Herzrhythmusstörungen aufgetreten, gegen die wir mit Medikamenten nichts ausrichten konnten. Ich muss Ihnen jetzt leider mitteilen, dass Ihre Mutter verstorben ist." Danach lass genügend Raum für eine emotionale Reaktion der Angehörigen und für ihre Fragen.

Raum lassen hat in diesem Kontext eine doppelte Bedeutung, nämlich einerseits die zeitliche, andererseits eine ganz konkrete: Wirf die Angehörigen nach dem Gespräch nicht gleich wieder aus dem Zimmer. Biete ihnen vielmehr an, dort noch eine Weile zu bleiben und auf Wunsch ein Festnetz-Telefon zu benutzen, um das eben Mitgeteilte vielleicht weiterzugeben oder erste Maßnahmen zu veranlassen. Gleichwohl musst du damit rechnen, dass sie nun sofort den Verstorbenen sehen wollen.

Für viele Angehörige ist es gut, etwas über das weitere Prozedere zu erfahren: Wie lange wird der Verstorbene noch auf der Station bleiben? Welche Katheter werden entfernt und bei welchen ist das nicht möglich? Wann geht es in die Kühlkammer? Ist noch Gelegenheit für eine Aufbahrung, bevor der

Leichnam der Pathologie übergeben wird? Wann und durch wen erfolgt die Freigabe für das Bestattungsinstitut?

Spätestens jetzt ist außerdem der Hinweis auf mögliche weitere Gesprächspartner sinnvoll, beispielsweise die für das Haus zuständigen Seelsorger. Keinesfalls darf für die Angehörigen der Eindruck entstehen, mit der Situation allein gelassen zu werden. Dabei kann in manchen Situationen das Andeuten von Nähe hilfreich sein, falls du selbst dich damit ebenfalls wohl fühlst – etwa indem du einen kurzen Moment deine Hand auf den Arm deines Gegenübers legst.

Ebenfalls jetzt wird je nach Lage der Dinge schließlich auch das Thema Obduktion anzusprechen und die Frage nach einer Zustimmung zur Organspende zu stellen sein. Letztere gehört ganz ans Ende des Gesprächs mit den Angehörigen, damit diese sich bis zum nächsten Kontakt mit dem Gedanken vertraut machen und über das Thema eventuell informieren können. Wenn möglich, solltest du ein paar Mal bei Gesprächen „mitlaufen", in denen erfahrene Kollegen eine Todesnachricht überbringen. Aber auch danach wird eine solche Situation für dich noch lange Zeit ein emotionaler Kraftakt sein, bei dem deine Stimme ein wenig zittert und die Augen feucht werden. Das braucht dir ganz sicher nicht peinlich zu sein, sondern wird als Zeichen der Anteilnahme eher geschätzt. Immerhin ist gerade ein Mensch gestorben, und das wird auch für dich als Arzt hoffentlich nie zu einer Belanglosigkeit.

Nicht immer können Angehörige den sterbenden Patienten begleiten
Besondere Verantwortung in der Stunde des Todes

Mehr als die Hälfte der Deutschen stirbt im Krankenhaus, und dort kommt der Tod nur selten ganz überraschend. Gerade auf Intensivstationen lässt sich anhand der umfassenden Überwachung von Körperfunktionen deutlich vorhersehen, wann ein Leben zu Ende geht. Ideal wäre natürlich eine Begleitung durch Angehörige, doch oft sind in der Stunde des Todes nur Ärzte und Pflegekräfte in der Nähe des Patienten. Das bedingt eine besondere Verantwortung gegenüber dem Sterbenden, denn kein Mensch sollte in diesem Moment allein gelassen sein.

Die Angehörigen sind deshalb tagsüber unbedingt vom aktuellen Zustand des Patienten in Kenntnis zu setzen. Welche medizinischen Maßnahmen (Reanimation, künstliche Ernährung etc.) noch ergriffen werden sollen und welche nicht, ist mit ihnen und wenn möglich mit dem Patienten selbst zu besprechen, solange dieser noch klar bei Bewusstsein ist. Es können auch im Krankenhaus völlig unerwartete akute Verschlechterungen des Zustands auftreten, und dann ist es gut, wenn das Ergebnis solcher Gespräche bereits schriftlich fixiert vorliegt.

Kläre außerdem rechtzeitig mit den Angehörigen, ob sie auch nachts angerufen werden wollen. Im einen wie im anderen Fall können oder wollen sie vielleicht nicht sofort ins Krankenhaus kommen. Je nach Situation sollte dann von den gerade auf Station Arbeitenden abwechselnd jemand im Zimmer bleiben. Er sorgt dafür, dass nirgends laut ein Radio läuft und nicht ständig jemand die Tür auf und zu macht. Bei Mehrbettzimmern lässt sich mit Vorhängen oder Stellwänden ein vor Blicken geschützter Raum schaffen, in dem sich nur noch das medizinisch Erforderliche befindet.

Der Mensch ist in eine insgesamt bequeme Lage zu bringen, angefangen bei einem Kissen unter seinem Kopf. Blutentnahmen oder eine Blutgasanalyse finden nun nicht mehr statt. Einige überflüssig gewordenen Kabel und Schläuche können ebenfalls entfernt werden, falls das leicht möglich ist. Externe Schrittmacher sind auszuschalten, jedoch nicht eine eventuell vorhandene Beatmungsmaschine, die stattdessen auf physiologische Werte (21 Prozent Sauerstoff etc.) eingestellt wird. Der Patient erhält nach Bedarf Schmerz- und Schlafmittel, jedoch keine Flüssigkeit, denn ein durch sie hervorgerufenes Lungenödem würde ihm nur zusätzliche Qualen bereiten. Das Durstgefühl entsteht durch einen trockenen Mund, weshalb eine optimale Mundpflege von großer Bedeutung ist.

Dass der Todkranke in den letzten Lebensstunden nicht gelitten hat, kann auch für die Angehörigen ein erheblicher Trost sein – manchmal noch nach vielen Jahren. Sind sie während seines Sterbens anwesend, solltest du ab und zu ins Zimmer schauen, also Präsenz zeigen und für Fragen zur Verfügung stehen, ihnen andererseits aber auch die Gelegenheit zum Abschiednehmen geben. Versichere der Familie nach Eintritt des Todes, dass sie für diesen Abschied „alle Zeit der Welt" hat und biete den Hinterbliebenen an, erst einmal an die frische Luft zu gehen und eventuell eine Tasse Kaffee zu trinken.

Spätestens nun schaltest du Alarme, Monitore, Infusionen und gegebenenfalls die Beatmungsmaschine ab. Letztere wird am Tubus diskonnektiert, um dem toten Körper ein etwaiges letztes Luftholen zu ermöglichen. Am

besten entfernst du im Verlauf Tubus und Katheter, sodass die Angehörigen ihren Verwandten danach noch einmal ohne Schläuche und Ähnliches
sehen können. Auch der Bestatter will später den Leichnam „ohne Fremd-
material" übernehmen. In diesem Fall müssen allerdings anschließend die
Einstichstellen übernäht werden, denn austretendes Blut würde sonst wahrscheinlich das weiße Bettlaken durchtränken.

Plane nicht voreilig mit dem „gerade frei werdenden Bettenplatz", zumal vielleicht weitere, dem Verstorbenen nahe stehende Personen sich inzwischen
auf den Weg zum Krankenhaus gemacht haben. Ob die den Leichnam dann
tatsächlich sehen wollen, wissen viele erfahrungsgemäß erst, wenn sie vor
der Tür des Sterbezimmers stehen. Jeder hat seine eigene Art, mit Todesfällen umzugehen, und möglicherweise kommen diese Menschen zum ersten
Mal in eine derartige Situation. Du kannst ihnen die schwierige Entscheidung
durch den Hinweis erleichtern, dass die Möglichkeit zur Begegnung mit dem
Toten auf ihren Wunsch auch später durchaus noch in den Räumen des Be-
statters oder im Rahmen der Trauerfeier bestehen wird.

Kläre mit der Pflege ab, welche administrativen Aufgaben von dir zu erledigen sind und welche bereits durch sie übernommen wurden. Frage einen
Kollegen, welche Dinge man beim Ausstellen des Totenscheins beachten
sollte. Wenn zum Beispiel die Todesursache als unbekannt gilt, hat dies weit
reichende juristische Konsequenzen. Wenn ein onkologischer Patient stirbt
und es dir nicht klar ist, ob er an einem Lungenödem, einem Herzstillstand
oder schlussendlich an einer Leberinsuffizienz verstorben ist, kannst du
die Todesursache im klinischen Alltag trotzdem als „bekannt" deklarieren.

Schwierig sind und bleiben Entscheidungen im Kontext von Sterben und Tod
letztlich auch für dich als Arzt. Doch gehört beides untrennbar zum Leben
und – je nach Fachrichtung mehr oder weniger – zum Alltag deines Berufs.
Vieles wirst du in solchen Momenten intuitiv entscheiden müssen und solltest nicht vor ihnen weglaufen. Dann lernst du nach und nach, mit der wichtigen Aufgabe der Sterbebegleitung angemessen umzugehen. Zwar bereitet
dich deine theoretische Ausbildung kaum adäquat auf sie vor, aber insbesondere auf Intensiv-, Palliativ- und onkologischen Stationen hast du Gelegenheit, dich unter erfahrener Anleitung frühzeitig damit auseinanderzusetzen.

Auseinandersetzen solltest du dich in dem Zusammenhang mit dem Thema
Organspende. Wie du selbst damit umgehst, sowieso. Aber auch damit, wie
du Patienten und Angehörige an das Thema heranführen kannst:

Angehörige müssen Zustimmung zur Transplantation geben
Bedarf an Spender-Organen steigt ständig

Medizinischer Fortschritt und steigende Lebenserwartung in Europa lassen
den Bedarf an Transplantationen kontinuierlich steigen. Doch hält die Zahl
der verfügbaren Organe mit dieser Entwicklung bei weitem nicht Schritt,
und die Wartezeiten haben sich in den vergangenen Jahren immer mehr
verlängert. Entsprechend wichtig sind die Gespräche, in denen Ärzte nach
bestimmten Todesfällen die Angehörigen des Verstorbenen um Zustimmung zur Organ-Entnahme bitten.

Als Spender infrage kommen Personen, bei denen etwa Ertrinken, ein Ver-
kehrsunfall oder ein Herzinfarkt zum Hirntod führen. Ursächlich liegen dabei
zum Beispiel ein hypoxischer Hirnschaden oder eine Gehirnblutung zugrunde. In Hinblick auf eine eventuelle Organspende muss dies zunächst von
mehreren Ärzten diagnostiziert und umfassend dokumentiert werden. Um
die Diagnose Hirntod zu stellen, stehen eine ganze Reihe von Mitteln zur
Verfügung, angefangen beim Nachweis im EEG, dass das Gehirn auf äußere Reize nicht mehr reagiert. Beim Apnoe-Test wird die künstliche Beatmung so weit verringert, dass die resultierende CO_2-Anreicherung im Blut
einen Atemantrieb hervorrufen müsste. Sein Ausbleiben wird ebenso als
Anzeichen für einen Hirntod gewertet wie das Fehlen der zentralen Reflexe
während einer vollständigen neurologischen Untersuchung.

Die Untersuchung muss zweimal im Abstand von Stunden von unterschiedlichen Ärzten durchgeführt werden, die beide über mehrjährige Erfahrung in
der Intensivbehandlung von Patienten mit schweren Hirnschädigungen verfügen. Sie dürfen außerdem weder an der Entnahme noch an der Übertragung der Organe dieses Patienten beteiligt sein. Der Abschluss der von ihnen
durchgeführten Diagnose und deren Dokumentation wird als Todeszeit im
juristischen Sinne registriert.

Wird im Zuge der neurologischen Untersuchung der Hirntod aufgrund ir-
reparabler Schäden festgestellt und lässt andererseits der Zustand des toten Körpers eine Organspende zu, dann werden die Angehörigen des Verstorbenen um eine Unterredung gebeten. Während dieser Zeit wird eine

organprotektive Therapie am Patienten durchgeführt. In der angemessenen Umgebung beispielsweise eines ruhigen Arztzimmers und mit der erforderlichen Zeit werden ihnen die Umstände des Todes geschildert, die Todesursache mitgeteilt und das Prinzip des Hirntodes erklärt.

Primäres Ziel dieses Gesprächs ist die Einsicht der Angehörigen, dass ein Weiterleben ihres Verwandten keinesfalls mehr möglich ist, dass mit einigen seiner Organe jedoch anderen Menschen das Weiterleben ermöglicht werden könnte. Erst danach tritt die Frage auf, ob der Verstorbene sich vor seinem Tod zum Thema Organspende geäußert hat.

Ein „Nein" beispielsweise auf einem Organspender-Ausweis wird widerspruchslos akzeptiert. Juristisch betrachtet geht es ausschließlich um den mutmaßlichen Willen des Verstorbenen und nicht um den der Angehörigen. Liegt jedoch kein Organspendeausweis vor, muß die Familie eine Entscheidung treffen. Diese sollte ebenfalls den mutmaßlichen Willen des Patienten widerspiegeln. Leider sprechen sich dabei viele Angehörige für ein „Nein" aus, da dieses Thema eher selten angesprochen wird und sie daher oft nicht wissen, was ihr Angehöriger gewollt hätte. Aus Angst vor einer Fehlentscheidung bei der Organentnahme wird die Zustimmung verweigert, da sie zu der gefällten Entscheidung stehen und mit ihr weiterleben müssen. Das wird ihnen durch die Umstände ohnehin recht schwer gemacht, denn sie können beispielsweise nicht erst wieder nach Hause gehen, um ein paar Tage über ihr Votum nachzudenken. Dieses muss wegen der sich möglicherweise rapide verschlechternden Voraussetzungen für die Organentnahme und auch aus ethischen Gründen praktisch sofort erfolgen.

GELAUSCHT

Organspende

Welches Zustimmungsverfahren für das schwierige Thema „Organspende" das beste ist, ist eine schwierige Entscheidung. Eine wertvolle Diskussion dazu findest du hier:

- www.medi-learn.de/AK084

Liegt eine Zustimmung vor, wird der Patient bei der Eurotransplant-Zentrale im holländischen Leiden angemeldet. Diese schickt einen regionalen Vertreter in die Klinik, um alle verfügbaren Informationen über den Zustand des

Körpers und einzelner Organe zu sammeln: Größe, Gewicht und Alter des Spenders, Blutgasanalysen, Ultraschalluntersuchungen des Herzens, Bronchoskopie-Befund der Lunge, Diuresemengen und vieles mehr.

Eurotransplant ermittelt anhand dieser Daten, welche Kliniken geeignete Empfänger gemeldet haben, und benachrichtigt die jeweils zuständigen Transplantationszentren. Deren diensthabende Ärzte interpretieren erneut die Befunde und entscheiden, ob sie das verfügbare Organ für ihren Patienten akzeptieren.

Die Zuteilung erfolgt zwar streng nach Warteliste, aber um Verzögerungen zu vermeiden, werden von Eurotransplant immer gleich mehrere Zentren informiert. Nimmt die erste Klinik das Angebot nicht an, ist die nächste und eventuell sogar die übernächste auf der Liste bereits informiert. So wird wertvolle Zeit gespart. Weitere Details über das Vergabe-Verfahren finden sich auf den Internet-Seiten der Deutschen Stiftung Organspende (www.dso.de).

Die Entnahme der Thorax-Organe nimmt häufig das Explantations-Team der Empfängerklinik selbst vor. Ein wesentlicher Grund dafür ist, dass die den potenziellen Empfänger behandelnden Ärzte noch einmal vor Ort sehen wollen, wie zum Beispiel dieses Herz pumpt. Die anderen Organe werden aber von Ärzten des Krankenhauses entnommen, das den Spender gemeldet hat, und dann gesondert zu den Empfängern transportiert. Im Vorfeld einer Explantation wird der Spender in Vollnarkose versetzt. Damit wird über jeden Zweifel hinaus und ungeachtet des bei ihm diagnostizierten Hirntodes sichergestellt, dass er von der Operation nichts spüren kann. Diese Narkose unterscheidet sich in keiner Weise von der für einen regulären Patienten und wird erst beendet, nachdem beispielsweise das Herz entnommen worden ist. Zur Explantation gehört auch das vollständige Verschließen des Spender-Körpers, der danach in die Pathologie überführt und dort vom Bestatter abgeholt wird.

Für das Thema Organspende muss man sich als Arzt ein dickes Fell zulegen. Die notwendigen Gespräche mit den möglicherweise noch unter Schock stehenden Angehörigen können sehr schwierig sein. Einerseits sollen sie keinesfalls zur Zustimmung gedrängt werden. Andererseits ist es im Interesse des vielleicht schon seit Jahren auf ein passendes Organ wartenden Empfängers gut und richtig, einfühlsam und fachlich kompetent um diese Zustimmung zu werben.

Umgang mit Konfliktsituationen

Fehler vermeiden, eingestehen und daraus lernen

Nicht jeder Fehler kostet gleich ein Leben. Du hast dir aber einen Beruf mit viel Verantwortung ausgesucht, in dem du eine Menge bewirken kannst – zum Positiven wie zum Negativen. Fehler passieren und es ist immer wieder schwer, den Weg zwischen Verdrängen und lebenslangen Selbstvorwürfen zu finden. Weil jeder Fehler macht, wurden zum Glück schon eine Menge Strategien entwickelt, mit ihnen umzugehen. Außerdem bringen die Fehler anderer dir gelegentlich einen Vorteil, nämlich wenn sie mitgeteilt werden: Du kannst aus diesen Fehlern lernen, ohne sie selber zu machen.

Unachtsamkeit, Unwissen, mangelhafte Kommunikation

Jeder Arzt wird im Laufe seines Berufslebens in die Situation kommen, durch Unachtsamkeit, Unwissen oder mangelhafte Kommunikation Fehler zu begehen, die im besten Fall schnell zu korrigieren sind oder im schlimmsten Fall zu dauerhaftem Schaden für Patienten oder auch Kollegen führen können. Beispiele hierfür sind mannigfaltig: Falsche Interpretation bzw. mangelhafte Erhebung von Untersuchungsbefunden, die zu Fehldiagnosen führen; falsch angesetzte Therapien, iatrogene Verletzungen bei invasiven Eingriffen, Stich-/Schnittverletzungen, die Kollegen verletzen und diese einem Infektionsrisiko aussetzen oder auch eine voreingenommene Gesprächsführung mit Patienten, die sich im Nachhinein als unpassend herausstellt.

Alles dokumentieren

Fehler kannst du verdrängen, „vergessen" oder dir „schön reden". Du kannst sie aber leider nicht ungeschehen machen. Deshalb ist es zunächst wichtig, dir selbst den Fehler einzugestehen und ihn dann zu analysieren. Frage dich, welche Fakten zu der Situation geführt haben: Überforderung? Hat die Situation deinen Ausbildungsstand überschritten? Warst du unachtsam, müde? Hast du dir genügend Informationen eingeholt? Du solltest dir auch darüber klar werden, inwieweit der Verlauf schicksalhaft oder vermeidbar war. Nach deiner Analyse wird dir sicher klarer sein, wo du hättest anders reagieren müssen – fachlich oder durch Hinzuzie-

SURFTIPP

Tipps zur Fehlervermeidung

Ein interessanter Artikel zu standardisierten Fehlervermeidungsstrategien:
• www.medi-learn.de/AK086

hen von Hilfe. Außerdem musst du jetzt mit der Situation „nach dem Fehler" umgehen und realistisch sehen, wie du den Patienten jetzt da durch führen kannst.

Flucht nach vorn

Nachdem du dir selbst den Fehler eingestanden hast, ist es Zeit, mit Anderen darüber zu reden. Erstens mit den Vorgesetzten, da sie formal verantwortlich sind, dir aber auch aufgrund ihrer Erfahrung Hilfe geben können – und die kannst du nur erwarten, wenn der Chef rechtzeitig von dem Problem erfährt. Zweitens mit dem Patienten beziehungsweise dem Geschädigten. Das bist du ihm schuldig und ein ehrliches Gespräch erhält zumindest noch einen Rest Vertrauen. Unehrlichkeit oder Verschweigen dagegen zerstören das Vertrauensverhältnis komplett. Entschuldige dich und sprich medizinische und rechtliche Konsequenzen an. Drittens kannst du dich an Kollegen wenden. Auch sie können dir fachlich helfen und dich wieder aufbauen. Das Reden an sich kann dir auch beim Umgang mit dem Fehler helfen. Im Umkehrschluss heißt das, dass du selber Kollegen – auf kollegiale Art – auf deren Fehler hinweisen beziehungsweise diese besprechen kannst. Das steigert die Qualität.

UNSER TIPP

Take-Home-Message

Es ist keine Schande, einen Fehler zu begehen, aber nimm ihn an und lerne daraus!

CIRS – Fehler anonym teilen

Ein System, welches mittlerweile in vielen Kliniken etabliert ist, ist das CIRS. In das „Critical Incident Reporting System" können Mitarbeiter eines Krankenhauses anonym kritische Ereignisse und Beinahe-Schäden eingeben. Diese werden über eine geschlossene Internetplattform mitgeteilt – Experten nehmen dazu Stellung und bieten Lösungsansätze. Ziel des CIRS ist es, Kollegen vor ähnlichen Fehlern zu bewahren, selber aus den Fehlern anderer zu lernen und damit die Patientensicherheit zu erhöhen.

Von Piloten lernen

Häufig helfen schon einfache, eigentlich banale Methoden dabei, Fehler zu vermeiden. Dazu gehört, niemals „zwischen Tür und Angel" zu agieren, sondern immer bei der Sache zu sein. Wenn du einen Patienten nicht kennst, frag noch einmal nach dem Namen. In vielen Kliniken ist es Standard, das zu operierende Körperteil mit einem Edding zu markieren, damit nicht das falsche Knie operiert wird. Checklisten, zum Beispiel für den OP, setzen sich immer mehr durch. Die Idee kommt aus der Luftfahrt – Checklisten helfen, bereits existierende Sicherheitsstandards einzuhalten und erhöhen dadurch die Patientensicherheit. Solche Beispiele gibt es viele. Hole dir bei Stress immer Hilfe. Frage lieber einmal mehr nach. Denn es gilt: Fehler vermeiden ist besser, als danach richtig mit ihnen umzugehen.

SURFTIPP

Faktor Mensch®

Seminare zum Thema Fehlermanagement, Teamkommunikation:
- www.medi-learn.de/AK087

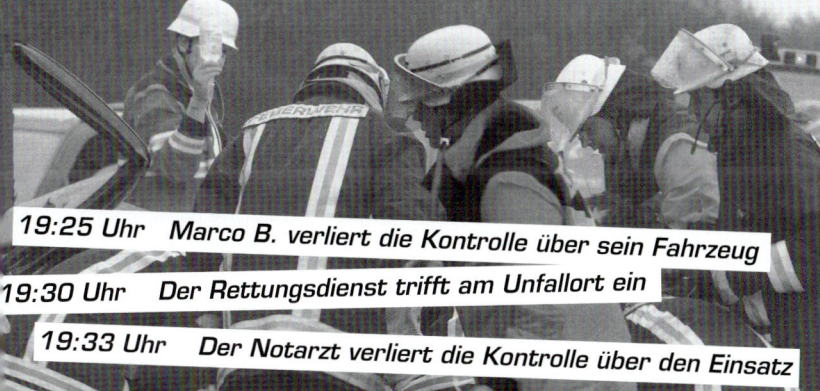

19:25 Uhr   Marco B. verliert die Kontrolle über sein Fahrzeug

19:30 Uhr   Der Rettungsdienst trifft am Unfallort ein

19:33 Uhr   Der Notarzt verliert die Kontrolle über den Einsatz

Entdecken Sie Ihren **Faktor** Mensch® und lernen Sie, auch unter extremer Belastung eine gute Leistung zu erbringen.

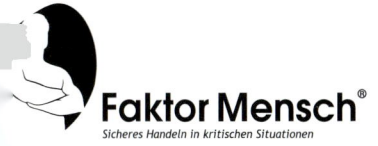

Faktor Mensch®
Sicheres Handeln in kritischen Situationen

www.faktormens.ch

ZUSAMMENFASSUNG

Softskills

Mediziner nach dem Feierabend – die Aufgabe endet nie

Sag mal du bist doch Arzt, kannst du nicht ... denn ich bräuchte .... oder schau mal bitte hier, ich weiß nicht was das ist. So oder ähnlich wird man aus dem Familien- und Bekanntenkreis angesprochen, wenn die Approbation geschafft ist. Doch wie geht man damit um, wie verhält man sich, um zu helfen aber niemand vor den Kopf zu stoßen oder gar fahrlässig zu handeln?

Benimmregeln – Umgang mit Vorgesetzten

Du oder Sie, Hierarchien und allgemeine Höflichkeiten: Damit man sich von Anfang an aber nicht alles verbaut, sind gerade im Spannungsfeld zwischen Weiterbildungsassistent und Chef ein paar Regeln zu beachten.

Konstruktives Miteinander

Der Umgang miteinander in einer großen Klinik ist nicht immer einfach. Alle stehen unter Zeitdruck, Notfälle sprengen den eigentlich gut durchgeplanten Tag und je nach persönlicher Tagesform bekommt man manche Dinge der Kollegen in den falschen Hals. Ausbaden muss dies meistens der Patient. Dieser Artikel formuliert Beispiele und gibt Anregungen, wie man zu einem konstruktiven Miteinander im Sinne des Patienten kommen kann.

Arzt-Patienten-Beziehung

Der Halbgott-in-Weiß sollte außen blieben. Mit Einfühlungsvermögen, Ruhe und Zeit kommt man zumeist weiter, auch wenn man letztere oft nicht hat. Man sollte sich auch im wahrsten Sinne des Wortes optisch auf eine Ebene begeben und mit dem Patienten alles auf Augenhöhe und nicht über ihn hinweg besprechen.

Gespräche mit den Angehörigen

Wichtig ist, sich mental in das Gefühl der Angehörigen zu versetzen, die oft keine Ahnung von der Medizin und schlichtweg Angst um ihren Angehörigen haben. Dementsprechend sollte man ihnen mit Respekt begegnen, sich Zeit nehmen und Auskünfte erteilen. Dabei darf man sich aber auch nicht in seiner Zeit verzetteln.

Patienten aus fremden Kulturen

Andere Länder - andere Sitten. So ist es nun einmal. Trotzdem sind wir in Deutschland und es herrschen hier gewissen Regeln, die einzuhalten sind. Innerhalb dieser Regeln sollte eine gegenseitige Rücksichtnahme auf verschiedene Kulturen im Sinne des Patienten und seiner schnellen Genesung erfolgen. Also die Regeln mit Bestimmtheit vertreten, alles andere mit Gelassenheit zur Kenntnis nehmen.

ZUSAMMENFASSUNG

Softskills

Schlechte Nachrichten überbringen

Ein schwieriges Thema und zum ersten Mal sicherlich nichts für schwache Nerven. Man sollte sich vorher mit geübten Kollegen über die Tonalität und den Wortlaut beraten und irgendwann ins kalte Wasser springen, denn man wird nicht drumrum kommen. Dabei nicht um den heißen Brei reden und nichts versprechen, was man nicht halten kann, Angehörige klammern sich an jeden Strohhalm.

Der sterbende Patient

Auch bei diesem sehr sensiblen Thema gilt: Wie möchte ich selber behandelt bzw. begleitet werden? Dann ist der Rest meist Bauchgefühl. Manche kleine Geste sagt mehr aus als viele Worte. Der Tod gehört zum Leben und wird Angehörigen von Heilberufen immer wieder begegnen: Man muß die Angst vor dem Umgang damit verlieren.

Organtransplantation

Das ist ein schwieriges Thema, es kommt immer zur falschen Zeit und darf nicht diskutiert werden. Oft ist es schwer, ein Nein im Hinblick auf die langen Wartelisten zu akzeptieren, aber leider unumgänglich. Dieses Thema braucht noch mehr Aufmerksamkeit in der Zukunft, denn es muß sich in diesem Bereich noch viel tun.

Vom Umgang mit Fehlern

Wo gehobelt wird, fallen Späne. Im medizinischen Bereich kann dies fatale Folgen haben. Es darf nicht passieren, aber es ist in Zeiten von immer mehr Bürokratie und zeitgleichem Personalmangel leider nicht zu vermeiden. Man sollte selbstkritisch mit sich sein und Fehler gegebenenfalls offen kommunizieren, bevor es zu spät ist.

Facharztprüfung

MWBO, Logbücher und Zeugnisse
Der Weg zum Facharzt

Das Lernen nimmt kein Ende: Mit fünf Jahren sehnst du dich danach, endlich in die Schule zu kommen, Jahre später freust du dich auf die Zeit nach dem Abitur. Dann denkst du: „Wenn ich nur endlich mein Physikum habe ..." und schließlich lernst du für das Hammerexamen, bestehst es und kannst erst mal eine lange Zeit ohne Prüfungen genießen. Doch das Lernen und geprüft werden geht weiter, denn jetzt bist du wahrscheinlich Assistenzarzt und damit in der Weiterbildung zum Facharzt. Die ist einheitlich geregelt und du kannst dich an der Weiterbildungsordnung orientieren.

Bindend ist die Weiterbildungsordnung der Landesärztekammer

Die Bundesärztekammer gibt die „Musterweiterbildungsordnung" (MWBO) heraus. Diese regelt für jede Fachrichtung, wie lange die Weiterbildung dauert und was dabei für Bedingungen zu erfüllen sind. Jede Landesärztekammer erstellt aus dem Vorbild der MWBO ihre eigene Weiterbildungsordnung. Die 17 Landesärztekammern (LÄK) – eine für jedes Bundesland, zwei für Nordrhein-Westfalen – übernehmen die MWBO des Bundes meistens eins zu eins, sodass sie sich nur minimal unterscheiden. Du kannst mit deiner Weiterbildung beginnen, sobald du das HEX bestanden, die Approbation bei deiner LÄK beantragt und die Berufserlaubnis erteilt bekommen hast.

Gebiete, Kompetenzen und Zusatzweiterbildungen

Die Weiterbildungsordnung kannst du dir auf der Webseite deiner LÄK oder der Bundesärztekammer (BÄK) herunterladen. Sie enthält unter anderem die Mindest-Weiterbildungszeiten für jede Fachrichtung, den OP-Katalog in chirurgischen Fächern, die Mindestanzahl an Gutachten und diagnostischen Maßnahmen und alle anderen Dinge, die du im Laufe deiner Weiterbildung durchführen wirst beziehungsweise musst, um dich irgendwann zu Facharztprüfung anmelden zu können. Die WBO ist in drei Abschnitte gegliedert:

Abschnitt A: Enthält allgemeine Regeln. Zum Beispiel, dass die Weiterbildungszeit vergütet wird und dass jeder Abschnitt mindestens sechs Monate lang sein muss (Ausnahmen bei der Allgemeinmedizin). Die Weiterbildung findet grundsätzlich ganztägig und hauptberuflich statt – bei Teilzeit müsstest du mindestens 50 Prozent der üblichen wöchentlichen Arbeitszeit anwesend sein.

Abschnitt B: Dies ist der Hauptteil der WBO mit allen 66 Gebieten, Facharzt- und Schwerpunktkompetenzen. Es gibt zum Beispiel das Gebiet Anästhesiologie und das Gebiet Neurologie. Im Gebiet Chirurgie gibt es acht verschiedene Facharztkompetenzen – nach zwei Jahren Basisweiterbildung „Common Trunk" teilen sich die Assistenzärzte für Chirurgie auf, um sich vier weitere Jahre beispielsweise in Herzchirurgie oder Viszeralchirurgie weiterzubilden. Assistenzärzte im Gebiet Innere Medizin absolvieren erst drei Jahre Basisweiterbildung. Anschließend bilden sie sich in zwei Jahren zum „Hausarzt" oder Facharzt für Innere Medizin weiter oder entscheiden sich für eine der acht Spezialisierungen von drei Jahren Dauer – beispielsweise „Innere Medizin und Nephrologie" oder „Innere Medizin und Rheumatologie".

Abschnitt C: Hier sind 49 Zusatzweiterbildungen beschrieben, die du an die Facharzt- und Schwerpunktweiterbildung anhängen kannst, zum Beispiel Schlaf- oder Sportmedizin, sowie Notfallmedizin (die einzige Zusatzweiterbildung, die du schon während der Facharztweiterbildung erwerben kannst).

Das Wichtigste: Weiterbildungsbefugnis des Chefs

Du kannst die Facharztweiterbildung nicht in einem beliebigen Haus durchlaufen. Es muss jemand (meist der Chefarzt) eine Weiterbildungsbefugnis für dein angestrebtes Fach haben. Beachte dabei, dass eine Person auch nur eine Teil-Befugnis haben kann und dass die Weiterbildungsermächtigung auch vom Spektrum der Klinik abhängt. Trotzdem gehört die Befugnis der Person, nicht dem Krankenhaus. Es ist also schlau, auf einen baldigen Ruhestand oder Wechsel der Person zu achten und dir zeitnah die notwendigen Unterschriften zu besorgen.

Dokumentation der Weiterbildung

Es ist wichtig, dass du nicht nur alle Abschnitte der Weiterbildung (WB) durcharbeitest, sondern dass du auch alles, was du gemacht hast, dokumentierst. Eine wichtige Rolle dabei spielt der Chefarzt. Erstens muss er regelmäßig deine Dokumentation abzeichnen. Zweitens führt er nach Abschluss jeden Abschnittes ein Gespräch mit dir, mindestens jedoch einmal jährlich. Dabei sollte er dir Feedback zu deiner Arbeit geben, deinen aktuellen Stand beurteilen und gemeinsam mit dir weitere Ziele formulieren. Den Inhalt des Gespräches müsst ihr dokumentieren. Manche Arbeitgeber stellen Tools, zum Beispiel Logbücher, zur Verfügung, mit denen du deine Arbeitsschritte und die Gespräche mit dem Chef dokumentieren kannst. Sonst musst du dich selber zeitnah um die Dokumentation kümmern.

Zeugnis für jeden Abschnitt

Für jeden Weiterbildungsabschnitt bekommst du ein Zeugnis. Es enthält die Unterschrift des WB-Befugten; bei Team- oder Verbundbefugnissen müssen alle beteiligten Ärzte unterschreiben. Auf dem Zeugnis steht, ob du in Voll- oder Teilzeit gearbeitet hast und ob es Unterbrechungen gab. Wenn du in verschiedenen Bereichen warst – ITS, Notaufnahme, Ambulanz oder Ähnlichem – werden genaue Angaben zum zeitlichen Umfang gemacht. Auf dem Zeugnis stehen auch die von dir erworbenen Kenntnisse und eine ausführliche Stellungnahme des WB-Ermächtigten zu deiner fachlichen Eignung.

Das muss in den Prüfungsantrag

Wenn du nach einigen Jahren als Assistenzarzt alle zeitlichen und fachlichen Voraussetzungen erfüllt hast, kannst du den Antrag auf die Facharztprüfung stellen. Je nach Landesärztekammer ist das erst nach Ablauf der Mindest-Weiterbildungszeit möglich oder wenige Wochen davor. Die obligatorische Bearbeitungsgebühr gehört dazu, eine einfache Kopie deiner Approbation und gegebenenfalls deiner Promotionsurkunde, dein beruflicher Werdegang seit der Approbation und das Antragformular der Landesärztekammer. Jetzt musst du auch die gesamte Dokumentation deiner Weiterbildung einsenden: Das Logbuch im Original inklusive der Gesprächsdokumentationen. Und beglaubigte Kopien aller Zeugnisse des Arbeitgebers und sämtliche Nachweise z. B. über einen Strahlenschutzkurs oder erstellte Gutachten.

SURFTIPP

Der Weg zum Facharzt

Informationen zu Weiterbildungsstätten, Musterlogbüchern und über die MWBO findest du hier:
- Musterweiterbildungsordnung
  www.medi-learn.de/AK088
- Facharztgesprächsprotokolle
  www.medi-learn.de/AK096

Ablauf der Prüfung

Zwischen deinem Antrag und dem Prüfungstermin vergehen zwei bis vier Monate. Mit dem Zulassungsschreiben erhältst du auch den vorläufigen Prüfungstermin. Spätestens zwei Wochen vorher werden dir in einem Brief das genaue Datum, so wie Zeit, Ort und Dauer mitgeteilt. Die Prüfung dauert mindestens 30 Minuten, ist mündlich, immer einzeln und nicht öffentlich. Der Prüfungsausschuss besteht aus mindestens drei Ärzten, die von der Landesärztekammer ausgewählt werden. Zwei davon besitzen die zu prüfende Facharztanerkennung. Auch ein in Weiterbildung befindlicher Arzt sitzt im Ausschuss.

Wenn du einverstanden bist, kann die Prüfung für eventuelle Widerspruchsverfahren aufgenommen werden. Inhalt der Prüfung können alle Themen des Fachgebietes sein – trotzdem wird die Atmosphäre von vielen ehemaligen Prüflingen als angenehm beschrieben. Prüflinge verschiedenster Fachrichtungen sagen, dass kein extremes Lernen nötig gewesen wäre und sie das Gespräch als sehr nett empfunden haben. Hilfreich bei der Vorbereitung sind aktuelle Leitlinien, Reviews aus Fachzeitschriften, Prüfungsprotokolle und „frische" Fachärzte als Hinweisgeber. Direkt nach der Prüfung

> **INFOGRAFIK**
>
> Facharztausbildung
>
> Eine Grafik mit mehr Informationen über die Facharztausbildungen sowie die Geschlechterverteilung findest du auf Seite 488.

bekommst du das Ergebnis mitgeteilt. Es gibt keine Noten – nur „bestanden" oder „nicht bestanden". Eine Wiederholungsprüfung ist nach frühestens drei Monaten möglich, bis dahin sind alle eventuellen Auflagen des Prüfungsausschusses zu erfüllen. Die Anzahl der Wiederholungen ist nicht begrenzt.

Muster-Weiterbildungsordnung der Bundesärztekammer
Fahrplan für den Weg zum Facharzt–Titel

In Deutschland müsse alles seine Ordnung haben, glaubt man auf der ganzen Welt. Das lässt sich kaum bestreiten: Für die Weiterbildung künftiger Fachärzte beispielsweise gibt es in der Tat eine Ordnung – rund 200 Seiten lang und im Jahr 2015 (neueste Fassung 23.10.15) neu herausgegeben von der Bundesärztekammer. Zwar ist Bildung eigentlich Sache der Länder und folglich im konkreten Fall der Landesärztekammern, aber die übernehmen die „Muster-Weiterbildungsordnung" (MWBO) ihres Bundesverbands traditionell fast unverändert in ein eigenes Regelwerk. Die Fassung welcher Landesärztekammer für dich verbindlich ist, hängt vom Ort ab, an dem deine Weiterbildung stattfindet.

Geregelt wird in ihr sehr detailliert, was ein angehender Internist, Anästhesist, Dermatologe, Orthopäde und so weiter lernen soll, welche Prüfungen er ablegen muss, wo die Weiterbildung durchgeführt werden darf und wie lange sie in der Regel zu dauern hat. Beginnen kannst du erst nach der Approbation und die Durchführung muss unter der persönlichen Anleitung eines zur Weiterbildung befugten Facharztes, in der Regel ganztägig, hauptberuflich und bei „angemessener Vergütung" erfolgen.

Damit die MWBO der ohnehin stolzen 200 Seiten nicht irgendwann 2000 Seiten lang wird, hat die Bundesärztekammer in Zusammenarbeit mit den Fachgesellschaften ergänzende Muster-Richtlinien herausgegeben. In denen ist jede Untersuchungs- und Behandlungsmethode einzeln aufgelistet und festgelegt, wie oft du sie während deiner Weiterbildung durchgeführt haben musst. Dabei wurde jeweils berücksichtigt, ob es sich um typische oder nur selten vorkommende Phänomene im Alltag von Ärzten in Kliniken und Praxen handelt.

Als Nachweis dienen sogenannte Logbücher, in die du fortlaufend deine Tätigkeiten einträgst. Ebenfalls dokumentiert werden die obligatorischen Gespräche, in denen du mindestens einmal jährlich von deinem anleitenden Facharzt erfährst, wie er deine Fortschritte beurteilt. Am Ende der Weiterbildungszeit stellt er dir außerdem ein Zeugnis aus, mit dem du dich zur Prüfung bei der zuständigen Landesärztekammer anmelden kannst. Hast du auch diese erfolgreich abgelegt, erhältst du vom Prüfungsausschuss eine Anerkennungsurkunde und darfst von nun an den Titel Facharzt führen.

Genug gelesen über MWBO, Weiterbildungen und Zeugnisse? Dann haben wir hier noch ein paar Facharzt-Erfahrungsberichte für dich. Die nachfolgende Ärztin zum Beispiel hatte beim Lernen für die Facharzt-Prüfung Neurologie den Vorteil, einen Neurologen zu Hause zu haben:

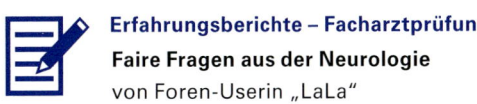

Erfahrungsberichte – Facharztprüfung
Faire Fragen aus der Neurologie
von Foren-Userin „LaLa"

Ich habe meine Facharztprüfung in Neurologie nach 4,5 Weiterbildungsjahren (WBJ) in der Neurologie und einem WBJ in der Psychiatrie gemacht. Theoretisch wäre ich schon nach den fünf vorgeschriebenen Jahren fertig gewesen. Aber wegen eines Ärztestreiks habe ich die Psychiatrie-Stelle nicht sofort da bekommen, wo ich sie wollte. Viele Kliniken haben mich damals einfach warten lassen, weil noch keine Personalverwaltung wusste, wie das mit dem neuen Tarif und Neueinstellungen so laufen wird.

Kein Logbuch
Die mich seinerzeit gültige Weiterbildungsordnung (WBO) stammt aus dem Jahr 2010, sodass ich noch nach der alten WBO ausgebildet wurde. Es gab damals noch kein Logbuch. Alles, was ich an Fähigkeiten und Kenntnissen erlernt habe, wurde mir im Facharzt-Zeugnis dokumentiert. Erst nachdem ich mich zur Facharztprüfung angemeldet hatte, bekam ich zusätzlich eine Liste von der Landesärztekammer (LÄK), in die mein ehemaliger Chefarzt die Zahlen für alle von mir durchgeführten Lumbalpunktionen, EEG, EMG und anderen Untersuchungen eintragen sollte. Im Endeffekt habe ich selbst die Zahlen eingetragen und mein Ex-Chef hat das so unterschrieben. Rückblickend war meine Ausbildung wirklich gut. Im Gegensatz zu Kollegen aus anderen Kliniken, die teilweise Untersuchungszahlen bescheinigt bekommen haben, die sie gar nicht erbracht haben, war es für mich überhaupt kein Problem, wirklich auf die angeforderten Zahlen zu kommen.

Durch Zufall davon erfahren
Bei der Anmeldung verlangte meine LÄK (Baden-Württemberg) zusätzlich Nachweise für die Kurse „psychosomatische Grundversorgung" und „Grundkurs Strahlenschutz". Das war mir nicht klar, es ging aus der WBO so nicht hervor und ich habe es eher zufällig von Kollegen erfahren! Glücklicherweise hatte ich den Strahlenschutzkurs mal irgendwann gemacht, die „psychosomatische Grundversorgung" hat mir meine Psychiatrie-Oberärztin netterweise im Arbeitszeugnis so bescheinigt, dass es von der LÄK akzeptiert wurde. Ich hatte zwar nicht explizit einen solchen (ziemlich teuren) Kurs gemacht, wohl aber alle Inhalte im Rahmen meines Psychiatriejahres erlernt. Erst nach Abschluss des Psychiatriejahres, und als alle

Zeugnisse da waren, konnte ich mich zur Facharztprüfung anmelden. Der Termin war dann zwei bis drei Monate später.

Etwa neun Monate vorher begonnen

Ich habe etwa neun Monate vor der Prüfung mit der Vorbereitung begonnen – regelmäßig abends und immer wieder während der Arbeitszeit, wenn Leerlauf war (so etwas kann in der Psychiatrie vorkommen ...). Gelernt habe ich alleine bzw. mit meinem Lebenspartner, der ebenfalls Neurologe ist. Ich habe das Neuro-Lehrbuch von Poeck/Hacke und die „1000 kommentierten Prüfungsfragen" von Thieme verwendet und mit der deutschen Version der „Neurology Secrets" gelernt. Dazu das EEG-Buch von Zschocke und der EMG-Atlas von Stöhr. Irgendwie habe ich es geschafft, alles sehr systematisch abzuarbeiten und nach und nach durchzulesen. Ein paar Lücken habe ich trotzdem gelassen, da es immer Sachen gab und geben wird, die ich nie verstehen werde. Auf inoffiziellem Wege habe ich im Vorfeld über Kollegen Prüfungsprotokolle bekommen können. Die haben mich bei der Vorbereitung aber eher nervös gemacht. Es waren keine Protokolle der Prüfer dabei, die mich geprüft haben und letztlich wurden völlig andere Inhalte abgefragt.

Zwei Chefärzte als Prüfer

Geprüft wurde ich in Freiburg an einem schönen sonnigen Nachmittag. Meine beiden Prüfer waren neurologische Chefärzte städtischer Häuser in Baden-Württemberg. Wider Erwarten gab es keinen dritten Prüfer und vor allem keinen, der das psychiatrische Fachgebiet geprüft hat – was eigentlich üblich ist. Die Fragen waren alle von der Art: „Kommt ein Patient mit diesen und jenen Symptomen. Was fragen Sie? Was machen Sie? Sie kriegen diese und jene Befunde – und jetzt? Was erwarten Sie? Wie sind die Differentialdiagnosen? Welche Therapie?" Alle Themen kamen aus dem normalen Klinikalltag – nichts Abgefahrenes, keine Fragen zu aktuellen Studien. Beide Prüfer haben sich mit den Fragen abgewechselt und ich konnte direkt an der Mimik ablesen, wenn ich richtig lag und worauf sie hinaus wollten. Sie haben immer sofort positive Rückmeldungen gegeben.

Die Anspannung ließ schnell nach

Am Anfang war ich noch etwas angespannt, das ließ dann aber sehr schnell nach. Die Themen im Detail: Herpes-Enzephalitis, Multiple Sklerose und Differentialdiagnosen, Erfahrungen mit Natalizumab (war damals ganz neu), irgendetwas zum Schlaganfall und zu Epilepsie – da weiß ich die Details nicht mehr. Andere Prüfer zeigen Bilder (CT, MRT) oder auch mal ein EEG,

EP oder EMG – bei meinen Prüfern kam das nicht vor. Wenn sie nach Medikamenten gefragt haben, dann musste ich lediglich kurz erklären, wie sie eindosiert werden. Sonst gab es keine detaillierten Fragen dazu. Die gesamte Prüfung hat nicht länger als 25 Minuten gedauert. Dann kurz vor die Tür, nach zwei Minuten wieder rein, Gratulation und fertig. Das Zeugnis kam einige Wochen später.

Zu aufgeregt für den Kaffee

Die ganze Prüfung war viel harmloser als von mir zuvor befürchtet. Es war wirklich ein nettes Gespräch unter Kollegen. Den mir angebotenen Kaffee musste ich aufgrund des aufregungsbedingten Tremors dankend ablehnen ... Und ich hätte alles, wirklich alles ganz ohne Lernen beantworten können, da alle Themen aus dem normalen Klinikalltag gegriffen waren. Deshalb war mir das differential-diagnostische Vorgehen völlig klar und vertraut. Weil kein Psychiater anwesend war, gab es auch keine Frage zum psychiatrischen Fachgebiet. Trotz allem hat mir das Lernen sehr viel gebracht, da ich seitdem in Fortbildungen viel mehr verstehe und daher nun auch viel mehr profitieren kann. Viele Sachen, die ich nie kapiert hatte, sind mir bei der Vorbereitung auf die Facharztprüfung plötzlich klar geworden. Jetzt sitze ich bei Kongressen und denke oft „Weiß ich doch ... das sollte doch jeder Facharzt wissen ... nichts Neues ..." Noch besser wäre es natürlich gewesen, wenn ich während meiner Weiterbildung in der Neurologie nebenbei etwas mehr gelernt hätte – denn da hätte ich die Sachen schon wissen sollen.

Im Gegensatz dazu hat sich die folgende Ärztin alleine auf ihre Prüfung vorbereitet. Und zwar, in dem sie Präparatekästen durchmikroskopiert hat. Wollte sie „Fachärztin für Histologie" werden? Nein, Pathologin:

Erfahrungsberichte – Facharztprüfung
Facharztprüfung Pathologie
von einer MEDI-LEARN Foren-Userin

Ende 2011 war es endlich soweit: endlich Facharztprüfung. Nach 12 Semestern Medizinstudium und rund sechseinhalb Jahren Weiterbildung in der Pathologie bin ich soweit, für den Titel „Facharzt für Pathologie".

Keine Probleme mit der Anerkennung

Mit der Dokumentation der Weiterbildung und auch der Anerkennung meiner Leistungen hatte ich zum Glück keine Probleme – nicht zuletzt, da ich meine gesamte Weiterbildung an einem einzigen Institut absolvieren durfte. Einmal im Jahr hatte ich ein Weiterbildungsgespräch. Wie in der Weiterbildungsordnung gefordert, wurde dies protokolliert und z. B. die Anzahl der durch mich durchgeführten Prozeduren festgehalten. Ich persönlich fand dieses System so gut, dass ich es auch in Zukunft bei mir anvertrauten Weiterbildungsassistenten anwenden werde. Am Ende meiner Zeit als Weiterbildungsassistent konnte ich mich dann zum Facharztgespräch anmelden. Besonderer Wert wurde dabei auf Formularien und den abgeleisteten „Common Trunk" im Weiterbildungszeugnis gelegt.

Ein Vierteljahr Vorbereitung
Auf die Prüfung habe ich mich ca. ein Vierteljahr – alleine – vorbereitet. Im Zentrum stand die Arbeit mit Präparatekästen und Konsilfällen. Dabei habe ich mich vor allem auf Dinge konzentriert, bei denen ich das Gefühl hatte, noch nicht richtig fit zu sein. Kurz vor der Prüfung habe ich mir zwei Wochen freigenommen. Die Atmosphäre der Prüfung war sehr angenehm – es war eher ein kollegiales Gespräch unter Kollegen, das sich auf die Präparate bezog: vier Fragen zur Histologie, eine zur Zytologie und zwei zur Molekularpathologie.

Eine angenehme Atmosphäre herrschte auch bei Thomas, der mittlerweile Augenarzt ist. In der Prüfung bekam er die Höchstnote namens „Sie wissen ja eh alles":

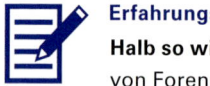

Erfahrungsberichte – Facharztprüfung
Halb so wild war die Augenheilkunde
von Forenuser Thomas24

Nach fünf Jahren Facharztweiterbildung in Augenheilkunde an einer Uniklinik habe ich meine Facharztprüfung abgelegt. Damals galt noch die alte Weiterbildungsordnung (WBO). Alle Prozeduren wurden einfach im Facharzt-Zeugnis bescheinigt und problemlos anerkannt. Bei meiner Landesärztekammer galt die Regel, dass man sich erst nach der geforderten Mindestweiterbildungszeit zur Prüfung anmelden kann, nicht bereits kurz vor dem Ende. So kann es vorkommen, dass etwas Leerlauf entsteht, da man nicht die erste Prüfung nach der Weiterbildung wählen kann.

Bücher, Guidelines und Reviews
Ich hatte knapp vier Monate vorher mündlich und schriftlich das europäische Pendant zur Facharzt-Prüfung bestanden, so dass ich relativ gelöst in die

Prüfung gehen konnte. Die letzten sieben Tage habe ich mir zum lernen frei genommen. Im Nachhinein wäre es besser gewesen, diese Zeit nach der Prüfung zu nehmen, um mich zu entspannen. Prüfungsprotokolle hatten wir nicht, weil die seit knapp zwei Assistentegenerationen verschwunden waren. Ansonsten habe ich zwei Facharzt-Fragebücher durchgeackert. Darüber hinaus habe ich mit akutellen Guidelines von BVA*, DOG* und dem „Royal College of Ophthalmologists" sowie Reviews aus den üblichen Fachzeitschriften gelernt. *BVA: Berufsverband der Augenärzte, DOG: Deutsche Ophthalmologische Gesellschaft

Entspannt und wohlwollend

Die „Prüfung" bestand aus einem knapp halbstündigen Gespräch unter Kollegen. Etwas Smalltalk zu Beginn, dann lockeres Plaudern quer durch die Augenheilkunde. Inhaltlich ging es querbeet von Differentialdiagnosen der Glaukome über verschiedene Therapie-Regime, Umrechnung der Refraktion zwischen Brille und Kontaktlinsen, über „Hornersyndrom vs. Pupillotonie," frühkindliche Esotropie bis hin zur Behandlung der AMD (Altersabhängige Makula-Degeneration) und die aktuelle Studienlage – alles nicht so wild. Die Prüfungsatmosphäre war entspannt und wohlwollend, die 30 Minuten waren fix vorbei. Knapp vor der Zeit schaute der Prüfer auf seine Uhr und meinte: „Wir können jetzt noch eine halbe Stunde weitermachen. Aber Sie wissen ja eh alles, also können wir auch aufhören." Die fachfremde Schriftführerin hat in der Zwischenzeit die mitgebrachten fünf Gutachten durchgelesen.

Ebenfalls mit Fragebüchern vorbereitet hat sich der folgende Anästhesist. Er fand die Prüfung etwas härter: „Ein kollegiales Gespräch sieht anders aus".

 Interview – Facharztprüfung
Anstrengend, aber machbar
Interview zur Facharztprüfung Anästhesiologie

In welchem Fach hast du die Prüfung abgelegt?
Anästhesiologie

Wann hast du die Prüfung abgelegt? Wie lange hat die Weiterbildung bis zur Prüfung insgesamt gedauert?
November 2010; Dauer der Weiterbildung 5 Jahre und 2 Monate

Wie hast du dich auf die Prüfung vorbereitet?

Ein halbes Jahr vorher habe ich die Lehrbücher gelesen (Larsen Anästhesie, ICU Buch Intensivmedizin, Handbuch für die Schmerztherapie Meier und Zenz). Parallel dazu habe ich das Buch „1000 Fragen für die mündliche Prüfung" durchgearbeitet und bei Schwachstellen gezielt nachgelesen, das Ganze bis zur Prüfung 2x. Aktuelle Literatur ist sehr wichtig!! Ich habe über die ganze Weiterbildungszeit die Zeitschrift „Der Anästhesist" aus dem Springer Verlag abonniert und auch gelesen. Weiterhin wird bei uns im Krankenhaus regelmäßig Aktuelles vorgestellt und diskutiert.

Wie lief die Prüfung ab?

Die Prüfung dauerte 1,5h bei zwei Prüflingen (jeweils 2 Fragerunden). Die Prüfer waren bekannt für schwere Prüfungen. Mein Mitprüfling war ein „Wiederholungstäter", sodass auch da sehr genau nachgefragt wurde. Prinzipiell wurden keine offenen Fragen gestellt. Wenn man ausholen wollte, wurde man sofort unterbrochen. Häufig auch Ja- oder Nein-Fragen.

Prüfungsthemen: Patient zur radikalen Zystektomie mit KHK und Z.n. Herzinfarkt vor 4 Wochen (frisch PTCA), duale Plättchenhemmung, Bridging, Unterschiede von DES zu BMS, Narkosemanagement, Leitlinien Gerinnung, Thrombozytenfunktionstests.

Der zweite Fall war eine Patientin nach Sectio in Spinalanästhesie (SPA) mit Kopfschmerzen am 2. Tag, kurz auf postspinale Kopfschmerzen und deren Behandlung (Lagerung, Koffein, Blutpatch), dann aber zur Schmerztherapie bei fibromyalgischem Syndrom übergegangen. Weitere Themen waren PONV-Prophylaxe (Postoperative Nausea Vomiting), postoperative Infusionslösungen auf Intensivstation, Kalorienberechnung, Tagesbedarf.

Alles in allem eine anstrengende Prüfung, wo aber sehr wenige durchfallen. Man wird über Patienten, welche man in der Klinik, wo die Weiterbildung absolviert wird, regelmäßig behandelt, gefragt. Keine ganz abstrusen Sachen. Aber ein kollegiales Gespräch sieht in meinen Augen anders aus.

Ich hatte Glück, dass ich kurz vorher auf einem zweitägigen Gerinnungsseminar war und mir PAF 100, Multiplate, Bridging, Gogarten-Leitlinien gut geläufig waren, den PONV-Artikel hatte ich auch gelesen. Aber meinen Mitprüfling haben sie ordentlich auseinander genommen (am Ende hat er gar nichts mehr gesagt, ist aber trotzdem durchgekommen).

Welche Tipps würdest du angehenden Prüflingen mit auf den Weg geben?
Basiswissen, dieses aber gut abrufen können und wichtig aktuelle Themen und Literatur, welche auf den Kongressen zur Zeit herumgeistern, lesen. Das Buch „1000 Fragen in der mündlichen Prüfung" war eine gute Zusammenfassung und deckte Lücken auf. Das Zeugnis vom Chef nochmals lesen und genannte Schwerpunkte auch wirklich wissen (z. B.: Herr M. ist in der Kinderchirurgie mit allen gängigen Regionalanästhesieverfahren vertraut – das sollte man dann auch wissen).

Was hat zu Verzögerungen während der Weiterbildungszeit geführt?
Ich war 3 Monate in einem Medical Center im Ausland, was nicht auf die Weiterbildung angerechnet werden konnte.

Wie hast du deine Dokumentation der geforderten Eingriffe etc. gehandhabt?
Jede Narkose in ein kleines Heft geschrieben und so eine Übersicht über die Narkosen gemäß Weiterbildungsordnung dokumentiert. Das hat es meinem Chef leichter gemacht, Zahlen für jedes Jahr aufzuschreiben. Sich rechtzeitig um Vorzeugnisse und Bescheinigungen der Narkosen aus anderen Kliniken kümmern. Wenn man da nicht mehr arbeitet, kann es manchmal länger dauern bis man alles zusammen hat.

Hat es Schwierigkeiten bei der Anerkennung von Leistungen gegeben?
Nein

Was gibt es besonderes bei der Anmeldung zur Facharztprüfung zu beachten?
Es muss im Zeugnis die Formulierung stehen, dass man Facharztreife erreicht hat. Bei Möglichkeit nach neuer oder alter Weiterbildungsordnung sich prüfen zu lassen, vorher Unterschiede herausbekommen und dann die beste Variante auswählen.

Haben wir etwas vergessen zu fragen?
Es fallen sehr wenige durch und trotzdem macht man sich vorher verrückt.

Nicht sechs Monate, sondern sechs Wochen vorher hat dieser Arzt mit der Vorbereitung begonnen:

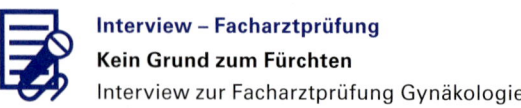

Interview – Facharztprüfung
Kein Grund zum Fürchten
Interview zur Facharztprüfung Gynäkologie

In welchem Fach hast du die Prüfung abgelegt?
Frauenheilkunde und Geburtshilfe

Wann hast du die Prüfung abgelegt? Wie lange hat die Weiterbildung bis zur Prüfung insgesamt gedauert?
Ich habe die Prüfung 1999 nach sieben Jahren Weiterbildungszeit abgelegt, davon fünf an einer Uniklinik.

Wie hast du dich auf die Prüfung vorbereitet?
An sich hat man ja durch die praktische tagtägliche Arbeit über die Jahre viele Dinge gesehen. Daher habe ich erst etwa sechs Wochen vor der Prüfung begonnen, gezielt die Theorie zu lernen. Da ich mit Lerngruppen nie etwas anfangen konnte, habe ich das allein getan. Als Literatur habe ich mehrere Lehrbücher benutzt, erst in der allerletzten Phase noch Fachzeitschriften gelesen bzw. eher überflogen, um eventuelle Aktualisierungen zu kennen. Vom Arbeitgeber habe ich drei Tage „Frei" zur Vorbereitung bekommen. Ansonsten habe ich abends und im Dienst gelernt.

Wie lief die Prüfung ab?
Die Prüfung dauerte etwa eine dreiviertel Stunde. Genau kann ich das leider nicht sagen, da ich an dem Tag vor lauter Aufregung meine Uhr vergessen hatte. Die Atmosphäre war sehr kollegial und entgegenkommend. Gefragt wurde ein Krankheitsbild (HELLP-Syndrom) ausführlich von Symptomatik über Diagnostik bis zur Therapie. Ansonsten waren es Fragen zum Handlungsablauf bei zwei weiteren Krankheitsbildern. Nach dem Schema: „Stellen Sie sich mal vor, es kommt zu Ihnen… Was würden Sie denn machen?" Abschließend gab es ein lockeres Gespräch, was man denn so in Zukunft machen möchte und was man in der jetzigen Klinik denn so macht.

Welche Tipps würdest du angehenden Prüflingen mit auf den Weg geben wollen?
Man sollte sich in erster Linie nicht zu sehr vor der Prüfung fürchten. Da

man ja doch schon als (junger) Kollege gesehen wird, ist die Gesprächsführung meist anders, als man es von den Studienzeiten her kennt. Die Hauptwirkungsbereiche der Prüfer sollte man kennen. Meist kommen Fragen aus diesem Themenkreis, da die Prüfer dort selbst am fittesten sind. Die aktuellen Diskussionen des Fachgebietes sollte man kennen und sich vielleicht auch eine Meinung dazu gebildet haben.

Was hat zu Verzögerungen in der Weiterbildung geführt?

An der Uniklinik gab aus meiner Sicht zu wenig Möglichkeiten, selbst zu operieren. Dafür habe ich dort viele Dinge gesehen, die in kleineren Häusern nicht so häufig sind. Und ich konnte mit Kollegen immer mal diskutieren. Gerade in der Geburtshilfe, wo ich Selbständigkeit und das Lernen von Hebammen favorisierte. An der kleineren Klinik war es anders: Mehr Routineeingriffe unter Beteiligung und mit Hilfe des Chefs. Entscheidungen in der Geburtshilfe wurden einem oft abgenommen. Dafür war der Chef von meinen praktischen Fähigkeiten in der Geburtshilfe entzückt, die ich der Routine in einem großen Kreißsaal verdankte. Ein paar Jahre Reproduktionsmedizin und Gynäkologische Endokrinologie haben mir viel für das eigene Wissen gebracht, wurden jedoch nur teilweise auf die Weiterbildung angerechnet.

Wie hast du deine Dokumentation der geforderten Eingriffe etc. gehandhabt?

Die OP-Berichte wurden gesammelt und dem Chef zur Bestätigung vorgelegt. Schwierig war der Nachweis von Assistenzen, die man damals nur mühsam per Strichliste registrieren konnte. In der Hoffnung, dass die Zahlen akzeptiert werden. Da die aber bei allen Assistenten ähnlich waren, erschienen sie wohl glaubhaft. Heute hat die Deutsche Gesellschaft für Gynäkologie und Geburtshilfe ein Logbuch, das man auf jeden Fall führen sollte, da man dort alle Tätigkeiten in kurzen Zeiträumen bestätigt bekommen kann und nicht erst nach fünf bis sieben Jahren anfängt, alles zusammenzuzählen. Außerdem kann man in vielen Krankenhausinformationssystemen heute schon persönliche Statistiken ausdrucken, die natürlich sehr hilfreich sind.

Hat es Schwierigkeiten bei der Anerkennung von Leistungen gegeben?

Ich hatte ursprünglich nur die selbst durchgeführten Eingriffe zur Prüfungsanmeldung eingereicht. Die Assistenzen wurden dann noch nachgefordert. Das war aus den Listen der einzureichenden Unterlagen nicht klar erkennbar, denn dort war nur vom OP-Katalog die Rede.

Was gibt es besonderes bei der Anmeldung zur Facharztprüfung zu beachten?

– Auf jeden Fall auf vollständige Unterlagen achten und ggf. lieber bei der Ärztekammer nachfragen, wenn einem etwas nicht ganz klar ist..

– Sich bei Kollegen mit gerade überstandener und auch nicht überstandener Prüfung nach deren Erfahrungen erkundigen.

– Mit Wartezeiten bis zum Prüfungstermin rechnen, jedoch auch nicht überrascht sein, wenn es mal plötzlich sehr schnell geht.

ZUSAMMENFASSUNG
Facharztprüfung

Landesärztekammer regelt Weiterbildung
Nach erfolgreich abgeschlossenem Studium und Erteilung der Approbation durch die Landesärztekammer kannst du mit der Weiterbildung zum Facharzt beginnen. Sie wird geregelt durch die „Musterweiterbildungsordnung" (MWBO) der Bundesärztekammer bzw. der meist 1:1 daraus abgeleiteten Weiterbildungsordnungen (WBO) der Landesärztekammern. In der WBO steht für jede Fachrichtung, wie lange die Weiterbildung dauert und welche Bedingungen dabei zu erfüllen sind.

Jetzt bist du Assistenzarzt
Die Weiterbildungszeit ist vergütet und jeder Abschnitt ist mindestens sechs Monate lang – für jeden Abschnitt erhältst du ein Zeugnis. Grundsätzlich findet die Weiterbildung ganztägig und hauptberuflich statt. Während dieser Zeit bezeichnet man dich als Assistenzarzt. Als solcher arbeitest du, bis du die Mindestweiterbildungszeit und alle erforderlichen Inhalte abgeleistet hast und dich der Facharztprüfung gestellt hast.

Nach dem Studium „Facharztkompetenz" erwerben
Es gibt über 50 Facharztkompetenzen, also Facharztrichtungen, z. B. Pädiatrie, Augenheilkunde und Orthopädie.
- Im Gebiet der Chirurgie gibt es eine zweijährige Basisweiterbildung („Common Trunk") gefolgt von vier Jahren im gewünschten Spezialgebiet. Aktuell gibt es davon acht, u.a. Herzchirurgie und Kinderchirurgie.
- Im Gebiet der Inneren Medizin gibt es einen dreijährige „Common Trunk", gefolgt von drei Jahren im gewünschten Spezialgebiet. Im Moment gibt es neun davon, u.a. „Innere Medizin und Nephrologie" und „Innere Medizin und Rheumatologie".

ZUSAMMENFASSUNG

Facharztprüfung

Schwerpunkte und Zusatzweiterbildungen
Innerhalb einiger Facharztgebiete kannst du dir zusätzlich (freiwillig) einen Schwerpunkt zulegen, z. B. als Pädiater die Neonatologie oder als Radiologie die Neuroradiologie. Im Anschluss an deine Facharztweiterbildung kannst du dich (ebenfalls freiwillig) einer Zusatzweiterbildung unterziehen, beispielsweise Schlaf- oder Sportmedizin. Es gibt nur eine einzige Zusatzweiterbildung, die du bereits vor der Facharztprüfung erwerben kannst, nämlich Notfallmedizin.

Wichtig: Weiterbildungsbefugnis
Weiterbildungszeiten werden dir nur anerkannt, wenn es an deiner Arbeitsstelle eine Person (meist den Chefarzt) mit einer Weiterbildungsbefugnis für dein angestrebtes Fach gibt. Denk daran, dass eine Person auch nur eine Teil-Befugnis haben kann und dass die Befugnis immer der Person gehört, nicht dem Krankenhaus. Achte also auf baldige Personalwechsel oder bevorstehende Ruhestände.

Facharztprüfung immer einzeln
Kurz vor oder nach dem Ende deiner Weiterbildungszeit kannst du den Prüfungsantrag für die Facharztprüfung bei der Landesärztekammer stellen. Zwei bis vier Monate nach dem Antrag findet die Prüfung statt. Sie dauert etwa 30 Minuten, ist mündlich, immer einzeln und nicht öffentlich.

Arbeiten als Facharzt

Gehälter von Klinikärzten sind durch Tarifverträge geregelt
Immer mehr entscheiden sich für das Krankenhaus

Fast die Hälfte der rund 365.000 medizinisch tätigen Ärzte in Deutschland arbeitet im Krankenhaus. Ihr Anteil erhöht sich seit langem leicht von Jahr zu Jahr, ebenso wie der Anteil der Frauen unter Berufstätigen. Mittlerweile stellen sie etwa 45 Prozent. In beiden Fällen gibt es eine weiter steigende Tendenz: Die Medizin wird zunehmend weiblich und findet personell gesehen in immer größerem Maße im Krankenhaus statt. Ein Drittel der Nachwuchs-Ärzte hatte sich bereits im Studium für diesen Weg entschieden.

Bei der Altersstruktur ist das Bild weniger einheitlich. Die Zahl der angestellten Mediziner unter 35 Jahre hat sich in letzter Zeit erhöht – zugleich aber auch die der über 59-Jährigen. Im Durchschnitt haben deutsche Klinikärzte und -ärztinnen gerade ihren 41. Geburtstag gefeiert. So ist es nicht verwunderlich, dass fast ein Drittel von ihnen entweder als leitender Arzt oder als Oberarzt tätig ist. Da die Gremien- und Verwaltungsarbeit immer mehr Zeit kostet, beschränkt sich ihr klinisches Tun vielfach auf die Chefarzt- oder Oberarzt-Visite sowie Konsile.

Da nahezu jedes Krankenhaus gegenwärtig Probleme hat, offene Stellen zu besetzen, sind die Berufsaussichten von Ärzten in diesem Bereich generell gut. Allerdings gibt es von Region zu Region und zwischen den Fachgebieten deutliche Unterschiede. Die Deloitte-Studie kam zu dem Ergebnis, dass steigende Patientenzahlen insbesondere in der Geriatrie, Psychiatrie, Orthopädie und Palliativmedizin zu erwarten sind. Bei den Fächern Neurologie, Herz-Thorax-Gefäßchirurgie und Kardiologie wird eine stabile Situation vorausgesagt, während sich Gynäkologen, Dermatologen, Kinder- und HNO-Ärzte in den kommenden Jahrzehnten auf deutlich zurückgehende Fallzahlen einstellen müssen.

Deine erfolgreich absolvierte Facharztprüfung ist eine der Voraussetzungen, um die so genannte Ermächtigung zur Behandlung von Mitgliedern der gesetzlichen Krankenversicherung zu beantragen. Sie entspricht der „Kassenzulassung", mit der du als niedergelassener Arzt deine Leistungen für diesen Personenkreis abrechnen darfst. Von dieser Parallele abgesehen ist das Arbeiten auf Station in vieler Hinsicht sehr verschieden von dem in eigener Praxis: Das Arbeitsklima in Kliniken gilt im Vergleich zu den Praxen als „rauer" und lässt sich durch den angestellten Arzt weniger leicht beeinflussen als durch einen selbstständigen „Chef".

Als Mediziner im Krankenhaus trägst du so gut wie kein betriebswirtschaftliches Risiko, musst weniger Eigenverwaltungsarbeit leisten und steu-

SURFTIPP

Verträge und Gehälter

Folgende Internetseite informiert über die verschiedenen Vertragsmöglichkeiten und Gehaltstabellen:
* www.medi-learn.de/AK093

errechtliche Vorgaben berücksichtigen als dein niedergelassener Kollege, hast dafür aber tendenziell auch ein spürbar geringeres Brutto-Einkommen. Es richtet sich nach dem Tarifvertrag, der auf deine Arbeitgeber-Klinik jeweils anwendbar ist: beispielsweise dem „Tarifvertrag für Ärztinnen und Ärzte an kommunalen Krankenhäusern" (TV-Ärzte/VKA) oder auch an Unikliniken (TV-Ärzte/TdL) sowie den „Arbeitsvertragsrichtlinien" (AVR) z. B. des Caritasverbandes für kirchliche Häuser.

Während der Weiterbildung musst du zwangsläufig ein paar Jahre in einer Klinik verbringen. Als Facharzt kannst du dann aber wählen, ob du dort bleiben möchtest oder lieber ambulant arbeiten willst. 42 Prozent der berufstätigen Ärzte haben sich für letzteres entschieden:

Zulassung als Vertragsarzt ist keine Erfolgsgarantie
Betriebswirtschaftliches Denken unerlässlich

Die eigene Arztpraxis – für viele ist sie der Inbegriff beruflicher Freiheit, Unabhängigkeit und nach oben offener Einkommenschancen. Doch die Wirklichkeit sieht oft anders aus. Neben fachlicher Kompetenz sind bereits im Vorfeld unternehmerische Qualitäten unerlässlich. Und der Weg zur Niederlassung als Mediziner gleicht häufig einem bürokratischen Hürdenlauf. Trotzdem nimmt sich ein Viertel der Medizinstudenten schon an der Universität fest vor, nach der Ausbildung diesen Schritt zu wagen.

481.000 Ärztinnen und Ärzte gab es 2014 in der Bundesrepublik, von denen etwa drei Viertel (365.000) berufstätig waren. Von diesen wiederum arbeiteten gut 40 Prozent ambulant bzw. niedergelassen, wobei es erhebliche Unterschiede zwischen den Fachgruppen gab:

	Bereich	Absolut	Relativ
1	Allgemeinmedizin	33.058	27,2
2	Innere Medizin	20.110	16,5
3	Frauenheilkunde und Geburtshilfe	9.665	7,9
4	Chirurgie	9.836	8,1
5	Kinder- und Jugendmedizin	5.850	4,8
6	Augenheilkunde	4.860	4,0
7	Hals-Nasen-Ohrenheilkunde	3.873	3,2
8	Haut- und Geschlechtskrankheiten	3.548	2,9
9	Psychiatrie und Psychotherapie	3.530	2,9
10	Psychosomatische Medizin und Psychotherapie	2.982	2,5
11	Anästhesiologie	2.939	2,4
12	Urologie	2.734	2,2
13	Radiologie	2.392	2,0
14	Nervenheilkunde (Neurologie und Psychiatrie)	1.838	1,5
15	Neurologie	1.253	1,0
16	Mund-Kiefer-Gesichtschirurgie	1.101	0,9
17	Kinder-Jugendpsychiatrie und -psychotherapie	917	0,8
18	Pathologie	551	0,5
19	Physikalische und Rehabilitative Medizin	590	0,5
20	Nuklearmedizin	554	0,5
21	Neurochirurgie	499	0,4
22	Laboratoriumsmedizin	284	0,2
23	Arbeitsmedizin	321	0,3
24	Strahlentherapie	288	0,2
25	Mikrobiologie, Virologie und Infektionsepidemiologie	106	0,1
26	Humangenetik	105	0,1
27	Sonstige	132	0,1
	Ohne Gebietsbezeichnung	**7.722**	**6,3**
	Summe	**121.638**	**100**

Quelle: Statistik Niedergelassene nach Fachrichtung, Ärztestatistik 2014, BÄK

Wenn du dich später einmal niederlassen möchtest, kannst du bereits mit der Wahl der Fachrichtung den ersten Schritt in diese Richtung tun.

Viel hängt zudem davon ab, in welcher Region eine neue Praxis gegründet oder eine schon bestehende übernommen werden soll. Neben drastisch unterversorgten Gebieten gibt es solche mit rigorosen Beschränkungen. Die zuständige Kassenärztliche Vereinigung (KV) führt daher eine mehr oder weniger lange Warteliste für die Zulassung als Vertragsarzt. Nur zugelassene Mediziner sind berechtigt, ihre Leistungen mit den Trägern der gesetzlichen Krankenversicherung abzurechnen. Voraussetzung für die Aufnahme in diese Warteliste ist der Eintrag in das Arztregister des KV-Bezirks, in dem man seinen Wohnsitz hat. Beim Antrag sind dem Zulassungsausschuss unter anderem folgende Unterlagen vorzulegen:

- Arztregistereintrag
- Zulassung als Facharzt
- Bescheinigung über seit Approbation ausgeübte Tätigkeiten
- Erklärung über bestehende Dienste und Beschäftigungen
- Erklärung über Alkohol- oder Rauschgiftsucht
- Lebenslauf
- polizeiliches Führungszeugnis

Genehmigungspflichtige Leistungen wie Arthroskopie, Akupunktur oder ambulante Operationen solltest du frühzeitig mit beantragen, sofern du nicht durch dein Facharztgebiet eine „automatische Berechtigung" hast. Leistungen können nämlich generell erst ab ihrer Genehmigung abgerechnet werden – eine rückwirkende Vergütung ist nicht möglich.

Die erfolgreiche Bewerbung um einen Arztsitz einschließlich der Zulassung als Vertragsarzt ist nun möglich, aber alles andere als eine Erfolgsgarantie. Die Rahmenbedingungen für das Arbeiten auf eigene Rechnung haben sich seit etlichen Jahren immer weiter verschlechtert: Während die Zahl der Ärzte zunahm, wurde ihre Einkommensbasis durch Budgetierungen und Kürzungen

UNSER TIPP

Tipps zur Praxis

Da sich nicht nur die Arbeitsweise, sondern auch das Patientengut in einer Praxis deutlich von der Klinik unterscheidet und zudem die angesprochenen wirtschaftlichen Bedingungen hinzukommen, ist es ganz sicher empfehlenswert, vor einer eventuellen Bewerbung um einen Kassensitz eine gewisse Zeit im Angestelltenverhältnis Praxisluft geschnuppert zu haben.

im Gesundheitssektor schmaler. Die Vermittlung betriebswirtschaftlicher Kenntnisse ist während der gesamten Mediziner-Ausbildung nirgends vorgesehen. Bedrückende Folge: Mehr als ein Fünftel der deutschen Arztpraxen muss hierzulande wenigstens zeitweise unter Aufsicht ihrer Gläubigerbanken wirtschaften.

Von zentraler Bedeutung für den Erfolg der Freiberufler im weißen Kittel ist deshalb längst die Planung, Steuerung und Kontrolle – neudeutsch Controlling – von allem, was auch nur entfernt mit Geld zu tun hat. Das gilt schon während der Vorbereitung der Niederlassung und kann gerade dann sehr wohl ausschlaggebend für das spätere wirtschaftliche Überleben sein. Schließlich muss die Mehrzahl der nach Selbstständigkeit strebenden Mediziner das gesamte Geschäftskapital selbst aufbringen, das unternehmerische Risiko allein tragen und für Verbindlichkeiten auch mit ihrem Privatvermögen haften.

Die Einnahmen ihrer Praxis resultieren in erster Linie aus den mit Krankenkassen oder Privatpatienten abgerechneten Leistungen. Zwar ändern sich manche der dafür geltenden Vorschriften im Rhythmus der Bundestagswahlen, aber im Kern beruhen sie alle auf dem so genannten „Einheitlichen Bewertungsmaßstab" (EBM) und der Gebührenordnung für Ärzte (GOÄ). Im EBM haben gesetzliche Krankenversicherungen und die Kassenärztliche Bundesvereinigung gemeinsam fest gelegt, welche Leistung wie vergütet wird. Zudem können mit den Patienten gesonderte IGeL-Leistungen (Individuelle Gesundheitsleistungen) vereinbart werden, die die Kasse nicht übernimmt, sondern der Patient aus eigener Tasche trägt. Für das Vergütungssystem werden seitens der Kassen und Kassenärztlichen Vereinigungen diverse Fortbildungen und Kurse angeboten, um sich fit für die Materie zu machen. Wer nicht nur Kassen-, sondern auch Privatpatienten behandelt, rechnet die für sie erbrachten Leistungen nach der „Gebührenordnung für Ärzte" (GOÄ) ab.

Die Einkünfte sind ganz wesentlich von der Fachrichtung abhängig: Laut Statistischem Bundesamt erzielten im Jahr 2014 Arztpraxen eine durchschnittliche Jahreseinnahme von knapp 400.000 Euro. Ein Allgemeinmediziner hatte jährliche Einnahmen von durchschnittlich 296.000 Euro, ein Radiologe oder Nuklearmediziner immerhin 2,1 Millionen Euro, allerdings bei weitaus höheren Gerätekosten. Von den genannten Beträgen sind nämlich noch die Ausgaben für Gehälter, Ausstattung, Miete, Steuern und so weiter abzuziehen. Beim Radiologen sind das zwei Drittel, bei Neurologen und Psychiatern die Hälfte ihrer Brutto-Einnahmen. Der durchschnittliche Reinertrag je Praxis lag bei 193.000 Euro pro Jahr, von dem der Arzt dann noch seine privaten Aufwendungen für Altersvorsorge und Krankenversicherung zu bestreiten hat.

Um mit solchen Summen langfristig erfolgreich umzugehen, sind ökonomisches Denken, Handeln und solide betriebswirtschaftliche Beratung unerlässlich. Ein gutes Beispiel für wirschaftlich folgenreiche Entscheidungen bereits in der Anfangszeit ist die Wahl der Praxisräume. Sicher machen kreative Überlegungen zur Gestaltung des künftigen Wartezimmers, die Auswahl von Wandfarben, Bildern und Kübelpflanzen erheblich mehr Spaß als die Berechnung von Buchwerten oder der Rendite des Betriebsvermögens. Aber gerade bei Immobilien hat die mangelnde Beachtung der Konditionen und tatsächlichen Kosten viel weit reichendere Folgen als die Entscheidung für einen falschen Vorhangstoff.

Viele Vermieter fordern nämlich Vertragslaufzeiten von fünf oder sogar zehn Jahren, und ohne weitere Regelung wäre der Mietzins in jedem Fall ohne Wenn und Aber für die gesamte Zeit zu entrichten. Gerade bei Neugründungen sollte daher eine Ausstiegsklausel beispielsweise für den Fall wirtschaftlicher Erfolglosigkeit oder andauernder Berufsunfähigkeit ausdrücklich vereinbart werden. Für den durch zeitweise Erkrankung des Inhabers entstehenden wirtschaftlichen Schaden kann zugleich mit einer Betriebsunterbrechungs-Versicherung vorgesorgt werden. Zwingend notwendig ist in jedem Fall die Berufshaftpflicht-Versicherung.

Seinen Platz weit vor dem Eröffnungstag hat neben allen finanziellen Überlegungen auch der kritische Blick auf die eigene psychische Belastbarkeit. Neben rechtlichen und finanziellen Belangen erscheinen ethische Fragen des Berufs in einem anderen Licht: Schon aus Kostengründen kann nicht jedem Kranken die bestmögliche Versorgung angeboten werden. Doch was geht und was nicht, wird nun nicht mehr von der Klinikverwaltung entschieden, sondern von dir selbst. Ähnliches gilt für den Umgang mit deinem Praxispersonal – manchmal lässt sich eine Entlassung beim besten Willen nicht vermeiden. Die aus dem Gebot der Wirtschaftlichkeit sich ergebenden persönlichen Konflikte sind für manchen Mediziner schwer erträglich und können einen gewichtigen Grund darstellen, auf die Niederlassung letztlich zu verzichten.

Jeder sollte sich deshalb frühzeitig die Frage stellen, ob er wirklich allein in einer Praxis arbeiten oder sie lieber in einer Praxengemeinschaft zusammen mit einem oder mehreren Kollegen führen möchte. Ein großer Vorteil der Gemeinschaftspraxis ist zum Beispiel die Möglichkeit, Betriebskosten für Geräte, Mieten, Personal und anderes mehr zu teilen. Die Fachrichtung der kooperierenden Ärzte muss dabei keinesfalls dieselbe sein: Ein Radiologe könnte durchaus mit einem Internisten zusammenarbeiten, um nur eine von zahlreichen attraktiven Möglichkeiten zu nennen – nicht zuletzt, weil sie in einer solchen Konstellation nicht um das für die Praxis vorgesehene Budget konkurrieren müssen.

Praxisneugründungen werden übrigens praktisch nur noch in unterversorgten Gebieten zugelassen, sodass in der Regel eher die Übernahme einer bestehenden Praxis infrage kommt – und die ist mit mancherlei Vorteilen verbunden: Patienten und Personal sind in der Regel schon vorhanden, eine Einarbeitungszeit durch den derzeitigen Inhaber hilft, die ersten Schritte zu meistern. In letzter Zeit werden außerdem immer mehr „Medizinische Versorgungszentren" (MVZ) geschaffen. Das sind Mini-Kliniken oder Ärztehäuser, in denen unterschiedliche Fachrichtungen vertreten sind. Hier arbeitet der Arzt typischerweise als Angestellter der Gesellschaft, die das MVZ betreibt. Er hat selbst keinen Vertragsarztstatus, ist jedoch Mitglied der örtlichen Kassenärztlichen Vereinigung.

INFO

Nach der Approbation

Nach der Approbation musst du dich entscheiden: In welchem Bundesland möchtest du arbeiten? Eher heimatnah oder heimatfern? Lieber eine Großstadt oder klein und idyllisch? Wie die Tendenzen sind, kannst du den Grafiken auf Seite 495 entnehmen.

Für manche Berufsfelder ist ein zusätzliches Studium erforderlich
Karriere fernab von Krankenhaus oder Arztpraxis

Längst nicht alle Mediziner tragen nach ihrer Approbation den sprichwörtlichen weißen Kittel. Aus ganz unterschiedlichen Gründen liebäugeln viele mit den so genannten alternativen Berufsfeldern fernab von Universitätskrankenhaus, Klinik und Praxis. Sei es, dass sie dort mehr verdienen oder sich familienfreundlichere Dienstzeiten wünschen: Etwa neun Prozent der berufstätigen Ärzte in Deutschland üben keine rein kurative Tätigkeit aus, sondern arbeiten in der freien Wirtschaft, Forschung, Verwaltung oder den Medien. Knapp die Hälfte von ihnen hatte sich schon im Studium für solche Möglichkeiten interessiert. Eine kleine Auswahl derartiger Berufsbilder stellen wir dir im Folgenden vor:

Unternehmensberater

Wer später als Consultant auf dem medizinischen Sektor tätig sein möchte, hat fast immer ein aufwändiges Verfahren zur Bewerberauswahl zu bestehen. Gerade die großen Beraterfirmen (Roland Berger, McKinsey, Boston Consulting Group) investieren dafür viel Zeit und Mühe. Hast du diese Hürde erfolgreich genommen, arbeitest du zunächst als Junior Consultant in einem Team mit erfahrenen Kollegen zusammen, die dich an die hohe Kunst der Unternehmensberatung heranführen. Kritische Stimmen behaupten zwar, Berater würden für viel Geld Binsenweisheiten in neuer Verpackung an Betriebsblinde verkaufen. Die Berater selbst jedoch nehmen ihren Auftrag äußerst ernst, Verfahren, Abläufe, Strategien und Märkte von Unternehmen zu durchleuchten, um dann für den Einzelfall maßgeschneiderte Empfehlungen auszusprechen.

Der „Idealtypus des Beraters" verfügt über eine gute Mischung aus innovativen, kreativen, analytischen und vor allem kommunikativen Fähigkeiten, um zum Beispiel eine neue Unternehmensstrategie zu entwickeln oder eine Marktanalyse voranzubringen. Freuen darf man sich als Berater in jedem Fall über eine mehr als ausreichende Bezahlung, die aber mit einem hohen Einsatz wöchentlicher und wochenendlicher Arbeitsstunden – gerne auch zwei Zeitzonen entfernt in Übersee – „erkauft" wird. Führende Beratungsunternehmen sind deshalb stets auf der Suche nach Top-Performern, die sehr leistungs- und karriereorientiert denken und die hohen Ansprüche dieser Branche erfüllen wollen.

Dazu gehört als Grundvoraussetzung, dass du mindestens eine Fremdsprache fließend beherrschst, denn die Auftraggeber sind oftmals ausländische Unternehmen. Wer nicht wenigstens auf Englisch Rede und Antwort stehen kann, sondern nur die Floskeln aus dem Schulunterricht parat hat, ist schnell außen vor. Auslandsaufenthalte im Lebenslauf sind deshalb nahezu Pflicht. Außerdem ist Unternehmensberatung immer das Ergebnis intensiver Kooperation, denn die Consultants arbeiten in Teams und meist interdisziplinär an einer am Gesamtwohl orientierten Lösung.

Selbstverliebte Einzelgänger sollten sich daher lieber ein anderes Betätigungsfeld suchen.

Medizinjournalist

Wer später im Bereich der Medizin journalistisch tätig sein möchte, tut gut daran, schon während des Studiums in einem Medizinverlag oder bei einer ärztlichen Zeitschrift Redaktionsluft zu schnuppern. Dort hast du die Möglichkeit, eigene Arbeitsproben unter realen Bedingungen anzufertigen. Hast du die Approbation dann in der Tasche, kannst du dich mit ihnen für ein Volontariat als Einstieg in den „richtigen" Medizinjournalismus bewerben. Hier arbeitest du entweder in Fachverlagen und bei Zeitschriften, die sich ans professionelle Medizinerpublikum wenden, oder in Abteilungen, die medizinische Informationen für Laien und Patienten erstellen.

Die immer weiter zunehmende Menge medizinischer Informationen zum Beispiel im Internet sorgt für rege Nachfrage nach Fachkräften, die sowohl die Sprache souverän beherrschen als auch über medizinisches Fachwissen verfügen. Die Broschüren und Online-Angebote der großen Krankenkassen vermitteln dir einen guten Eindruck davon, womit viele Medizinjournalisten fest angestellt oder als Freiberufler unter anderem ihr Geld verdienen. Gerade in diesem sehr heterogenen Bereich lassen sich übrigens familienfreundliche Arbeitszeitmodelle realisieren, denn vieles kannst du gut am heimischen Schreibtisch erledigen, wenn die Kinder bereits im Bett liegen.

SURFTIPP

Berufsfelder

Gebündelte Informationen zu den verschiedenen Wegen bietet z. B. die LÄK Berlin an:
• www.medi-learn.de/AK089

Public Health

Dieses multidisziplinäre Gebiet beschäftigt sich mit den Bedingungen, an die Gesundheit geknüpft ist. Inhaltlich geht es dabei in den „Gesundheitswissenschaften" – ein anderer Begriff für Public Health – zum Beispiel um Prävention, Rehabilitation, Statistiken und klinische Studien, Klassifikationssysteme, Gesundheitsökonomie oder Epidemiologie, um nur einige der vielen Arbeitsfelder zu nennen. Von den Absolventen werden sämtliche Positionen im Gesundheitswesen (insbesondere Landes- und Bundesbehörden, Krankenkassen, Spitzenverbände, pharmazeutische Industrie, Unternehmensberatung, klinische Forschung) besetzt. Die Tätigkeit findet auch in Hochschulen statt, etwa in einem Institut für Arbeits- oder Sozialmedizin. Viele Universitäten (unter anderem Hannover, München und Berlin) machen seit ein paar Jahren entsprechende Angebote: Aufbaustudiengänge, aber auch komplette (Master-)Studiengänge für den Public-Health-Bereich. Da dieser Markt in den letzten Jahren rasant gewachsen ist, solltest du dich vor einer Entscheidung ausführlich über die einzelnen Studienmöglichkeiten informieren.

Medizin-Informatiker

In der Regel erfolgt der Zugang zur medizinischen Informatik über ein eigenständiges Studium in Ergänzung zur Medizinerausbildung. Manchmal ist aber auch ein Informatik-Aufbaustudium ausreichend, das sowohl berufsbegleitend als auch per Fernstudium angeboten wird. In der beruflichen Praxis geht es generell darum, Arbeitsprozesse im Gesundheitswesen zu unterstützen. Das betrifft die medizinische Diagnostik, Therapie, Dokumentation, Abrechnung, Epidemiologie, Prävention und die zunehmend bedeutsamer werdende Qualitätssicherung. Spezielle Anwendungsbereiche sind die Bildverarbeitung bei der Diagnostik mittels Computertomografie und anderer bildgebender Verfahren, sowie die Biosignalverarbeitung beispielsweise in OP-Sälen und auf Intensivstationen. Angesichts der Rolle moderner Informationstechnologien ist zukünftig in der medizinischen Informatik mit einem mindestens gleichbleibenden Bedarf an Fachkräften zu rechnen.

Krankenhaus-Management und Medizin-Controlling

Die angespannte Finanzlage zwingt Krankenhausträger zu ökonomischem Arbeiten. Das Medizin-Controlling widmet sich der Kostenoptimierung, um höhere Wirtschaftlichkeit zu erreichen. Da die Systeme der medizinischen Behandlung, des Patienten-Managements und der Abrechnung von Leistungen in den letzten Jahren zusehends komplizierter wurden, sind hochqualifizierte Fachleute gefragt. Die müssen über betriebswirtschaftliches Können, medizinisches Wissen, solide Kenntnisse des Krankenhausrechts und der Sozialgesetzgebung verfügen sowie idealerweise Führungsqualitäten aufweisen. Seit einiger Zeit gibt es diverse Bildungsangebote öffentlicher und privater Träger wie auch von Hochschulen, um dich für eine Laufbahn in diesem Querschnittsbereich von Medizin, Management und Betriebswirtschaft fit zu machen. Zu deinen Aufgaben gehört später die Überwachung der Struktur-, Prozess- und Ergebnisqualität medizinischer Leistungen im Krankenhaus und ein umfassendes hausinternes Consulting.

Forschung oder Pharmaindustrie

Falls du in der Forschung an einer Universität oder in der Pharmaindustrie arbeiten möchtest, ist eine experimentelle Doktorarbeit unbedingt zu empfehlen. Durch sie kannst du deine Eignung, wissenschaftlich im Labor zu arbeiten, frühzeitig unter Beweis stellen. Zudem sind selbstständige Veröffentlichungen in wissenschaftlichen Magazinen eine sehr gute Referenz. In der Pharmaindustrie kannst du an der Erforschung neuer Arzneistoffe mitwirken, klinische Studien betreuen und vieles andere mehr. An der Hochschule steht dir die ganze Palette jener Fächer zur Auswahl, für die im Rahmen von Klinik, Lehre und Krankenversorgung Institute gegründet wurden: Von Anatomie bis Sozialepidemiologie reicht die Bandbreite unterschiedlichster Fachgebiete, in denen du dich an der kontinuierlichen Vermehrung medizinischen Wissens aktiv beteiligen kannst.

INFOGRAFIK
Arbeitsbereiche

Wie der gewünschte Arbeitsbereich nach Erhalt der Approbation aussehen soll, ist auf Seite 489 anschaulich dargestellt.

Ganz gleich, für welches alternative Berufsfeld du dich interessierst: Ein entsprechendes Praktikum ist immer anzuraten, damit du den Alltag in der Branche aus eigener Anschauung kennen lernst und deine Karriere-Entscheidung nicht lediglich auf Wunschvorstellungen gründest. Denn diese Entscheidung lässt sich nicht so leicht revidieren: Eine Rückkehr in den eigentlichen Arztberuf würde nämlich mit jedem Jahr schwieriger, das du nicht in einer Praxis oder Klinik tätig warst. Daher solltest du diesen Weg nicht aus einer spontanen Laune heraus einschlagen, sondern erst nach reiflicher Überlegung.

Grundstein ist oft schon die Dissertation
Wissenschaftliche Karriere – Einstieg und Ziele
von Dr. Andrej M. Nowakowski

Während die Wahl der späteren Fachrichtung für die klinische Laufbahn frühestens zum Wahltertial im PJ wirklich relevant wird, kannst du entscheidende Grundsteine für eine wissenschaftliche Laufbahn bereits deutlich früher, nämlich mit der Wahl des Dissertationsthemas, legen. Es gibt selbstverständlich verschiedene Möglichkeiten und Wege in die medizinische Forschung, auch ist eine „ungeeignete Doktorarbeit" noch keine Sackgasse. Jedoch gilt es, gerade für die wissenschaftliche Laufbahn sorgfältig zu planen.

Wer braucht überhaupt die Forschung für seine Laufbahn?
Wenn du eine universitäre Laufbahn anstrebst, kommst du selbstverständlich an der Forschung nicht vorbei. Aber auch größere periphere Häuser besetzen ihre Top-Positionen zunehmend mit habilitierten Kandidaten. Auf der anderen Seite soll es immer noch Mediziner geben, die aus reinem Interesse am Gebiet forschen. Zugegeben, dieser Satz entbehrt nicht eines gewissen provokativen Untertons, denn für manch karriereorientierten Jungmediziner, aber auch für manch altbewährten Chef, gelten als wesentliche Währung: Publikationen.

Ohne Publikationen keine wissenschaftliche Karriere, ohne wissenschaftliche Karriere keine Spitzenposition! Publikationen stehen für Renommee und Impact. Letzterer ist praktischerweise auch noch direkt ablesbar am journalspezifischen Faktor. Der „Journal Impact Factor" (JIF) berechnet nach einer Formel, wie häufig Artikel aus einer bestimmten Zeitschrift in anderen Zeitschriften zitiert werden in Relation zur Gesamtzahl der dort veröffentlichten Artikel. Prinzipiell gilt: Je höher der Impact Factor eines Journals, desto angesehener ist es.

Es kann in diesem Zusammenhang also durchaus vorkommen, dass ein Chef nicht mehr danach fragt, woran du bislang geforscht oder was du entwickelt hast, sondern lediglich: „Wie viele Paper haben Sie in entsprechend angesehenen Journals publiziert?"

Wie finde ich den richtigen Einstieg in die medizinische Forschung?
Klassischerweise knüpfst du die ersten Kontakte im Rahmen deiner Doktorarbeit. Dabei hast du nicht nur die Möglichkeit, dich in das wissenschaftliche Arbeiten hineinzufinden, sondern eben auch die Chance, dich als wissenschaftlicher Mitarbeiter der Arbeitsgruppe bzw. dem Chef zu empfehlen. Läuft alles gut, kann dein Karrierestart als „wissenschaftlicher Assistent" erfolgen. Diese Karriere ist auch heute noch, gerade an den Universitätskliniken in den klinischen Fächern, gekennzeichnet von absoluter Abhängigkeit und dem Förderungswillen des jeweiligen Chefs. Stehst du bereits während der normalen Weiterbildungszeit in einem besonderen Abhängigkeitsverhältnis zum Chef, so potenziert sich dieses als wissenschaftlicher Assistent:

Lange Arbeitszeiten und zusätzliche wissenschaftliche Beschäftigung nach der regulären Klinikarbeit gelten auch heute noch als Nachweis von Leistungsbereitschaft, Förderungswürdigkeit und ärztlichem Ethos. Die Forschung wird schließlich als persönliche Bereicherung betrachtet und erfolgt daher oft „zeit- und überstundenneutral".

Das Forschungsthema ist zu Beginn üblicherweise das der jeweiligen Arbeitsgruppe bzw. des Chefs. Ist dieser – aus welchen Gründen auch immer – zu gegebener Zeit nicht mit den Leistungen und Ergebnissen einverstanden, kann die Karriere schnell ins Stocken geraten.

Auf der anderen Seite kann dir bei guter „Symbiose", entsprechendem Arbeitseinsatz und rechtzeitig erworbener Leidensfähigkeit eine klassische Karriere bis hin zum Ordinarius (Lehrstuhlinhaber an einer Universität) gelingen. Aber selbst wenn alles optimal verläuft, Studium in Regelzeit, gute Noten, entsprechende Publikationen etc., gibt es in Deutschland keine Garantie auf eine Professur. Hier unterscheidet sich das System z. B. deutlich vom amerikanischen, wo es quasi eine feste Laufbahnzusage für die Karriereanstellung als „assistant professor" gibt und du im Bewährungsfall nach dessen Ende zum „full professor" aufsteigst.

Es verwundert also nicht, dass heutzutage viele Universitätskliniken Schwierigkeiten haben, diese Stellen zu besetzen. Vor wenigen Jahren war das noch undenkbar. Entsprechend werden inzwischen zunehmend Anreize und Alternativen seitens der Universitäten angeboten, um wissenschaftlichen Nachwuchs zu generieren. Insbesondere in Anlehnung an internationale Ausbildungsgänge wurden PhD-Studiengänge etabliert, teilweise auch als kombinierte MD/PhD-Programme.

Habilitation – Eine „aufgeblasene Doktorarbeit"?
Nein! Unter „Habilitieren" kann man eher einen komplexen Werdegang subsumieren, der verschiedene Anforderungen und Aufgaben stellt. Die Habilitation selbst ist die höchste Hochschulprüfung in Deutschland, Österreich und der Schweiz sowie in einigen osteuropäischen Ländern. Mit der Habilitation wird eine Lehrbefugnis (Venia Legendi) erteilt, die an regelmäßige Lehrverpflichtungen gebunden ist. Universitätsabhängig können sich die Anforderungen – analog zur Promotionsordnung – stark unterscheiden. Ein zentraler Bestandteil ist jedoch immer der Nachweis erfolgreicher wissenschaftlicher Tätigkeit, üblicherweise gemessen am aufaddierten Journal Im-

pact Factor (JIF). Regelmäßige Präsentationen auf Kongressen etc. werden als selbstverständlich betrachtet, zudem wird eine Lehrtätigkeit in einem gewissen Rahmen erwartet. Je nach Universität kann zusätzlich ein mindestens einjähriger Forschungsaufenthalt im Ausland und/oder das erfolgreiche Einwerben von Drittmitteln (zusätzliche Gelder, die nicht aus dem bereitgestellten Hochschuletat stammen) in definierter Mindesthöhe nötig sein.

Generell gilt, dass die jeweilige nachzulesende universitätsspezifische Habilitationsordnung nur einem groben Mindestanforderungsprofil entspricht und fakultätsintern deutlich höhere Ansprüche an dich gestellt werden können. Daher ist es immens wichtig, einen entsprechenden Befürworter der Habilitation in den Reihen zu wissen. Anders scheint das Habilitationsvorhaben trotz aller Bemühungen zum Scheitern verurteilt.

Immer wieder gibt es Bestrebungen, diesen undurchsichtigen Dschungel der Habilitationsordnungen einheitlich zu gestalten, stellvertretend seien hier die „Mindestforderungen einer Arbeit" (1) aus einer chirurgischen Fachzeitschrift dargestellt (nicht jede Universität verlangt jeden einzelnen Punkt im Detail, die Auflistung vermag dir jedoch einen Einblick in die häufig gestellten Anforderungen zu vermitteln):

- Abgeschlossene Facharztausbildung
- Mindestens vier Jahre Forschungstätigkeit
- Mindestens 12 Publikationen als Erstautor (JIF > 1,0 je Publikation)
- Mindestens 12 Arbeiten als Co-Autor
- Mehrere Editorials, Übersichten in Lehrbüchern usw.
- Sechs Zitierungen im Zitierungsindex
- Mindestens 12 Vorträge/Poster (mindestens 6 international)
- Mindestens 4 Jahre Lehrtätigkeit
- Mindestens 4 betreute Doktorarbeiten
- Nachweis eingeworbener Drittmittel
- Mitarbeit in einer Fachgesellschaft
- Habilitationsschrift (Opus magnum)
- Probevortrag/Kolloquium/Antrittsvorlesung

Vor allem die geforderte Publikationsleistung kann bereits universitätsintern je nach Fachrichtung stark in Anzahl und Faktorlimit (Mindestpunktzahl ermittelt durch Aufsummieren der einzelnen JIFs) variieren. So sehr du auch die Sinnhaftigkeit des reinen Faktorzählens verurteilen magst, kommst du nicht umhin, dich damit auseinanderzusetzen und entsprechend anzupassen. In diesem Punkt kann man vielleicht eine Parallele zum Kreuzen im Medizinstudium ziehen: Es hilft kein Lamentieren, du musst dich darauf einlassen und die vorgegebene Beurteilungsgrundlage akzeptieren, auch wenn du noch so schöne Argumente dagegen hättest!

Seitens der Habilitationsschrift zeichnet sich inzwischen ein Trend zur kumulativen Habilitation ab. Maßgeblich sind hierbei die einzelnen Publikationen, nicht ein Opus magnum. Dieses Prinzip liegt auch den meisten PhD-Programmen zugrunde. Auch wenn seit vielen Jahren „gleichwertige wissenschaftliche Leistungen" wenigstens offiziell für eine Professur qualifizieren, scheint jedoch aktuell im hiesigen Raum immer noch eine Habilitation als Regelqualifikation für den Beruf des Hochschullehrers zu gelten.

PhD – Exotischer Titel mit Zukunft?

Zunächst muss man die angloamerikanische Herkunft dieser Ausbildung berücksichtigen. Hier gilt es viele Details und Spitzfindigkeiten zu beachten. An dieser Stelle eine stark vereinfachte Betrachtung anhand der „kleinen Titelkunde", die wissenschaftlich vielleicht nicht vollständig korrekt, aber praktisch und daher möglicherweise auch einleuchtender erscheint:

Der deutsche medizinische Doktortitel entspricht nicht dem PhD, weil in den entsprechenden Ländern eine zusätzliche mehrjährige postgraduale Ausbildung absolviert werden muss. In Deutschland hingegen kann der Dr. med. (dent.) weitestgehend bereits während des Studiums absolviert werden. Die US-Amerikaner z. B. erhalten nach Abschluss ihres Medizinstudiums ohne zusätzliche wissenschaftliche Abhandlung ein Berufsdoktorat (MD). Sie führen diesen Titel entsprechend auch bei Publikationen in Fachzeitschriften. Kommt eine zusätzliche postgraduale Ausbildung hinzu, lautet die Bezeichnung MD, PhD.

Der deutsche Dr. med. reduziert sich hingegen „äquivalent" lediglich auf ein MD (eigentlich müsste der korrekte Titel „Dr. med." verwendet werden, das hat sich aber in den englischen Journals nicht durchsetzen können). Selbst wenn der deutsche Kandidat habilitiert ist, bleibt es beim MD, denn eine Habilitation entspricht nicht einem akademischen Grad!

Seit einigen Jahren werden nun aber auch zunehmend PhD-Programme an deutschen Universitäten angeboten. Es handelt sich dabei um Doktoratsstudiengänge im Sinne von Postdoc-Ausbildungen. Voraussetzung ist also ein bereits abgeschlossenes Vorstudium in einer bestimmten Fachrichtung

Zudem werden oft hohe zusätzliche Anforderungen wie etwa sehr gute Englischkenntnisse neben ausgezeichneten vorangegangenen Studienleistungen an die möglichen Kandidaten gestellt. Bei Abschluss werden üblicherweise neben homologiertem PhD je nach Fakultät die Titel Dr. phil., Dr. rer. nat., Dr. sc. med. oder ähnliche verliehen. Die Ausbildung wird häufig als Exzellenzförderung bezeichnet, die Studiendauer beträgt in der Regel drei bis vier Jahre. Ein Großteil dieser Zeit ist nachweislich im Labor zu verbringen. Hier unterscheidet sich der Werdegang wesentlich von der Habilitation, die – wenn auch meistens recht zeitintensiv – parallel zur klinischen Ausbildung absolviert werden kann.

Es bedarf also einer ausgefeilten Organisation, diesen Ausbildungsweg für angehende Mediziner schmackhaft zu machen, ist er doch häufig mit einer Verzögerung der Facharztausbildung verbunden. Auf der anderen Seite zeichnet er sich durch klare Vorgaben aus und führt zu einem international anerkannten Abschluss. Die erbrachten Leistungen können darüber hinaus für eine etwaige zusätzliche Habilitation weiter verwendet werden. Auch ein Grundprinzip der PhD-Arbeit ist üblicherweise die Kumulation von hochrangigen Publikationen. Spätestens seit der zunehmenden Umsetzung der Bologna-Reform im europäischen Raum und der damit einhergehenden Einführung von Bachelor- und Masterabschlüssen gewinnt auch die PhD-Ausbildung an Bedeutung.

MD/PhD-Programme – Die logische Konsequenz?

Zur weiteren Optimierung der Förderung des wissenschaftlichen Nachwuchses und der wissenschaftlichen Ausbildung werden für Mediziner seitens der Universitäten vermehrt sogenannte kombinierte MD/PhD-Programme angeboten (stellvertretend als Beispiele Würzburg und Leipzig (2,3)). Einige der geforderten Leistungen können hier bereits während des Medizinstudiums erbracht werden. So soll der vermeintliche Zeitverlust bei einem zusätzlichen Studium zumindest teilweise kompensiert werden. Meist wird der Anteil eines naturwissenschaftlichen Vorbereitungsstudiums parallel zum Studium der Humanmedizin/

SURFTIPP

MD/PhD-Programm

Das MD/PhD Programm der Universität Würzburg und der Universität Leipzig:
- Universität Würzburg
  www.medi-learn.de/AK094
- Universität Leipzig
  www.medi-learn.de/AK095

Zahnmedizin absolviert, du belegst also zusätzlich zu den Fächern des Medizinstudiums weitere Kurse für ein entsprechendes naturwissenschaftliches Studium. Zudem werden eine experimentelle Forschungstätigkeit mit dem Abschluss einer Promotion zum Dr. med. bzw. Dr. med. dent. und anschließend eine experimentelle Forschungstätigkeit mit dem Abschluss einer Promotion zum Dr. rer. nat. / Dr. phil. / Dr. sc. med. (etc., je nach Fakultät) absolviert. Üblicherweise können beide Dissertationen nach diesem Konzept aufeinander aufbauen, dürfen sich aber inhaltlich nicht überschneiden. Wenn du dich also frühzeitig für eine wissenschaftliche Karriere interessierst und einen dieser begehrten Plätze ergatterst, dürftest du für die Zukunft sehr gut gerüstet sein.

Juniorprofessur – Ohne Habilitation zum Professor?
Mit Juniorprofessur wird ein Amt für eine Lehrkörperstelle an einer deutschen Hochschule bezeichnet. Häufig wird auch der Begriff Assistenzprofessur in Anlehnung an die Nachbarländer Österreich und Schweiz verwendet, es gibt jedoch teilweise deutliche Unterschiede. Die deutsche Juniorprofessur bezeichnet eine Anstellung als Hochschullehrer. 2002 wurde sie mit der fünften Novelle des deutschen Hochschulrahmengesetzes eingeführt. Ziel dieser neu geschaffenen Stelle ist es, junge Wissenschaftler mit herausragenden Promotionen und wissenschaftlichen Leistungen entsprechend zu fördern und ihnen insbesondere von der bisher üblichen Habilitation unabhängige Forschungstätigkeiten und Lehre zu ermöglichen. Theoretisch soll mit Einführung dieser neuen Stelle die Qualifikation zur Erlangung einer regulären Professur möglich sein. In der Praxis wird es jedoch wohl eher so aussehen, dass sich die Kandidaten während ihrer Juniorprofessur zusätzlich habilitieren.

Publikationen – Die Währung der Wissenschaft?
Während deiner wissenschaftlichen Tätigkeit erhältst du üblicherweise recht bald Gelegenheiten, erste Ergebnisse zu präsentieren. Zunächst bei Treffen innerhalb der eigenen Forschungsgruppe oder Universität, dann auch auf nationalen oder internationalen Kongressen. Gerade die ersten Vorträge vor großem Fachpublikum können ein erhebliches Stresspotential mit sich bringen, sodass eine gute Vorbereitung essentiell ist. Diese beginnt bei der peniblen Erstellung der Vortragsmedien, heutzutage üblicherweise Powerpoint-Präsentationen. Es haben schon manch falsche Programmversionen, unzulänglich eingebundene Videos, komplexe Animationen etc. zu unnötigen „Katastrophen" geführt. Um solche Fehler zu vermeiden, können

die Vorträge meist in der Medienannahme des Kongressbüros vor Ort im Probelauf getestet werden. Empfehlenswert ist es auch, dich bereits frühzeitig mit der Atmosphäre im Plenum, den üblichen Anreden, dem Handling bei der Mikrophonübergabe etc. vertraut zu machen sowie frühzeitig vor der eigenen Präsentation anwesend zu sein. Alternativ können die eigenen Ergebnisse auf Kongressen auch als Poster dargestellt werden. Traditionell ist der „Wert" eines Posters jedoch geringer anzusiedeln als der eines Vortrages. Allerdings können dank der heutigen Möglichkeiten, insbesondere durch die zunehmende Internetaufschaltung solcher Poster als „ePoster", jedoch möglicherweise – auch dauerhaft – mehr Interessenten erreicht werden als durch einen Vortrag. In Zukunft könnte das bezüglich der Wertigkeit ein Umdenken bedeuten.

Die wahre Währung, das Ziel eines jeden Wissenschaftlers und jeder Arbeitsgruppe, ist die Publikation der eigenen Ergebnisse in angesehenen Fachzeitschriften, also Journals mit möglichst hohem Impact Factor.

Grundlage zur Berechnung des Journal Impact Factors (JIF) ist die Anzahl der publizierten Artikel in den letzten zwei vergangenen Jahren des jeweiligen Journals. Der JIF für das Jahr 2016 bezieht sich also auf die Anzahl der Artikel aus 2014 und 2015. Zusätzlich wird die Zahl der Zitationen im zugrunde liegenden Jahr (2016) dieser Artikel aus der Zweijahresspanne (2014+2015) berücksichtigt. Der Quotient aus Zahl der Zitationen und Zahl der Quellenartikel ergibt den JIF.

Beispiel: JIF(2016) = Zahl der Zitate (2016) / Zahl der Artikel (2014+2015)

Der JIF soll objektiv sein, aus verschiedenen Gründen ist dies jedoch sehr umstritten. Entsprechend sind weitere Indizes bekannt, denen häufig ähnliche Zitationsraten zugrunde liegen.

Analog zu Vorträgen und Postern gilt es auch hier bei der geplanten Publikation in einem Journal, typischen Fehlern durch gute Vorbereitung aus dem Wege zu gehen. Das fängt bei der Berücksichtigung von Copyrights etwaiger verwendeter Grafiken und Abbildungen an und geht bis zur Festlegung der aufgelisteten Autoren und deren Reihenfolge.

Hinsichtlich der Autorenanzahl kam es in den letzten Jahren zunehmend zu einem ausufernden, inflationären – teilweise gar grotesken – Gebrauch. In

Anbetracht der Wichtigkeit für die wissenschaftliche Laufbahn scheint es nachvollziehbar, dass möglichst viele „Beteiligte" Berücksichtigung finden wollen. Auf der anderen Seite kann es nicht sein, dass sich für einen einfachen Case-Report acht oder mehr Autoren verantwortlich zeichnen. Hier sollte man dann doch bedenken, dass die Nennung solcher Autorenscharen den Wert einer Arbeit gar reduzieren kann. So verwundert es nicht, dass Journals mehr und mehr verlangen, dass die Leistungen der genannten Autoren dezidiert aufgelistet werden.

Drittmittel – Am Ende geht es doch ums Geld
Viele geraten bereits im Rahmen ihrer ersten Anstellung mit Forschungsgeldern in Kontakt, denn solche Stellen sind nicht selten „drittmittelfinanziert". Hinzu kommen häufig personenbezogene Forschungsstipendien. Zahlreiche Einrichtungen und Organisationen stehen hier zur Verfügung. Im Verlauf der wissenschaftlichen Karriere wird jedoch der Bereich „eingeworbene Drittmittel" in der Beurteilung und Positionierung als Wissenschaftler zunehmend wichtiger. An so mancher Fakultät wird ein bestimmter Betrag bereits als Voraussetzung zur Habilitation angesehen. Zunehmend messen sich Forschungsgruppenleiter an diesen Zahlen. So werden Drittmittel neben den Publikationen als wichtiger Performanceindikator zur Bewertung von Forschungsleistungen herangezogen. Großes Geld fließt insbesondere in hochrangige Projekte, deren Qualität an vorangehenden Publikationsleistungen der Arbeitsgruppen oder Einrichtungen gemessen wird. So dreht sich das Karussell!

Wissenschaft – Was ist das Ziel?
In Anbetracht der dargelegten Zusammenhänge von wissenschaftlicher Leistung in Abhängigkeit von Publikationen und Geld mag es nicht verwundern, dass manch einer die Wissenschaft als reines Karrieresprungbrett nutzt. Entsprechend wird Wissen produziert, das sich möglichst gut publizieren lässt. In der Medizin lassen sich hier insbesondere in klinischen Nachkontrollen nahezu unversiegende Forschungsfelder abgrasen. Trotz des auch hier sicherlich nicht zu verkennenden provokativen Untertons handelt es sich um ein probates Mittel, denn ein anderer Weg mit dem Wunsch nach Verwirklichung eigener Ideen kann hart und steinig werden! Zu Beginn einer wissenschaftlichen Karriere bist du üblicherweise nicht in der Position, eigene Ideen verwirklichen zu können. Erst im erfolgreichen Verlauf bildet sich ein eigenes Interessen- und Forschungsgebiet heraus, in dem man dann die Richtung mehr und mehr mitbestimmen darf. Kreativität, Neugier,

Ideenentwicklung, Erfindergeist, Phantasie, Vision und Leidenschaft sind nur einige der Attribute, die einen Forscher antreiben.

Referenzen:

1. Nagelschmidt M, Bergdolt K, Troidl H. Überprüfung der Habilitationsordnungen Medizinischer Fakultäten an deutschen Hochschulen und Vorschläge zur Vereinheitlichung. 1998 Chirurg 69: 481–489

2. Das MD/PhD-Programm an der Universität Würzburg:
http://www.izkf.ukw.de/forschungsfoerderung/medizinische-nachwuchs-foerderung/mdphd-programm.html

3. Das MD/PhD-Programm der Universität Leipzig:
http://www.uniklinikum-leipzig.de/r-mdphd-programm-a-778.html

ZUSAMMENFASSUNG

Tätigkeit als Facharzt

Berufsaussichten sehr gut

Man kann es nicht leugnen: Die Berufsaussichten für Ärzte sind grandios. Arbeitslosigkeit gibt es so gut wie nicht. Je nach Fachrichtung und gewünschtem Arbeitsort (Großstadt, Kleinstadt, Dorf) ist die Auswahl an Stellen mehr oder weniger groß. Der demografische Wandel wird einigen Fachrichtungen mehr Arbeit bringen, einigen weniger. Es ist abzusehen, dass sich die Arbeitsstrukturen ändern werden. Unter anderem, weil der Frauenanteil bei berufstätigen Ärzten jetzt schon auf 45 Prozent gestiegen ist und noch um einiges steigen wird. (Man zähle dazu die Männer in einer beliebigen Mediziner-Seminargruppe).

Bezahlung nach Tarif

Aktuell arbeiten rund die Hälfte der berufstätigen Ärzte stationär. Nach der Facharztprüfung musst du dazu die „Ermächtigung zur Behandlung von Mitgliedern der gesetzlichen Krankenversicherung" beantragen. Sie entspricht der „Kassenzulassung" der Niedergelassenen. Das Einkommen richtet sich nach dem Tarifvertrag der Klinik, z. B. dem TVÄ für kommunale Krankenhäuser oder den TV-L für Unikliniken. Einige Unikliniken haben auch einen eigenen Hausvertrag. Durch Dienste und Nacht-/Feiertagsarbeit sowie Notarzteinsätze sind zusätzliche Einkünfte möglich.

Der eigene Chef sein

Wenn du ambulant tätig sein möchtest, musst du nicht nur fachlich, sondern auch unternehmerisch fit sein. Mit einer eigenen Praxis wirst dich viel mit Behörden herumschlagen müssen, trägst selbst das finanzielle Risiko, bist aber dein eigener Chef und hast relativ hohe Verdienstchancen. Die meisten Niedergelassenen sind Fachärzte für Allgemeinmedizin, Innere Medizin, Frauenheilkunde und Geburtshilfe oder Chirurgie. Praxen neu zu eröffnen, ist nur selten möglich. Wenn, dann in unterversorgten ländlichen Gebieten. Meist wirst du KV-Zulassung und Praxis von jemandem übernehmen.

ZUSAMMENFASSUNG

Tätigkeit als Facharzt

Schwerpunkte und Zusatzweiterbildungen
Es gibt die Möglichkeit einer Praxisgemeinschaft, auch mit Ärzten anderer Fachrichtungen. Sowie die Möglichkeit, dich in einem MVZ (medizinisches Versorgungszentrum) anstellen zu lassen.

Oder doch etwas ganz anderes?
Drei Prozent der berufstätigen Ärzte arbeiten in Behörden und Körperschaften, sechs Prozent sind in anderen nicht-kurativen Bereichen tätig. Mediziner sind nicht nur in Krankenhäusern gern gesehene Arbeitnehmer. Einige Ärzte werden zum Beispiel Unternehmensberater, Journalisten, Medizin-Informatiker oder Krankenhaus-Manager. Andere arbeiten im Bereich Public Health oder in der Forschung, beispielsweise in der Pharma-Industrie. Oft ist eine Zusatzausbildung (Master, Volontariat …) nötig. Durch Praktika, Nebenjobs und die Wahl der Famulaturen und der Doktorarbeit kannst du dich bereits während des Studiums orientieren. Die Entscheidung für den nicht-kurativen Bereich sollte fundiert sein, denn sie lässt sich nicht so leicht revidieren: Eine Rückkehr in den eigentlichen Arztberuf ist von Jahr zu Jahr schwieriger

Publikationen – die Währung der Wissenschaft
Als Arzt kannst du dich auch dafür entscheiden, eine wissenschaftliche Karriere einzuschlagen. Zu Beginn bist du üblicherweise nicht in der Position, eigene Ideen zu verwirklichen, sondern forschst mit an den Projekten deiner Arbeitsgruppe. Es gehört immer dazu, deine Ergebnisse zu präsentieren, z. B. auf Kongressen. Das eigentliche Ziel heißt aber Publizieren. Und das in einer Fachzeitschrift mit möglichst hohem Impact Factor (IF). In Deutschland wird meist nicht Vollzeit, sondern neben dem Klinikalltag geforscht.

Habilitation ist ein komplexer Werdegang
Der erste Schritt in der Wissenschaft ist die Promotion (Doktorarbeit). Eine Habilitation besteht dann nicht nur aus der Habilitationsschrift, sondern ist ein komplexer Werdegang. Dazu gehören je nach Universität Präsentationen, Publikationen (gemessen am IF), Lehrtätigkeit, Einwerbung von Drittmitteln, Betreuung von Doktoranden. Eine erteilte Habilitation ist dann aber noch keine Garantie für eine Professur. Schwer in unser System einzuordnen ist der PhD, der Doktorgrad vieler englischsprachiger Länder. Dieser erfordert eine mehrjährige Ausbildung nach dem Studium. Diese erfolgt größtenteils im Labor (und nicht „nebenberuflich"). MD hingegen bezeichnet einen „Medical Doctor". So heißt in den USA und Kanada jeder direkt nach dem Medizinstudium. In Großbritannien und vielen Commonwealth-Ländern erst nach Studium plus einigen Jahren Forschungstätigkeit.

Ärzte auf Zeit

von Anästhesist Dr. Michael Weber (Hire a Doctor Group)

Ärzte auf Zeit – deine Möglichkeit zur beruflichen Horizonterweiterung

Bereits jedem Medizinstudenten dürfte bewusst sein, dass es in Kliniken oft an Personal mangelt und sich diese Situation aufgrund der fehlenden Fachkräfte und des demografischen Wandels in den nächsten Jahren weiter verschärfen wird. Viele Einrichtungen sehen sich deshalb häufig mit der Situation konfrontiert, dass sie bei Versorgungsspitzen und -engpässen nicht genügend Personal aus den eigenen Reihen haben, um ihren Versorgungsauftrag zu erfüllen. In diesem Fall greifen viele Kliniken auf externe Ärzte zurück, die das feste Team an Mitarbeitern für einige Zeit unterstützen. Das kann für nur einen Dienst, mehrere Tage oder Wochen, manchmal aber auch für mehrere Monate der Fall sein. Unter Ärzten auf Zeit versteht man demnach Vertretungs- oder Leihärzte, die über einen fest definierten Zeitraum in Krankenhäusern, (Reha-)Kliniken und Praxen eingesetzt werden.

In deinem Praktischen Jahr, spätestens aber sobald du deine erste Stelle in einer Klinik angetreten hast, wirst du deshalb mit großer Wahrscheinlichkeit auf einen externen Arzt treffen. Wir werden dir in diesem Kapitel erklären, seit wann es Ärzte auf Zeit gibt, warum man nicht auf sie verzichten kann, weshalb sich Ärzte für eine Tätigkeit als externer Arzt entscheiden, welche Beschäftigungsmodelle möglich sind und wie du testen kannst, ob Arzt auf Zeit eine Option für dich wäre.

Ärzte auf Zeit – gab es die schon immer?

Externe Ärzte sind in Deutschland ein relativ neues Phänomen. Erst im Zuge des Inkrafttreten des Arbeitszeitgesetzes (Umsetzung der europäischen Richtlinie 2003/88/EG über bestimmte Aspekte der Arbeitszeitgestaltung im Jahr 2004) und der Einführung der Diagnosis Related Groups (DRGs) im Jahr 2005 nahm der Bedarf an Ärzten auf Zeit spürbar zu.

Durch das **Arbeitszeitgesetz** wurde unter anderem die höchstzulässige tägliche Arbeitszeit neu geregelt. Im Zuge dessen waren 24h- oder sogar 72h-Bereitschaftsdienste nicht mehr möglich, wodurch die Dienstplansysteme zunehmend komplexer und damit auch störanfälliger wurden. Das heißt, wenn ein Arzt ausfiel, durfte ein Kollege nicht mehr ohne weiteres dessen Dienst übernehmen und es musste nach externem Ersatz gesucht werden.

Hinzu kam, dass nach der **Einführung der DRGs** nur noch die erbrachten Leistungen bezahlt wurden, weshalb die Wirtschaftlichkeit der Kliniken immer wichtiger wurde: Lange Liegezeiten von Patienten oder verschobene Operationen aufgrund akuten Personalmangels konnte man sich nun finanziell nicht mehr leisten. Fehlte ein Anästhesist im OP, musste dringend ein Vertretungsarzt „beschafft" werden. Geschah dies nicht, konnte nicht operiert und ergo auch kein Erlös erzielt werden.

In nennenswerten Dimensionen werden Ärzte auf Zeit in Deutschland deshalb erst seit zirka 2006/2007 eingesetzt. Die meisten Ärzte auf Zeit sind Fachärzte, denn sie dürfen auch Rufdienste übernehmen. Handelt es sich nur um Bereitschaftsdienste, kommen auch Assistenzärzte zum Zug. Besonders stark nachgefragt sind die Fachrichtungen Anästhesie, Innere Medizin, Allgemeinmedizin, Chirurgie und Gynäkologie.

Verlässliche Angaben zur genauen Anzahl und der Einsatzhäufigkeit externer Ärzte gibt es nicht. Für die Honorarärzte existieren zumindest Schätzungen. Danach sind 3.000 bis 4.000 Ärztinnen und Ärzte zeitweise, teilweise oder in Vollzeit als Honorarärzte beschäftigt, darunter ca. 800 täglich (Quelle: Honorarärztliche Tätigkeit in Deutschland, Positionsbestimmung der Bundesärztekammer und der Kassenärztlichen Bundesvereinigung, 2011). Bis 2011 stieg der Einsatz von Honorarärzten stetig an, von 2012 bis 2014 ging die Nachfrage zurück und seit 2015 hat sie sich wieder stabilisiert. Der Rückgang bei der Nachfrage liegt vor allem an der seit einigen Jahren unsicheren Rechtslage in Bezug auf die Scheinselbständigkeit. Auf das Problem werden wir im fortlaufenden Text noch näher eingehen.

Ärzte auf Zeit – warum kann man nicht auf sie verzichten?

Ein komplexes System wie ein Krankenhaus mit seinen Dienstplansystemen, die einerseits eine Versorgung rund um die Uhr sicherstellen und andererseits dem Arbeitszeitgesetz gerecht werden sollen, kommt schnell an seine Grenzen, wenn es sich bei Versorgungsspitzen und -engpässen keine fremde Hilfe holt. Externe Ärzte sind deshalb unverzichtbar, um festangestellte Ärztinnen und Ärzte zu vertreten, wenn diese urlaubs- oder krankheitsbedingt ausfallen, auf Fortbildungen sind oder sich im Mutterschutz oder in Elternzeit befinden. Ärzte auf Zeit können das Stammpersonal der Klinik entlasten oder ergänzen und somit entstandene Lücken schließen, um die Funktionsfähigkeit der Bereiche zu erhalten. Zudem können sie helfen, kurz- bis mittelfristige Besetzungsschwierigkeiten im Rahmen der natürlichen Mitarbeiterfluktuation zu überbrücken. Zur Behebung eines hausgemachten oder strukturell bedingten Personalmangels können sie jedoch nicht beitragen.

Auch zukünftig werden Einrichtungen nicht auf externe Ärzte verzichten können, weil die Arbeitsverdichtung weiter zunehmen und die Anzahl der Patienten aufgrund der demografischen Entwicklung massiv ansteigen wird. Leider sehen viele Einrichtungen den Einsatz von Ärzten auf Zeit immer noch als ein Eingeständnis von Schwäche an. Dabei ist das weder moralisch verwerflich noch ein Versagen des Managements. Auch in anderen Wirtschaftsbereichen werden Mitarbeiter auf Zeit eingesetzt, um in Notfällen Aufträge rechtzeitig und ordentlich erfüllen zu können.

Warum entscheiden sich Ärzte für eine Tätigkeit als Arzt auf Zeit?

In der bisher einzigen uns bekannten Studie, die sich mit der Situation von Honorarärzten in Deutschland näher befasst hat (Alexander Teske, Studie zur Situation der Honorarärzte in Deutschland, Institut für Medizinische Statistik, Informatik und Epidemiologie der Universität zu Köln, 2014) sind die Beweggründe der Honorarärzte für ihren vollständigen oder teilweisen Wechsel vom Angestellten- ins Freiberuflerdasein beschrieben. Dabei wurden folgende Gründe als ‚wichtig/sehr wichtig‘ angegeben: mangelnde Autonomie (74 %), Unzufriedenheit mit derzeitigen Strukturen (73 %), unflexible Arbeitszeiten (71 %), mangelnde Lebensqualität (65%), hoher Bürokratieaufwand (60 %), mangelnde Verdienstmöglichkeiten und fehlende Möglichkeit der Teilzeittätigkeit (je 59 %). Aufgrund der Tatsache, dass 78,9% der befragten Vollzeit-Honorarärzte und rund 60 % der Teilzeit-Honorarärzte direkt vor dem Wechsel in die freiberufliche Tätigkeit als Angestellte in einem Krankenhaus gearbeitet haben, kann man davon ausgehen, dass vor allem Klinikärztinnen und -ärzte diese Beweggründe angegeben haben.

Ärzte auf Zeit – welche Beschäftigungsmodelle gibt es?

Die meisten Ärzte auf Zeit arbeiten auf **Honorarbasis**, d.h. sie bekommen ein festgelegtes Honorar pro Stunde. Ein Honorararzt ist per definitionem ein selbständiger Unternehmer, der bei wechselnden Auftraggebern auf eigene Rechnung gegen Honorar tätig wird. Das kann nebenberuflich geschehen – zum Beispiel neben der Festanstellung in einer Klinik oder einer Tätigkeit als niedergelassener Arzt – oder hauptberuflich. Bei nebenberuflicher Beschäftigung bezeichnet man es genau genommen als honorarärztliche Tätigkeit, erst bei hauptberuflicher Beschäftigung spricht man von Honorarärzten.

Die Freiberuflichkeit von Honorarärzten wurde in den letzten Jahren von der Deutschen Rentenversicherung (DRV) vermehrt angezweifelt. Sie geht davon aus, dass Honorarärzte oft **scheinselbstständig** sind, weil sie zwar als selbständige Unternehmer auftreten, ihre Tätigkeit sich aber im Wesentlichen nicht von der eines fest angestellten Klinikarztes unterscheidet. Die bisherigen Urteile der Sozialgerichte zu dem Thema sind uneinheitlich: mal bejahen die Gerichte die Freiberuflichkeit, mal verneinen sie sie. Wird ein Honorararzt von der DRV als scheinselbständig eingestuft, gilt er als sozialversicherungspflichtig beschäftigt und die Klinik muss wie ein normaler Arbeitgeber für die Sozialabgaben aufkommen. Das treibt die Kosten für den Einsatz von Honorarärzten natürlich in die Höhe. In Folge dessen entscheiden sich immer mehr Kliniken für das rechtssichere Modell der Arbeitnehmerüberlassung.

Wer in **Arbeitnehmerüberlassung** (Zeitarbeit, Personalleasing) arbeitet, ist in Voll- oder Teilzeit fest bei einem Personaldienstleister angestellt und wird von diesem für eine bestimmte Dauer an Einrichtungen vermittelt. Der Arzt auf Zeit hat dabei dieselben Rechte und Pflichten wie jeder andere festangestellte Arbeitnehmer. Zusätzlich gelten die speziellen Regelungen des Arbeitnehmerüberlassungsgesetzes.

Daneben gibt es das Modell der **Kurzzeitanstellung**, bei dem der externe Arzt von der Einrichtung für die Zeit der Vertretung regulär angestellt wird.

Einige Ärzte auf Zeit lassen sich über **Genossenschaften** auf Honorarbasis vermitteln. Hierfür ist ein Beitritt in die jeweilige Genossenschaft notwendig, für den die Ärzte einen finanziellen Anteil erwerben müssen.

UNSER TIPP
Nachweise

Wenn du dich als Honorararzt oder bei honorarärztlicher Tätigkeit gegenüber möglichen Überprüfungen durch die Deutsche Rentenversicherung absichern möchtest, solltest du darauf achten, dass du folgendes nachweisen kannst:
- verschiedene Auftraggeber
- vom Auftraggeber unabhängige Haftpflichtversicherung
- eigene Dienstkleidung
- eigene Arbeitsmittel
- weisungsunabhängiges Arbeiten
- eigenes unternehmerisches Risiko
- selbständiges Auftreten am Markt (z. B. durch eigene Homepage)

Arzt auf Zeit – wäre das auch eine Option für mich?

Wenn du deinen Facharzt in der Tasche hast und nach einigen Jahren in Festanstellung den Wunsch verspürst, der Klinik mit ihren häufig starren Hierarchien den Rücken zu kehren, um zeitlich flexibler und selbstbestimmter arbeiten zu können, könnte das Arbeiten als Arzt auf Zeit für dich eine Option sein. Natürlich solltest du dir darüber im Klaren sein, dass dieser Schritt auch gewisse Herausforderungen mit sich bringt.

Bei einer **Vollzeittätigkeit als Honorararzt** trägst du das allgemeine Risiko der Freiberuflichkeit. Das heißt, du musst dich komplett selbst versichern und solltest für eventuelle Zeiten der Nichtbeschäftigung Rücklagen bilden, wobei längere Durststrecken in Zeiten des Ärztemangels und aufgrund der demografischen Entwicklung eher unwahrscheinlich sind. Als Honorararzt solltest du außerdem zeitlich und örtlich flexibel sein, da deine Einsätze nicht nur wohnortnah sein werden. Zudem musst du dich als Freiberufler bei jedem Einsatz nach einer kurzen Orientierungszeit selbst zurechtfinden. Das „Nicht-eingebunden-sein" in Teams ist ein wesentliches Merkmal der Honorararzttätigkeit. Wem das zu anonym ist oder wer das „Nomadendasein" scheut, sollte die Finger davon lassen. Auf der anderen Seite bist du als Honorararzt dein eigener Chef, sammelst neue Erfahrungen und bekommst in der Regel mehr Wertschätzung entgegengebracht, was für viele Ärzte eine deutlich höhere Arbeitszufriedenheit mit sich bringt. Außerdem sind die Verdienstmöglichkeiten gut und du bekommst eventuelle Überstunden bezahlt.

Wenn du dir nicht sicher bist, ob das Arbeiten als Vollzeit-Honorararzt etwas für dich ist, kannst du erst einmal **nebenberuflich honorarärztlich tätig** werden. Dafür musst du deine Festanstellung nicht aufgeben und kannst nebenbei ausprobieren, ob dir die Einsätze in verschiedenen Einrichtungen zusagen. Eine eigene Haftpflichtversicherung solltest du jedoch abschließen oder darauf achten, dass du über die Agentur, die dich vermittelt, ausreichend abgesichert bist. Übermäßig viel reisen musst du als Teilzeit-Honorararzt nicht: die meisten der honorarärztlich tätigen Ärztinnen und Ärzte nehmen in der Regel wohnortnahe Einsätze wahr.

Wenn du auf die soziale Sicherheit der Festanstellung nicht verzichten möchtest, solltest du dich für das rechtssichere Modell der **Arbeitnehmerüberlassung** entscheiden. Auch wenn du gerne im Team arbeitest, bist du hier besser aufgehoben, denn das Zusammenspiel mit den „Kollegen auf Zeit" ist hier ein Muss und die Einsätze dauern in der Regel länger als bei den Honorarärzten. Vorteile gegenüber der Festanstellung in der Klinik sind die größere zeitliche Flexibilität und der Erfahrungsgewinn durch die verschiedenen Einsätze.

Bist du Vollzeit in Arbeitnehmerüberlassung tätig, solltest du allerdings örtlich flexibel sein, denn dann wirst du nicht nur in der näheren Umgebung eingesetzt. Möchtest du nicht sofort komplett von der Klinik zum Personaldienstleister wechseln, bietet sich eine Teilzeitstelle an. Und solltest du bei den Einsätzen deine „Wunsch-Klinik" kennenlernen, wechselst du einfach wieder zurück in die Festanstellung bei einer Einrichtung.

Zeitarbeit wird ja oft gleichgesetzt mit Lohndumping, davon kann bei Ärzten keine Rede sein. Finanziell steht das Modell der Bezahlung auf Honorarbasis in nichts nach, da du übertariflich bezahlt wirst und dir die Kosten für die Versicherungen und die eventuell anfallenden Reisekosten, die bei Freiberuflern anfallen, sparen kannst.

Wie starte ich meine Karriere als Arzt auf Zeit?

Steht dein Entschluss fest, als Arzt auf Zeit zu arbeiten, kannst du deine Einsätze entweder selbst organisieren oder dich über eine Agentur vermitteln lassen. Die meisten Vermittlungsagenturen bieten nicht nur eine Beschäftigungsart, sondern mehrere Modelle an. Du kannst sogar in unterschiedlichen Modellen arbeiten, also mal auf Honorarbasis, mal in Kurzzeitanstellung und mal projektbezogen in Arbeitnehmerüberlassung.

Wenn du die Dienste einer Vermittlungsagentur in Anspruch nimmst, ist das für dich sicher einfacher und zeitsparender. Die Registrierung als auch die Vermittlung ist für Ärztinnen und Ärzte kostenlos und du entscheidest, welche dir angebotenen Einsätze du annimmst. Die Agentur klärt im Vorfeld Einsatzzeit, -ort und Unterkunft mit den Einrichtungen ab. Wenn du als Honorararzt oder in honorarärztlicher Tätigkeit arbeitest, übernimmt sie auf Wunsch auch die Rechnungstellung.

ZUSAMMENFASSUNG

Ärzte auf Zeit

Ärzte auf Zeit werden als flexible Reserve im komplexen System Krankenhaus benötigt. Es ist derzeit auch nicht abzusehen, dass die Einrichtungen in nächster Zukunft auf externe Ärzte werden verzichten können. Wenn du dich für eine Tätigkeit als Arzt auf Zeit interessierst, sei es neben- oder hauptberuflich, findest du sicher das zu dir passende Modell.

Vorteile sind die größere zeitliche Flexibilität, das Sammeln wertvoller Erfahrungen in den verschiedenen Einrichtungen und ein allgemein selbstbestimmteres Arbeiten. Du kannst deinen persönlichen und beruflichen Horizont erweitern sowie deinen Marktwert testen und erhöhen. Und wenn du feststellen solltest, dass es doch nichts für dich ist, kannst du problemlos in deinen vorherigen Tätigkeitsbereich zurückkehren.

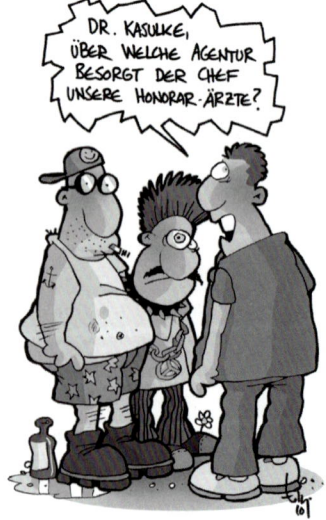

Mehr Cartoons:

www.medi-learn.de/cartoons

www.facebook.de/medilearn

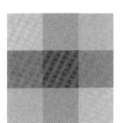

Hire a Doctor Group

Stell dir vor, du bist Fachärztin/ Facharzt und ...

... verspürst Lust auf Neues,

... möchtest dich nach Jahren in der Klinik neu orientieren,

... wünschst dir Freiräume, um andere Optionen zu testen,

... bist die starren Hierarchien leid,

... möchtest mehr über deine Zeit bestimmen,

... willst raus aus der Herde und deinen Horizont erweitern!

Dann haben wir die Lösung!

Einfach.
Zu uns kommen!

www.hireadoctor.de
info@hireadoctor.de

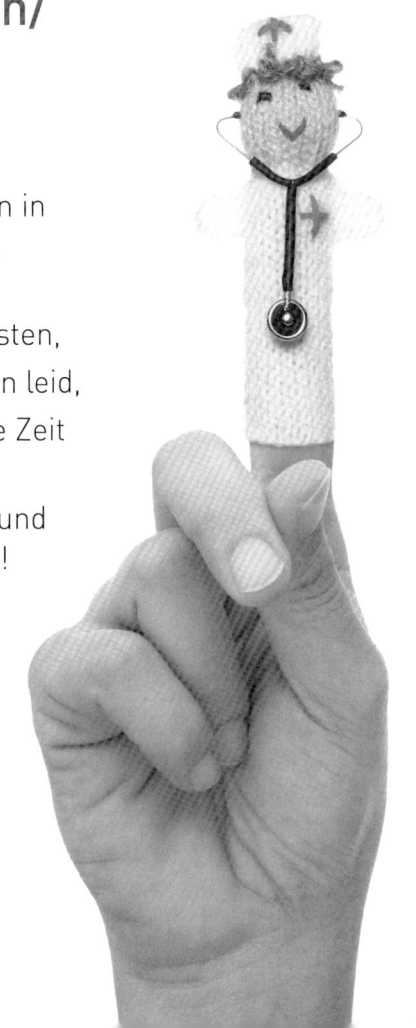

Inhaltsverzeichnis „Tipps und Tricks für Ärzte"

Vorwort zum Kapitel von Prof. Dr. med. Hansen

Der Arztberuf galt früher als Kunst. Meiner Meinung nach trifft diese Einschätzung auch heute noch zu. Leider verschwindet die Kunst manchmal hinter einem frustrierenden Alltag aus öden Finanz- oder Abrechnungsfragen, starren diagnostischen und therapeutischen Richtlinien und zwischenmenschlichen Spannungen. Folgende Kapitel sollen Ratgeber sein und gleichzeitig an den Erfahrungsschatz früherer Medizinergenerationen erinnern. Sie bieten eine Fülle von Informationen aus sehr unterschiedlichen Bereichen – von persönlichen Manieren bis hin zu Fragen der Sterbehilfe. Manche Einzelheiten werden bekannt sein. Ich verspreche aber, dass jeder Leser für sich etwas Nützliches entdecken und mancher mehr Freude an seinem Beruf finden wird.

Ich hatte das Glück, im Laufe meines Berufslebens bedeutenden Arztpersönlichkeiten zu begegnen. Ihr Einfluss hat letztendlich auch den vorliegenden Text mit bestimmt. Nennen möchte ich hier den fabelhaften Internisten Gustav Adolf Martini (Marburg), einen Kliniker ‚alter Schule‘, mit immensem Wissen und fallbezogenem Denken, dem stets eine sorgfältige Anamnese und akribische körperliche Untersuchung zugrunde lagen. Zu erwähnen ist auch der Neurologe und Internist Rudolf Janzen (Hamburg), der mit Fallanalysen brillierte. Ich habe immer sein kritisches Denken bewundert, das auch scheinbar feststehende Annahmen in Frage stellte. Der Kinderarzt Hans Asperger (Wien) bestach durch eine unvergleichliche Empathie für seine kleinen, zumeist autistischen Patienten. Viktor Frankl, Psychiater aus Wien bleibt für mich aufgrund der Art und Weise, wie er psychiatrische Befunde erhob und deutete, sowie seines Konzepts der Logotherapie unvergessen. Artur Jores (Hamburg) lehrte mich die Zusammenhänge zwischen Psyche und Krankheit. Der Biochemiker Roland Scholz (München) begeisterte mich für die Geheimnisse der Enzyme und des Stoffwechsels, letztendlich lehrte er mich, biologisch zu denken. Kurt Leucht (München), leidenschaftlicher Arzt und Internist, begleitete meine ersten Schritte in die ärztliche Praxis kameradschaftlich.

Tipps und Tricks für Ärzte

1. Umgang mit Patienten

„Jedem, der in meine Sprechstunde kommt, zeige ich größte Sorge und Beunruhigung. Nachdem ich ihn so gleichsam „krank" gemacht habe, gebe ich mir größte Mühe, seine wunderbare Errettung zu inszenieren und ihn wieder gesund werden zu lassen."

Mit diesem Erfolgsrezept für seine ‚Praxis aurea' überraschte mich einmal ein älterer Kollege. Offen gestanden gefiel mir sein Zynismus nicht. Andererseits schätzten ihn seine Patienten und er war allgemein sehr anerkannt. Hatte er deshalb recht?

Für uns Ärzte ist die Betreuung kranker Menschen eine der anspruchsvollsten und schwierigsten Aufgaben. Sie geht über die kompetente Beurteilung und erfolgreiche Therapie ihrer gesundheitlichen Probleme weit hinaus. Neben der fachlichen Kompetenz werden uns auch psychologisches Einfühlungsvermögen und Menschenkenntnis abverlangt. Deutlich wird der Aufwand dann, wenn man die Erwartungen der Ärzte mit einbezieht: Überspitzt gesagt wünschen sie sich vor allem Patienten, die möglichst gesund sind, wenig Fragen stellen, Prozeduren klaglos akzeptieren, im Gespräch unterhaltsam sind – und am Ende auch Geld in die Kasse bringen.

Für den erfolgreichen Umgang mit Patienten ist ein gutes Vertrauensverhältnis oberste Voraussetzung. Diese zu erfüllen, wird uns Medizinern dadurch erleichtert, dass wir in der Bevölkerung großes Ansehen genießen. Meinungsumfragen belegen das. Nicht zu unterschätzen ist die Bedeutung des ersten Eindrucks beim Betreten der Praxis oder des Krankenhauses. Er wird nicht nur durch das äußere Erscheinungsbild, sondern auch durch die Freundlichkeit beim Empfang durch das Hilfspersonal geprägt.

Für die ärztliche Betreuung gibt es einige nützliche Regeln, die hier zusammengestellt sind:
– Als Arzt sollte man unbedingt authentisch und solidarisch auftreten. Kranke Menschen entwickeln in ihrer Notsituation eine besondere Sensibilität. Unaufrichtigkeit oder prätentiöses Verhalten werden von ihnen leicht durchschaut.

- Man sollte seinen Patienten geduldig zuhören und ihre Klagen – auch wenn sie absurd erscheinen – ernst nehmen. Insbesondere Schmerzen dürfen nie auf die leichte Schulter genommen werden. Gefühlserregungen wie z. B. Weinen lassen sich manchmal durch sachliche Fragen wie nach den Stuhlgewohnheiten durchbrechen.
- Bei der persönlichen Zuwendung empfiehlt es sich, Distanz zu wahren. Jüngere Kollegen neigen dazu, sich aus Mitgefühl menschlich vereinnahmen zu lassen. Eine zu große Nähe ist bei der Patientenführung aber nicht hilfreich. Aus demselben Grund sollte man auch Familienangehörige nicht selbst behandeln, sondern sie besser an einen Kollegen überweisen, dem man vertraut. Selbstverständlich darf auch Erotik beim Umgang mit Patienten keine Rolle spielen.
- Es ist wichtig, auf unausgesprochene Anliegen zu achten. Manchmal werden aus Verlegenheit oder Scham z. B. Wünsche nach einem besonderen Medikament, einer speziellen diagnostischen Untersuchung, einer Überweisung zu einem Spezialisten oder einer Arbeitsunfähigkeitsbescheinigung unterdrückt.
- Durch das Ansprechen emotionaler Themen aus dem familiären oder beruflichen Umfeld eines Patienten zeigt man persönliches Interesse. Notizen in der Krankenakte können hilfreich dabei sein, sich an bestimmte Inhalte zu erinnern.
- Patienten schätzen es, wenn alle Befunde und Maßnahmen in einer für medizinische Laien verständlichen Sprache genau erklärt werden. So lassen sie sich während langwieriger Erkrankungen gut führen und willigen leichter auch in unangenehme Prozeduren ein.
- Über seine Kollegen sollte man niemals schlecht reden. Auch Auseinandersetzungen zwischen Ärzten in Gegenwart von Patienten gehören zum schlechten Stil und müssen unterbleiben. Wenn Patienten sich über fremde Ärzte beschweren, sollte man zuhören, aber nicht ausdrücklich zustimmen.
- Trotz Vertrautheit und Sympathie sollte man sich immer zurückhalten. Jeder Patient ist möglicher Ankläger – der Zuwachs der Gerichtsverfahren belegt das. Es ist wichtig Entscheidungen und Befunde sorgfältig in den Akten zu dokumentieren. Patienten müssen über Eingriffe und mögliche Gefahren ausführlich aufgeklärt werden und eine Einverständniserklärung unterschreiben. Männliche Kollegen sollten gynäkologische Untersuchungen immer in Gegenwart einer Hilfsperson durchführen, um Anzeigen wegen sexueller Belästigung zu vermeiden.

Als Arzt muss man sich auf **verschiedene Patiententypen** einstellen:

Offen, freundlich und bescheiden auftretende Patienten sind meist dankbar und unkompliziert. Sie erwarten in ihrer Beziehung zum Arzt Harmonie und Stabilität. Durch betont herzliches Auftreten und die evtl. Preisgabe von Privatem und Persönlichem gewinnt man ihr Vertrauen. Nicht selten lassen sie sich durch Hinweise auf andere Patienten, bei denen eine Untersuchung oder Behandlung erfolgreich war, von deren Nutzen überzeugen.

Selbstbewusste, dominante Patienten sind schwer zu führen. Sie wissen in der Regel gut Bescheid und unterbrechen gern das ärztliche Gespräch. Am besten, man fertigt sie kurz und bündig ab, diskutiert wenig mit ihnen und lässt sie ausreden. Zum Ende des Gesprächs bietet man seine eigene Meinung als Alternative an und versucht, den Patienten durch vorsichtiges Argumentieren von der Richtigkeit zu überzeugen. Die endgültige Entscheidung überlässt man ihm aber klugerweise selbst.

Manche **Patienten sind außergewöhnlich wissbegierig** und stellen deshalb viele Fragen. Hinter ihrem sachlichen und kühlen Auftreten verbirgt sich oft tiefes Misstrauen. Solche Patienten erwarten eine umfassende Darlegung aller Vor- und Nachteile einer Maßnahme, am besten mit statistischen Fakten. Weniger Wert legen sie auf eine persönliche Begegnung.

Ein heikler Punkt ist die Bezahlung ärztlicher Leistungen einschließlich der technischen Untersuchungen. Es empfiehlt sich, diese nicht in direkten Zusammenhang mit einer Erkrankung zu stellen. Probleme entstehen vor allem dann, wenn Krankenkassen Leistungen nicht oder nur teilweise bezahlen. In einer derartigen Situation sollte man offen mit den Betroffenen sprechen.

Trotz großen persönlichen Einsatzes wird es immer wieder geschehen, dass Patienten mit ihrer Behandlung unzufrieden sind und deshalb zu einem anderen **Kollegen wechseln**. Manche kommen aus demselben Grund auch neu in die eigene Sprechstunde. Oft handelt es sich dabei um Patienten, die wegen einer langwierigen Erkrankung verzweifeln, oder auch um besonders anspruchsvolle „Privatpatienten". Man sollte den Wunsch eines Patienten, seinen Arzt zu wechseln, ohne Groll hinnehmen – er gehört zum täglichen Geschäft. Es sei daran erinnert, dass auch in anderen persönlichen Beziehungen Schwierigkeiten vorkommen. Ich habe mir angewöhnt, in so einer Situation freundlich zu reagieren. Wenn ich gefragt werde, biete ich Unterstützung in Form der Empfehlung eines geeigneten Kollegen oder der Herausgabe aller Krankenunterlagen an. Nicht selten kommen Patienten auch wieder zurück. Als eine wichtige Aufgabe betrachte ich die **Behandlung von ärztlichen Kollegen**. Da sie selbst vielen Menschen mit gesundheitlichen Problemen geholfen haben, sollten sie im eigenen Erkrankungsfall die beste medizinische Betreuung erwarten können. Es gilt als noble Geste, wenn man dabei auf jegliche Honorarforderung verzichtet. In wirtschaftlich schwierigen Zeiten mit teuren technischen Untersuchungen ist diese Gewohnheit jedoch unüblich geworden, zumal auch die meisten Ärzte krankenversichert sind.

2. Umgang mit ärztlichen Kollegen

Es gibt wenige Berufsfelder, in denen kollegiale Zusammenarbeit so wertvoll ist wie in der Humanmedizin. Viele Krankheiten betreffen mehrere Fachbereiche, deshalb ist eine Mitbehandlung oder Weiterbehandlung durch andere kompetente Ärzte gefragt. Auch bei technischen Untersuchungen lassen sich viele Fragen nur im Dialog lösen - Indikationen werden gemeinsam gestellt und Befunde gemeinsam interpretiert. In kritischen Situationen ist es oft hilfreich, durch ein Konsil einen fachkompetenten Mediziner hinzuzuziehen. Bei der Chefarztvisite wiederum eilt eine große Anzahl jüngerer und älterer Ärzte diskutierend und lebhaft gestikulierend von Krankenbett zu Krankenbett über die Stationen. Diese Aufzählung ärztlicher Interaktionen ließe sich endlos fortsetzen. Unter allen Kollegen herrscht in Form von Gesprächen, Diskussionen und bisweilen sogar Disputen ein ständiger Gedankenaustausch – letztendlich zum Wohle der Patienten.

Es liegt in der Natur solcher Begegnungen, dass hier Freundschaften, bisweilen aber auch erbitterte Feindschaften entstehen. Meiner Erfahrung nach neigen Psychiater besonders leicht zu emotionalen Überreaktionen. Ich erinnere mich auch an eine heftige Auseinandersetzung zwischen zwei Internisten um ein fachliches Teilgebiet, die schließlich ihren Höhepunkt darin fand, dass die beiden sich gegenseitig ihre Autoreifen aufschlitzten. Solche Ereignisse sind wahrscheinlich nicht selten, sie gelangen jedoch kaum an die Öffentlichkeit. Ich nehme an, die Dunkelziffer ist ziemlich hoch.

Der persönliche Umgang unter ärztlichen Kollegen und sonstigem medizinischen Personal hat sich in den letzten Jahren verändert. Viele vermeiden das distanzierende „Sie" und **duzen** sich von vornehein. Offen gestanden halte ich wenig davon. Wir sollten dankbar sein, dass die deutsche Sprache uns eine Möglichkeit zur Unterscheidung gibt. Gerade im Medizinbetrieb – insbesondere in den Kliniken - wird es immer eine Hierarchie mit erfahrenen, zumeist älteren Kollegen in einer Leitungsfunktion und jüngeren, weniger routinierten Mitarbeitern geben. Durch die Anrede lässt sich auf einfache Art und Weise die Stellung des jeweiligen Arztes verdeutlichen. Darüber hinaus wird so besser dem Wunsch vieler Patienten nach einer herausragenden Arztpersönlichkeit entsprochen, der sie ihr Vertrauen schenken können.

Allgemein betrachtet enthält der Garten der Menschheit viele sehr unterschiedliche Gewächse. Wir kennen sie als Melancholiker, Choleriker, Zauderer, Angsthasen, Spinner, Brutalos, Intriganten, Euphoriker, Dummköpfe, Spinatwachteln usw. Man sollte nicht vergessen, dass in diesem Gehege auch die Ärzte angesiedelt sind und letztendlich man selbst. Entsprechend sollte man sich **kritisch wahrnehmen** und gelegentlich versuchen, sich wie ein Unbeteiligter im Spiegel zu betrachten.

Ein auch bei Kolleginnen und Kollegen beliebter Zeitvertreib ist das **Lästern**. Findet sich kein Gesprächsthema, so wird genüsslich über Ärzte, Krankenhäuser und Abteilungen oder über Privates hergezogen. Ich habe mich oft gefragt warum. Gern wird übersehen, wie an vielen Stellen mit vorbildlichem Engagement gearbeitet wird. Gerade im Medizinbetrieb gibt es nur wenige Dinge, die nicht von zwei Seiten betrachtet werden können. Vor jeder Kritik sollte man deshalb genau hinschauen und prüfen. Der anklagend ausgestreckte Zeigefinger mag einem Anderen gelten, gleichzeitig weisen jedoch die übrigen vier Finger auf den Besitzer selbst zurück!

Einmal beklagte sich ein Kollege, man würde ihn trotz seiner Erfolge nie **loben**. Ich konnte ihn gut verstehen. Wie schön war es doch gewesen, wenn man früher vom Lehrer mit der Note „sehr gut" ausgezeichnet worden war! Ich sagte dem Kollegen, er solle die fehlende Anerkennung als Auszeichnung werten. Schließlich sei er auch nicht getadelt worden. So werde ihm indirekt mitgeteilt, dass er die Aufgaben, die ihm gestellt wurden, zur allgemeinen Zufriedenheit erfüllt habe: Seitdem habe ich mir angewöhnt, dort, wo es angebracht ist, ein Lob auszusprechen. Oft wirkt es wie ein Zaubermittel, durch welches das Betriebsklima und die gedeihliche Zusammenarbeit verbessert werden.

Welcher Arzt schätzt nicht einen informativen und lesbar geschriebenen **Arztbrief**? Neben seiner eigentlichen Bestimmung ermöglicht er gleichzeitig auch die einfache Kontaktpflege mit Arztkollegen. Zum Inhalt gehören eine klare Diagnose, eine Zusammenstellung der wichtigen Befunde sowie ein sinnvoller Therapievorschlag. Aus einer kurz gefassten Anamnese und der Diskussion sollte darüber hinaus die Problematik der jeweiligen Erkrankung deutlich werden. Beim Verfassen eines Arztbriefes ist auch auf den Adressaten Rücksicht zu nehmen – ein Allgemeinarzt interessiert sich in erster Linie für Behandlungsfragen, während ein Facharzt gern ausführlich über Befunde informiert sein will. Ein guter Brauch ist es, bei Verlegungen oder Überweisungen jeweils den Hausarzt zu benachrichtigen.

Das Schreiben von Arztbriefen ist allgemein unbeliebt und wird von den meisten Kollegen als lästige Begleitaufgabe der ärztlichen Tätigkeit betrachtet. Oft bleiben Akten deshalb monatelang unbearbeitet liegen oder werden sogar versteckt. Ich erinnere mich, dass einmal auf einer Krankenstation ein Schrank von einem Türdurchgang weggerückt wurde und dahinter uralte Patientenakten zum Vorschein kamen, bei denen einzig und allein die Briefe fehlten. Ein ehemaliger Kollege hatte sie offensichtlich nach jeder Entlassung hinter den Schrank gesteckt! Heutzutage werden die Berichte am Computer geschrieben. An der Unbeliebtheit dieser Aufgabe dürfte sich nichts geändert haben, allein der Druck zum Schreiben ist durch die elektronischen Kontrollmöglichkeiten sowie durch Zwänge seitens der Abrechnungsstellen wohl größer.

Als **Arzt** selbst **Patient** sein - welcher Kollege stellt sich diese unangenehme Situation schon gerne vor! Das Alltagsgeschäft besteht ja darin, anderen bei ihren gesundheitlichen Problemen zu helfen. Wie ist es also, wenn man selbst einmal medizinischen Beistand benötigt? In den meisten Fällen wird der betroffene Arzt versuchen, selbst eine Diagnose zu stellen und gegebenenfalls eine Therapie einleiten. Manchmal versuchen Kollegen, eine Erkrankung über längere Zeit hinweg zu ignorieren, andererseits gibt es auch hypochondrische Überreaktionen. Mancher wird sich daran erinnern, wie er in so einer Situation schließlich seinen ambivalenten Gedanken und Empfindungen nachgab und z. B. sein Blut untersuchen ließ. Ein älterer Kollege meinte hierzu einmal lakonisch: „Wenn man Blut abnimmt, wird man krank. Besser ist es, kein Blut abzunehmen!"

Weiß man selbst nicht weiter, kann man sich z. B. an einen befreundeten Kollegen oder eine Kollegin wenden. In erster Linie darf man hier kameradschaftlichen Rat und Hilfe erwarten. Dies gilt v. a. bei einfachen, schnell lösbaren Aufgaben wie der Durchführung einer Spiegelung, der Versorgung einer Fraktur oder der Einleitung einer medikamentösen Behandlung. Bei langwierigen Erkrankungen mit ungünstiger Prognose oder beim Auftreten von unerwarteten Problemen sind erfahrungsgemäß auch Frustrationen möglich. Ärzte werden bei der Behandlung von Kollegen leichter ungeduldig und überheblich.

3. Karrierefragen

„Jeder ist seines Glückes Schmied."

„Ich wollte reich und berühmt werden", bekannte laut einer Zeitungsmeldung einmal der südafrikanische Herzchirurg Christiaan Barnard, als er nach dem Grund für sein Medizinstudium gefragt wurde. Für die meisten Ärzte hingegen dürfte am Anfang der edle Wunsch gestanden haben, kranken Menschen zu helfen. Probleme im Zusammenhang mit dem Studium, der Wahl des Fachgebietes oder auch mit dem Einkommen werden oft erst später wahrgenommen. Über den Ruhestand macht sich kaum einer Gedanken. Hier einige Erwägungen zu diesem Thema:

I. Medizinstudium

Beim Medizinstudium geht es zunächst um das Erlernen einer Fachsprache. Dazu gehört das Aneignen einer Riesenmenge von Vokabeln, aber auch das Begreifen biologischer und medizinischer Vorgänge. Im klinischen Studienabschnitt steht die Krankheitslehre einschließlich der Diagnostik und Therapie im Vordergrund. Leider bleibt neben der Beschäftigung mit diesen großen Stoffmengen wenig Muße für andere Gedanken und Aktivitäten. Trotzdem sollte man nach Möglichkeit versuchen, Augen und Ohren offen zu halten, um sich breiter zu orientieren.

„Studium generale"

Aus der Begegnung mit Krankheit, Sterben und Tod ergeben sich oftmals quälende Fragen nach Werten und dem Sinn des Lebens. Mancher Student fühlt sich hier angesprochen, in den Unterrichtspflichtveranstaltungen wird über Antworten jedoch kaum diskutiert. Ich empfehle deshalb, auch das Angebot anderer Fakultäten zu nutzen und z. B. Vorlesungen über Theologie, Philosophie oder Kunst zu belegen. Ein bis zwei Stunden wöchentlich genügen schon. Ein solches „Studium generale" dient der eigenen Bildung, nützt jedoch zusätzlich dem besseren Verständnis für kranke Menschen. Letztendlich trägt es auch zum beruflichen Erfolg bei.

Eigene Neigungen kennenlernen

Die Studienzeit bietet eine gute Gelegenheit, eigene Neigungen und Fähigkeiten im Hinblick auf eine Weiterbildung nach dem Studium kennenzulernen. Ich sehe es als einen Vorteil der Medizinausbildung, dass erst am Ende nach der Entscheidung für ein Fachgebiet gefragt wird. Die Möglichkeiten sind vielfältig, sie reichen von den Geisteswissenschaften (Psychiatrie, Psychotherapie) bis hin zum vorwiegend handwerklichen Beruf (chirurgische Fächer), vom Medizinjournalismus bis hin zum Verwaltungsdirektor. Pflichtpraktika und -famulaturen bieten gute Gelegenheiten für eine Orientierung. Aus der alltäglichen Arbeit und Gesprächen mit dem Personal erhält man den besten Einblick. Darüber hinaus ergeben sich hier Kontakte im Hinblick auf eine spätere Ausbildungsstelle.

Praktische Ausbildung

Das Medizinstudium kann in erster Linie gute theoretische Kenntnisse vermitteln. Praktischer Unterricht erfolgt in den Praktika und Famulaturen, im Vergleich ist er jedoch weniger gründlich. Dieser Umstand wird von allen Seiten als schmerzlich empfunden, angesichts der wenigen Dozenten im Verhältnis zu der Zahl an Studenten ist aber kaum eine Besserung zu erwarten. Letztlich werden im Medizinstudium die fachlichen Voraussetzungen vermittelt, die nötig sind, um sich später in den praktischen Betrieb einzuarbeiten. Angesichts des raschen Wandels in allen Fachgebieten ist eine solche Zielsetzung meines Erachtens akzeptabel. Trotzdem sollte man als Student einigen Fächern mit besonderer praktischer Relevanz vermehrte Aufmerksamkeit schenken, v. a., wenn man sie später nicht als eigenes Fachgebiet wählen will. Ich nenne hier:

- **„Kleine Chirurgie"**: Als Arzt wird man immer wieder im Zusammenhang mit Verletzungen oder Unfällen damit konfrontiert.
- **Dermatologie:** Viele Krankheiten gehen mit Hautveränderungen einher. Ein geschulter Blick ist hier oft von großem Wert für eine schnelle Diagnose. Aufmerksamkeit verdienen auch die häufigen Venenleiden, weil man durch einfache Maßnahmen viel erreichen kann – sofern man Bescheid weiß.
- **Psychiatrie:** Der Umgang mit Kranken und ihren Angehörigen setzt gute Menschenkenntnis voraus. Am einfachsten erwirbt man die nötige Einfühlung und Einschätzung durch die Arbeit mit psychiatrischen Patienten. Viele von ihnen klagen auch über körperliche Beschwerden, deren Ursache in einer psychischen Erkrankung, beispielsweise einer Depression, zu suchen ist. Oftmals wird eine solche Entstehung übersehen.

– **Erste Hilfe:** Leicht kommt man als Arzt in Unfallsituationen, in denen schnelles medizinisches Handeln verlangt ist. Jeder sollte deshalb die Grundregeln der Ersten Hilfe kennen und beherrschen.

Auslandsaufenthalt

Während des Medizinstudiums ist es leicht möglich, für einige Wochen oder Monate an einer Klinik im Ausland zu praktizieren. Beliebt sind hier – auch aus sprachlichen Gründen – die USA, England, Australien und Südafrika. Infrage kommen jedoch prinzipiell alle Länder der Erde. Kranke Menschen gibt es rund um den Globus, außerdem wird unsere westliche Medizin mit mehr oder weniger hohem Standard überall ausgeübt. Ich meine, so eine Möglichkeit, fremden Kulturen begegnen zu können, ist eine wertvolle Bereicherung. Jeder, der sich einen Auslandsaufenthalt zeitlich und finanziell leisten kann, sollte die Gelegenheit suchen und wahrnehmen.

Eine weitere Möglichkeit ist ein längeres Auslandsstudium. In der Praxis stößt ein solches Vorhaben jedoch auf Schwierigkeiten. Da die Studienpläne unterschiedlicher Länder schlecht kompatibel sind, sollte man den Verlust eines Semesters einkalkulieren. (Im Rahmen der Europäischen Union gibt es für die Vergleichbarkeit von Studienleistungen das ECTS-Bewertungssystem, das allerdings nicht überall verfügbar ist.) In jedem Fall sollte man vor dem geplanten Auslandsaufenthalt seine Stundenpläne festlegen und im Hinblick auf eine Anerkennung der Lehrveranstaltungen mit den Lehrstuhlvertretern seiner Heimatuniversität sprechen. Empfehlenswert ist ein Aufenthalt für 1 oder 2 Semester am Anfang des klinischen Studienabschnitts.

Für die Planung von Auslandaufenthalten gibt es in der Regel eigene universitäre Beratungseinrichtungen. Hilfestellung leistet außerdem die bvmd (Bundesvertretung der Medizinstudierenden in Deutschland e.V.). Interessant sind auch Stipendienprogramme, die teilweise eine Betreuung vor Ort mit einschließen. Sehr empfehlenswert ist das ERASMUS-Programm, das in der Europäischen Union angeboten wird.

Doktorarbeit

Nur eine Minderzahl der Mediziner promoviert heutzutage. Dies ist insofern verständlich, als volle Stundenpläne kaum noch Zeit für wissenschaftliche Tätigkeiten lassen. Ich finde dies bedauerlich. Patienten wünschen sich einen „Doktor" als Arzt. Außerdem fände ich es jedes Mal peinlich, so angesprochen zu werden, obwohl ich den Titel nicht trage. Einen weiteren Grund zu promovieren sehe ich in der Dissertation selbst. Zwar sind die Ergebnisse nur in Ausnahmefällen von großer medizinischer Bedeutung, trotzdem werden durch die wissenschaftliche Auseinandersetzung mit einem Thema kritisches und analytisches Denken gefördert. Gerade als Arzt wird man ständig mit Neuigkeiten und scheinbaren Verbesserungen konfrontiert. Deren Wert kann man am besten ermessen, wenn man selbst einmal am Zustandekommen von Ergebnissen mitgewirkt hat.

Wann ist der günstigste **Zeitpunkt** für eine Doktorarbeit? Die Frage wird jeder für sich selbst beantworten müssen. Ich empfehle, am Anfang des klinischen Studiums damit zu beginnen. So bleibt genügend Zeit für die Untersuchungen. Ein Verschieben auf die Zeit nach dem Studium ist ebenfalls möglich. Man sollte dabei aber bedenken, dass eine Krankenhaustätigkeit mit Nachtdiensten usw. in der Regel keine Zeit für wissenschaftliches Arbeiten übrig lässt.

Bei der **Wahl des Themas** sollte man seinen persönlichen Interessen folgen, auch im Hinblick auf die eigene spätere ärztliche Tätigkeit. Oftmals ergibt sich aus der Mitarbeit in einem Forschungsteam die Möglichkeit, nach dem Studium eine Weiterbildungsstelle an der betreffenden Einrichtung zu erhalten. Um Enttäuschungen oder sogar ein Scheitern seiner Promotion zu vermeiden, sollte man sich vorher über das Thema und seine Methoden sowie über den Doktorvater kundig machen. Bewährt hat sich auch, andere Doktoranden nach ihren Erfahrungen zu fragen.
Hier einige Gesichtspunkte:
- Gibt es genügend Krankheitsfälle?
- Sind die Untersuchungsmethoden etabliert oder müssen sie erst ausgearbeitet werden (was längere Zeit kosten kann und ein Scheitern mit einschließt)?
- Wie originell ist das Thema, d. h. wie ordnet sich seine Fragestellung in bisherige Ergebnisse ein?
- Kümmert sich der Doktorvater um die wissenschaftlichen Untersuchungen? Wie ist er ansprechbar?
- Inwieweit wird man als Doktorand zu fremden Tätigkeiten auch als „Laborknecht" herangezogen? (Ein gewisses Maß ist hier üblich und zumutbar. Es geht ja auch um eine Lehrlingsausbildung.)
- Wie lange werden die wissenschaftlichen Untersuchungen voraussichtlich dauern?

Die **schriftliche Ausarbeitung** stellt erfahrungsgemäß für die meisten Doktoranden eine große Schwierigkeit dar. Einerseits müssen sie das oftmals unendliche wissenschaftliche Umfeld ihres Themas erkunden, zum anderen können Probleme bei der statistischen Auswertung auftauchen. Es ist für Mediziner offensichtlich schwierig, ihre Gedanken so zu ordnen, dass ein lesbarer Text zustande kommt, der wissenschaftlichen Kriterien genügt und noch dazu in einem guten Deutsch geschrieben ist.

II. Karrieren nach dem Studium

Oft nennen junge Mediziner als Traumberuf den Landarzt. Im Laufe ihres Studiums verliert sich jedoch meistens dieser Wunsch. Wer wählt schon – bei nur mäßiger Bezahlung - freiwillig eine Tätigkeit mit Arbeitszeiten von 12 – 14 Stunden am Tag und einer Versorgung von bis zu 100 Patienten! Aufgrund der ungünstigen Arbeitsbedingungen herrscht heutzutage außerhalb der Großstädte sogar ein Ärztemangel. Trotzdem sollte man sich bei seiner Entscheidung für ein Weiterbildungsfach nicht zu sehr von äußeren Bedingungen beeinflussen lassen. Als erste Frage empfehle ich jedem: „Welche Tätigkeit würde mir über viele Jahre hinweg am meisten Spaß bringen?" Wenn man darauf keine eindeutige Antwort findet, hilft bei der Entscheidung manchmal eine Prioritätenliste, auf der man die möglichen Bereiche mit ihren Vor- und Nachteilen zusammenstellt und gewichtet. Bei allen Erwägungen sollte man bedenken, dass sich scheinbar ungünstige oder auch vorteilhafte Bedingungen ändern können. Wie oft beeinflussten in den letzten Jahren Anpassungen – beispielsweise in der Gebührenordnung - die Attraktivität eines Berufszweiges! Nachfolgend finden sich einige Überlegungen zur eigenen Karriereplanung:

Praktische ärztliche Tätigkeit?

Die Mehrzahl der Mediziner strebt nach dem abgeschlossenen Studium eine Beschäftigung im praktisch-ärztlichen Bereich an. In der Regel erfolgt die Facharztausbildung in einer bzw. in mehreren spezialisierten Krankenhausabteilungen. Mit etwas Glück schafft man es, sich innerhalb der vorgeschriebenen Mindestzeit (in den meisten Fächern 5–6 Jahre) die geforderten Lerninhalte anzueignen. Am Ende stehen dann die Prüfung bei der Ärztekammer und der Erhalt der Facharzt-Urkunde.

Zweifellos gibt es bessere und schlechtere Ausbildungsstätten. Oftmals hat man keine Wahl – sei es aufgrund familiärer Bindungen oder auch fehlender Alternativen. Universitätskliniken sind in mancher Hinsicht vorzuziehen.

Erfahrungsgemäß herrschen hier die höchsten medizinischen Standards, außerdem ist der Personalschlüssel vergleichsweise günstig. Am einfachsten ergibt sich die Chance auf eine Anstellung aus der Doktorarbeit. Ich meine, man sollte so eine Möglichkeit in jedem Fall wahrnehmen, wenn das Fach und die sonstigen Umstände passen. Allerdings muss man an einer Universitätsklinik auf dem Weg zum Facharzt mit vielen konkurrierenden Ärzten rechnen. Es kommt deshalb leichter zu Engpässen und damit zu längeren Ausbildungszeiten. Falls im Einzelfall die Arbeitsbedingungen unbefriedigend sind, sollte man durchaus über einen Wechsel an ein anderes Krankenhaus nachdenken. Die eigene fachliche Schulung ist kostbar und sollte bestmöglich erfolgen.

Verschiedene Fächer stellen Anforderungen, die man anfangs oft nicht bedenkt. In allen operativen Fächern wird der Alltag durch langes Stehen am Operationstisch – aus Strahlenschutzgründen oftmals mit schweren Bleischürzen – bestimmt. Voraussetzung ist deshalb in jedem Fall eine körperlich kräftige Konstitution. Nicht zu unterschätzen ist auch der psychische Stress durch Risiken der Eingriffe in die körperliche Unversehrtheit von Patienten. Er erfordert eine persönliche Robustheit, die nicht jedem gegeben ist. Erfreulich sind am Ende die durchweg dankbaren Patienten, die nach erfolgreicher Entfernung eines Krankheitsherdes gesund nach Hause entlassen werden.

In den **konservativen Fächern** hat man es dagegen vielfach mit chronisch Kranken zu tun. Der Alltag erscheint oft bedrückend, weil man diesen Patienten nur wenig helfen kann. In der **Kinderheilkunde** ist vor allem Geduld mit den kleinen Patienten und – mit den Eltern angesagt. Ein vergleichsweise optimistisch gestimmtes Fachgebiet ist die **Gynäkologie einschließlich der Geburtshilfe**. Welch schönere ärztliche Aufgabe gibt es, als bei einer Geburt zu assistieren? Die Beschäftigung sowohl mit der **Psychiatrie** als auch mit der **Psychotherapie** ist beliebt, weil man hier seine eigene Psyche besser kennenlernen kann. Man sollte die seelische Belastung durch den ständigen Kontakt mit psychisch Kranken aber nicht unterschätzen. Einige Ärzte sind der Konfrontation mit dem düsteren und abnormen Seelenleben ihrer Patienten nicht gewachsen.

Angestellter Arzt im Krankenhaus

Knapp die Hälfte aller berufstätigen Mediziner findet man in Krankenhäusern als Stationsärzte, Oberärzte oder Chefärzte. Die Vorteile sind hier nicht zu übersehen: Feste Arbeitszeiten, geregelte Überstunden, regelmäßiges Einkommen und Möglichkeiten zur Facharztweiterbildung. Leider haben sich die Arbeitsbedingungen in den letzten Jahren verschlechtert. Durch die Übertragung von Verwaltungsaufgaben (u. a. regelmäßiges Erstellen von DRGs) und Sekretariatsarbeiten (Schreiben der Arztberichte) bleibt für die eigentliche Arbeit mit den Patienten zu wenig Zeit. Die Einkommen sind zudem so niedrig, dass eine standesgemäße Lebensgestaltung mit Familiengründung für die meisten Ärzte kaum erschwinglich ist. Viele wandern auch ins Ausland ab.

Universitätslaufbahn

Nur wenige schlagen den langen Weg einer **Universitätslaufbahn** ein. Voraussetzungen dafür sind Freude an wissenschaftlicher Tätigkeit und Freude am Unterrichten von Studenten. Am Anfang steht in der Regel die Doktorarbeit bzw. eine spezielle methodische Ausbildung an einer Forschungseinrichtung. Der erste große Schritt ist nach ca. 8 – 10 Jahren die Habilitation auf der Basis besonderer wissenschaftlicher Leistungen in einem festgelegten Fachgebiet, z. B. Hämatologie oder Gefäßchirurgie. Hiermit erwirbt man gute Voraussetzungen für einen Aufstieg zum Chefarzt oder Abteilungsleiter. Universitätskarrieren (Ordinariate usw.) gelingen allerdings nur in Ausnahmefällen. Bei Bewerbungen wird generell ein gutes wissenschaftliches Ansehen erwartet. Die Wahl fällt am Ende jedoch bevorzugt auf diejenigen Ärzte, die die praktisch-klinische Arbeit beherrschen. (In mancher Hinsicht ist dies ein Widerspruch: Wie kann jemand zeitaufwändige Spitzenforschung betreiben und gleichzeitig im medizinischen Alltagsgeschäft verankert sein?). Weitere Kriterien sind gute Umgangsformen sowie Kenntnisse in Ökonomie und Verwaltung. Nicht zu beneiden sind die zuständigen Auswahlgremien, die in der Regel über eine Vielzahl von Bewerbern entscheiden müssen. Mitspracherecht haben die amtierenden Fachvertreter, d. h. bei Internistenbewerbungen der Chirurg usw. Als Informationsweg dient oft das Telefon. Hier werden Karrieren gebahnt und auch zerstört.

Niederlassung mit eigener Praxis

Zum Glück haben Ärzte nach wie vor die Alternative, sich mit einer eigenen Praxis niederzulassen. Denn was ist schöner, als selbstständig und eigenverantwortlich zu arbeiten? Jeder kennt Versuche von Politik und Kassen, die Arbeit der Niedergelassenen mit einer restriktiven Gebührenordnung zu behindern. Trotzdem beweisen viele Kollegen täglich, wie man trotz aller Einschränkungen Patienten gut versorgen und zugleich sein finanzielles Auskommen sichern kann. Bei der Übernahme von bestehenden Arztpraxen werden zur „Ablösung" oft horrende Summen verlangt und auch bezahlt. Kalkuliert man die Einnahmen, die man bis zur Pensionierung aus dem Praxisbetrieb erwarten kann, und vergleicht sie mit dem geforderten Betrag, so bleibt oftmals nur ein geringer finanzieller Spielraum. Es ist deshalb ratsam, vor einer Kaufvereinbarung eine betriebswirtschaftliche Analyse durchzuführen.

Als Arzt ins Ausland

Aufgrund ihrer Frustration über die misslichen Arbeitsbedingungen in Deutschland wandern viele Ärzte aus. Im Bereich der Europäischen Union gilt eine Niederlassungsfreiheit, deshalb sind hier kaum Probleme zu erwarten. In den USA wird für die Niederlassung mit eigener Praxis eine Wiederholung der Examina verlangt. Man erwirbt damit eine Lizenz, die für einen Bundesstaat gültig ist. Bei seiner Entscheidung sollte jeder bedenken, dass in allen westlich zivilisierten Ländern ein Überangebot an Medizinern besteht. Deshalb werden vorzugsweise weniger attraktive Positionen angeboten, die mit dem eigenen Personal nicht besetzt werden können, z. B. in Krankenhäusern oder in ländlichen Gegenden.

Alternative Medizinberufe

Das Berufsbild des Arztes hat sich zweifellos in den letzten Jahren gewandelt, gleichzeitig sind auch neue Arbeitsfelder entstanden. Sie bieten Alternativen mit oftmals günstigeren Arbeitsbedingungen. Infrage kommen Medizinjournalismus, Aufgaben in der pharmazeutischen Industrie, Mitarbeit in der Krankenhausverwaltung und Positionen in der Gesundheitspolitik. Beliebt sind auch Tätigkeiten in der Versicherungs- und Arbeitsmedizin, weil sie Kontakte zu Patienten mit einschließen.

Planungen für den Ruhestand

Kaum einer möchte in seiner aktiven Berufszeit über den eigenen Ruhestand nachdenken. Trotzdem sollte sich jeder frühzeitig überlegen, wie er diesen Lebensabschnitt gestalten will. Nachfolgend einige Fragen dazu:

Wie wird meine finanzielle Bilanz aussehen?

Folgende Fragen sollte sich jeder baldmöglichst stellen: Wie hoch wird voraussichtlich mein Einkommen sein und wie viel Geld bleibt nach Abzug der laufenden Kosten zum Leben übrig? Für die Altersvorsorge stehen an der ersten Stelle die berufsständigen Versorgungswerke (Ärzteversorgung).

Die Höhe der Rente richtet sich dabei nach den eingezahlten Beiträgen und der Versicherungszeit. Bei den Beamtenpensionen gelten entsprechend Dienstzeit und Besoldungsgruppe als Maßstab. Es empfiehlt sich, dieses vergleichsweise geringe Einkommen aus zusätzlichen Quellen zu ergänzen. Wenn man z. B. im Rahmen einer Krankenhausbeschäftigung ein Anrecht auf eine gesetzliche Angestelltenversicherung erwerben konnte, sollte man eine freiwillige Mitgliedschaft mit niedrigen Einzahlungen erwägen. Beliebt sind auch Betriebsrenten, z. B. des Versorgungswerks des Bundes und der Länder (VBL). Bei reinen Geldanlagen muss man mögliche Einflüsse der Geldentwertung bedenken, die evtl. Gewinne wieder neutralisieren. Empfehlenswert sind Anlagen in Immobilien (Mieteinnahmen), Aktien usw.

Wie will ich die gewonnene freie Zeit verbringen?
Der Übergang in den Ruhestand fällt erfahrungsgemäß schwer, denn er bedeutet, das vertraute und betriebsame Arbeitsumfeld zu verlassen. Um nicht in ein sinnentleertes „Lebensloch" zu fallen, sollte man sich frühzeitig nach geeigneten Beschäftigungen umsehen. Als Zeitvertreib kommen beispielsweise Hobbys wie Golfsport oder Wandern, wohltätige und ehrenamtliche Tätigkeiten oder Vereinsmitgliedschafen in Betracht. Manche Kollegen führen ihren Praxisbetrieb auch in kleinerem Maße fort.

Welche Freunde werde ich haben?
Die Kommunikation mit anderen Menschen bleibt auch im Ruhestand ein Hauptanliegen. Nicht mit jedem Arbeitskollegen oder Nachbarn möchte man später seine Freizeit verbringen. Deshalb sollte man früh Freundschaften schließen und sie im Hinblick auf den Ruhestand pflegen. Am besten findet man Menschen, die ähnliche Interessen haben.

4. Besinnung auf medizinische Traditionen
Christian Wilhelm Hufeland (1762 – 1836)
„Die Kunst das menschliche Leben zu verlängern" - Unter diesem Titel erschien 1796 erstmals Christian Wilhelm Hufelands sehr erfolgreiches Buch. Er empfahl darin eine besondere Ernährung und einen harmonischen Lebensstil. Uns aber interessiert sein persönliches Resümee als Arzt, das er am Ende seines beruflichen Lebens, mit der Publikation „Die Verhältnisse des Arztes. Enchiridion medicum oder Anleitung zur medizinischen Praxis. Vermächtnis einer fünfzigjährigen Erfahrung" vorlegte. Während der Hauptteil mit der Darstellung seiner Krankheitslehre vor allem medizingeschichtlich von Bedeutung ist, schreibt er in einem Anhang über seine in meinen

Augen auch heute noch bemerkenswerten Berufseinsichten. Einige der Kernsätze habe ich herausgesucht und kommentiert:

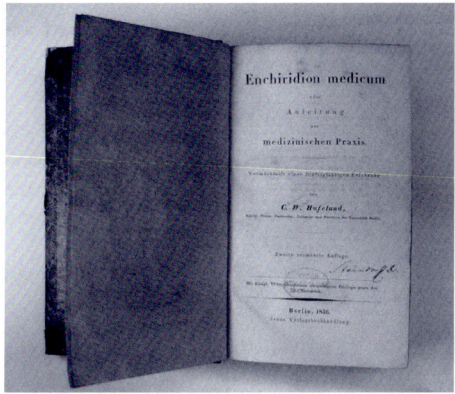

Abbildung 4.1: Enchiridion medicum oder Anleitung zur medizinischen Praxis (1837)

Ärztliches Ethos

> *„Nur ein reiner moralischer Mensch kann Arzt im wahren Sinne des Wortes sein, und nur ein solcher Arzt kann sein Glück in seinem Berufe finden. Denn nur er fühlt einen höheren moralischen Zweck seines Daseins in seiner Brust, der ihn über das Leben selbst, und über alle Freuden und Mühseligkeiten desselben, erhebt."*

Welcher Arzt sollte diesem hohen Anspruch nicht zustimmen? Im Blickfeld ist eine Menschlichkeit, die jeder - sofern er in sich hineinschaut - bei sich entdecken kann. Doch nicht jeder wird den hohen ethischen Forderungen gerecht werden können – sei es aus Gründen, die in seiner Persönlichkeit liegen, oder schlichtweg aus einer Trägheit heraus. Dennoch liegt hier ein Kraftzentrum für die Freude am Beruf und für den ärztlichen Erfolg am Patienten. Bekanntlich entwickeln diese aus ihrer gesundheitlichen Notlage heraus ein feines Gespür. Am liebsten schenken sie Kollegen mit hohen moralischen Ansprüchen ihr Vertrauen.

Streben nach Ehren und Geld

> *„Wehe dem Arzte, der Ehr- und Gelderwerb zum Ziel seines Strebens macht! Er wird im ewigen Widerspruche mit sich selbst*

und seinen Pflichten stehen; er wird seine Hoffnungen ewig ge-
täuscht und sein Streben nie befriedigt finden und zuletzt seinen
Beruf verwünschen, der ihm nicht lohnt – weil er seinen wahren
Lohn nicht kennt.“

Wie selbstlos kann ein Arzt sein, und wie selbstlos kann ein Arzt heutzutage sein? Kann er auf jegliches Streben nach dem „Erwerb von Geld und Eh-ren" zugunsten eines erfüllten Berufslebens verzichten? Meine Antwort da-rauf ist leider nein. Wie schön wäre unser Beruf, wenn wir uns, wie von Hu-feland gefordert, ausschließlich dem Wohlergehen der Patienten widmen könnten. Aber wir leben in einer materialistischen Zeit, in der der Medizinbe-trieb von Geld und propagandistischer Außendarstellung unterhalten wird.

Sinkende Arzthonorare und Insolvenzen von Praxen und Krankenhäusern sind an der Tagesordnung. Es ist schwer vorstellbar, wie man sich unter solchen Voraussetzungen dem Streben nach „Geld und Ehren" entziehen soll – es sei denn, man hat genügend Geld aus anderen Quellen zur Verfü-gung. Wir müssen feststellen, dass wie überall auch unter den Medizinern der Egoismus herrscht, und zu viel Idealismus wird leicht als Dummheit ausgelegt. Hufelands Meinung ist zwar sympathisch, aber in unserer Zeit letztlich unrealistisch. Wenn er meint, wir würden unseren „wahren Lohn" nicht erkennen, so hat er recht. Jene Kollegen, die sich vor allem mit Ver-waltungs- und Abrechnungsaufgaben beschäftigen müssen und deshalb kaum noch Zeit für ihre Patienten haben, könnten dies am besten bestäti-gen. Manche quittieren ihren Beruf. Ich meine, wir sollten Hufeland dank-bar sein, wenn er mit so eindringlichen Worten auf die traditionellen Werte der ärztlichen Tätigkeit hinweist. Schlaglichtartig zeigt sich hier das Prob-lem unserer heutigen Medizin.

Das Verhältnis zu den Kranken

„Der Arzt muß in der Ausübung seiner Kunst bloß den Menschen
sehen und keinen Unterschied unter Armen und Reichen, Großen
und Niedrigen machen." „Was ist eine Hand voll Gold gegen die
Tränen des Danks in den Augen des Armen, der eben dadurch,
daß er uns nichts sagen, nichts geben kann, uns sein ganzes We-
sen hingibt und sich als ewiger Schuldner bekennt.“

Diese Erfahrungen gelten für eine Zeit, in der es noch keine allgemeine Kran-kenversicherung gab. Nur Wohlhabende konnten ihren Arzt damals voll honorieren. Heutzutage ließe sich allenfalls ein Gegensatz zwischen den besser zahlenden „Privatpatienten" und den einfach abrechnenden „Kassenpatienten" konstruieren. Jene mögen in mancher Hinsicht eine privilegierte Stellung einnehmen, trotzdem gilt weiterhin das Prinzip der Gleichbehandlung. Wir dürfen uns freuen, weil heutzutage jeder, der krank wird, mit der für sein Leiden erforderlichen medizinischen Diagnostik und Therapie rechnen kann. Die Dankbarkeit der Patienten bleibt auch heute ein schönes Erlebnis.

Medizinisches Handeln

„In seinem medizinischen Handeln wende der Arzt die größte Aufmerksamkeit, Genauigkeit und Gewissenhaftigkeit an. Nichts behandle er oberflächlich."

„Nie betrachte er den Kranken als Mittel, sondern immer als Zweck; nie als bloßen Gegenstand eines Naturexperiments…"

Welcher Arzt würde sich auch heutzutage nicht zu einem sorgfältigen Umgang mit seinen Patienten bekennen? Oft steht jedoch der Mangel an Zeit dieser guten Absicht entgegen. Die Frage nach dem „Naturexperiment" an Patienten ist auch heute noch aktuell, die Einschätzung ist unverändert negativ.

Benehmen

„Durch die Gewalt des Benehmens kann allein ein Arzt bei sehr mäßigem Talenten ein großes Glück machen, und ohne dasselbe der geschickteste Arzt unbemerkt oder verkannt bleiben."

Ohne Zweifel gibt es bei Ärzten besondere berufliche Begabungen. Wer kennt nicht Kollegen, die ihre Patienten allein durch ihr Charisma nachhaltig überzeugen können? Sie verströmen ohne Anstrengung Zuversicht, Glaubwürdigkeit sowie große Sympathie und erringen leichter Vertrauen. Nach meiner Beobachtung zählen solche Eigenschaften heutzutage nicht mehr allein. Viele Kranke bevorzugen weniger spektakuläre Ärzte, zu denen sie ein rational begründetes, sachliches Verhältnis entwickeln. In vielen Fällen erwarten v. a. jüngere Menschen von dem behandelnden Mediziner allein ein richtiges „Funktionieren": Ohne besonderes Ansehen seiner Person interessiert sie allein die richtige und erfolgreiche Reparatur. Ärzte, die „unbemerkt oder verkannt" bleiben, dürfte es heute in Zeiten des Ärztemangels kaum geben.

Führung eines Kranken-Journals

„Wenn das Geräusch des Abends geendigt ist und die Stille des Abends zum ruhigen Nachdenken einladet, dann widme er seinen Kranken noch einige Stunden ruhiger Betrachtung, schreibe die wichtigsten Punkte der Krankheitsgeschichte, die vorgefallenen Veränderungen, seine Bemerkungen und Ideen über die Entstehung und die Behandlung der Krankheit, die angewendeten Mittel nieder, und überdenke alles noch einmal reiflich."

„Denn nur das, was unser Innerstes ergreift und erfüllt, was uns immer, selbst unwissentlich, begleitet ist unser, und nur so von seinem Gegenstand durchdrungen, kann man hoffen, groß und vollkommen darin zu werden und zu neuen Entdeckungen zu gelangen."

Hufeland empfiehlt eine Mußestunde am Abend, in der die Fälle des Tages noch einmal bedacht und auch schriftlich notiert werden. (Ich stelle mir hier ein biedermeierliches Ambiente im Kerzenschein vor.) Unsere Lebenswelt hat sich seitdem verändert, trotzdem ist auch heute jeder Arzt aufgefordert, über die Patienten durch seinen Bericht und durch Gebührenabrechnungen Rechenschaft zu geben. Und wem gehen die problematischen Fälle in der Freizeit nicht nach?

Bedeutungsvoller erscheint mir sein zweiter Gedanke, man solle sich mit jedem Fall gründlich auseinandersetzen, um „groß und vollkommen zu werden" und um „zu neuen Entdeckungen zu gelangen". Hierbei handelt es sich um kasuistisches Denken, das jede Erkrankung als ein eigenständiges Ereignis einschätzt. Mit der Schulmedizin verfügen wir über eine systematisierte Krankheitslehre, durch die Leiden benannt und einem Schema mit angemessener Diagnostik und Therapie zugeordnet werden können. Im modernen Medizinbetrieb tritt so der einzelne Fall in den Hintergrund, der Patient erscheint jeweils weniger interessant. Individuelle, von der „Norm" abweichende Verläufe sowie Komplikationen werden leichter übersehen, aber auch Fehldiagnosen können sich einstellen. Wer jemals den Umgang eines Arztes der „alten Schule" mit kranken Menschen erlebt hat, wird Hufeland verstehen und ihm zustimmen.

Im Vordergrund stehen hier umfassende Befragung und sorgfältige körperliche Untersuchung. Die therapeutischen Entscheidungen werden letztlich hieraus begründet. Da jedes, auch scheinbar nebensächliche Detail von Bedeutung sein kann, müssen alle Einzelheiten angesprochen, dokumentiert und memoriert werden, beispielsweise zur Sozial- und Fremdanamnese, zur Medikamenteneinnahme, zu früheren Erkrankungen einschließlich den alten Ergebnissen der technischen Untersuchungen. Bei der körperlichen Befunderhebung ist auf scheinbar geringfügige Einzelheiten zu achten, u. a. auf Narbenbildungen, Exantheme, Stimmveränderung, Nagelwachstum, rektalen Befund usw. Wichtige Ergebnisse werden dann im weiteren Verlauf kontrolliert und immer wieder neu bewertet. Auf diese Weise entwickelt sich im Arzt ein fein detailliertes Bild des Falles. Der einzelne Patient wird zum Lernbeispiel und bildet damit die kostbare Grundlage für den medizinischen Erfahrungsschatz. Ich möchte hier hinzufügen: Nur so bringt der Arztberuf auch Spaß.

Krankenbesuche

> *„Der wahre Krankenbesuch sei ruhig, mit voller Sammlung der Geistes, von nicht zu kurzer Dauer, der Arzt sei ganz da, und wo er ist, und seine ganze Aufmerksamkeit bloß auf den Kranken und dessen Studium gerichtet."*

> *„Ein solcher Besuch ist mehr wert, als eine Menge gewöhnlicher Eilbesuche; ja, bei langwierigen Krankheiten kann wirklich der Fall eintreten, daß das zu häufige Sehen des Kranken, eben weil er uns dadurch zu gewöhnlich wird, das frische und scharfe Sehen hindert, und wir am Ende den Wald nicht mehr vor Bäumen erkennen."*

Hufeland spricht an, was selbstverständlich sein sollte: Die gründliche und wiederholte Krankenvisitation. Eine solche dient dem Kennenlernen des Patienten und seiner Erkrankung. Sie ist Grundlage für die Vertrauensbildung und fördert damit letztlich das gute Arzt-Patienten-Verhältnis.

Lebenserhaltung als höchstes Ziel

> *„Das Leben der Menschen zu erhalten und womöglich zu verlängern ist das höchste Ziel der Heilkunst...."*
> *„Dieser Punkt ist von großem Gewicht, und gehört zu denen, von welchen nicht eine Linie breit abgewichen werden darf, ohne die Gefahr unabsehbaren Unglücks hervorzubringen."*

289

„Denn ist nur einmal die Linie überschritten, glaubt sich der Arzt einmal berechtigt, über die Notwendigkeit eines Lebens zu entscheiden, so braucht es nur stufenweise Progressionen, um den Unwert und folglich die Unnötigkeit eines Menschenlebens auch auf andere Fälle anzuwenden."

Diese hohe ethische Verpflichtung ist seit der griechischen Antike ärztliches Allgemeingut. **Hippokrates von Kos** (460 – 370 v. Chr.) schreibt in seinem berühmten Eid: „Auch werde ich niemandem ein tödliches Gift geben, auch nicht wenn ich darum gebeten werde, und ich werde auch niemanden dabei beraten; auch werde ich keiner Frau ein Abtreibungsmittel geben."

In den letzten Jahren werden diese ehrwürdigen Vorsätze zunehmend infrage gestellt. So sind beispielsweise in Holland, in der Schweiz und in Australien Gesetze erlassen worden, die Ärzten unter bestimmten Voraussetzungen bei Schwerkranken eine aktive Sterbehilfe erlauben. Meinungsumfragen in Deutschland ergaben sowohl bei der Bevölkerung als auch unter ärztlichen Kollegen für solches Handeln eine hohe Zustimmung.

Ich persönlich bin gegen jegliches Töten auf Verlangen. Hufeland hat die Problematik in seinen Worten bestens beschrieben. Belegt wird diese Auffassung durch die Erfahrungen während der Nazizeit, als Ärzte im Auftrag eines barbarischen Regimes bereitwillig die Tötung durch Selektion „unwerter" Menschen vorbereiten halfen und in vielen Fällen auch selbst betrieben.

Eine gute Alternative ist die seit jeher ausgeübte „passive" Sterbehilfe. Sie schließt ärztliche Maßnahmen, die das Leben verlängern, aus und ermöglicht damit ein würdevolles Sterben in der natürlich festgelegten Weise. In der täglichen Praxis ist allerdings die Entscheidung, wann eine medizinische Behandlung beendet werden soll, schwierig. In meiner Beobachtung sind es vor allem jüngere, weniger erfahrene Ärzte, die selbst in aussichtslosen Fällen eine Maximaltherapie anstreben.

Umgang mit Schwerkranken

„Der Arzt muß sich also vor allen Dingen angelegen sein lassen, Hoffnung und Mut beim Kranken zu erhalten, lieber die Sache leicht machen, alle Gefahr verbergen, und, je mehr sie zunimmt, desto mehr Heiterkeit und frohen Mut auf der Stirn zu tragen."

„Vor dem Verdachte, die Sache zu leicht genommen oder verkannt zu haben, kann er sich dadurch schützen, daß er den Angehörigen die wahre Lage schildert, und zwar, im Fall des Leichtsinns und der Nachlässigkeit lieber bedenklicher als unbedeutend."

„Den Tod verkündigen, heißt den Tod geben, und das kann, das darf nie ein Geschäft dessen sein, der bloß da ist, um Leben zu verbreiten."

Die ärztliche Begleitung schwerkranker Menschen ist eine der schwierigsten, aber auch eine der vornehmsten ärztlichen Aufgaben. Meistens sind die Betroffenen unvorbereitet. Bei einer ungünstigen Krankheitsprognose stellt sich neben den medizinischen Problemen die Frage, ob und inwieweit man den Patienten über sein zu erwartendes Schicksal aufklären soll. Wenn er klar bei Sinnen ist, kann man dies anstreben, auch um ihm eine wertvolle Auseinandersetzung mit dem eigenen Sterben und mit dem Tod zu ermöglichen. Nach meiner Erfahrung ist die Mehrzahl der Kranken hier allerdings überfordert. Man sollte vor einer Entscheidung einige Tage abwarten, um die jeweilige Persönlichkeit besser kennenzulernen. Wie Hufeland richtig meint, sind in dieser Situation die Angehörigen von großer Wichtigkeit. Sie müssen in jedem Fall mit eingebunden werden.

Der Arzt als Menschenkenner

„Was dem Arzte oft mehr als physische Übel die Kur erschwert und sein Geschäft mühevoll macht, sind die verschiedenen Gemütsarten der Menschen. Vorurteile aller Art, die verschiedenen Stufe ihrer Kultur, Charakter und Temperament, Umgebungen vereinigen sich, um das Gute zu hindern. Dies ist der Punkt, wo der Arzt Menschenkenner sein muss."

„Nur eine kurze Übersicht der Hauptklassen der Kranken......: der Ängstliche, der Leichtsinnige, der Gläubige, der Ungläubige, der Folgsame, der Verschlossene, der Schwätzer, der Eingebildete, der Halbarzt. Am beschwerlichsten sind die beiden letzten, denn sie sagen nicht, was sie empfinden; sie sind nicht zufrieden, einen guten Rat zu erhalten, wollen es nicht einsehen und mitraten, ja, sie erlauben sich eigenmächtige Abänderungen im Gebrauch der Mittel selbst."

Die hier skizzierte Problematik beim Alltagsgeschäft mit kranken Menschen dürfte sich bis zum heutigen Tage wenig verändert haben. Schwierigen Patienten wird man immer wieder begegnen. Manchmal kann es sogar notwendig sein, die weitere medizinische Behandlung abzulehnen. Ein erfahrener älterer amerikanischer Kollege erklärte mir in diesem Zusammenhang, am heikelsten wären nach seiner Erfahrung Pfarrer und Physiker. Im Laufe der Jahre habe ich diese Einschätzung immer wieder bestätigt gefunden.

Armut bei Patienten

„Überhaupt ... kann der Arzt der größte Wohltäter seiner Kranken werden, wenn er nicht bloß mit Wohlwollen, sondern auch mit Zartheit auf ihre ökonomische Verlegenheit Rücksicht nimmt. Ich meine hier nicht die wirklich Armen, für welche der Staat oder die öffentliche Wohltätigkeit sorgt, sondern die ungleich beklagenswertere Klasse derjenigen, welche zwar in gesunden Tagen ihr notdürftiges Auskommen haben, aber, sobald Krankheit eintritt, Mangel leiden und wirklich arm sind ohne es scheinen zu wollen - , die verschämten Armen."

„Ich will nur auf ein Mittel aufmerksam machen, wodurch man die Kurkosten ausnehmend erleichtern kann, ohne es den Anschein der unentgeltlicher Medizin enthalte und den Kranken in die Klasse der Armen versetze. Man mache mit einem für ein solches Gutestun sinnhabenden Apotheker den Akkord, bei Rezepten, die man mit einem gewissen Zeichen versieht, keinen Profit zu nehmen, wodurch der Kranke ein Drittteil, ja oft die Hälfte der Kosten erspart."

Diese Aussage unterstreicht Hufelands große Menschlichkeit. Heutzutage stellt sich die Frage nach den ökonomischen Verhältnissen nur noch ausnahmsweise, beispielsweise bei Patienten ohne Krankenversicherung. Bemerkenswert ist meines Erachtens der hier gewährte Einblick in die damalige finanzielle Situation der Apotheker. Ihr Gewinn wird mit 33 bis 50% angegeben – eine Größenordnung, die dem Vernehmen nach auch heute noch gilt.

Am Ende liest man mit einiger Verwunderung Hufelands Bemerkungen über die jüngere Ärztegeneration, mit der er sich offensichtlich schwer tat. Er schrieb:

„Es ist ein großer und gewöhnlicher Fehler jüngerer Ärzte, besonders neuerer Zeit, daß sie alles nur darauf anlegen, Aufsehen zu erregen, sei es nun durch die neuesten Moden in Kleidungen und in Wissenschaften, oder durch Paradoxien und Singularitäten, oder auch durch Scharlatanerien."

„Die Erregung des Aufsehens kann allerdings bewirken, daß der Arzt einige Zeit lang der Gegenstand aller Gespräche wird, auch wohl großen Zulauf erhält, aber bald hört der Reiz der Neuheit auf, und damit hat der Meteor ein Ende; dahinter das stille, redlich und unermüdet fortwirkende Verdienst zwar eine zeitlang unbemerkt bleiben, aber eben weil es sich erst langsam in der Liebe und dem Zutrauen der Besseren fortsetzt, für die Zukunft ein desto dauerhafteres und schöneres Glück gründet."

Ist es für junge Menschen nicht schon immer nötig gewesen, sich durch ehrgeiziges Streben durchzusetzen, um beruflich erfolgreich zu sein? Die eingesetzten Mittel können sich unterscheiden, effektvolles Auftreten und allgemeines Aufsehen zu erregen, gehörten und gehören wohl dazu – heutzutage sprechen wir auch von „Schau". Wenn Hufeland dies kritisch sieht, so beweist dies seine eigene uneitle, sachliche ärztliche Einstellung. Ältere Menschen, die wie er im Leben viel erreicht haben, verdrängen allerdings leicht die Erinnerung an ihren eigenen Werdegang. Die Frage sei deshalb erlaubt, ob sich der junge Dr. Hufeland am Beginn seiner Karriere in Weimar ganz ohne die hier verurteilten Effekte als Arzt etablieren konnte?

Uns bleibt die Bewunderung für den großen Arzt und Menschen Christian Wilhelm Hufeland. Er war zu seiner Zeit ein überaus erfolgreicher Mediziner. Seine Lehren übten großen Einfluss aus. Er behandelte u. a. Goethe, Herder, Schiller und Wieland und arbeitete als Leibarzt des preußischen Königs. Er wirkte als Hochschullehrer in Jena und in Berlin und war Erster Arzt der Charité. Heutzutage wird er als einer der Begründer der Naturheilkunde gefeiert. Einer unserer angesehensten Preise für das Gebiet der Präventivmedizin wurde nach ihm benannt.

5. Hände

Ärzte am Hof des Sultans in Istanbul durften seinerzeit den Harem nicht betreten. Bei der Konsultation blieben die Frauen hinter einem Vorhang und streckten nur ihre Hände hervor. Durch bloßes Betrachten mussten die Ärzte dann ihre Diagnose stellen. Diese kuriose Geschichte soll uns an eine oft vernachlässigte Möglichkeit der körperlichen Untersuchung erinnern. In Abwandlung eines bekannten Sprichwortes könnte man sagen: Zeig mir deine Hände und ich sag dir, wer du bist! Schmale, zierliche Hände könnten so z. B. auf Übersensibilität hinweisen, mächtige Pranken auf Brutalität und fleischige Hände auf Gutmütigkeit. Oberflächliche Verletzungen mit Schrunden und Narben deuteten ebenso wie Verstümmelungen auf Handwerker hin und bräunliche Hautverfärbungen offenbaren starke Raucher; aus dem Typ der getragenen Ringe ließen sich Charaktereigenschaften wie übermäßige Eitelkeit oder starkes Selbstwertgefühl erschließen. Diese Aufzählung ließe sich beliebig fortsetzen. Solche Beobachtungen helfen uns bei der raschen Einschätzung eines Menschen und können auch bei der Beurteilung von Patienten sehr wertvoll sein. Allein sind sie jedoch nur mit Einschränkungen gültig. Man sollte sich vor zu starken Verallgemeinerungen hüten.

Im Laufe der Evolution haben die Hände verschiedene Funktionen errungen. Sie dienten Vierfüßlern zur Fortbewegung, erwarben die Fähigkeit zum Greifen und Klammern, beispielsweise für Aufenthalte in Bäumen, und entwickelten schließlich als Teil des Sinnessystems Möglichkeiten der subtilen Berührungs- und Lagewahrnehmung. Heute bewundern wir ihr Können beim Betasten oder bei feinsten Bewegungen. Höchstleistungen entwickeln beispielsweise Musiker am Klavier oder beim Geigenspiel. Die überragende Bedeutung der Hände im Vergleich zu anderen Organen zeigt sich auch an der übergroßen kortikalen Repräsentation. Es überrascht deshalb nicht, wenn sich systemische Erkrankungen an den Händen ablesen lassen.

In diesem Kapitel möchte ich den anatomischen Gegebenheiten folgend Erkrankungen der Knochen und Gelenke, der Haut mit den Fingernägeln, des Bindegewebes, der Blutgefäße sowie des Nervensystems beschreiben.

Knochen und Gelenke

Die Veränderungen betreffen hier sowohl das Skelettsystem mit den Knochen und Gelenken, als auch das Bindegewebe.

Akromegalie

Als Folge einer vermehrten Ausschüttung von Wachstumshormon kommt es zu einer generellen Größenzunahme der Knochen und des Bindegewebes. Die Hände erscheinen deshalb grobschlächtig, ebenso die Gesichtszüge und die Füße. Eine einfache Möglichkeit, Veränderungen zu beurteilen, bietet die Bestimmung der Wasserverdrängung in einem Messgefäß.

Marfan-Syndrom

Diese familiär auftretende Bindegewebsschwäche resultiert aus einer Mutation am Chromosom 15. Kennzeichnend ist eine Arachnodaktylie (Spinnenfingrigkeit). Begleiterscheinungen sind u. a. Dolichocephalie (Langschädel), Verformungen der Wirbelsäule, Linsenluxation, Herzklappenfehler und Aortendissektion.

Brachydaktylie

Hierbei handelt es sich um erblich bedingte Verkürzungen der Finger- und manchmal auch der Mittelhandknochen. In einigen Fällen sind diese mit einem Pseudohypoparathyreodismus assoziiert, d. h. trotz normaler Nebenschilddrüsenhormonausschüttung bestehen Zeichen einer Unterfunktion mit Hypokalzämie und Hyperphosphatämie.

Polydaktylie

Aufgrund eines Gendefekts werden neben einer größeren Anzahl von Fingern auch Nierenzysten, Leberzysten und Gallengangszysten angelegt (Meckel-Syndrom).

Gicht

Bei der Chiragra kommt es aufgrund von gichtigen Harnsäureablagerungen am metacarpophalangealen Gelenk des Daumens zu schmerzhafter Rötung und Schwellung sowie zu einer vermehrten Zeichnung der dortigen Venen. (Als Podagra werden entsprechende Veränderungen am Großzehengrundgelenk bezeichnet.) Rechtshänder sollen Chiragra zuerst an der rechten Hand, Podagra hingegen am linken Fuß bekommen.

Rheumatoide Arthritis

Jeder Arzt kennt die charakteristischen Deformierungen und ulnaren Deviationen der Hände als Folge einer fortgeschrittenen rheumatoiden Arthritis. Im Anfangsstadium bestehen Schmerzen an den kleinen Gelenken, Gelenkschwellungen, Überwärmung und Morgensteifigkeit.

Heberden'sche Knoten

Diese knorplig-knöchernen Wucherungen an den streckseitigen Fingerendgliedbasen treten vor allem bei Frauen nach der Menopause auf. Kein Grund zur Beunruhigung, denn „Heberden'sche Knoten" sind völlig harmlos. Die Diagnose lässt sich am einfachsten durch eine Röntgenaufnahme bestätigen.

Haut und Bindegewebe

Wie ein weicher Handschuh umgeben Haut und Bindegewebe die Hände. Als Arzt kann man sie untersuchen, sobald man eine Hand zur Begrüßung gereicht bekommt. Die Aufmerksamkeit gilt dem Aussehen, dem Tastbefund und dem Puls. Dadurch kann man bereits Hinweise auf eine Vielzahl von Krankheiten erhalten:

Schilddrüsenfunktionsstörungen

Bei einer Hyperthyreose ist die Haut warm und feucht. Den feinschlägigen Tremor erkennt man am besten im Vorstreckversuch (manche beobachten auch ein aufgelegtes Blatt Papier). Im Gegensatz dazu steht der Befund bei einer fortgeschrittenen Hypothyreose. Hier erscheint die Haut kalt, trocken und infolge eines Myxödems selten teigig angeschwollen.

Sklerodermie

Als Folge einer Verhärtung und Schrumpfung des Bindegewebes erscheinen die Hände straff, in fortgeschrittenen Fällen ist die Fingerbeweglichkeit entsprechend eingeschränkt. Die Haut ist zudem trocken und atrophisch. Charakteristisch sind als Folge von arteriellen Durchblutungsstörungen sog. Rattenbissnekrosen an den Fingerkuppen. Die Nagelhäutchen können verdickt und schmerzempfindlich sein, in manchen Fällen existieren winzige Einblutungen.

Pellagra

Rötungen und Schuppung, Hautentzündungen sowie Pigmentierungen an lichtexponierten Stellen, z. B. Hand- und Fingerrücken, kennzeichnen die Pellagra. Sie erscheint als Folge eines ernährungsbedingten Mangels an Vitamin B3 (Niacin).

Palmarerythem

Bei einem Palmarerythem beobachtet man eine ungewöhnliche Rötung der Handinnenflächen. Man findet dieses Symptom z. B. bei chronischen Lebererkrankungen, bei Kollagenosen oder rheumatoider Arthritis, während der Schwangerschaft oder auch als Folge eines Hypermetabolismus bei Sepsis oder Hyperthyreose.

Hautblässe, Pigmentierung

Blasses Aussehen, erkennbar vor allem an den Handlinien, kennzeichnet eine Anämie. Eine Hyperpigmentierung infolge eines M. Addison ist ebenfalls an der Hand erkennbar.

Warme Hände

Hände sind auffallend warm bei Fieber oder bei einem Cor pulmonale. Zur weiteren Abklärung empfiehlt sich die Untersuchung mit den Handrücken, z. B. am Rumpf.

Dupuytren-Kontraktur

Knoten und Stränge an den Handinnenflächen kennzeichnen die Dupuytren-Kontraktur. Es handelt sich dabei um harmlose Verdickungen und Schrumpfungen der Palmaraponeurose. Man findet sie vorwiegend bei Männern jenseits des 40. Lebensjahres. Die Häufigkeit (bis zu 60 %) soll besonders bei Mittel- und Nordeuropäern groß sein, deshalb wird auch von der „Wikinger-Krankheit" gesprochen. Als Ursachen werden neben Erbfaktoren Leberkrankheiten, Alkoholismus, Diabetes mellitus und Verletzungen diskutiert.

Infektionen

– Roseolen sind kleinfleckige rote Ausschläge. Man kann sie bei Typhus, Paratyphus, Windpocken (im Anfangsstadium) sowie bei Syphilis unter anderem an den Handinnenflächen beobachten. Charakteristisch sind eine Wegdrückbarkeit bei der Untersuchung mit dem Spatel und das Fehlen von Juckreiz.

– Beim Erythema exsudativum multiforme in der Minor-Form beobachtet man ab und zu kleinfleckige rote Ausschläge am Handrücken. Sie können ca. 1-2 Wochen nach einer Infektion auftreten. Diphtherie ist heutzutage nur noch selten zu beobachten. Immer, wenn Wunden nicht heilen wollen, sollte sie in Betracht gezogen werden.

– Bei einer subakut verlaufenden Endokarditis lenta infolge einer Streptokokkus viridans Infektion kann man gelegentlich an den Fingerkuppen kleine subkutane violette Knoten (Osler-Knötchen) sowie an den Handflächen hämorrhagisch infizierte Flecken und Papeln (Janeway-Läsionen) beobachten.

– Kontaktinfektionen mit Herpes simplex zeigen sich durch schmerzhafte Bläschenbildung, Rötung und Schwellung. Sie finden sich ergleichsweise häufig an den Fingern von medizinischem Personal.

Verbrennungen

– Für das Abschätzen von Verbrennungen gilt als Regel, dass die Handinnenfläche etwa ein Prozent der Körperoberfläche ausmacht.

Blutgefäße

Unsere Hände sind reichlich mit Blutgefäßen versehen. Besondere Aufmerksamkeit gilt den Fingerarterien, denn ihnen fehlen Kollateralen. Im Verletzungsfall gibt es weder zur Versorgung noch für die Bekämpfung von Infektionen ausreichend Gefäßanastomosen. Eine wichtige Rolle in der Regulation spielen die reichlich vorhandenen vegetativen Nerven. Am einfachsten zeigt sich ihre Wirkung an kalten Händen infolge einer verminderten Durchblutung oder durch die Schweißdrüsen an feuchten Händen. Bemerkenswert ist auch die Verteilung der Kältepunkte an der Haut. Sie finden sich besonders an der Innenseite der Handgelenke, was man z. B. daran merkt, dass kaltes Wasser hier besonders angenehm kühlt.

- Viele Ärzte tasten bereits bei der Begrüßung den **Puls** ihres Patienten an der radialen Seite des Handgelenks und machen sich so ein Bild von den Herzschlägen. Wichtig sind hier die Frequenz (Normbereich 60 – 90/Min.), die Regelmäßigkeit bzw. Rhythmusstörungen sowie Amplituden als Hinweis auf einen Hypertonus bzw. eine Aorteninsuffizienz.

- Das **Bild der Venen** an den Handrücken kennzeichnet die Individualität ähnlich wie ein Fingerabdruck. Aus der Gefäßfüllung lässt sich außerdem einfach auf den Druck schließen, indem man beim liegenden Patienten durch passives Anheben des Armes die Höhe bis zum Kollaps ermittelt.

- Beim **Glomustumor** handelt es sich um ein gefäßreiches, von den Chemorezeptoren der Fingervenen ausgehendes Paraganglion. Nicht selten findet er sich unter den Nägeln. Immer wenn ein Patient über Schmerzen an einem scheinbar unauffälligen Finger klagt, sollte man an diese Diagnose denken. Der Nachweis ist am einfachsten im Kernspintomogramm (MRT) möglich.

- Anfallsartig auftretende arterielle Durchblutungsverminderungen der Finger kennzeichnen das **Raynaud-Syndrom**. Als Folge eines Gefäßkrampfes erscheint die Haut zu Beginn blass bzw. weiß, die Betroffenen klagen über Schmerzen und Gefühllosigkeit. In der Folge kommt es durch Hypoxie zu einer Blauverfärbung (Zyanose). Das Ende zeigt sich durch einen vermehrten Bluteinstrom mit Rotverfärbung und Kribbeln (reaktive Hyperämie).

- Bei der **Akrozyanose**, einer harmlosen Erkrankung junger Frauen, besteht ebenfalls eine Durchblutungsminderung mit bläulicher Hautverfärbung. Betroffen werden alle „Akren" wie Zehen, Nase, Ohren usw. Die zyanotisch verfärbten Finger fühlen sich kalt und schwitzig an. Auslöser sind kühle Umgebungstemperaturen. Im Gegensatz zum Raynaud-Syndrom fehlen Schmerzen. Neben einem arteriellen Vasospasmus beobachtet man auch eine Erweiterung der Kapillaren und der kleinen Venen. Diese können auch anschwellen.

- Ein Ödem der Fingerkuppen kann die Folge einer lymphatischen Störung bei marantischen Patienten sein. Gelegentlich wird es auch bei der Schwangerschaftsthyreotoxikose beobachtet.

Fingernägel

Der diagnostische Wert von Veränderungen an den Fingernägeln wird gern unterschätzt. Zu beachten sind das Wachstum sowie Form- und Farbabweichungen. Bei deren Entstehung spielt die Nagelwurzel die entscheidende Rolle. In einem relativ anspruchsvollen und damit auch störanfälligen Vorgang wird hier die Nagelplatte aus drei Schichten gefügt. Die Geschwindigkeit, mit der sie sich vorwärts schiebt, beträgt ca. ein Millimeter pro Woche.

- Eine schwere Allgemeinerkrankung mit Störungen der Ernährung und des Stoffwechsels kann auch die Nagelbildung betreffen. Erkennbar wird dies an einer quer verlaufenden Einsenkung in der glatten Keratinplatte, bei der Substanzdefekte fehlen (**Beau-Querfurche**). Aus dem Abstand zur Nagelwurzel lässt sich der Erkrankungstermin abschätzen, indem man ein wöchentliches Wachstum von ca. einem Millimeter zugrunde legt. So lässt sich die Zeitachse bei der Entwicklung einer Erkrankung einfach objektivieren.

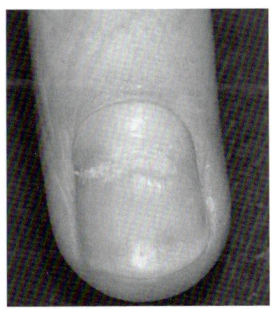

Abbildung: Nagelerkrankung
Enzyklopädie Dermatologie, Allergologie, Umweltmedizin
Altmeyer, Peter, Paech, Volker
2. Aufl., 2011, ISBN 978-3-540-89542-8

Beau-Querfurche

Nagelquerfurche nach einem Kältetrauma. Der Abstand bis zur Wurzel beträgt etwa 8 mm. Legt man ein wöchentliches Wachstum von 1 mm zugrunde, so errechnet sich ein Zeitraum seit der Erkrankung von etwa 8 Wochen.

- Veränderungen der **Nagelform** gehen auf die fehlerhafte Synchronisation der drei Wachstumsschichten zurück. Die Ursachen sind neben kongenitalen Anlageanomalien Ernährungsstörungen sowie endokrine Erkrankungen. **Löffelnägel** weisen eine konkave Form auf. Sie stehen manchmal im Zusammenhang mit einem Eisenmangel. Uhrglasnägel haben eine konvexe Krümmung in der Längsachse. Bei einer zusätzlichen bindegewebigen Verdickung spricht man von Trommelschlägelfingern. Diese werden auf eine Unterversorgung mit Sauerstoff zurückgeführt. Mögliche Auslöser sind Herzfehler mit Rechts-Links-Shunt oder chronische Lungenerkrankungen. Grübchenbildung an den Fingernägeln findet man bei einer Psoriasis.

– **Weißfärbungen der Nägel** sind die die häufigste Farbanomalie (Weißnägel, Leukonychie). Sie betreffen entweder die gesamte Platte (Milchglasnägel) oder erscheinen als Flecken bzw. Querstreifen (Mees-Querbänder). Ihre Entstehung wird auf eine veränderte Lichtbrechung infolge der Infiltration von parakeratotischen Zellen zurückgeführt. Ursächlich kommen neben Erbeinflüssen auch innere Erkrankungen mit einer Hypalbuminämie sowie energiereiche Strahlen in Betracht. Weiße Querbänder stehen oftmals im Zusammenhang mit einer Arsenvergiftung oder einer Pellagra. Sekundär bilden sich Weißnägel bei oberflächlichen Pilzinfektionen oder einer Ablösung der Keratinplatte vom Nagelbett (Onycholyse). Einzelne weiße Flecken entstehen bei einer mangelhaften Verschmelzung der Keratinplatten. Sie sind harmlos, ein gelegentlich diskutierter Kalzium- oder Magnesiummangel spielt als Ursache keine Rolle. **Gelbe Fingernägel** werden manchmal nach länger bestehender Gelbsucht beobachtet. Eine **Schwarzverfärbung** entsteht – ähnlich wie bei der Haut – durch die Einlagerung von Melanin (z. B. M. Addison) oder Hämosiderin (Hämochromatose).

– Die Fingerdurchblutung erscheint als rötliche Färbung der Nagelplatte. Hier sind eine Anämie oder eine **Zyanose** leichter erkennbar als beispielsweise an den Schleimhäuten. Eine Aorteninsuffizienz oder eine Thyreotoxikose zeigen sich ggf. am Kapillarpuls. Die **Fingernagelprobe** kann zur orientierenden Beurteilung der peripheren Kreislaufsituation herangezogen werden. Hierzu wird der Nagel kurz ins Nagelbett gedrückt, bis er blass wird. Dauert die Zeit bis zur Wiedereinfärbung länger als eine Sekunde, so liegt wahrscheinlich eine Mangeldurchblutung vor.

– **Nagelhämatome** bilden sich in der Matrix als Folge von Koagulopathien oder Traumen, beispielsweise nach einem Hammerschlag. Im Verlauf nehmen sie eine schwarzbraune Färbung an und können mit einem Melanom verwechselt werden. Unter der Nagelplatte gelegene **Splinterblutungen** werden durch Mikrotraumen ausgelöst und erscheinen manchmal flammenartig bizarr. Die wichtigsten Ursachen sind Trichinose, Hypoparathyreodismus, Magenkarzinom, Psoriasis, bakterielle Endokarditis und M. Osler.

- Über weiche oder brüchige und splitternde **Nägel** klagen v. a. Frauen. In den meisten Fällen findet man keine Ursache. U. a. werden der Gebrauch von Nagellackentferner und ein Mangel an Biotin (Vitamin H) verantwortlich gemacht.
- **Azurfärbungen der Lunula** wurden bei M. Wilson, bei Phenolphthaleinvergiftung sowie bei der Argyrose beschrieben.
- **Nagelkauen** (Onychophagie) ist eine verbreitete Angewohnheit, man schätzt die Häufigkeit bei Erwachsenen auf ca. 10 %. Psychologen sehen hierin eine sog. Leerlaufhandlung, die bei Stress und Überforderungssituationen Befriedigung und Entlastung bringen kann.

Nervensystem

So bewundernswert die Leistungen der Hände sind – ohne die feine nervöse Steuerung wären sie nicht möglich. Deutlich wird dies bei Erkrankungen oder Verletzungen. Die Folgen sind oftmals Funktionseinschränkungen oder Lähmungen mit Behinderungen des alltäglichen Lebens.

- **Tremor** ist eine Begleiterscheinung vieler Erkrankungen, u. a. einer Schilddrüsenüberfunktion, einer Quecksilbervergiftung oder von Alkoholismus. Er ist am einfachsten an der ausgestreckten Hand zu erkennen. Bereits beim Gesunden besteht ein feinschlägiges, hochfrequentes Muskelzittern **(physiologischer Tremor)**. Verstärkend wirken Angstzustände, Kaffeegenuss oder auch heftige Schmerzen. Beim mittel- bis feinschlägigen, oftmals in jüngeren Jahren beginnenden, **essentiellen Tremor** handelt es sich in 2/3 der Fälle um ein vererbtes Leiden. Ein Kennzeichen ist die Verbesserung nach Alkoholgenuss. Bei der Parkinson'schen Krankheit tritt der Tremor niedrigfrequent und oftmals asymmetrisch auf. Sog. **Flapping Tremor** steht im Zusammenhang mit schweren Lebererkrankungen und begleitender Enzephalopathie. Ein grobschlägiger Rhythmus entsteht hier an den forciert nach dorsal überstreckten Handgelenken durch jeweils kurzzeitige Muskeltonusverluste und kompensatorische Kontraktionen. Beim **zerebellären Tremor** erscheint Muskelzittern erst bei der Ausführung von Bewegungen (Intentionstremor).
- Eine der anspruchsvollsten Koordinationsleistungen unserer Hände ist das Schreiben. Aus dem **Schriftbild** eröffnet sich entsprechend eine einfache Möglichkeit zur Beurteilung von zentralen und peripheren Nervenfunktionen. Beispielsweise erscheint bei einer Schilddrüsenüberfunktion

die Schreibweise zittrig. Die Schüttellähmung beim M. Parkinson lässt Schreibausschläge kleiner werden.

- Durch die mangelhafte Kontrolle der Bewegungen infolge einer Ataxie erhalten die Zeichen ein unregelmäßiges, fahriges Aussehen. Eine einfach durchführbare Prüfungsaufgabe ist das Zeichnen eines Kreises. Tremor führt zu einer zittrigen Linienführung, während Ataxie den Linienschluss verhindert. Schriftproben eignen sich gut zur Verlaufsbeobachtung, indem man den Patienten den gleichen Satz in bestimmen Zeitabständen wiederholt schreiben lässt.
- Ein Zeichen für vegetative Stigmatisation ist die **Schweißhand**.
- Das **Karpaltunnelsyndrom** entsteht im Bereich der Handwurzel als Folge einer Kompression des Nervus medianus und der enthaltenen vegetativen Fasern. Frauen im Alter zwischen dem 40. und 70. Lebensjahr erkranken am häufigsten. Die Betroffenen klagen v. a. über Parästhesien und Taubheitsgefühl der 3 ½ radialen Finger sowie über eine Schwäche des M. opponens pollicis. (Dieser wird beispielsweise für das Aufheben einer Nadel vom Boden benötigt.) Armschmerzen werden auf die Irritation der mit dem Medianus verlaufenden vegetativen Nerven zurückgeführt (Kausalgie). Weitere Zeichen können eine dystrophische Zuspitzung der Fingerendglieder sowie eine vermehrte Brüchigkeit der Nägel sein. Bei der Untersuchung reagiert der Karpalkanal an der Handwurzel empfindlich auf Druck und leichtes Beklopfen (Hoffmann-Tinel-Zeichen). Durch Überstreckung oder starke Beugung des Handgelenks können oftmals Parästhesien ausgelöst werden (Phalen-Zeichen). Die Diagnose wird letztendlich aus der verminderten Nervenleitgeschwindigkeit ermittel

Schlussbetrachtung

Das Erkennen von Krankheiten aus dem Erscheinungsbild der Hände ist eine alte ärztliche Kunst. In diesem Kapitel wird deutlich, in welch umfangreichem Maße Hinweise aus den Knochen, den Gelenken, der Haut, dem Bindegewebe, den Blutgefäßen und Fingernägeln sowie dem Nervensystem zu erhalten sind. Bereits beim Handreichen zur Begrüßung kann die Untersuchung beginnen. Gerade heutzutage, wo immer weniger Zeit für den einzelnen Patienten zur Verfügung steht, sollte man sich an dieses einfache und schnell durchführbare diagnostische Verfahren erinnern.

6. Schmerzanalyse

Ein Fallbeispiel:

Eine 58-jährige Patientin klagte über Schmerzen im rechten Ober-bauch. Zahlreiche diagnostische Untersuchungen einschließlich Ultraschall, ERCP und Computertomographie zeigten dort keine Erkrankung. Aus Verlegenheit wurde die Diagnose ‚Gallenwegs-dyskinesie' gestellt. Schließlich kam die verzweifelte Frau in mei-ne Sprechstunde. Ich fragte sie nach der genauen Lokalisation ihrer Schmerzen und ob diese gelegentlich ausstrahlten. Als sie sich für die Untersuchung entkleidet hatte, wies sie auf den rech-ten Rippenwinkel, führte den Finger über den rechten Brustkorb ungefähr entlang der 7. Rippe und zeigte auf einen umschriebe-nen Punkt am Rücken. Durch einen Hustenstoß und die damit ver-bundene Erhöhung des Liquordrucks ließen sich die Beschwer-den verstärken. Der Verdacht einer Wirbelsäulenerkrankung mit Irritation des Interkostalnerven wurde durch den Befund im Rönt-genbild bestätigt: Am 7. Brustwirbel war eine Metastase zu erken-nen. Die Patientin war 9 Jahre zuvor wegen eines Brustkrebslei-dens behandelt worden. – Durch zwei allein auf die Schmerzen gezielte Fragen konnte hier die Ursache gefunden werden. Hät-te man sie der Frau am Anfang gestellt, wäre ihr die aufwändige Bauchdiagnostik erspart geblieben.

Schmerzen sind das wichtigste Krankheitssignal unseres Körpers. Befindet sich ihre Ursache nahe der Körperoberfläche, erlauben sie eine millimeterge-naue Herdlokalisation. Stammen sie dagegen aus dem Körperinneren, wer-den sie ungenau empfunden und sind damit ziemlich unzuverlässig: In etwa der Hälfte der Fälle findet man keine Erklärung.

I. Schmerzmechanismen

In den letzten Jahrzehnten ist es gelungen, Schmerzen auf zugrunde liegen-de Mechanismen zurückzuführen und sie so leichter deuten zu können. Vor-aussetzung für Schmerz ist das Absinken der Schwelle für nozizeptive Reize, z. B. durch Entzündungsvorgänge. Kennzeichnend ist eine Druckschmerz-haftigkeit bei der Tastuntersuchung (Dolor localisatus). Man unterscheidet somatische Schmerzen, viszerale und übertragene Schmerzen sowie pro-jizierte Schmerzen (Neuralgien).

Somatische Schmerzen

Somatische Schmerzen werden an nervösen Nozizeptoren nach Verletzungen, Quetschungen oder Dehnungen der Haut, der Pleura, des Peritoneum parietale und der Mesenterialansätze ausgelöst. Sie sind exakt zuordnungsfähig und deutlich wahrnehmbar. Schmerzen vom Peritoneum parietale können als ein ominöses Krankheitszeichen mit einer reflektorisch ausgelösten Zunahme der Bauchdeckenspannung einhergehen (**Peritonismus**). Bei Erkrankungen der Bauchspeicheldrüse kann es zu somatischen Schmerzen sowie zu einer geringen Anspannung der Bauchdeckenmuskulatur kommen („**Gummibauch**"). Ursache dafür sind nervale Verbindungen des Pankreas mit dem Peritoneum parietale aus der Embryonalentwicklung.

Viszerale Schmerzen

Viszerale Schmerzen gehen von den Eingeweiden aus. Sie werden anders wahrgenommen als solche, die an den oberflächlichen Strukturen entstehen. Im Bereich der Linea dentata im Analkanal zeigen sich die Unterschiede eindrucksvoll. Verletzungen führen im außerhalb gelegenen Plattenepithelbereich zu somatischen Schmerzen. Sie werden als heftig wahrgenommen und sind genau lokalisierbar. Innen, an der Rektumschleimhaut, entstehen dagegen beispielsweise im Zusammenhang mit Zangenbiopsien keine Beschwerden. Erst bei akuten Entzündungen oder einer Veränderung der muskulären Wandspannung ist mit „viszeralen" Schmerzen zu rechnen. Ihr Charakter ist dumpf und quälend, sie sind ungenau lokalisierbar. Kennzeichnend sind außerdem vegetative Begleiterscheinungen wie Übelkeit, Brechreiz, Erbrechen, Durchfall, Tränen der Augen, Blutdruckanstieg oder -abfall. Ein eindrucksvolles Beispiel geben die Beschwerden bei der Koloskopie durch Dehnung der Darmwand.

In der Praxis entstehen vor allem Probleme bei der **Zuordnung von viszeralen Schmerzen** zu einzelnen Organen bzw. Darmabschnitten. Aufschlussreich waren hier u. a. Experimente mit Ballons, die gezielt in der Speiseröhre oder im Magen-Darm-Trakt platziert wurden. Durch Aufblasen wurden Dehnungsreize gesetzt und die Versuchspersonen nach ihren Wahrnehmungen befragt. Sie berichteten über Beschwerden entlang einer ventralen Mittellinie, die Zuordnung folgte der während der Embryonalentwicklung ursprünglich gestreckt verlaufenden Anlage des Darms. Entsprechend lokalisierten sich Speiseröhre, Magen, Zwölffinger- und Mastdarm „richtig", während sich mittlerer und unterer Dünndarm sowie Dickdarm um den Bauchnabel präsentierten. Die embryonalen Verschiebungen und die Verlagerung nach außen mit der Nabelschleife spielten in der Wahrnehmung offensichtlich eine untergeordnete Rolle.

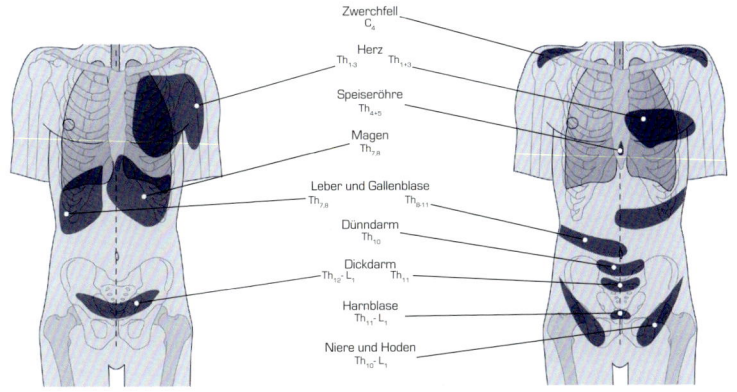

Abbildung 6.1

Head'sche Zonen bei Erkrankungen innerer Organe. Sie erscheinen rundlich und können im Gegensatz zu den projizierten Schmerzen die Mittellinie überschreiten.

Bei stärkeren viszeralen Schmerzen ist eine Übertragung in oberflächliche, sog. „Head'sche Zonen", d.h. in zugeordnete Dermatome, Myotome und Sklerotome, zu beobachten (Abbildung 6.1). Zwerchfellnahe Erkrankungen, z. B. im Bereich der Gallenblase, Gallenwege oder basalen Lungen werden entsprechend ihrer ursprünglichen embryonalen Anlage im Hals-Nackenbereich wahrgenommen. Die embryonale Entwicklung – bei einer Bauchspeicheldrüse aus einer ventralen und dorsalen Anlage – spielt bei der Schmerzwahrnehmung aus diesem Organ eine wichtige Rolle. Bei Erkrankungen im Kopfbereich der Drüse lokalisieren sich Schmerzen in den rechten und mittleren Oberbauch, bei Erkrankungen im Bereich von Corpus und Schwanz erscheinen sie im mittleren und linken Ober- und Mittelbauch.

Projizierte Schmerzen

Projizierte Schmerzen entstehen nicht nur nozizeptiv bei der Reizung von Nervenendungen, sondern auch neuronal bei der Irritation von Schmerzbahnen und deren Schaltstellen (Nerv, Ganglion, hintere Wurzel, Laminae des Hinterhorns, aufsteigende Rückenmarkbahnen und Thalamus). Bekannte Beispiele sind projizierte Schmerzen bei degenerativen Veränderungen der Hals- oder Lendenwirbelsäule. Sie werden exakt in die zugehörigen

Dermatome lokalisiert (Abbildung 6.2). Bei Beschwerden am Rumpf werden projizierte Schmerzen aus Erkrankungen an der Brustwirbelsäule leicht übersehen – vgl. auch das am Anfang genannte Beispiel. Sie überschreiten die Mittellinie nicht und werden durch Bewegungen der Brustwirbelsäule oder durch die kurzfristige Erhöhung des Liquordrucks (Hustenstoß!) beeinflusst. Vegetative Begleitsymptome fehlen.

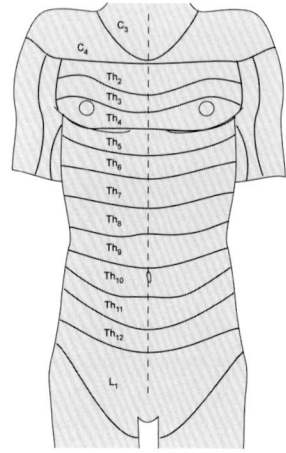

Abbildung 6.2

Dermatome am Rumpf als Ausbreitungsgebiet projizierter Schmerzen. Sie verlaufen parallel zu den Rippen. Am Bauch erreicht Th 6 die ventrale Mittellinie am Rippenwinkel, Th 9 etwa am Nabel und Th 12 etwa im Symphysenbereich. C3 entspricht der kaudalen Halspartie, C4 der Schulter.

II. Praktisches Vorgehen bei unklaren Schmerzen

Entscheidend ist die Schmerzanamnese. Fünf Fragen sind hierbei von besonderem Interesse:

1. Wo ist die genaue Schmerzlokalisation?

Hierzu lässt man sich zeigen, wo die Schmerzen empfunden werden, wohin sie ausstrahlen – und wo sie niemals sind. Wie waren die Beschwerden in der Initialphase? Wie war die Ausbreitung auf dem Höhepunkt der Erkrankung bzw. der Attacken? Oftmals können Patienten den Schmerzbereich besser zeigen als mit Worten beschreiben. Die maximale Schmerzausbreitung ist im Hinblick auf die Einordnung als lokalisierter Schmerz, übertragener Schmerz oder Neuralgie von Interesse.

2. Wie sind zeitliche Entwicklung und Verlauf der Schmerzen?

Akut? Subakut? Chronisch? Episodisch? Phasisch? Rhythmisch? Tagsüber oder nachts? Die Antworten ermöglichen Aussagen zur Ätiologie und zum Pathomechanismus.

3. Wie ist der Schmerzcharakter?

Anfallartig? Kolikartig? Ticartig? Lanzinierend? Kontinuierlich? Brennend, Kausalgie? Gibt es begleitende Parästhesien, Dysästhesien, Hyperpathien, Hyperalgesien? Gibt es einen Wechsel im Schmerzcharakter? Die Antworten ermöglichen Aussagen zum Pathomechanismus. Veränderungen im Schmerzcharakter und in der Schmerzausbreitung weisen auf bedrohliche Komplikationen hin. Beispielsweise kann sich hinter einer plötzlichen Schmerzabnahme eine Ruptur oder Perforation verbergen.

4. Wodurch können die Schmerzen beeinflusst werden?

Aus den Angaben über die Linderung, Verstärkung oder Auslösung von Beschwerden ergeben sich Hinweise auf den Erkrankungsort bzw. -mechanismus. Einige Beispiele:

Schmerzauslösung	Erkrankungsort
Nahrungsaufnahme	Speiseröhre, oberer GI-Trakt, Gallenblase, Pankreas
Defäkation (Erhöhung des intraabdominellen Drucks)	Darmausgang, Bruchpforte
Miktion	Harnblase, Harnröhre
Körperliche Anstrengung	Koronararterien, Beinarterien
Kompression des Brustkorbs	Rippenfraktur
Atmung	Pleura
Hustenstoß (Erhöhung des Liquordrucks)	Wirbelsäule, Kopf

Welche Begleiterscheinungen bestehen?

Vegetative Symptome wie Übelkeit, Erbrechen, Durchfälle, Schwitzen, Hautblässe, Palpitationen oder Tränen der Augen sind Hinweise auf viszerale Schmerzen. Ihr Fehlen sollte den Verdacht einer Neuralgie erwecken.

7. Plastizität

Unser Organismus verformt sich ständig – wer wüsste dies nicht. Unaufhörlich werden Gewebe erneuert und an aktuelle Bedürfnisse angepasst. So schwellen z. B. Muskeln bei Kraftanstrengungen an, bei Inaktivität bilden sie sich wieder zurück. Würde man solche Mechanismen des Körpers auf ein Auto übertragen, so bekäme dieses ein bizarres Erscheinungsbild: Seltenes Fahren ließe Motor und Karosserie schrumpfen, bei nur einem Fahrer reduzierte sich die Fahrgastzelle auf einen einzigen Sitz, häufiges Anhalten vergrößerte die Bremsen usw. So überrascht es kaum, wenn aus dieser Plastizität beim Menschen auch Krankheiten entstehen. Ein Beispiel ist die Rückbildung von Knochen und Bindegewebe in den westlich zivilisierten Ländern aufgrund der weitverbreiteten Bewegungsarmut. Folgen sind schmerzhafte Gefügestörungen an den Gelenken, v. a. der Wirbelsäule, sowie eine Entkalkung der Knochen. Eine Besserung ist in solchen Fällen nur möglich, solange es nicht zu irreversiblen Organschäden gekommen ist. Wichtiger Behandlungsansatz dabei ist die Wiederherstellung der Funktionsfähigkeit durch eine gezielte Beeinflussung der Umbauvorgänge, z. B. mittels Gymnastik.

Ursachen	Folgen, Erkrankungen
Bewegungsmangel	Schmerzhafte Gefügestörungen (Wirbelsäule, Gelenke, Bänder, Muskulatur), z. B. HWS- und LWS-Syndrom, Kreislauferkrankungen mit Arteriosklerose, hohem Blutdruck, koronarer Herzerkrankung usw.
Krafttraining	Einseitige Belastungen des Bewegungsapparates mit schmerzhaften Gefügestörungen oder Verletzungen
Überernährung	Fettsucht, Überbelastungsreaktionen an der Wirbelsäule, metabolisches Syndrom mit Diabetes mellitus, Hypertonus, Fettstoffwechselstörung
Unterernährung	Untergewicht, Vitaminmangel, Resistenzminderung
Ballaststoffarme Ernährung	Darmträgheit, Divertikelbildung, Hämorrhoiden, Darmkrebs
Lärmexposition	Vorübergehende Taubheit, Schwerhörigkeit

8. Fehldiagnosen
Qui bene diagnoscit, bene medebitur.*

Brief an einen jungen Arzt
**Zur Erinnerung an Rudolf Janzen,
Neurologe und Internist in Hamburg (1907 – 1991)**

Nachfolgend ein Brief über ein Thema, das mir schon seit einiger Zeit auf der Seele liegt. Lieber hätte ich unser Gespräch über den schlampigen Umgang von Kollegen mit unserer schönen Sprache fortgeführt. Doch ich meine, dass gerade jetzt, am Anfang deines Berufsweges, die Fragen nach dem richtigen Deuten von Krankheit und der Entstehung von Fehleinschätzungen wichtiger für dich sind. Wie du weißt, ist der Weg von Krankheitssymptomen bis hin zur endgültigen Diagnose manchmal lang und steinig. Man muss jeden Fall mit all seinen Erscheinungen durchschauen. Ein Irrtum kann für den Patienten eine gesundheitliche Katastrophe bedeuten. Deshalb muss alles unternommen werden, um medizinische Fehldiagnosen zu vermeiden. Hoffentlich sind folgende Gedanken zu diesem wichtigen Thema für dich ein wenig nützlich.

Drei Beispiele
Zur Einstimmung auf das Thema möchte ich drei Fälle aus meiner eigenen Praxis vorstellen.

Fall 1
Eine 51-jährige Direktrice bemerkte in letzter Zeit eine vermehrte Nervosität, dazu kamen Konzentrationsstörungen, Durchfälle, eine unerklärliche Gewichtsabnahme und heftiges Herzklopfen bei geringen körperlichen Belastungen. Außerdem klagte sie über Einschlaf- und Durchschlafstörungen.

Ich erinnere mich noch lebhaft an meine anfängliche Enttäuschung darüber, dass unter den Patienten kaum einmal ‚typische' Lehrbuchfälle zu finden waren. Dieser Fall war mir ausnahmsweise von Anfang an klar. Schon bei der Begrüßung waren mir die warmen Hände meiner Patientin aufgefallen. Die anschließende Tastuntersuchung ihres Pulses ergab eine Tachykardie mit einer Frequenz von 105 pro Minute. Offensichtlich litt die Dame an einer Hyperthyreose vom Basedowtyp. Anschließende Hormonuntersuchungen im Blut bestätigten diesen Verdacht.   *„Wer gut diagnostiziert, wird gut heilen."

309

Fall 2

Ein 76-jähriger Boss einer Werbeagentur schlief neuerdings abends vor dem Fernseher ein. Seine Leistungsfähigkeit war merkwürdig vermindert. Die Ehefrau war sehr beunruhigt und ließ ihren Mann in einer Klinik für Prominente untersuchen. Dort fand man keine rechte Erklärung. Verdachtsdiagnosen lauteten am Ende Altersschwäche, Fatigue-Syndrom, Depression oder beginnende Demenz.

Die Ehefrau kannte mich seit Jahren, hin und wieder kam sie wegen einer Divertikelkrankheit zu mir. In ihrer Verzweiflung brachte sie ihren Mann schließlich mit. Zunächst war ich überrascht – die beklagte Einschlafneigung vor dem Fernseher schien mir angesichts des bekannt mäßigen TV-Programmangebots nichts Ungewöhnliches zu sein. Andererseits schätzte ich die Patientin als vernünftig und ernstzunehmend ein. Bei der Durchsicht der mitgebrachten Unterlagen fielen mir leicht erhöhte Schilddüsenhormonspiegel auf. Offensichtlich war dieser Befund in der Klinik übersehen worden. Bei der anschließenden Befragung berichtete der Ehemann von ungewöhnlich weichen Stühlen. Früher hätte er zu Verstopfungen geneigt. Zudem fand ich seine Haut ziemlich warm, Fieber bestand aber keines. Diese diskreten Befunde passten zur Diagnose einer oligosymptomatisch verlaufenden Hyperthyreose. Mein Verdacht konnte schließlich durch erneute Hormonanalysen bestätigt werden. Nach einer Radiojodtherapie erholte sich der alte Herr rasch und fühlte sich bald wieder so fit wie früher.

Die in der Privatklinik vermuteten Krankheitsursachen waren offensichtlich falsch gewesen. Die Kollegen dort hatten sich von der psychischen Symptomatik leiten lassen und nach einer Nervenerkrankung gesucht. Schließlich hatten sie den Laborwerten zu wenig Beachtung geschenkt.

Da es sich bei dem Patienten um einen prominenten Mann handelte, fand sein Fall sowohl in der Öffentlichkeit als auch in der Ärzteschaft erhebliche Aufmerksamkeit. Ich selbst galt fortan als guter Arzt und erhielt vorübergehend Zulauf von wohlhabenden (aber auch anspruchsvollen) Patienten. Die erwähnte Privatklinik dagegen geriet wegen der Fehldiagnose in Verruf. Als ich kurz nach den Ereignissen dem Chefarzt begegnete – die Welt der Kollegenschaft ist bekanntlich klein – meinte dieser, er hätte trotz allem die richtige Krankheit gefunden, schließlich sei der erhöhte Schilddrüsenhormonspiegel in seinem Labor gemessen worden. Dieser Mangel an Selbstkritik verschlug mir die Sprache. Der alte Herr war von seiner wieder gefundenen Schaffenskraft begeistert und lud mich ein, in einem Fernsehprogramm mitzuwirken. Am Ende kamen fast 200 Arztsendungen zustande.

Beide vorgestellten Patienten litten an einer Schilddrüsenüberfunktion, sie manifestierte sich jedoch unterschiedlich: Bei dem älteren Herrn waren die Beschwerden im Vergleich geringer, insbesondere fehlten Kreislaufzeichen. Allgemein weisen Erkrankungen bei älteren Menschen diskretere Symptome auf. Oft werden sie deshalb auch leichter falsch gedeutet oder sogar übersehen. Ein wichtiges Merkmal ist der oftmals fehlende Anstieg der Körpertemperatur. Findet man bei alten Menschen Fieber, muss dies als Alarmzeichen gewertet werden.

Den nächsten Fall habe ich als junger Arzt in einem meiner ersten Nachtdienste erlebt. Er hat mich damals erschüttert, und er geht mir offen gestanden bis heute nah:

Fall 3

Ein 23-jähriger Student hatte unerträgliche Halsschmerzen. Er suchte einen HNO-Spezialisten auf, der eine atypische Angina diagnostizierte und ihm Halstabletten verschrieb. Da keine Besserung eintrat, konsultierte der junge Mann von sich aus einen anderen Fachkollegen, der zu dem gleichen Ergebnis kam. Da es ihm zunehmend schlechter ging, stellte er sich schließlich – inzwischen waren 3 Tage vergangen – in der Klinikambulanz vor. Die zunächst hinzugezogenen HNO-Kollegen waren sich bei ihrer Einschätzung unsicher und baten mich um ein internistisches Konsil. Als Erstes fiel mir ein Azetongeruch in der Atemluft des jungen Mannes auf. Er wirkte insgesamt verlangsamt und war nur mit Mühe ansprechbar. Seine Mundschleimhäute waren gerötet und trocken. Meine Verdachtsdiagnose, ein beginnendes diabetisches Koma, wurde durch einen massiv erhöhten Blutzuckerspiegel bestätigt. Der junge Mann wurde unverzüglich auf die Intensivstation verlegt. Alle Behandlungsversuche blieben ohne Erfolg, er verstarb nach wenigen Stunden.

Bei der anfänglich festgestellten ‚atypischen Angina' handelte es sich zweifellos um eine Fehldiagnose. Retrospektiv erklärten sich die Beschwerden aus einer körperlichen Austrocknung, die sich v. a. an der Mund- und Rachenschleimhaut manifestierte. Hätte man ihn gefragt, hätte der junge Student auch von einem exzessiven Durst berichtet. Beide Symptome waren Zeichen seines entgleisten Diabetes mellitus. Als Nebenbefund fand sich im Nackenbereich ein eitriges Karbunkel. Die anfänglich behandelnden Ärzte hatten die schwere Allgemeinerkrankung übersehen, weil sie ihr Augenmerk allein auf den Lokalbefund im Hals-Rachenraum gerichtet hatten.

Wie du dir denken kannst, waren die Eltern angesichts des traurigen Schicksals ihres einzigen Sohnes fassungslos. Sie zogen vor Gericht – damit musst du als Arzt stets rechnen - wo jedoch den beteiligten Kollegen „keine Verletzung ihrer ärztlichen Sorgfaltspflicht" nachgewiesen werden konnte. (So bezeichnen Juristen einen Freispruch, das Wort „Kunstfehler" wird in diesem Zusammenhang nicht verwendet).

Ich könnte zahlreiche weitere Beispiele nennen. Jeder Arzt macht ähnliche Erfahrungen in seiner Praxis. In den meisten Fällen wird er glücklich die richtige Diagnose finden, manchmal gelingt es ihm jedoch nicht und er übersieht eine Erkrankung. Ich nehme mich davon nicht aus. Gemäß dem Motto ‚Irren ist menschlich' gehören Irrtümer zu unserem Beruf.

Diagnostische Forderungen

Wie kann ein Arzt anhand weniger und vieldeutiger Symptome die richtige von tausenden infrage kommenden Krankheiten herausfinden? Um es klar zu sagen: In der kurzen Zeit, die er üblicherweise in seiner Sprechstunde für den einzelnen Patienten zur Verfügung hat, kann er es nicht. Da die meisten Menschen wegen banaler Beschwerden kommen, ist das zunächst kein großes Problem. Der Arzt folgt seinem Instinkt und wählt für sich die „leichten" Fälle aus. Solche, die ihm bedrohlich erscheinen, überweist er an einen Facharzt oder als Notfall in eine Klinik. Die Behandlung richtet sich in der Anfangsphase vordergründig auf die Symptome: Gegen Schmerzen verordnet der Arzt Schmerzmittel, bei Verstopfungen gibt er Abführmittel, erhöhte Temperaturen bekämpft er mit fiebersenkenden Substanzen, gegen Infekte verordnet er Roborantien oder – seltener – Antibiotika, gegen Hautveränderungen verschreibt er Salben usw. Sein bester Helfer sind zweifellos die natürlichen Heilkräfte des Organismus. Erst wenn Patienten erneut in der Sprechstunde erscheinen, weil sich keine Besserung einstellen will, wird der Arzt intensiver über eine Diagnose nachdenken und gegebenenfalls weitere Untersuchungen veranlassen.

Bei schätzungsweise 10 % der Krankenhauspatienten werden falsche Diagnosen gestellt. In erster Linie Lungenembolien, Myokardinfarkte, Malignome und Infektionen, insbesondere Pneumonien. Ein kluger Kollege meinte einmal, es sei für den Erfolg wichtiger, die richtigen Maßnahmen zu treffen, als die richtigen Krankheitsursachen herauszufinden. In diesem Zusammenhang stehen behelfsmäßige Einschätzungen wie „vorläufige Diagnose", „Arbeitsdiagnose", „Verdachtsdiagnose" usw., die als Begründung für weitere Untersuchungen, aber auch für die Behandlung dienen. Als Prüfstein gilt dabei die Besserung oder Heilung.

Die Einordnung von Krankheiten in das System der Schulmedizin verlangt oft viel Zeit und einen teuren apparativen Aufwand. Trotzdem ist unser Streben alle Mühe wert. Wir Ärzte sollten uns über die großartigen Möglichkeiten freuen. Niemals zuvor konnten wir Symptome und Befunde unserer Patienten besser verstehen und behandeln.

Die Entstehung von Fehldiagnosen

Was können wir tun, um Fehler zu vermeiden? Am einfachsten lässt sich diese Frage beantworten, wenn wir uns über die Gründe unseres Versagens klar werden. Ärgerlich sind Irrtümer aus **fachlicher Unkenntnis**. Sie passieren leider häufig. Jeder, der sich einem unerklärlichen Fall gegenübersieht, sollte sich deshalb nicht scheuen, erfahrene Kollegen hinzuzuziehen und sie um ihre Einschätzung zu bitten. Wertvolle Informationsquellen bietet auch das Internet, beispielsweise die National Library of Medicine (http://www.ncbi.nlm.nih.gov).

Ein weiterer Grund für die Entstehung von Fehldiagnosen sind ungenaue Krankheitsbegriffe, durch die unser Denken falsch gelenkt wird. (Wir könnten das Gespräch über den schlampigen Umgang der Kollegen mit unserer Sprache hier zwanglos fortsetzen.) Auch wird es von der Fülle unseres Lernwissens erstickt, wenn wir es nicht gedanklich disziplinieren.

Einige Beispiele:
- Eine schlechte Angewohnheit ist die Ergänzung unklarer Diagnosen durch Beiwörter. So werden Erkrankungen als idiopathisch, essentiell oder genuin bezeichnet. Man erklärt damit, letztlich keine Ursache gefunden zu haben. Besser wäre es, stattdessen den Begriff „kryptogenetisch" zu verwenden, weil er die Unvollständigkeit der diagnostischen Aufgabe verdeutlicht.

- Das Wort atypisch wird benutzt, um eine Diagnose zu verschleiern, d. h. man hat sich auf eine Krankheit festgelegt und ist dabei nicht von der Richtigkeit dieser Annahme überzeugt. Besser wäre es, man würde so eine Vokabel weglassen und weiter nach einer richtigen Erklärung suchen.
- Manchmal werden Endungen wie –oid, -form oder –artig verwendet, um einen Krankheitsbegriff zu verkleinern und einer richtigen diagnostischen Entscheidung auszuweichen. Beispiele sind „asthmoid", „epileptoid", „skarlatiniformes (Ekzem)" „ischialgiform", „kolikartig" usw.
- Beliebt ist der Gebrauch der Vorsilbe Pseudo- bei unklaren Befunden. Beispiele sind Pseudotumor, Pseudohermaphroditismus, Pseudohypertrophie usw.

Ärgerlich sind Fehldiagnosen aufgrund einer **unzulänglich erhobenen Anamnese**. Von dem antiken Arzt Hippokrates gibt es den schönen Satz „Der Arzt ist auch verantwortlich für das, was der Patient verschweigt." Wie du inzwischen erfahren hast, erzählen Patienten gern und viel von ihren Leiden. Manches Detail vergessen sie jedoch, einerseits, weil sie es für unbedeutend halten, andererseits auch, weil sie sich schon daran gewöhnt haben. Es ist wichtig, genau, umfassend, aber auch gezielt zu fragen, um die geschilderten Beschwerden bekannten Phänomenen zuordnen zu können. Scheinbar unwichtige Nebenaspekte können eine entscheidende Bedeutung gewinnen. In den oben genannten Fallbeispielen war der regelmäßige Stuhlgang ein diskreter Hinweis auf die Hyperthyreose, der (von den erstbehandelnden Ärzten nicht erfragte) Durst ein deutliches Zeichen der diabetischen Stoffwechselentgleisung. Ich weiß, jede Befragung kostet Zeit, die man im medizinischen Alltag kaum hat. Trotzdem führt an einer sorgfältig erhobenen Anamnese kein diagnostischer Weg vorbei.

Dies sind wichtige Fragen:

- Wie haben sich die Beschwerden zeitlich entwickelt – akut, subakut, chronisch, episodisch, periodisch-rhythmisch? (Ich frage „Seit wann…?")
- Gab es vor oder im Zusammenhang mit der Erkrankung besondere Vorkommnisse als Hinweis auf eine Entstehungsursache? Lassen sich die Beschwerden evtl. mildern oder verstärken?
- Gibt es Begleiterscheinungen?
- Lassen sich in der Biographie Anhaltspunkte dafür finden, dass die Erkrankung einen psychosomatischen Hintergrund hat?

Fehler entstehen, wenn **Symptome mit Diagnosen** verwechselt werden. Das zeigt uns der 3. Fall. Bei dem jungen Studenten wurde eine Halsentzündung festgestellt. Zur Ätiologie nahm anfangs keiner Stellung – mit bekannter katastrophaler Folge. Der Entstehungsgrund für die später festgestellte Stoffwechselentgleisung war nicht allein der Diabetes, sondern auch der erhöhte Insulinbedarf durch das eitrige Karbunkel. Es ist denkbar, dass sich die metabolische Situation nach dessen erfolgreicher Behandlung gebessert hätte. Der Diabetes wäre dann nur ein Begleitsymptom gewesen.

Entscheidend für unseren Erfolg im Umgang mit einer Erkrankung bleibt eine für alle Ursachen **offene Einstellung**, die auch eigene Einschätzungen immer wieder infrage stellt. Ich möchte hinzufügen: nur so bringt die Medizin Spaß. Kein Urteil darf als gesichert angesehen werden, selbst nicht eine endgültige Stellungnahme oder das maßgebende Urteil einer vorgesetzten Autorität. Man sollte sich immer wieder fragen, ob aktuelle Einschätzungen und Befunde noch zu dem Krankheitsbild passen. Schlimm ist es, wenn Fehldiagnosen zu weiteren Fehldiagnosen verleiten.

Am Schluss ein medizingeschichtlicher Rückblick

Es ist eine banale Feststellung: Krankheiten gehören zum menschlichen Leben und seit Urzeiten gibt es uns Ärzte. Anfangs waren es Schamanen, Priester oder Bader, die versuchten, einzugreifen und zu helfen. Ich meine, wir verstehen unsere heutige Situation besser, wenn wir uns auf diese Traditionen besinnen. Die damaligen Heiler standen in großem Ansehen, weil sie sich mit hohem menschlichem und ethischem Anspruch um ihre Patienten kümmerten. Ihr Ziel war es, die Kranken würdig zu begleiten und Beschwerden zu lindern, ansonsten aber der Natur ihren Lauf zu lassen. Man könnte vereinfachend von einer „Naturmedizin" sprechen. Die medizinischen Erfolge waren nach heutigen Maßstäben klein. Die Krankheitslehren von Hippokrates oder Galen brachten zwar Fortschritte, trotzdem betrug die durchschnittliche Lebenserwartung nur 30 bis 40 Jahre. Jeder, der damals ernsthaft krank wurde, musste damit rechnen, zu sterben.

Unsere moderne Heilkunde entwickelte sich seit dem Zeitalter der Renaissance, d. h. etwa seit 1500. Damals begannen systematische Forschungen an Gesunden und Kranken. Berühmt wurde Andreas Vesalius, weil er erstmals die menschliche Anatomie studierte. Die damals geltenden Vorstellungen basierten auf Tierkadavern. Vielleicht gelingt es dir, in einer Bibliothek den 1543 erstmals erschienenen anatomischen Atlas mit seinen 200 großartigen Holzschnitten einzusehen („De humani corporis fabrica"), es gibt ihn auch als Reprint im Handel. Unzählige Wissenschaftler haben seitdem mit ihren Arbeiten dazu beigetragen, das heutige, für uns so selbstverständliche Gebäude der Schulmedizin zu errichten. Krankheiten werden hier anhand von organischen Veränderungen und Funktionsbeeinträchtigungen bewertet. Ihre Ursachen sind, wie du bestens weißt, vielgestaltig. Sie reichen von Viren, Bakterien, Parasiten über Unfälle und Vergiftungen bis hin zu genetischen Veränderungen. Gibt es 100.000 Krankheiten? Ich weiß es nicht. Die Zahl hängt wohl auch davon ab, ob man geringfügige Variationen mitzählt. Jedenfalls beginnt hier unser diagnostisches Dilemma: Der Organismus hat nur eine beschränkte Anzahl von Möglichkeiten, zu reagieren – vielleicht 100 oder 200. Hinter gleichartigen Symptomen können sich sehr unterschiedliche Leiden verbergen.

Nun wünsche ich dir viel Glück für deinen weiteren Berufsweg. Denk daran: Zum Erfolg gehört Fleiß, aber auch persönliche Integrität. Patienten haben ein feines Gespür für alles, auch für ihren Arzt.

9. Behandlung ohne Medikamente

„Der Arzt selbst ist eine Arznei." Mit dieser Feststellung überraschte mich einmal ein älterer Kollege. Sichtlich erregt meinte er, unsere ärztliche Aufgabe erfülle sich erst dadurch, dass wir mit den Kranken sprechen. Unbestritten verdanke die Schulmedizin ihren Erfolg auch den neuen Arzneimitteln. Diese zielten jedoch in erster Linie auf körperliche Symptome. Kranksein betreffe aber den ganzen Menschen. Ein Patient erwarte nicht nur Hilfe bei seinem somatischen Problem, sondern auch Beistand in seiner psychischen Situation. Oftmals sei eine medikamentöse Therapie sogar überflüssig.

Hatte der Kollege recht? Jeder Arzt sollte sich einmal fragen, ob er im Gespräch mit seinen Patienten immer auf deren seelische Nöte eingegangen ist, oder ob er nicht hin und wieder einfach ein Mittel verschrieben hat, um einen „Fall" zu erledigen.

Das ärztliche Gespräch

Wenn Menschen mit ihren Beschwerden in die Sprechstunde kommen, haben sie in der Regel Angst. Sie befürchten eine schwere Krankheit mit schlimmen Konsequenzen. Deshalb sollte man sie in erster Linie beruhigen, ihnen gut zusprechen und Erleichterung verschaffen. Eine freundliche, mitfühlende Begrüßung wird als wohltuend empfunden. Man sollte seinen Patienten zuhören und sie in jedem Fall ernst nehmen. Wichtig sind eine ruhige Atmosphäre, eine allgemeine Offenheit und Unvoreingenommenheit. Vom Arzt gezielt eingesetzte Vokabeln oder Redewendungen sowie seine Sprechmelodie können machtvoll und erleichternd wirken. Nicht jeder Kollege ist darin begabt. Dann empfiehlt sich eine Ausbildung in Balint-Gruppen, in denen die Gesprächsführung anhand von Fällen kritisch betrachtet und geschult wird. Im weiteren Verlauf ermisst man die Bedeutung bzw. die Harmlosigkeit der Symptomatik mit Hilfe einer ausführlichen körperlichen Untersuchung sowie apparativer Diagnostik. Man tut gut daran, seinen Patienten jede Maßnahme genau zu erklären, um sie in den Entscheidungsprozess einzubinden. Ziel ist es, sie von ihrer eigenen Gesundheit zu überzeugen oder sie auf eine Erkrankung und daraus resultierende Folgen hinzuweisen.

Placebo-Wirkungen

Die Bedeutung des ärztlichen Gesprächs lässt sich am Effekt von Placebos ermessen. Bekanntlich handelt es sich dabei um Arzneimittel ohne Wirkstoff. Als Medizin angeboten, führen sie manchmal zu erstaunlich positiven Ergebnissen. Wenn der Patient jedoch weiß, dass er ein Scheinmedikament einnimmt, reduziert sich der Effekt oder er verschwindet ganz.

Placebos wurden bereits in der Antike eingesetzt und dabei durchaus kritisch bewertet. Beispielsweise wird Sokrates nachfolgende Stellungnahme zugeschrieben:

> *„Ich sage, dass es wohl an und für sich nur ein Blatt, ein Kraut wäre, dass aber dazu noch ein Spruch gehörte; und nur wer, während er das Mittel nimmt, zugleich auch den Spruch spräche, könnte geheilt werden; ohne diesen Zauber wäre das Mittel nutzlos."*

(Aus Platon, Charmides, Übertragung Rudolf Kassner, Diederichs, Jena und Leipzig 1905, S. 81)

Andere Behandlungen

Patienten wollen nur ungern mit Arzneimitteln therapiert werden. In geeigneten Fällen sollte man sich deshalb auf alternative Strategien besinnen. Hier einige Beispiele:

Physikalische Therapie

Behandlungen mit Wärme, Gleichstrom, Infrarot- und UV-Licht, Wasseranwendungen sowie Massagen gehören zu den Therapieverfahren der physikalischen Medizin. Die wichtigsten Indikationen dafür sind Schmerzen und

Funktionseinschränkungen des Bewegungsapparats. Bei neurotischen Menschen lassen sich durch solche Verfahren die gestörten Beziehungen zum eigenen Körper verbessern. Bindegewebsmassagen wirken wohltuend auf das vegetative Nervensystem. Sie werden beispielsweise bei Obstipation oder bei manchen Herzbeschwerden eingesetzt.

Atemgymnastik

Die äußere Atmung ist das Ergebnis eines komplexen Zusammenspiels von zentralem Nervensystem (Atemzentrum), peripheren Nerven und der Atemmuskulatur. Seine Sonderstellung erhält dieser lebenswichtige Vorgang, weil er zugleich willkürlich und unwillkürlich gesteuert ist und auf eine merkwürdige Weise in tiefe Dimensionen unserer Psyche greift. Durch Ausatmen und Luftanhalten lässt sich eine innere Beruhigung erzeugen. Dieses Phänomen wird beispielsweise beim Yoga zur Entspannung und Selbstfindung verwendet. Bei der therapeutischen Atemgymnastik erlernen Patienten mit Erkrankungen wie z. B. Asthma oder Bronchitis in erster Linie eine richtige Atemtechnik und stärken ihre Atemmuskulatur. Weitere positive Effekte sind Stressabbau, Entspannung und eine Steigerung der Konzentrationsfähigkeit.

Autogenes Training

Autogenes Training ist eine Entspannungstechnik, die auf Autosuggestion basiert. Ziele sind u. a. eine Relaxation der Muskulatur, die Regulierung des Blutkreislaufs einschließlich des Blutdrucks, die Anregung der Darmtätigkeit und eine Verbesserung der Konzentrationsfähigkeit. Mit autogenem Training lassen sich Stressabbau und eine Verbesserung der Leistungskraft erreichen. Wertvoll ist die Technik der „Kurzentspannung", die sich z. B. auch von anderen unbemerkt am Arbeitsplatz durchführen lässt. Durch die gezielte Behandlung der Rücken- und Nackenmuskulatur ähnlich einer Massage entsteht großes Wohlbefinden. Eine weitere Variante des autogenen Trainings ist die Selbstbeeinflussung durch formelhafte Vorsatzbildung. Sie kann einem helfen, mit unangenehmen Situationen besser fertig zu werden oder sich Laster wie das Rauchen oder Alkohol abzugewöhnen.

Sport- und Arbeitstherapie

Körperliche Konditionierung sowie geistig fordernde Aktivitäten können als Basisbehandlung bei jedem Patienten eingesetzt werden. Sie steigern in vielen Fällen nicht nur das Wohlbefinden, sondern auch die Leistungsfähigkeit und sogar die Lebenserwartung. Dies gilt für beruflich Gestresste, aber auch für Senioren, die ihren Ruhestand wörtlich nehmen und sich ein passives, dahinwartendes Leben eingerichtet haben. Um sie „in Schwung" zu bringen, kann man ihnen empfehlen, sich einen Hund anzuschaffen, der sie täglich zum Spazierengehen zwingt.

Kuraufenthalte

Kuraufenthalte waren früher sehr beliebt. Eine entspannte Urlaubsatmosphäre fern von beruflichen oder privaten Problemen bewirkte zweifellos eine Verbesserung des Allgemeinbefindens. Mit der Rückkehr in den Alltagsstress kehrten die gewohnten Beschwerden jedoch regelmäßig wieder. Nach heutiger Überzeugung sind Kuren nutzlos. Ausnahmen stellen Aufenthalte dar, bei denen spezielle Behandlungen mit langfristigen Perspektiven erfolgen, z. B. eine Rheumatherapie oder eine Diabetesschulung und -einstellung.

10. Geriatrisches ABC

Welcher Arzt freut sich nicht, wenn ältere Patienten in seine Sprechstunde kommen? Oftmals bescheiden und dankbar, bereichern sie den beruflichen Alltag. Dabei stellen der Umgang mit älteren Menschen und ihre Behandlung viele Kollegen vor Probleme, auf die sie in ihrer Ausbildung nicht vorbereitet wurden. Kaum bemerkt, hat sich die Geriatrie in den letzten Jahrzehnten zu einem Fachgebiet mit einer Fülle von eigenständigem Wissen und Können entwickelt.

Die gleiche Krankheit kann sich bei älteren Menschen ganz anders präsentieren und unterschiedlich verlaufen als bei Jüngeren. Ein Beispiel dafür sind Lungenentzündungen. Sie werden bei Älteren leicht übersehen, weil sie oft nur mit geringen Allgemeinbeschwerden ohne Temperaturanstieg und diskreten Blutbildveränderungen einhergehen. Ähnlich kann bei einem Myokardinfarkt der typische akute Thoraxschmerz fehlen. Stattdessen klagen die Betroffenen über Atemnot, Schweißausbruch oder Übelkeit.

Ein weiterer Unterschied zu jüngeren Patienten ist das gleichzeitige Vorkommen mehrerer Leiden (Multimorbidität). Im Durchschnitt zählt man bei 65-70-Jährigen fünf Diagnosen, bei 80–84-Jährigen über acht. In der Regel wollen die Betroffenen trotz ihrer Erkrankungen in der eigenen Wohnung bleiben und sich selbst versorgen. Hieraus ergeben sich Fragen nach ihrer individuellen Fähigkeit zur Bewältigung von Alltagsaufgaben. Für deren Beantwortung hat sich ein eigenständiges medizinisches Arbeitsfeld zur

Einschätzung von gesundheitlichen Behinderungen (Assessment) und zur Behandlung bzw. Rehabilitation (Management) etablieren können. Im günstigen Fall stehen hierzu spezialisierte interdisziplinär zusammengesetzte Teams in eigenen geriatrischen Zentren bereit.

Nachfolgend habe ich einige Probleme aus dem oben skizzierten Umfeld beschrieben, die mir wichtig erscheinen. Vollständigkeit habe ich nicht angestrebt.

Altersdefinitionen

Vom Gesetzgeber wurde die Altersgrenze für die berufliche Arbeitsfähigkeit bei 65 Jahren (zukünftig 67 Jahren) festgelegt. Die Willkür dieser Einschätzung ist evident: Nur eine Minderzahl arbeitet bekanntlich bis zu diesem Alter, die Meisten wählen den „Vorruhestand". Von der WHO werden die Lebensalter des älteren Menschen (61 – 75 Jahre), des alten Menschen (76 – 90 Jahre) und des sehr alten Menschen (über 90 Jahre) unterschieden. Allerdings sind bei biologischer Betrachtung die körperliche und geistige Verfassung im Einzelfall variabel. Erfahrungsgemäß liegt der biologische Wendepunkt zwischen dem 70. und 80. Lebensjahr. Danach stehen körperliche Krankheiten und Gebrechen im Vordergrund. Auch dürfen differenzierte Einschätzungen und verantwortungsvolle Entscheidungen – beispielsweise in Vermögensfragen – nur noch bei einer Minderzahl erwartet werden.

Anamnese

Es gibt vielfältige Gründe, die das Erheben der Anamnese bei älteren Patienten erschweren können.

– Zuerst wäre die Schwerhörigkeit zu nennen, die etwa mit dem 65. Lebensjahr einsetzt und fortan kontinuierlich zunimmt. Spontan wird mit Älteren deshalb lauter gesprochen. Ungünstige medizinische Folgen von Verständigungsschwierigkeiten sind Interesselosigkeit an anderen Menschen und daraus folgende Vereinsamung.

– Weitere Gründe sind das Vertuschen und Verschweigen von Krankheitszeichen. Ursachen dafür sind vielfältig. Viele ältere Menschen haben Angst vor unliebsamen Konsequenzen, beispielsweise unangenehmen Untersuchungen (Koloskopie!), gefährlichen Diagnosen oder der Einweisung in ein Heim. Manche haben sich schon so sehr an ihre Leiden gewöhnt, dass sie sie kaum noch wahrnehmen. Vielfach besteht auch eine Scheu, über Tabuthemen wie z. B. Inkontinenz oder Demenz zu sprechen. Deshalb sind in jedem Fall fremdanamnestische Angaben wichtig.

- Wichtig sind Fragen nach regelmäßig eingenommenen Medikamenten. Bei älteren Menschen gibt es oft Diskrepanzen zwischen den ärztlich verordneten Arzneimitteln und deren tatsächlicher Einnahme. Bei Hausbesuchen kann ein Blick auf den – manchmal gigantischen Arzneimittelvorrat aufschlussreich sein. Die Regelmäßigkeit der Einnahme lässt sich mit folgenden Fragen abschätzen:
  - Haben Sie gelegentlich Mühe, rechtzeitig an die Einnahme ihrer Medikamente zu denken?
  - Lassen Sie ein Medikament schon mal weg, wenn es Ihnen besser oder schlechter geht?
  - Haben Sie Schwierigkeiten bei der Handhabung Ihrer Medikamente?

Anti-Aging

Der Traum von der ewigen Jugend ist – bisher – leider nicht realisierbar. Erwartungen aus Kuren, Salben, Hormonpräparaten oder Vitamincocktails haben sich nicht erfüllt. Die einzigen Möglichkeiten, den Prozess des Alterns zu begrenzen, bieten eine aktive Lebensweise mit regelmäßiger körperlicher Konditionierung durch Sport sowie die Einstellung auf ein normales Körpergewicht und eine ausgewogene Ernährung.

Demenz

Altersschwachsinn zeigt sich in den Anfangsstadien durch Gedächtnisstörungen. Die Betroffenen selbst bemerken ihre Erkrankung am wenigsten. Besser befragt man deshalb die Angehörigen. In 2/3 der Fälle handelt es sich um einen Morbus Alzheimer, bei 1/6 der Patienten ist die Demenz Folge von Hirngefäßerkrankungen. Wichtigste Differentialdiagnose ist die Depression. Ich habe angebliche Demenzpatienten erlebt, die zum allgemeinen Erstaunen durch eine simple antidepressive Behandlung innerhalb kurzer Zeit ihre alte geistige Leistungsfähigkeit wiedererlangten. Das amerikanische **National Institute on Aging** hat Alarmsignale formuliert, die den **Verdacht auf eine Alzheimer-Erkrankung** lenken sollten:

1. Der Proband/die betreffende Person wiederholt immer wieder die gleiche Frage.
2. Der Proband erzählt immer wieder die gleiche kurze Geschichte.
3. Der Proband hat vergessen, wie alltägliche Handlungen verrichtet werden. Er weiß z. B. nicht mehr, wie man kocht, Karten spielt oder die TV-Fernbedienung handhabt.
4. Der Proband hat den sicheren Umgang mit Geld, Überweisungen, Rechnungen und Ähnlichem verloren.

5. Der Proband findet Gegenstände nicht mehr wieder oder legt sie an ungewöhnliche Plätze (unabsichtliches Verstecken) und verdächtigt Andere, sie weggenommen zu haben.

6. Der Proband vernachlässigt anhaltend sein Äußeres, behauptet aber, er sei frisch gewaschen.

7. Der Proband reagiert auf Fragen, indem er sie wiederholt.

Die Demenzhäufigkeit nimmt mit fortschreitendem Alter zu. Bei den 70 – 90-Jährigen beträgt die Prävalenz 10 – 12 %, bei den über 90-Jährigen ca. 30 %. In Deutschland sind etwa eine Million Menschen betroffen.

Demographische Fakten

Bekanntlich verändert sich der Altersaufbau unserer Bevölkerung aufgrund der längeren Lebenserwartung und niedrigen Geburtenraten dramatisch. Da diese Entwicklung fortschreitet, werden die Auswirkungen weiter zunehmen. Immer mehr Alte stehen immer weniger Jungen gegenüber (Demographische Alterung). Weitere Veränderungen sind:

– Die relative Anzahl der Frauen steigt an, weil ihre Lebenserwartung größer ist (Feminisierung). Derzeit sind bei den über 60-Jährigen 2/3 weiblich, bei den über 75-Jährigen sind es 3/4.

– Die Anzahl der Alleinstehenden nimmt stetig zu (Singularisierung).

– Derzeit zählt man für jeden Rentner vier Personen im arbeitsfähigen Alter, im Jahr 2050 werden es voraussichtlich nur noch zwei Personen sein.

Geriatrische Syndrome

Bei alten Patienten häufig vorkommende Konstellationen und Komplikationen werden folgendermaßen zusammengefasst:

Chronische Schmerzen

Bei älteren Menschen sind Schmerzen am häufigsten Folge von degenerativen Gelenkerkrankungen bzw. Wirbelsäulenerkrankungen, Osteoporose und Tumorleiden. Erreichbares Ziel ist in jedem Fall die Schmerzfreiheit, entweder durch Beseitigung der Ursache oder durch Verabreichung geeigneter Medikamente.

Elektrolytstörungen

Darunter werden Entgleisungen der Natrium-, Kalium- und Kalziumspiegel zusammengefasst.

Exsikkose

Hierbei handelt es sich um eine Austrocknung des Organismus infolge einer negativen Flüssigkeitsbilanz. Die Ursachen reichen von einer reduzierten Flüssigkeitszufuhr durch fehlenden Durst bist zur inadäquaten Diuretikatherapie.

Gebrechlichkeit (Frailty)

Sie kennzeichnet alte Menschen mit einer Vielzahl von zumeist chronischen Krankheiten und einer reduzierten Widerstandskraft. Diese Menschen sind oft auf fremde Hilfe angewiesen oder wohnen in Heimen.

Harn- und Stuhlinkontinenz

Mit zunehmendem Alter kann es zu einer Schwäche der Entleerungsfunktionen von Blase und Mastdarm kommen. Bei den über 70-Jährigen klagen ca. 30% (in Pflegeheimen ca. 70 %) über Harninkontinenz und ca. 3% (in Pflegeheimen ca. 20 %) über Stuhlinkontinenz.

Iatrogene Störungen

Hierunter werden Erkrankungen zusammengefasst, die aus der ärztlichen und pflegerischen Versorgung resultieren. Sie entstehen beispielsweise durch Verwendung riskanter Arzneimittel, mangelnde Kommunikation, Stürze oder unsachgemäße Pflege.

Immobilität

Folgen von Inaktivität bzw. Bettlägerigkeit können Thrombosen/Embolien, Muskelatrophie, Kontrakturen, Dekubitalgeschwüre, Obstipation/Koprostase, orthostatische Hypotonie und psychischer Abbau sein.

Verwirrtheitszustände und Delirien

Es handelt sich hierbei um unspezifische hirnorganische Syndrome mit Halluzinationen, Störungen der Aufmerksamkeit, des Bewusstseins, der Psychomotorik, der Affektivität oder vegetativen Störungen. Prädisponierend sind u. a. Demenzerkrankungen, Zustände nach Operationen bzw. Narkosen, Infekte und Depressionen. Die Häufigkeit beträgt bei älteren Krankenhauspatienten ca. 10 – 20 %. Nicht selten werden sie verkannt.

Impfungen

Von den gesetzlichen Krankenkassen werden folgende Schutzimpfungen empfohlen und bezahlt:

Grippe

Jährliche Impfung ab dem 60. / 65. Lj., Impfstoffe nach der jeweiligen Erregersituation

Pneumokokken

Impfung ab dem 65. Lj., alle 3 – 5 Jahre

Tetanus

Impfung alle 5 – 10 Jahre, Gefahr bei offenen Verletzungen

Körperliche Untersuchung

Bei alten Menschen gestaltet sich die Befunderhebung oft langwierig und mühsam. Hier sei an einige „Tricks" erinnert, mit denen man leichter ans Ziel kommen kann:

– Die neurologische Untersuchung beginnt bereits beim Eintreten des Patienten in das Sprechzimmer. Man sollte auf seinen Gang, die Mitbewegung seiner Arme (Paresen?) und den Händedruck (weich?, ggf. Hinweis auf innere Kraftlosigkeit, Depression) achten. Die Koordination lässt sich beim Auf- oder Zuknöpfen der Kleidung beobachten. Sprache und Stimme geben Aufschluss über intellektuelle Funktionen, aber auch über den Kehlkopf (Heiserkeit).

– Das äußere Erscheinungsbild erlaubt Rückschlüsse auf die soziale Situation. Kennzeichnend sind der Zustand der Kleidung (Verwahrlosung?), die Ordnung der Haare bzw. die Sorgfalt der Rasur, die Gepflegtheit der Schuhe und der Körpergeruch. Riecht ein Patient nach Azeton, weist das auf eine Ketoazidose (Hunger, entgleister Diabetes?) hin.

– Untersuchung des Brustkorbs: Ein Lungenemphysem erkennt man infach am Abstand zwischen Kehlkopf und oberem Brustbeinrand. Beim Gesunden sollte er mehr als 2 cm betragen. Die Auskultation ist auch durch Kleidung hindurch möglich, sofern man ein trichterförmiges Bruststück benutzt. (Beim Membrantyp entstehen bei den Atemexkursionen Reibegeräusche aus den Verschiebungen des Stoffes unter dem Bruststück.) Fehlt ein Stethoskop, kann man auch durch Auflegen des eigenen Ohres auskultieren.

– Ältere Menschen trinken erfahrungsgemäß zu wenig. Eine Austrocknung erkennt man am einfachsten an der Zunge.

– Nach Flüssigkeitseinlagerungen sucht man an den „abhängigen" Partien, d. h. im Knöchelbereich oder am Rücken (bettlägerige Patienten).

– Eine stärkere Gewichtsabnahme mit Schwund des Unterhautfettgewebes erkennt man am Bauchumfang und an den Gliedmaßen. Betroffene Patienten berichten über einen verschlechterten Sitz von Rock oder Hose bzw. die Verkürzung der Gürteleinstellung. Halten sie ihre Arme horizontal, hängt die Haut lappig herunter.

Krankheitshäufigkeiten und Nebenbefunde

Folgende **Krankheitsdiagnosen** werden in erster Linie bei alten Menschen gestellt (abnehmende Häufigkeit):

1. Hypertonus
2. Diabetes mellitus

3. Herzinsuffizienz
4. Koronare Herzerkrankung
5. Transitorische ischämische Attacke (TIA) /Schlaganfall
6. Chronisch obstruktive Lungenerkrankung
7. Arthrose
8. Demenz

Gesundheitliche Nebenbefunde bei alten Menschen (4354 Patienten in Allgemeinarztpraxen, Durchschnittsalter 81 Jahre; zit. nach Renteln-Kruse, 2004)

- Kognitive Funktionen eingeschränkt: 80 %
- Beinfunktion beeinträchtigt: 69 %
- Harninkontinenz: 66 %
- Depressivität: 53 %
- Hören eingeschränkt: 50 %
- Sturzereignis in den letzten 3 Monaten: 45 %
- Ernährungszustand reduziert: 42 %
- Krankenhausaufenthalt in den letzten 3 Monaten: 32 %
- Häufige Schmerzen: 29 %
- Armfunktion beeinträchtigt: 29 %
- Sehen eingeschränkt: 28 %
- Keine soziale Unterstützung: 26 %
- Stuhlinkontinenz: 25 %

Medikamente

Zur Behandlung ihrer vielen gleichzeitigen Krankheiten und Leiden erhalten alte Menschen oft zahlreiche Arzneimittel. Eine sorgfältige Medikamentenanamnese ist nicht nur im Hinblick auf die Art und den Umfang, sondern auch auf die Compliance bei der Einnahme erforderlich (s. „Geriatrische Syndrome"). Manche Pharmaka werden von älteren Menschen schlechter vertragen, beispielsweise aufgrund einer reduzierten Nierenfunktion oder einer Lebererkrankung. Außerdem müssen unerwünschte Interaktionen beachtet werden. Vorsicht ist u. a. bei folgenden Arzneien geboten:

- Beruhigungsmittel – Sie wirken bei älteren Menschen stärker sedierend als bei jüngeren.
- Diuretika – Sie fördern Austrocknung und Elektrolytentgleisung, wenn Patienten wenig essen und trinken.
- Antidiabetika – Bei unkoordinierter Einnahme zu den Mahlzeiten ist mit Hypoglykämien zu rechnen.

325

- Antibiotika – Die Dosierung muss bei Niereninsuffizienz angepasst werden. Der Kreatininspiegel als Maßstab ist unzuverlässig, weil der Kreatininmetabolismus wegen der reduzierten Muskelmasse im Alter auf einem niedrigeren Niveau erfolgt. Der Serumspiegel kann so trotz reduzierter Nierenleistung normal erscheinen.
- Indomethacin – Gefahr von Verwirrtheitszuständen, Flüssigkeitsretention und gastrointestinalen Blutungen. Bei anderen nichtsteroidalen Antiphlogistika sind diese Folgen wohl seltener.
- Digitalis – Cave Überdosierung wegen Niereninsuffizienz (Ausnahme Digitoxin).
- Oxybutynin – Spasmolytika werden von älteren Menschen erfahrungsgemäß schlechter vertragen.

Sinnesorgane

Generell nimmt mit zunehmendem Alter die Leistungsfähigkeit der Sinnesorgane ab. Daraus resultiert eine eingeschränkte Wahrnehmung der Umgebung. Am eindrücklichsten zeigt sich das an den **Augen**. Ein Kollege – Augenarzt – meinte einmal, sie wären nur für eine Lebensspanne von 60 – 70 Jahren angelegt. Ursachen sind bekanntlich v. a. grauer und grüner Star sowie Makuladegeneration. Ähnlich lassen die **Ohren** nach, ab dem 65. Lebensjahr entwickelt sich u. a. eine Hochtonschwerhörigkeit. Dass alte Köche oft salzige Suppen kochen, erklärt sich durch ihren schwindenden **Geschmackssinn**.

Medizin am Lebensende

(Selbstinterview)

Warum liegt Ihnen dieses Thema am Herzen?

Während meiner ärztlichen Tätigkeit war die Behandlung Sterbender stets ein bedrückendes Erlebnis. Nicht nur, weil man so wenig helfen konnte, sondern auch aufgrund der Kollegen, die aus Unsicherheit unter Einsatz aller medizinischen Möglichkeiten behandelten und damit Leiden verlängerten. Wenn ich in solchen Fällen bemerkte, dass eine Behandlung unwürdig und sinnlos war, weil keine Heilungschancen bestanden, geriet ich leicht in falschen Verdacht. Offensichtlich reichte unsere medizinische Ausbildung zur Bewältigung solcher Situationen nicht aus. Im Studium hatte es sich vor allem darum gedreht, wie Krankheiten erkannt und geheilt werden können. Die Konzepte der Palliativmedizin waren in den Lehrplänen nicht vorgekommen.

Zusätzlich bereiteten mir einige niedergelassene Allgemeinärzte bittere private Erfahrungen, als sie meinen Angehörigen in terminalen Situationen mit unerträglichen Schmerzen keine Opiate geben wollten. Die Gründe dafür habe ich bis heute nicht herausgefunden. Waren es Unbequemlichkeiten beim Ausstellen und Verwalten des Betäubungsmittelrezepts? Oder war es womöglich die absurde Angst, meine Angehörigen würden süchtig? Am Ende musste ich selbst aktiv werden und diese wunderbaren Medikamente besorgen.

Vielleicht spielte bei dem Verhalten der Kollegen auch ein Widerwillen gegen den „Medizinprofessor", der manches besser weiß, eine Rolle?

(Schweigen)

Sie sagen, Sie seien gegen lebensverlängernde Maßnahmen – treten sie damit gleichzeitig für eine Sterbehilfe ein?

Albert Schweitzer prägte den schönen Begriff der „Ehrfurcht vor dem Leben". Mit so einer Wahrnehmung des menschlichen Daseins möchte ich meine Antwort begründen. Ein Sterbender muss seine Würde behalten können. Dazu zählt, dass der natürliche Krankheitsverlauf unbeeinträchtigt bleibt. Ärztliche Eingriffe dürfen allein der Kontrolle von Symptomen – Schmerzen, Durst, Atemnot usw. – dienen. Aktive Maßnahmen, die den Tod beschleunigen würden, gehören nicht dazu.

Bedeutet das, dass Sie eine aktive Sterbehilfe ablehnen?

Die Antwort lautet mit Nachdruck „Ja!" Es gibt leider in vielen Ländern Bestrebungen, Gremien aus Juristen, Medizinern, Seelsorgern und engen Angehörigen darüber entscheiden zu lassen, ob ein Mensch getötet werden soll. Am Ende einer solchen Entwicklung sehe ich die Ermordung aller älteren oder sonst der Gesellschaft zur Last fallenden, „sozial nutzlosen" Menschen. In aktuellen Meinungsumfragen haben sich etwa 70 % der bundesdeutschen Bevölkerung und ein ähnlicher Prozentsatz unserer Ärzte für eine aktive Sterbehilfe „in geeigneten Fällen" ausgesprochen.

Ich gebe zu, dass es Grenzfälle gibt, die eine Entscheidung schwierig machen. Ich erinnere mich an den Fall eines 72-jährigen Patienten mit weit fortgeschrittener idiopathischer Lungenfibrose, der zum wiederholten Mal wegen zunehmender Atemnot und Schwäche ins Krankenhaus aufgenommen worden war. Durch eine Behandlung mit Sauerstoff und Opiaten konnte sein Zustand soweit gebessert werden, dass er in Ruhe fast symptomfrei war. Die ständige Erstickungsangst war für ihn jedoch unerträglich und er äußerte gegenüber seinen Angehörigen, Ärzten, aber auch gegenüber den zusätzlich eingeschalteten Geistlichen und Psychologen seinen Todeswunsch. Er bat um die Beendigung aller Behandlungsmaßnahmen einschließlich der Sauerstoffgabe und dokumentierte seinen Wunsch schriftlich. Nach eingehender Diskussion mit allen Beteiligten fiel die Entscheidung für eine palliative Sedierungsbehandlung. Der Patient erhielt Midazolam. Nachdem er eingeschlafen war, wurde die Sauerstoffgabe eingestellt. 5 Stunden später verstarb der Mann.

Aktive Maßnahmen – die Sedierung mit Midazolam und der Entzug von Sauerstoff – führten in diesem Fall den Tod herbei. Inwiefern war dies passive und keine aktive Sterbehilfe?

Ich gebe zu, dass dies ein Grenzfall war. Passive Sterbehilfe bedeutet, quälende Symptome nach den Regeln der Palliativmedizin zu behandeln („Symptomkontrolle"), gleichzeitig aber alle Maßnahmen, die das Leben verlängern könnten, zu unterlassen. Der Begriff der passiven Sterbehilfe ist insofern missverständlich, als es sich bei der Beendigung lebensverlängernder Maßnahmen, wie z. B. dem Abstellen einer künstlichen Beatmung, durchaus um ein aktives Eingreifen handelt und dies zumindest mittelbar den Tod des Betroffenen zur Folge haben kann. Dennoch wird die Beendigung lebensverlängernder Maßnahmen, vorausgesetzt sie entspricht dem dokumentierten Patientenwillen, rechtlich vollkommen anders bewertet als die Injektion eines tödlichen Medikaments. Im ersten Falle wird ein ärztlicher Eingriff, dem die Legitimationsgrundlage durch eine entsprechende Willensbekundung des Patienten entzogen wurde, beendet. Im zweiten Falle handelt es sich um eine Tötung auf Verlangen. Insbesondere aus der Sicht der utilitaristischen Ethik wird immer wieder argumentiert, dass sich beide Handlungen, das aktive Töten und das scheinbar passive Sterbenlassen, im Ergebnis nicht unterscheiden und somit ethisch gleich zu bewerten seien. Für das ärztliche Rollenverständnis ist es jedoch von entscheidender Bedeutung, ob eine Handlung mit der direkten Intention des Tötens eines schwer leidenden Menschen vorgenommen wird oder ob auf lebensverlängernde Maßnahmen verzichtet wird bzw. diese beendet werden.

Bei Sterbenden kann die Linderung ihres Leidens so sehr im Vordergrund stehen, dass eine möglicherweise dadurch bedingte Lebensverkürzung, z. B. durch Gabe von Morphinen, hingenommen wird. Dies wird in der Rechtsprechung als indirekte Sterbehilfe bezeichnet. Entscheidend ist auch hierbei die entsprechende Aufklärung und Zustimmung des betroffenen Menschen bzw. seines gesetzlichen Vertreters. Im Extremfall könnte dieses Vorgehen die oben geschilderte palliative Sedierung begründen.

Voraussetzung für die passive Sterbehilfe ist ein Konsens mit allen Beteiligten, zuallererst mit dem Patienten selbst und seinen Angehörigen, mit den beteiligten Ärzten, dem Pflegepersonal, Geistlichen usw. Sofern möglich, sollte ein schriftliches Einverständnis eingefordert werden. Einfacher ist die Situation, wenn als verbindliche Entscheidungshilfe eine vorher ausgesprochene Patientenverfügung bzw. ein Patiententestament oder eine Vorsorgevollmacht vorliegt.

Wichtig ist noch die Unterscheidung zwischen Sterbehilfe im engeren Sinne, die sich auf Menschen bezieht, bei denen eine Erkrankung einen irreversibel tödlichen Verlauf genommen hat und deren Tod in absehbarer Zeit eintreten wird, und der Sterbehilfe im weiteren Sinne. Letztere bezieht sich auf Menschen, deren Krankheitszustand zwar irreversibel erscheint, bei denen der Tod jedoch noch nicht absehbar ist. Problematisch ist vor allem der Zustand des Wachkomas (sog. Apallisches Syndrom). Er beschreibt Menschen, deren Bewusstsein infolge eines Funktionsausfalls der Großhirnrinde kaum noch Kommunikation zulässt. Hier wird die Einstellung der Sondenernährung als eine Form der „passiven" Sterbehilfe intensiv diskutiert und in der Rechtsprechung des Bundesgerichtshofs tendenziell dann für zulässig gehalten, wenn eine eindeutige Willensäußerung, z. B. in Form einer Patientenverfügung vorliegt oder sich der mutmaßliche Wille des Patienten rekonstruieren lässt.

Sie erwähnen Patientenverfügungen. Inwieweit betrachten Sie solche bei Ihren Entscheidungen als bindend?
Diese Frage lässt sich scheinbar leicht beantworten, denn kürzlich ist vom Gesetzgeber eine klare Regelung getroffen worden. Demnach sind von einem Patienten früher schriftlich festgelegte Anweisungen zu seiner Behandlung als verbindlich anzusehen.

Was meinen Sie mit „scheinbar leicht"?
Schwerstkranke Patienten entwickeln nicht selten einen starken Überlebenswillen, der evtl. im Gegensatz zu ihrer Patientenverfügung steht. Neuere Behandlungsverfahren erwecken zudem Hoffnungen auf Besserung oder sogar Heilung ihrer Krankheit. Wie soll man als behandelnder Arzt in einer solchen Situation vorgehen? Es heißt, der „behandelnde Arzt prüft, was medizinisch indiziert ist und erörtert die Maßnahme mit dem Betreuer oder Bevollmächtigten, möglichst unter Einbeziehung naher Angehöriger und sonstiger Vertrauenspersonen. Bestehen hingegen Meinungsverschiedenheiten, müssen folgenschwere Entscheidungen vom Vormundschaftsgericht genehmigt werden". Ich meine, nach so einer Prozedur kommt jede Hilfe zu spät.

Empfehlenswert ist als Instrument auch eine schriftliche Vorsorgevollmacht. Für den Fall, dass ein Patient seinen Willen nicht mehr selbst darlegen kann, werden eine oder mehrere Personen bevollmächtigt, Entscheidungen mit bindender Wirkung für ihn, u. a. auch in seinen Gesundheitsangelegenheiten, zu treffen (§ 1904 BGB).

Kommen wir zu einem anderen Thema, das bereits angeklungen ist: Wie bewerten Sie Palliativstationen und Hospize?
Um es vorweg zu sagen: Ich sehe diese Einrichtungen sehr positiv. Leider ist ihre Anzahl für eine flächendeckende Versorgung der Bevölkerung zu gering. Auch gibt es ein Informationsdefizit. Selbst Ärzte kennen sich nicht immer aus. Allgemein gesprochen, beschäftigt sich die Palliativmedizin mit der „würdevollen ärztlichen und pflegerischen Begleitung sterbender Menschen bis zu ihrem Tode" (WHO). Nicht zu vergessen ist auch die Betreuung der oftmals überforderten Angehörigen. Die medizinische Behandlung

ist v. a. auf die Erhaltung der Lebensqualität und die Linderung von quälenden Symptomen gerichtet. In Krankenhäusern gibt es Palliativstationen als Bestandteil der akut-stationären Versorgungseinrichtungen. Sie dienen der Optimierung einer symptomatischen Therapie, die Aufenthaltsdauer dort beträgt im Durchschnitt 10–12 Tage. Hospize sind speziell auf die Bedürfnisse Sterbender ausgerichtete Pflegestationen. Die medizinische Versorgung erfolgt hier ambulant durch niedergelassene Haus- und Fachärzte. Schließlich gibt es noch ambulante Hospiz- und Pflegedienste, die sich speziell um die Versorgung in der eigenen Wohnung kümmern.

Welche Krankheiten werden vorwiegend auf Palliativstationen behandelt?

Grundsätzlich werden dort alle Leiden mit einer Lebenserwartung von weniger als sechs Monaten behandelt. Hierzu zählen progrediente Tumorerkrankungen, bei denen therapeutische Bemühungen auf Heilung oder langfristige Besserung ausgeschöpft sind, Endstadien von HIV- und chronisch obstruktiven Lungenerkrankungen (COPD) oder amyotrophische Lateralsklerosen (ALS) sowie dekompensierte Leberzirrhosen. Ein wichtiges Arbeitsfeld ist auch die Versorgung von Patienten mit schwerwiegenden Symptomen, die durch Behandlungsmöglichkeiten niedergelassener Ärzte oder ambulanter pflegerischer Dienste nicht beherrschbar sind.

Welche Möglichkeiten der Behandlung gibt es in solchen verzweifelten Fällen?

Für Ärzte stellt das eine ungewohnte Situation dar: Es geht in diesen Fällen nicht um Lebensverlängerung oder das Ziel, eine Form der Heilung zu erreichen, sondern allein um die Kontrolle von Krankheitssymptomen. Man spricht in diesem Zusammenhang von einer mitfühlenden „empathischen", nicht mitleidenden Begleitung, die die Nöte, aber auch das Sterben selbst anspricht und nach Möglichkeit die Menschen im persönlichen Umfeld mit einbezieht. Wichtig sind z. B. die Nahrungs- und Flüssigkeitszufuhr, sofern sie keine schweren Belastungen darstellen. Auch Schmerzen, Anorexie, Schwäche, Obstipation, Atemnot, Übelkeit, Schlaflosigkeit, Schwitzen, Schluckstörungen, Dyspepsie, Erbrechen, Inkontinenz von Urin und Stuhl, Durchfall, Hautsymptome einschl. Dekubitus oder neuropsychiatrische Symptome müssen behandelt werden.

Die Begleitung von Patienten mit fortgeschrittenen **Tumorerkrankungen** ist eine der Hauptaufgaben. Oftmals genügen einfache Maßnahmen, um das

Wohlbefinden und die Lebensqualität dieser Patienten zu verbessern, beispielsweise das Schaffen einer ruhigen Umgebung, die Beseitigung von unangenehmen Gerüchen aus Tumorzerfall oder Inkontinenz im Krankenzimmer oder die häufige Gabe von kleinen Mahlzeiten und die Gewährung von Wunschkost. Etwa die Hälfte der Patienten klagt über Übelkeit und Erbrechen. Bei der Behandlung wird man nach Möglichkeit versuchen, die Ursachen zu beseitigen. Im Gastrointestinaltrakt können das Obstruktionen, Magen- oder Zwölffingerdarmgeschwüre sein, in der Speiseröhre kommen Schleimhautulzeration oder Candidabefall als Ursachen in Frage. Auch Stoffwechselentgleisungen (Urämie, Hyperkalzämie) führen zu diesen Symptomen, ebenso wie bestimmte Medikamente (Opiate, Chemotherapeutika). Zur symptomatischen Behandlung gibt es eine Reihe von Medikamenten mit unterschiedlichen Angriffspunkten:

– Metoclopramid (vorwiegend gastrointestinales Erbrechen)
– Haloperidol (zentrales Erbrechen / Chemorezeptoren-Triggerung)
– Dimenhydrinat (Dämpfung des Brechzentrums)

Obstipation ist am häufigsten Folge einer Opioidtherapie. Andere mögliche Ursachen sind eine tumorbedingte gastrointestinale Wegsamkeitsstörung, eine Stoffwechselentgleisung (Hyperkalzämie), eine neurogene Störung oder Ernährungsfehler (ballaststoffarme Ernährung, geringe Flüssigkeitsaufnahme, Immobilität). Zur Behandlung v. a. opiatbedingter Obstipation kommt – neben gegen die Grundursache gerichteten Maßnahmen - folgendes Stufenschema in Betracht:

– Natrium Picosulfat (Laxoberal®) 10- 20 Tr. initial, alternativ Macrogol (Movicol®) 1-2 Btl./Tag
– Laxoberal® + Movicol®
– Zusätzliche Gabe von Bisacodyl Supp (Dulcolax®) oder Gabe eines Klysmas (Microclyst®)
– Ultima Ratio: Gastrografin® 50 – 100 ml oral, manuelle Ausräumung

Mehr als die Hälfte aller Tumorpatienten leidet am Ende ihres Krankheitsweges unter quälender Atemnot (Dyspnoe). Es handelt sich dabei v. a. um eine subjektive Wahrnehmung, die oftmals von Tachypnoe, Angst, Unruhe und Panik begleitet wird. Neben allgemeinen Maßnahmen (Öffnen des Zimmerfensters, Hochlagern des Oberkörpers, Vermeidung beengender Kleidung, Einsatz eines Ventilators) ist die Behandlungsstrategie gegen die Tachypnoe und die vermehrte Atemarbeit gerichtet. Ein weiteres Ziel ist die Beeinflussung der psychischen Situation des Patienten mit seiner übermäßigen Wahrnehmung der Dyspnoe. Folgende Maßnahmen sollen hier erwähnt werden:

- Sauerstoffgabe v. a. bei zyanotischen Patienten. In der Regel ist diese Behandlung weniger sinnvoll, da in den meisten Fällen von Dyspnoe nicht ein Sauerstoffmangel, sondern ein Versagen der Atemmechanik die Ursache ist.
- Symptomkontrolle v. a. durch Opiate (z. B. Morphin 5–10 mg Tbl. alle 4 Stunden).
- Bei Panikattacken Anxiolytika (z. B. Lorazepam / Tavor® 1–2,5 mg subl.).

Gibt es hierzu weiterführende Informationsmöglichkeiten?

Das ist eine gute Frage. Ich darf auf die Fortbildungsangebote der Deutschen Gesellschaft für Palliativmedizin (http://www.dgpalliativmedizin.de) verweisen. Bei besonderem Interesse kann man die medizinische Zusatzbezeichnung „Palliativmedizin" erwerben.

Zum Schluss: Was können Sie einem jungen Arzt raten, der mit Sterbenden konfrontiert wird?

Es besteht die Gefahr, dass eigene Gefühle durch die häufige Konfrontation mit großem menschlichem Leid verhärten. Er sollte es dazu nicht kommen lassen und bei seinen Entscheidungen nicht nur den Verstand, sondern immer auch das Herz mitsprechen lassen. Erst dann kann er seine ärztliche Aufgabe erfüllen. Um Kraft zu schöpfen, sollte er Phasen der Ruhe und Entspannung einlegen. Mir hat die Musik von Johann Sebastian Bach immer viel gegeben.

Die Weiterbildung zum Facharzt

Nach dem Studium bist du Arzt bzw. Ärztin. Davon gibt es aktuell 470.400 in Deutschland und von diesen sind 357.200 berufstätig. Zu den Nicht-Berufstätigen werden zum Beispiel Ärzte gezählt, die in Rente sind, im Mutterschutz oder auf Arbeitssuche. Von den Berufstätigen sind 235.292 Fachärzte, alle anderen (106.660) ohne Gebietsbezeichnung. Das heißt, dass sie entweder nie eine erlangt haben, z. B. weil sie nach dem Studium in einer anderen Branche angefangen haben. Oder weil sie noch auf dem Weg zum Facharzttitel sind. Dieser Weg heißt Weiterbildung, dauert mindestens vier Jahre und wird mit einer Facharztprüfung bei der Landesärztekammer abgeschlossen. Direkt nach dem Studium kannst du mit der Weiterbildung beginnen. Du arbeitest dann als Assistenzarzt.

Zuständig ist die Landesärztekammer

Die Weiterbildung wird durch die Weiterbildungsordnung (WBO) der jeweils zuständigen Landesärztekammer geregelt. Diese orientieren sich immer an der Musterweiterbildungsordnung (MWBO) der Bundesärztekammer. Die aktuelle Version heißt MWBO 2003 in der Fassung vom 23. Okt. 2015. Darin ist unter anderem geregelt, dass nur Abschnitte von mindestens sechs Monaten Länge auf die Weiterbildung angerechnet werden.
Ausnahmen gibt es nur in der Allgemeinmedizin, wo zum Teil Drei-Monats-Abschnitte angerechnet werden können. Die Landesärztekammern übernehmen die MWBO zwar fast 1:1, aber eben nur fast. So kann es zwischen den Bundesländern kleine Unterschiede in der WBO geben, die auch von den in diesem Buch vorgestellten Weiterbildungsabläufen abweichen können.

Gebiete, Facharztkompetenzen, Schwerpunkte

Zuerst suchst du dir ein Gebiet aus, zum Beispiel Augenheilkunde, Chirurgie oder Kinder- und Jugendmedizin. Es gibt aktuell 35 Gebiete. Fünf davon sind noch einmal unterteilt, zum Beispiel die Chirurgie in Herzchirurgie, Kinderchirurgie, Viszeralchirurgie und fünf weitere Richtungen, für die es jeweils eine eigene Weiterbildung und einen eigenen Facharzttitel gibt. In insgesamt vier Fachrichtungen kannst du dich nach der Weiterbildung durch die Wahl eines Schwerpunktes spezialisieren, zum Beispiel in der Frauenheilkunde durch den Schwerpunkt „Gynäkologische Onkologie".

Zusatzweiterbildungen

Eine weitere Möglichkeit für die Spezialisierung sind Zusatzweiterbildungen, die ebenfalls in der WBO aufgeführt werden. Sie unterscheiden sich sehr. Einige – wie z. B. Akupunktur – stehen nur Fachärzten für ein spezielles Gebiet offen, andere sind „integraler Bestandteil" einer Weiterbildung, weitere sind allen Fachärzten zugänglich. Notfallmedizin ist die einzige Zusatzweiterbildung, die du schon während der Facharztweiterbildung erwerben kannst, für alle anderen musst du bereits im Besitz des Facharzttitels sein. Eine ausführliche Darstellung findest du ab Seite 448.

Prognose zur Entwicklung der Fachgebiete

Bei einigen Weiterbildungs-Beschreibungen kannst du eine Grafik der Unternehmensberatung Deloitte (www.deloitte.com) finden. Sie beruht auf der Studie samt Befragung von 6.700 leitenden Krankenhausärzten und ärztlichen Leitern von knapp 1.600 Reha-Einrichtungen. Im Jahr 2007 stellten sie jeweils eine fundierte Prognose für die Entwicklung von Fallzahlen und Verweildauern in ihrem Fachgebiet. Über alle Fachgebiete hinweg rechnen die Experten mit leicht steigenden Fallzahlen und deutlich sinkenden Verweildauern.

Aus Sicht der Experten ist am ehesten in den Gebieten Geriatrie, Psychosomatik und Palliativmedizin damit zu rechnen, dass die Fallzahlen steigen. Bei den Fachgebieten Augenheilkunde, Kinderheilkunde und HNO rechnen sie mit dem stärksten Rückgang der Fallzahlen.

Die Verweildauern im Krankenhaus werden in allen Fachgebieten sinken. Den geringsten Rückgang wird es in Herzchirurgie, Dermatologie und Palliativmedizin geben. Am stärksten werden die Verweildauern voraussichtlich in der Orthopädie, der Frauenheilkunde und der Thoraxchirurgie zurückgehen. Die Veränderungen an den Fallzahlen werden durch verschiedene Faktoren hervorgerufen: Einerseits sorgt die demografische Entwicklung dafür, dass die Fallzahlen steigen. Andererseits sinken die Fallzahlen dadurch, dass ambulante Angebote die stationäre Versorgung ersetzen. Weitere Einflussfaktoren sorgen andererseits für kürzere Verweildauern, hauptsächlich das DRG-Vergütungssystem.

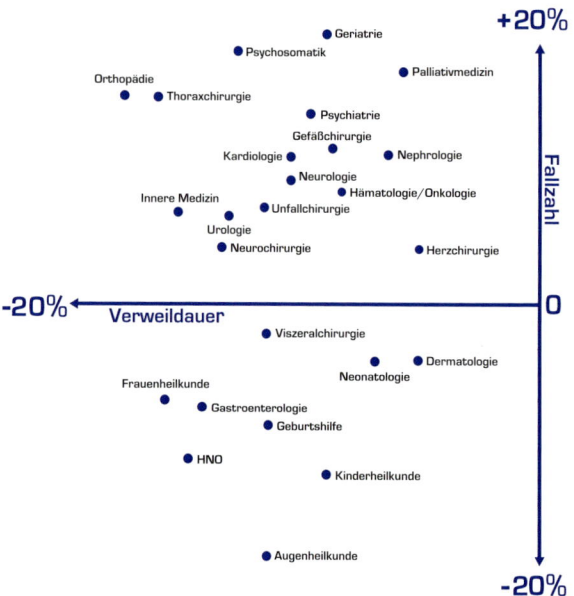

Gebiete der unmittelbaren Patientenversorgung

Bei einigen Weiterbildungen steht, dass eine gewisse Anzahl an Monaten „in einem Gebiet der unmittelbaren Patientenversorgung" abgeleistet werden kann. Welche Gebiete sind damit gemeint? Im Detail kann sich das von Bundesland zu Bundesland unterscheiden und ist in der jeweiligen Weiterbildungsordnung nachzulesen. Orientieren kannst du dich aber an der MWBO, dort steht auf S. 8, welche Gebiete zur „unmittelbaren Patientenversorgung" zählen:

– Allgemeinmedizin
– Anästhesiologie
– Augenheilkunde
– Chirurgie
– Gynäkologie und Geburtshilfe
– HNO
– Dermatologie
– Humangenetik
– Innere Medizin
– Pädiatrie
– Kinder- und Jugendpsychiatrie und -psychotherapie

- Mund-Kiefer-Gesichtschirurgie
- Neurochirurgie
- Neurologie
- Physikalische und Rehabilitative Medizin
- Psychiatrie und Psychotherapie
- Psychosomatische Medizin und Psychotherapie
- Strahlentherapie
- Urologie

UNSER TIPP

Bei Fragen und Problemen

Den wichtigsten Hinweis zum Thema Weiterbildung kennst du bereits aus dem Studium: Bei Fragen und Problemen immer an die zuständige Landes-ärztekammer wenden!

Für das gesamte Weiterbildungs-Kapitel gilt selbstverständlich: Mit Begriffen wie „Arzt", „Spezialist", „Chirurg" und so weiter sind immer sowohl Männer als auch Frauen gemeint.

UNSER TIPP

Weiterbildung

Umfangreicher Weiterbildungsplaner

- www.medi-learn.de/weiterbildungsplaner_daef

Aktuelle MWBO

- www.medi-learn.de/AK090

Statistik zu Fachärzten in Deutschland

- www.medi-learn.de/AK091

Allgemeinmedizin

Definition

Ein Hausarzt ist ein niedergelassener (frei-beruflicher) oder in einem Medizinischen Versorgungszentrum angestellter Arzt, der für den Patienten meist die erste Anlauf-stelle bei medizinischen Problemen ist oder im Rahmen des Hausarztmodells sogar sein muss. 18,5 Prozent der Ärzte in Deutschland sind kassenärztlich tätige Hausärzte.

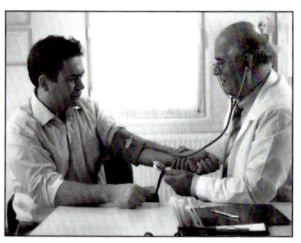

Den sogenannten „Praktischen Arzt" gibt es heute nicht mehr. Lediglich Ärz-te, die bis Ende 2002 diese Bezeichnung führten, dürfen sich weiterhin so nennen. Diese Ärzte haben nach dem Abschluss ihres Medizinstudiums zwar eine mindestens vierjährige klinische Weiterbildung abgeleistet, jedoch in beliebigen Fachrichtungen und ohne Facharztprüfung. Ende 2013 waren in Deutschland noch 5.143 Praktische Ärzte berufstätig.

Dauer der Weiterbildung

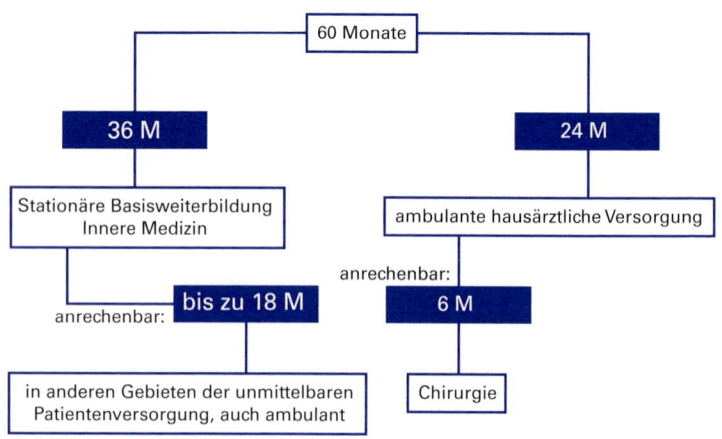

60 Monate

36 M

Stationäre Basisweiterbildung Innere Medizin

anrechenbar: bis zu 18 M

in anderen Gebieten der unmittelbaren Patientenversorgung, auch ambulant

24 M

ambulante hausärztliche Versorgung

anrechenbar: 6 M

Chirurgie

M = Monate

Weiterhin ist eine Weiterbildung in Psychosomatischer Grundversorgung in Form eines Kurses von 80 Stunden Pflicht. Auch 3-Monatsabschnitte in den Anrechnungsfächern möglich.

Fachärzte im Gebiet für Allgemeinmedizin in Deutschland: 43.248
Assistenzärzte mit abgeschlossener Weiterbildung Allgemeinmedizin in
deutschen Kliniken: 518

Berufsverbände/Fachgesellschaften
Deutscher Hausärzteverband
www.hausaerzteverband.de

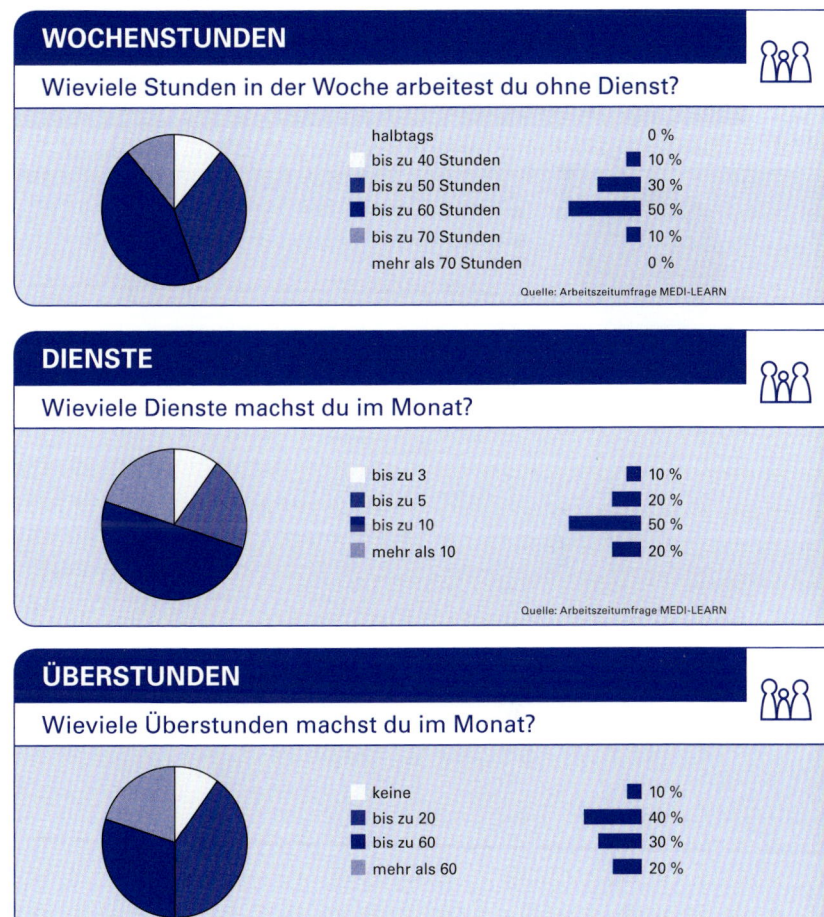

WOCHENSTUNDEN

Wieviele Stunden in der Woche arbeitest du ohne Dienst?

halbtags	0 %
bis zu 40 Stunden	10 %
bis zu 50 Stunden	30 %
bis zu 60 Stunden	50 %
bis zu 70 Stunden	10 %
mehr als 70 Stunden	0 %

Quelle: Arbeitszeitumfrage MEDI-LEARN

DIENSTE

Wieviele Dienste machst du im Monat?

bis zu 3	10 %
bis zu 5	20 %
bis zu 10	50 %
mehr als 10	20 %

Quelle: Arbeitszeitumfrage MEDI-LEARN

ÜBERSTUNDEN

Wieviele Überstunden machst du im Monat?

keine	10 %
bis zu 20	40 %
bis zu 60	30 %
mehr als 60	20 %

Quelle: Arbeitszeitumfrage MEDI-LEARN

ÜBERSTUNDEN

Wie werden Überstunden bei dir geregelt/abgegolten?

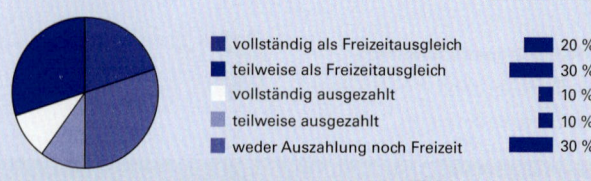

■ vollständig als Freizeitausgleich	20 %
■ teilweise als Freizeitausgleich	30 %
☐ vollständig ausgezahlt	10 %
■ teilweise ausgezahlt	10 %
■ weder Auszahlung noch Freizeit	30 %

BELASTUNG

Ungenauigkeiten oder Fehler durch Müdigkeit/zu hohe Belastung?

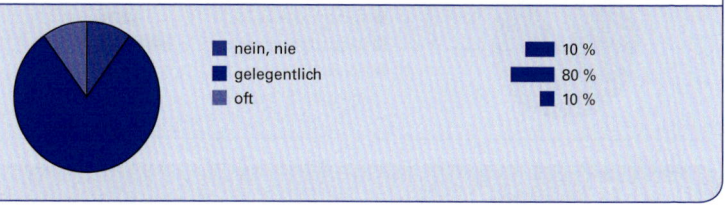

■ nein, nie	10 %
■ gelegentlich	80 %
■ oft	10 %

Anästhesiologie

Definition

Das Gebiet Anästhesiologie umfasst die Allgemein-, Regional- und Lokalanästhesie einschließlich deren Vor- und Nachbehandlung, die Aufrechterhaltung der vitalen Funktionen während operativer und diagnostischer Eingriffe sowie intensivmedizinische, notfallmedizinische und schmerztherapeutische Maßnahmen.

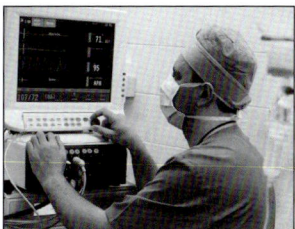

Dauer der Weiterbildung

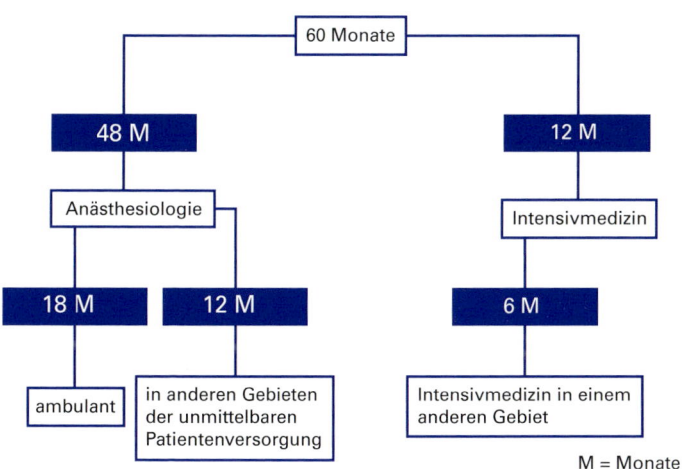

Fachärzte im Gebiet für Anästhesiologie in Deutschland: 21.478
Assistenzärzte Anästhesiologie in Deutschland (Kliniken): 8.736

Berufsverbände/Fachgesellschaften

Berufsverband Deutscher Anästhesisten e.V.
www.bda.de

WER ARBEITET IN DIESER FACHRICHTUNG?

Anästhesie

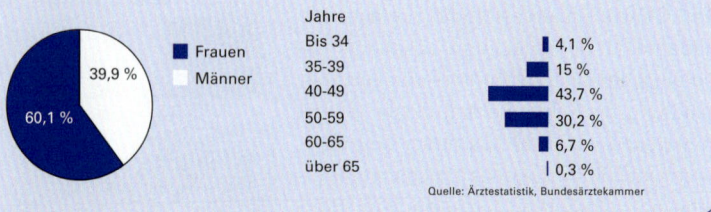

■ Frauen
□ Männer

39,9 %
60,1 %

Jahre
Bis 34 ▮ 4,1 %
35-39 ▮ 15 %
40-49 ▮ 43,7 %
50-59 ▮ 30,2 %
60-65 ▮ 6,7 %
über 65 ▮ 0,3 %

Quelle: Ärztestatistik, Bundesärztekammer

UNTER KOLLEGEN

Anästhesisten sagen über ihren Beruf

Warum möchtest du Anästhesist werden?
Breites Spektrum der Medizin. Angenehme Arbeitszeiten. Entspannte
Kollegen. Abwechslungsreiches Patientenspektrum.

Was macht für dich die Anästhesie besonders?
Schnelle Entscheidungen. Die praktische Arbeit.

Was gefällt dir am Facharzt der Anästhesie eher nicht?
Zermürbend langweilige lange OPs. Die Unsicherheit als Anfänger.

Welches Erlebnis war für dich besonders schön?
Es war toll, als ich zum ersten Mal selbstständig ein Polytrauma versorgt
habe.

Welches Erlebnis war für dich besonders schlimm?
Ich musste ganz zu Beginn der Frau eines Patienten sagen, dass ihr Mann nach
der Operation Hirnblutungen entwickelt hat und nun hirntot ist.

**Würdest du anderen empfehlen, sich für den Facharzt Anästhesiologie
zu entscheiden?**
Gute Möglichkeiten zur Teilzeitarbeit. Anästhesisten sind einfach die
entspanntesten Ärzte. Die Familienfreundlichkeit des Faches.

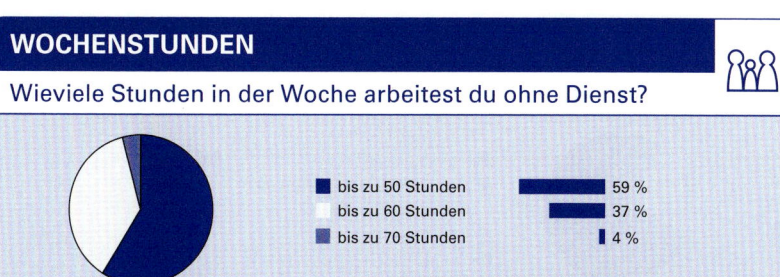

WOCHENSTUNDEN

Wieviele Stunden in der Woche arbeitest du ohne Dienst?

- bis zu 50 Stunden — 59 %
- bis zu 60 Stunden — 37 %
- bis zu 70 Stunden — 4 %

Quelle: Arbeitszeitumfrage MEDI-LEARN

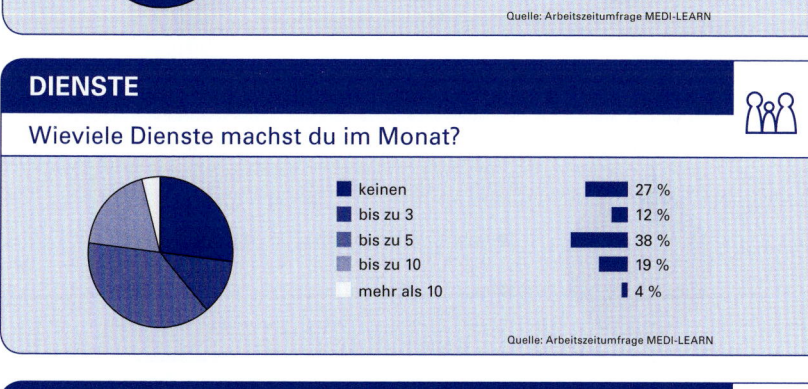

DIENSTE

Wieviele Dienste machst du im Monat?

- keinen — 27 %
- bis zu 3 — 12 %
- bis zu 5 — 38 %
- bis zu 10 — 19 %
- mehr als 10 — 4 %

Quelle: Arbeitszeitumfrage MEDI-LEARN

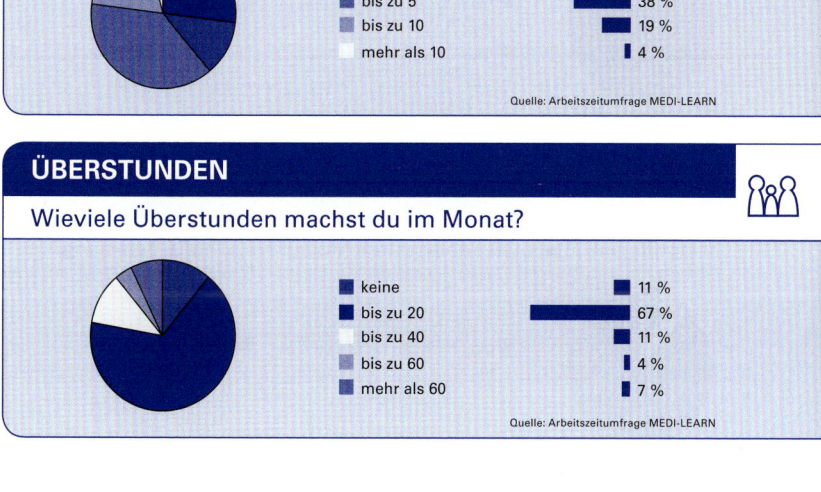

ÜBERSTUNDEN

Wieviele Überstunden machst du im Monat?

- keine — 11 %
- bis zu 20 — 67 %
- bis zu 40 — 11 %
- bis zu 60 — 4 %
- mehr als 60 — 7 %

Quelle: Arbeitszeitumfrage MEDI-LEARN

ÜBERSTUNDEN

Wie werden Überstunden bei dir geregelt/abgegolten?

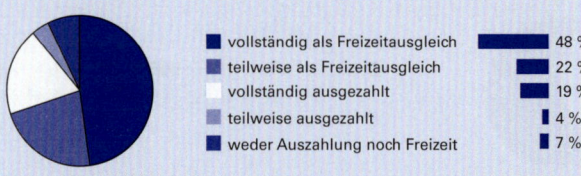

- vollständig als Freizeitausgleich — 48 %
- teilweise als Freizeitausgleich — 22 %
- vollständig ausgezahlt — 19 %
- teilweise ausgezahlt — 4 %
- weder Auszahlung noch Freizeit — 7 %

STIMMUNG

Wie würdest du deinen Gemütszustand/Stresspegel bezeichnen?

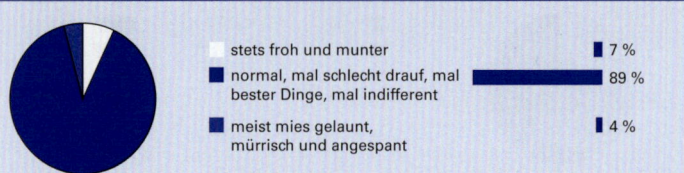

- stets froh und munter — 7 %
- normal, mal schlecht drauf, mal bester Dinge, mal indifferent — 89 %
- meist mies gelaunt, mürrisch und angespant — 4 %

BELASTUNG

Ungenauigkeiten oder Fehler durch Müdigkeit/zu hohe Belastung?

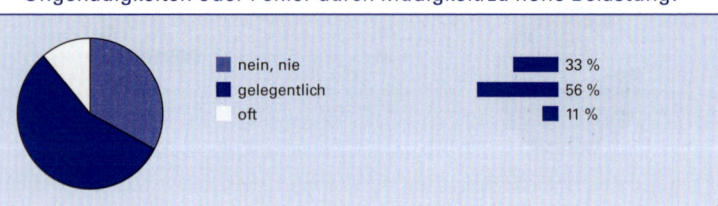

- nein, nie — 33 %
- gelegentlich — 56 %
- oft — 11 %

Anatomie

Definition

Das Gebiet Anatomie umfasst die Lehre vom normalen Bau und Zustand des Körpers mit seinen Geweben und Organen einschließlich systematischer und topographischfunktioneller Aspekte sowie der Embryologie.

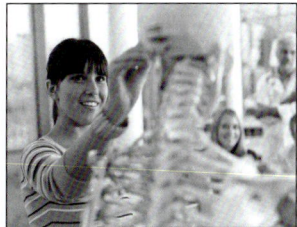

Dauer der Weiterbildung

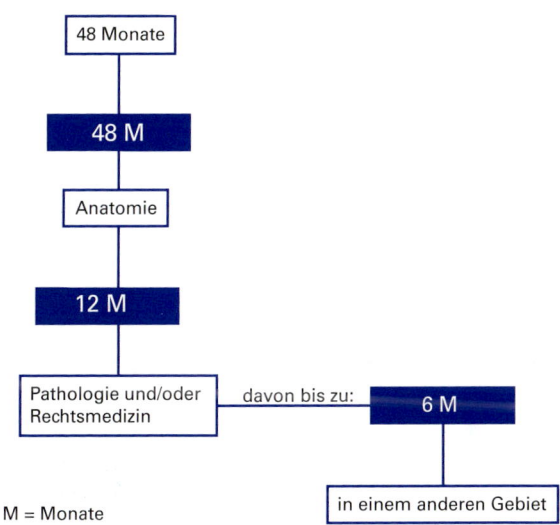

48 Monate

48 M

Anatomie

12 M

Pathologie und/oder Rechtsmedizin

davon bis zu: **6 M**

in einem anderen Gebiet

M = Monate

Fachärzte im Gebiet für Anatomie in Deutschland: 107
Assistenzärzte Anatomie in Deutschland: 13

Berufsverbände/Fachgesellschaften

Anatomische Gesellschaft
www.anatomische-gesellschaft.de

Arbeitsmedizin

Definition

Das Gebiet Arbeitsmedizin umfasst als prä-
ventivmedizinisches Fach die Wechselbe-
ziehungen zwischen Arbeit und Beruf einerseits sowie Gesundheit und Krankheiten
anderererseits, die Förderung der Gesundheit
und Leistungsfähigkeit des arbeitenden
Menschen, die Vorbeugung, Erkennung, Behandlung und Begutachtung arbeits- und

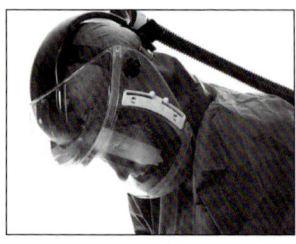

umweltbedingter Erkrankungen und Berufskrankheiten, die Verhütung ar-
beitsbedingter Gesundheitsgefährdungen einschließlich individueller und
betrieblicher Gesundheitsberatung, die Vermeidung von Erschwernissen
und die berufsfördernde Rehabilitation.

Dauer der Weiterbildung

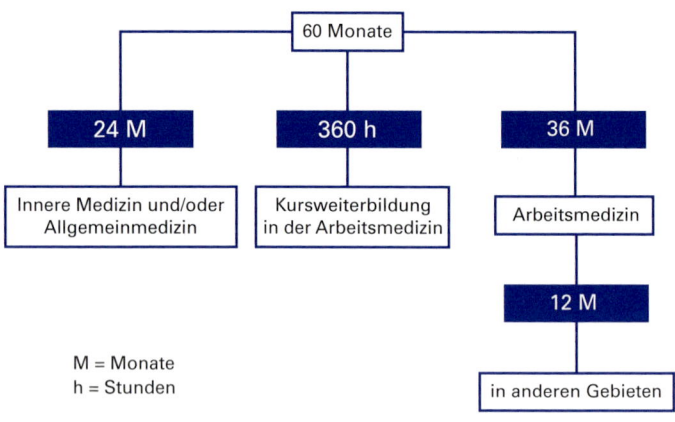

Fachärzte im Gebiet für Arbeitsmedizin in Deutschland: 3.006
Assistenzärzte für Arbeitsmedizin in Deutschland: 176

Berufsverbände/Fachgesellschaften

Deutsche Gesellschaft für Arbeitsmedizin und Umweltmedizin

www.dgaum.de

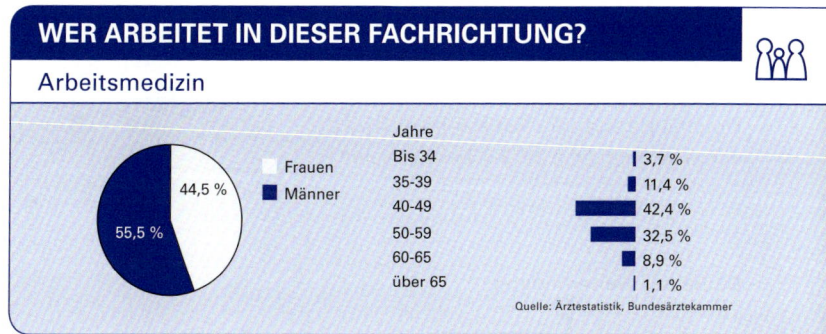

WER ARBEITET IN DIESER FACHRICHTUNG?

Arbeitsmedizin

Frauen	44,5 %
Männer	55,5 %

Jahre	
Bis 34	3,7 %
35-39	11,4 %
40-49	42,4 %
50-59	32,5 %
60-65	8,9 %
über 65	1,1 %

Quelle: Ärztestatistik, Bundesärztekammer

Augenheilkunde

Definition

Das Gebiet Augenheilkunde umfasst die Vorbeugung, Behandlung und Nachsorge der anatomischen und funktionellen Veränderungen des Sehorgans einschließlich der Optometrie und der plastisch-rekonstruktiven Operationen in der Periorbitalregion.

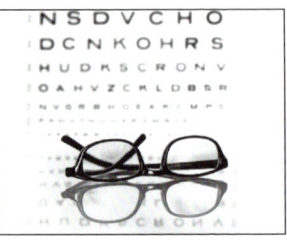

Dauer der Weiterbildung

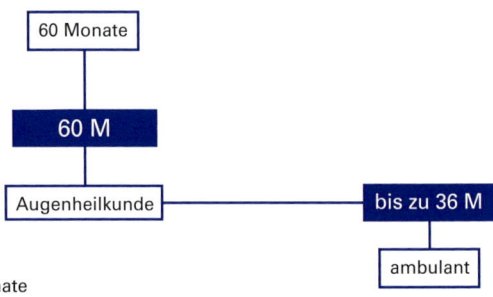

60 Monate

60 M

Augenheilkunde — bis zu 36 M

ambulant

M = Monate

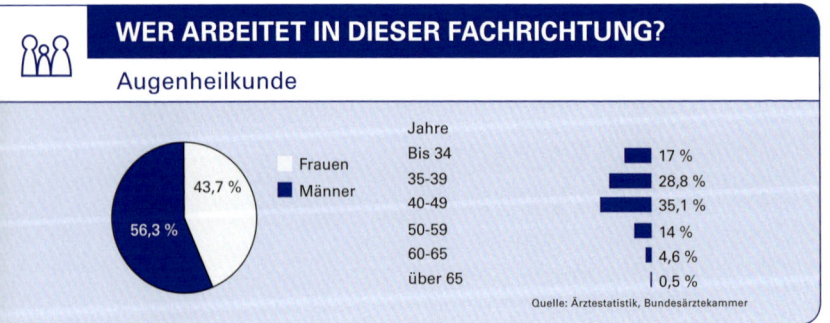

WER ARBEITET IN DIESER FACHRICHTUNG?

Augenheilkunde

Frauen 43,7 %
Männer 56,3 %

Jahre	
Bis 34	17 %
35-39	28,8 %
40-49	35,1 %
50-59	14 %
60-65	4,6 %
über 65	0,5 %

Quelle: Ärztestatistik, Bundesärztekammer

Fachärzte im Gebiet für Augenheilkunde in Deutschland: 7.076
Assistenzärzte Augenheilkunde in Deutschland: 338

Berufsverbände/Fachgesellschaften

Berufsverband der Augenärzte Deutschlands e.V.

www.augeninfo.de

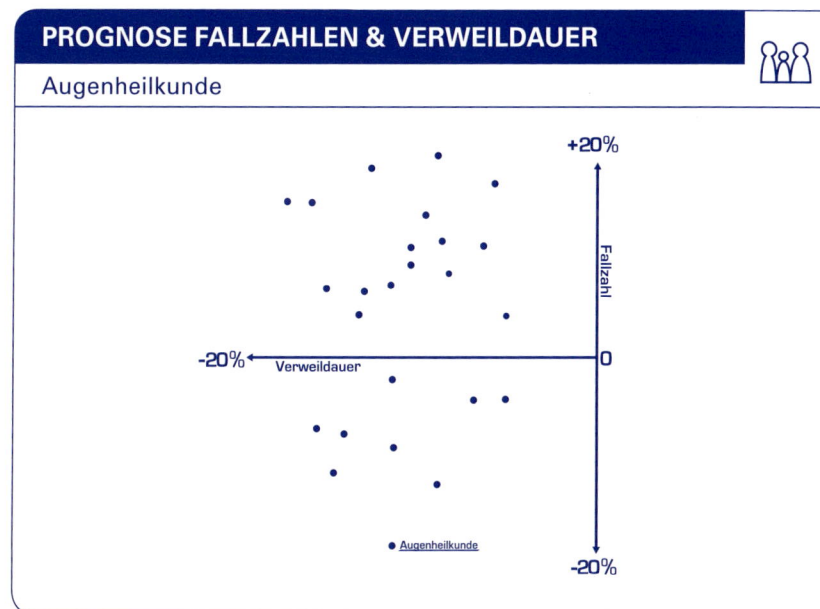

UNTER KOLLEGEN

Augenärzte sagen über ihren Beruf

Warum möchtest du gerne Augenarzt werden?
Gute Mischung aus operativer und konservativer Tätigkeit und es ist ein kleines ästhetisches Fach.

Was macht für dich die Augenheilkunde besonders?
Die meisten Befunde sind selbst erhebbar. Laserkorrekturen/Linsenoperationen.

Was gefällt dir am Facharzt der Augenheilkunde nicht gut?
Dass es ein begrenztes Gebiet ist und intraokuläre Eingriffe fast überall Fach- und Oberärzten vorbehalten sind.

Welches Erlebnis war für dich besonders schön?
Erfolgreiche Lyse eines Zentralarterienverschlusses.

Welches Erlebnis war für dich besonders schlimm?
Meine erste nichtophthalmologische Notfallsituation im Dienst.

Würdest du anderen empfehlen, sich für den Facharzt Augenheilkunde zu entscheiden?
Ja sehr, da es ein kleines und ästhetisches Fach ist und die Überstunden sich meist in Grenzen halten.

Biochemie

Definition

Das Gebiet Biochemie umfasst die Chemie der Lebensvorgänge und der lebenden Organismen einschließlich der organischen und anorganischen Substanzen des Organismus sowie die bei den Lebensvorgängen ablaufenden Reaktionen.

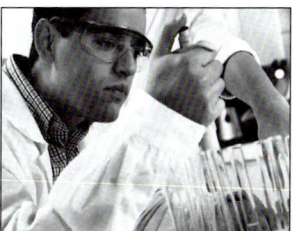

Dauer der Weiterbildung

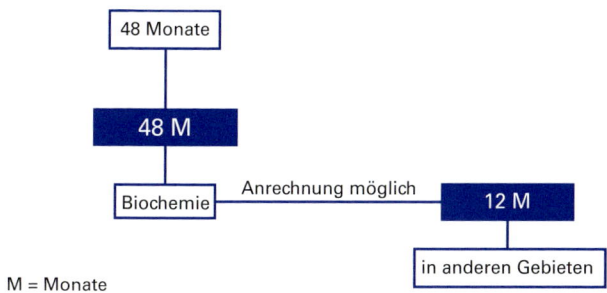

Fachärzte im Gebiet für Biochemie in Deutschland: 47
Assistenzärzte für Biochemie in Deutschland: 10

Berufsverbände/Fachgesellschaften

Gesellschaft für Biochemie und Molekularbiologie
www.gbm-online.de

Chirurgie

Definition

Das Gebiet Chirurgie umfasst die Vorbeu-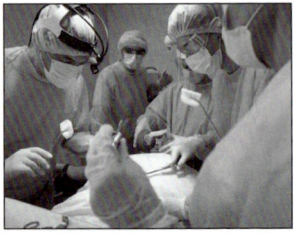
gung, Erkennung, konservative und opera-
tive Behandlung, Nachsorge und Rehabilitation von chirurgischen Erkrankungen,
Verletzungen und Verletzungsfolgen sowie angeborenen und erworbenen Formveränderungen und Fehlbildungen der Gefäße, der inneren Organe einschließlich des
Herzens, der Stütz- und Bewegungsorgane und der onkologischen Wieder-
herstellungs- und Transplantationschirurgie.

Dauer der Weiterbildung

Es gibt nicht nur eine, sondern acht verschiedene Facharzt-Weiterbildungen
für Chirurgie. Die Entscheidung für eine dieser Richtungen brauchst du nicht
sofort nach dem Studium zu treffen, denn die zweijährige Basisweiterbildung ist allen gemeinsam. Danach trennen sich die Wege der angehenden
Chirurgen. Aufbauend auf der Basisweiterbildung kannst du dich in jeweils
vier Jahren weiterbilden lassen zum Facharzt für Allgemeinchirurgie, Gefäßchirurgie, Herzchirurgie, Kinderchirurgie, Orthopädie und Unfallchirurgie, Plastische und Ästhetische Chirurgie, Thoraxchirurgie oder Viszeralchirurgie. Details dazu findest du auf den folgenden Seiten.

Möchtest du zwei dieser acht Facharztkompetenzen erwerben, so beträgt
die gesamte Weiterbildungszeit mindestens 9 Jahre. Weitere Spezialisierungen sind unter anderem durch Zusatzweiterbildungen möglich, zum Beispiel
in Handchirurgie, Proktologie oder Sportmedizin.

Zur Weiterbildung Chirurgie gehören immer 6 Monate Intensivmedizin. Diese können sowohl während der 24 Monate Basisweiterbildung als auch
während der 48 Monate der speziellen Weiterbildung absolviert werden.

Dauer der Weiterbildung

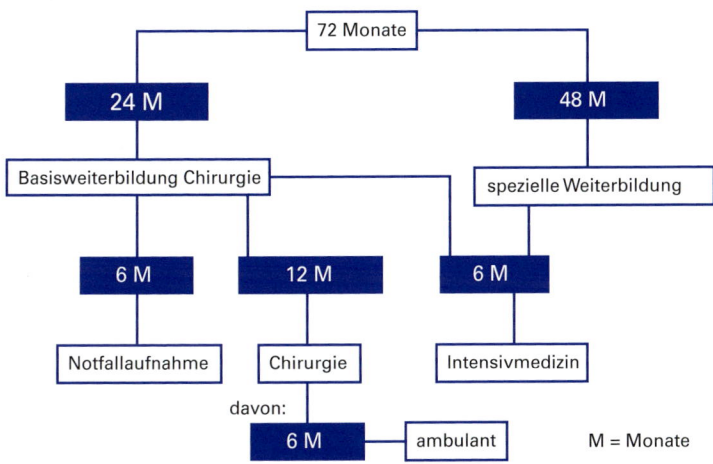

Berufsverbände/Fachgesellschaften

Deutsche Gesellschaft für Chirurgie e.V.
www.dgch.de
Berufsverband Deutscher Chirurgen e.V.
www.bdc.de

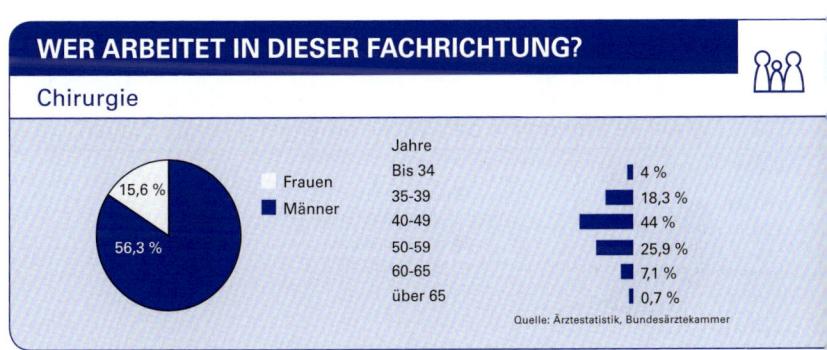

Fachärzte im Gebiet für Chirurgie in Deutschland: 33.621
Assistenzärzte Allgemeinchirurgie in Deutschland: 5.139

UNTER KOLLEGEN

Chirurgen sagen über ihren Beruf

Warum möchtest du gerne Chirurg werden?
Ich packe gerne zu und bewirke dabei direkt etwas. Patienten jeglichen
Alters. Die Chirurgie ist einfach total spannend. Absolut unplanbare Arbeit.

Was macht für dich die Chirurgie besonders?
Viele Spezialisierungsmöglichkeiten. Schnelle Entscheidungen und ein abseh-
bares Ergebnis.

Was gefällt dir am Facharzt der Chirurgie eher nicht?
Hohe Dienstbelastung und körperlich anstrengende Arbeit. Blöd von der Seite
angemacht zu werden. Man muss lernen, auch austeilen zu können. Familie und
Privatleben leiden erheblich. Die alltägliche Bürokratie! Für jedes Pflaster drei
Formulare auszufüllen. Unendlich viele Überstunden.

Welches Erlebnis war für dich besonders schön?
Der Adrenalinschub bei meiner ersten eigenen OP.

Welches Erlebnis war für dich besonders schlimm?
Angehörige über den Tod eines Patienten aufklären.

Würdest du anderen empfehlen, sich für den Facharzt Chirurgie zu entscheiden?
Auf jeden Fall. Als Frau muss man ein dickes Fell haben.

WOCHENSTUNDEN

Wieviele Stunden in der Woche arbeitest du ohne Dienst?

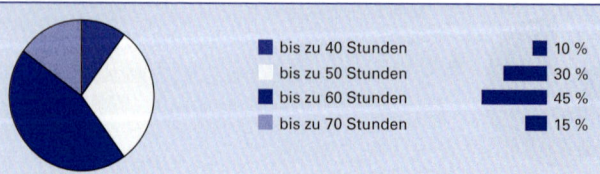

bis zu 40 Stunden	10 %
bis zu 50 Stunden	30 %
bis zu 60 Stunden	45 %
bis zu 70 Stunden	15 %

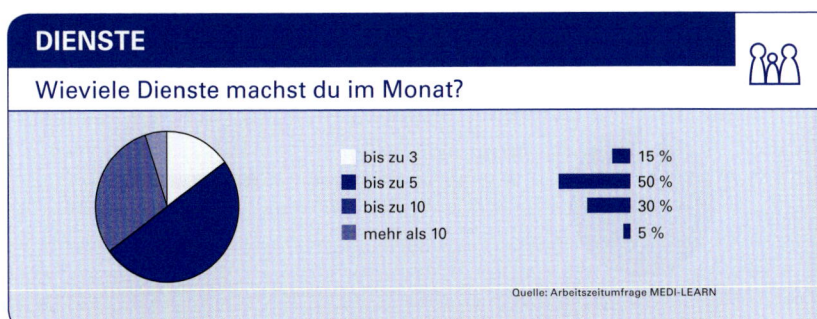

DIENSTE

Wieviele Dienste machst du im Monat?

- bis zu 3 — 15 %
- bis zu 5 — 50 %
- bis zu 10 — 30 %
- mehr als 10 — 5 %

Quelle: Arbeitszeitumfrage MEDI-LEARN

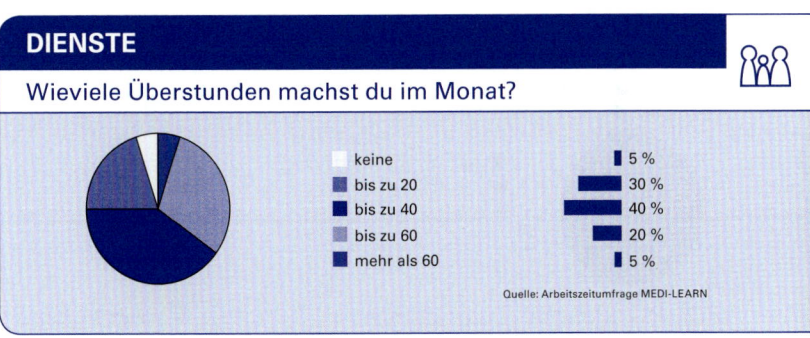

DIENSTE

Wieviele Überstunden machst du im Monat?

- keine — 5 %
- bis zu 20 — 30 %
- bis zu 40 — 40 %
- bis zu 60 — 20 %
- mehr als 60 — 5 %

Quelle: Arbeitszeitumfrage MEDI-LEARN

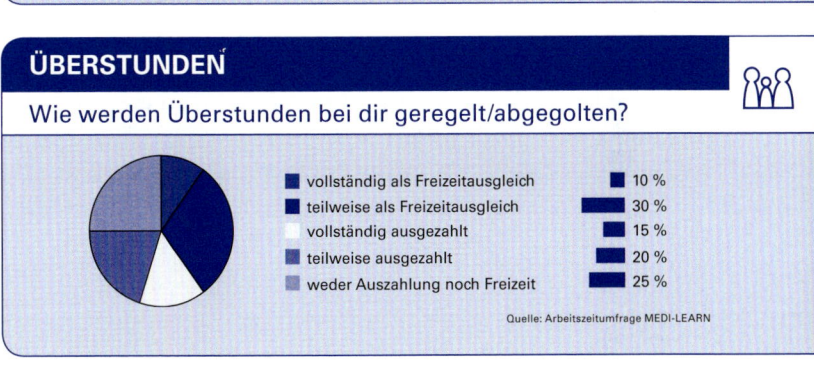

ÜBERSTUNDEN

Wie werden Überstunden bei dir geregelt/abgegolten?

- vollständig als Freizeitausgleich — 10 %
- teilweise als Freizeitausgleich — 30 %
- vollständig ausgezahlt — 15 %
- teilweise ausgezahlt — 20 %
- weder Auszahlung noch Freizeit — 25 %

Quelle: Arbeitszeitumfrage MEDI-LEARN

STIMMUNG

Wie würdest du deinen Gemütszustand/Stresspegel bezeichnen?

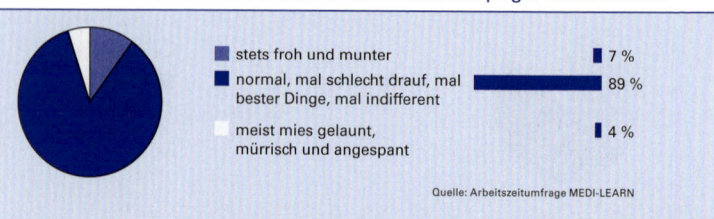

- stets froh und munter — 7 %
- normal, mal schlecht drauf, mal bester Dinge, mal indifferent — 89 %
- meist mies gelaunt, mürrisch und angespant — 4 %

Quelle: Arbeitszeitumfrage MEDI-LEARN

BELASTUNG

Ungenauigkeiten oder Fehler durch Müdigkeit/zu hohe Belastung?

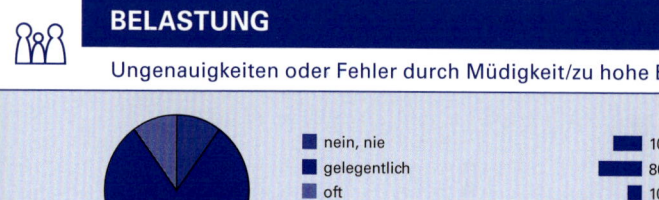

- nein, nie — 10 %
- gelegentlich — 80 %
- oft — 10 %

Quelle: Arbeitszeitumfrage MEDI-LEARN

Allgemeinchirurgie

Definition

Allgemeinchirurgen sind die am wenigsten spezialisierten Chirurgen. Sie haben dafür eine breitere Weiterbildung. Allgemeinchirurgen sind zuständig für Vorbeugung, Erkennung, konservative und operative Behandlung von chirurgischen Erkrankungen, Verletzungen und Verletzungsfolgen sowie

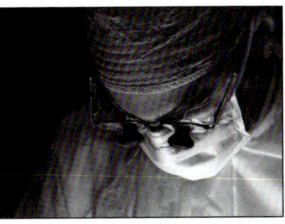

angeborenen und erworbenen Formveränderungen und Fehlbildungen. Zu ihren Aufgaben gehören auch Nachsorge und Rehabilitation.

Dauer der Weiterbildung

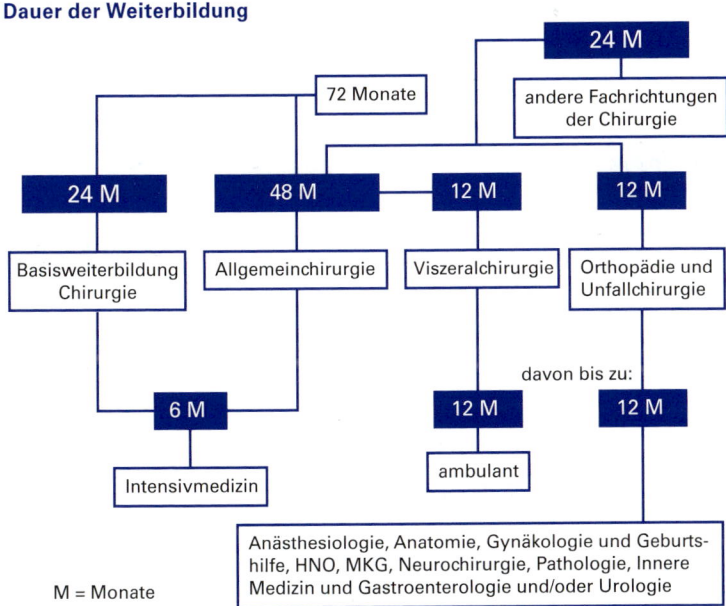

Facharzte für Allgemeinchirurgie in Deutschland: 198
Facharzte für Allgemeine Chirurgie: 697

Berufsverbände/Fachgesellschaften

Berufsverband der Deutschen Chirurgen e.V
www.bdc.de

Gefäßchirurgie

Definition

Im Vergleich zu anderen chirurgischen Weiterbildungen konzentriert sich der Facharzt für Gefäßchirurgie auf folgende Tätigkeiten:

1. Doppler-/Duplex-Untersuchungen der Gefäße
2. Rekonstruktive Operationen an Gefäßen
3. Endovaskuläre Eingriffe
4. Anlage von Dialyse-Shunts und Portimplantationen

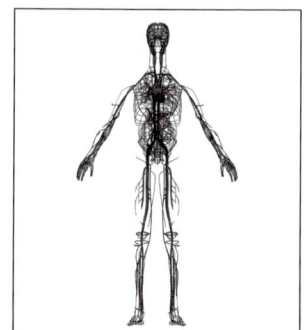

Dauer der Weiterbildung

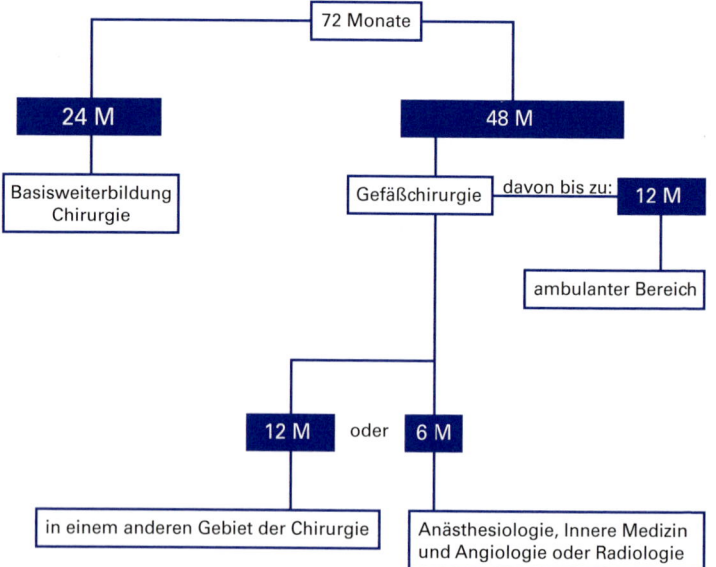

M = Monate

Facharzte für Gefäßchirurgie in Deutschland: 514 (sowie 1.003 mit der alten Bezeichnung „Schwerpunkt Gefäßchirurgie")

Berufsverbände/Fachgesellschaften

Deutsche Gesellschaft für Gefäßchirurgie und Gefäßmedizin

www.gefaesschirurgie.de

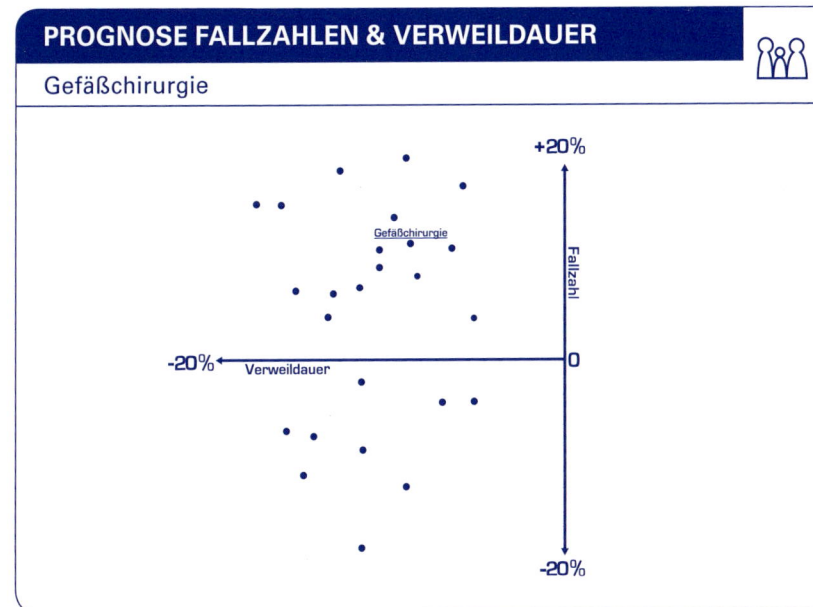

Herzchirurgie

Definition

Die Herzchirurgie umfaßt die Erkennung, operative und postoperative Behandlung von chirurgischen Erkrankungen, Verletzungen und Fehlbildungen des Herzens, der herznahen Gefäße und des angrenzenden Mediastinums sowie der Lunge in Zusammenhang mit herzchirurgischen Eingriffen einschließlich der Voruntersuchungen und der Nachsorge.

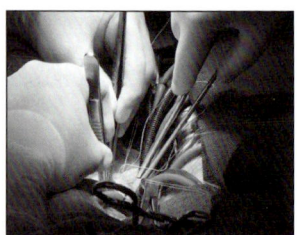

Dauer der Weiterbildung

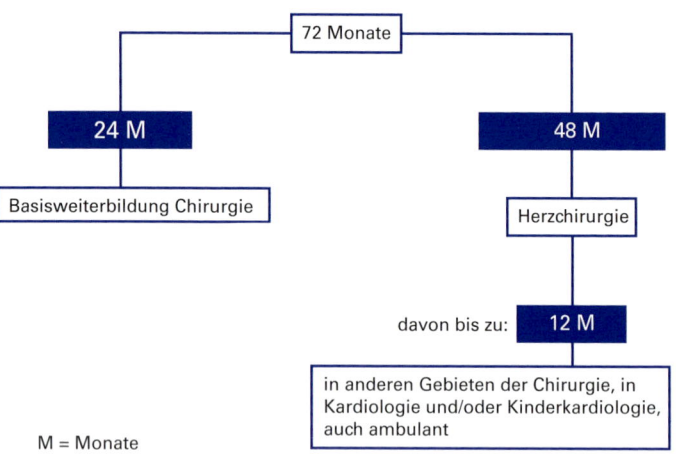

72 Monate

24 M

Basisweiterbildung Chirurgie

48 M

Herzchirurgie

davon bis zu: 12 M

in anderen Gebieten der Chirurgie, in Kardiologie und/oder Kinderkardiologie, auch ambulant

M = Monate

Fachärzte für Herzchirurgie in Deutschland: 855

Berufsverbände/Fachgesellschaften

Deutsche Gesellschaft für Thorax-, Herz- und Gefäßchirurgie
www.dgthg.de

PROGNOSE FALLZAHLEN & VERWEILDAUER

Herzchirurgie

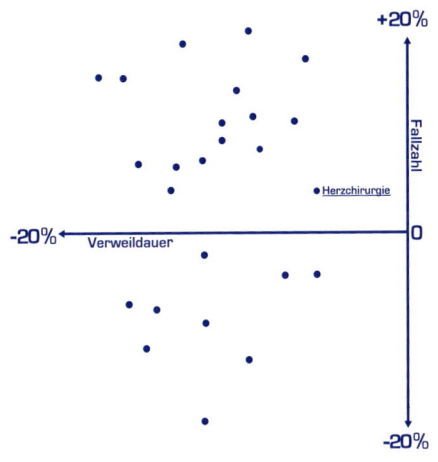

Kinderchirurgie

Definition

Die Kinderchirurgie ist ein eigenständiges Fach im Gebiet der Chirurgie, welches die Diagnostik, operative und konservative Therapie wie Nachsorge von chirurgischen und urologischen Erkrankungen, Fehlbildungen, Organtumoren, Verletzungen und Unfallfolgen des Kindesalters einschließlich der pränatalen Chirurgie umfasst. Die Kinderchirurgie ist ein Fach, das der Pädiatrie nahesteht.

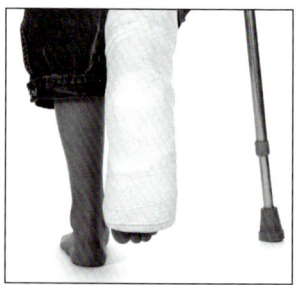

Dauer der Weiterbildung

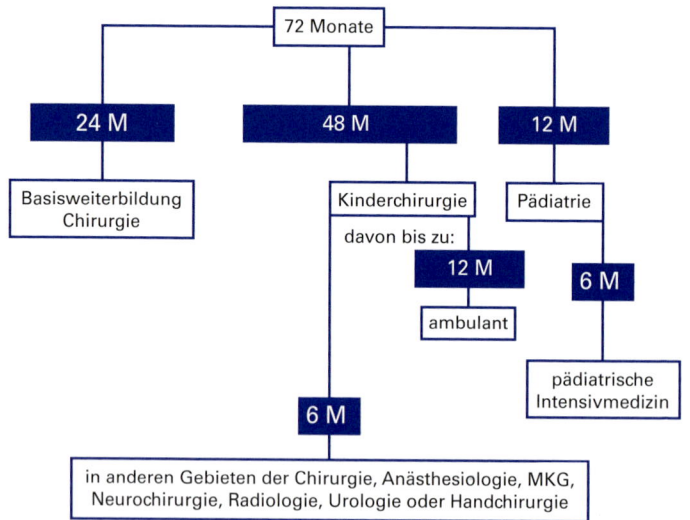

M = Monate

Fachärzte für Kinderchirurgie in Deutschland: 534

Berufsverbände/Fachgesellschaften

Deutsche Gesellschaft für Kinderchirurgie
www.dgkch.de

Orthopädie und Unfallchirurgie

Definition

Der Facharzt für Orthopädie und Unfallchirurgie ist Experte für die Versorgung von einfachen oder komplexen Verletzungen und deren Prävention in jedem Lebensalter, von Erkrankungen und Funktionsstörungen der Bewegungsorgane sowie von akuten und chronischen Schmerzen. Diese Facharztbezeichnung gibt es erst seit 2003.

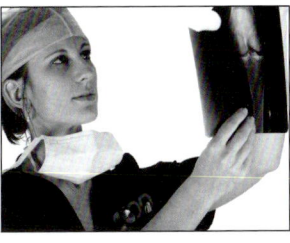

Nach der alten WBO gab es stattdessen den „Facharzt für Orthopädie" und Chirurgen mit dem Schwerpunkt Unfallchirurgie.

Dauer der Weiterbildung

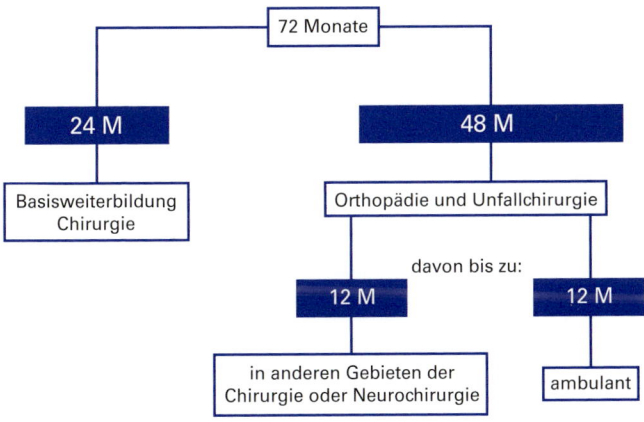

M = Monate

Fachärzte für Orthopädie und Unfallchirurgie in Deutschland: 6.695 (sowie 6.289 mit der alten Bezeichnung „Facharzt für Orthopädie" und 2.811 Unfallchirurgen)

Berufsverbände/Fachgesellschaften

Deutsche Gesellschaft für Orthopädie und Unfallchirurgie
www.dgou.de

Deutsche Gesellschaft für Orthopädie und Orthopädische Chirurgie e. V.
www.dgooc.de

Berufsverband der Fachärzte für Orthopädie und Unfallchirurgie e.V.
www.bvou.net

Deutsche Gesellschaft für Unfallchirurgie e.V.
www.dgu-online.de

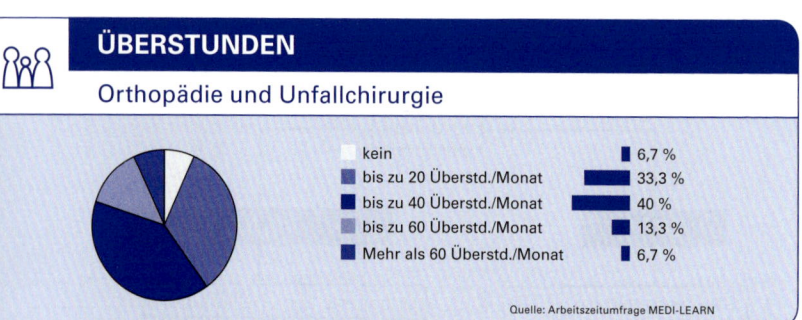

ÜBERSTUNDEN

Orthopädie und Unfallchirurgie

kein	6,7 %
bis zu 20 Überstd./Monat	33,3 %
bis zu 40 Überstd./Monat	40 %
bis zu 60 Überstd./Monat	13,3 %
Mehr als 60 Überstd./Monat	6,7 %

Quelle: Arbeitszeitumfrage MEDI-LEARN

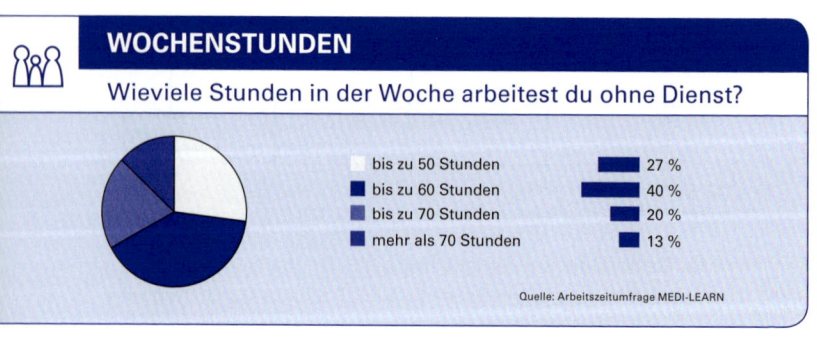

WOCHENSTUNDEN

Wieviele Stunden in der Woche arbeitest du ohne Dienst?

bis zu 50 Stunden	27 %
bis zu 60 Stunden	40 %
bis zu 70 Stunden	20 %
mehr als 70 Stunden	13 %

Quelle: Arbeitszeitumfrage MEDI-LEARN

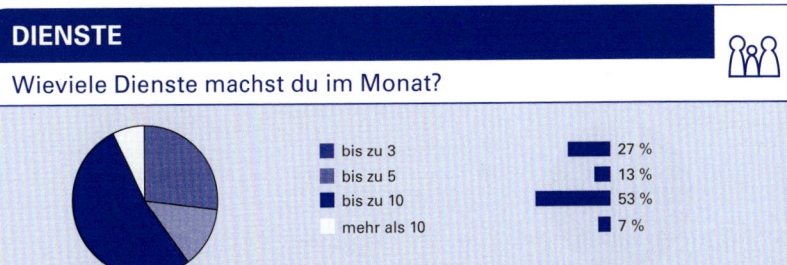

DIENSTE

Wieviele Dienste machst du im Monat?

- bis zu 3 — 27 %
- bis zu 5 — 13 %
- bis zu 10 — 53 %
- mehr als 10 — 7 %

Quelle: Arbeitszeitumfrage MEDI-LEARN

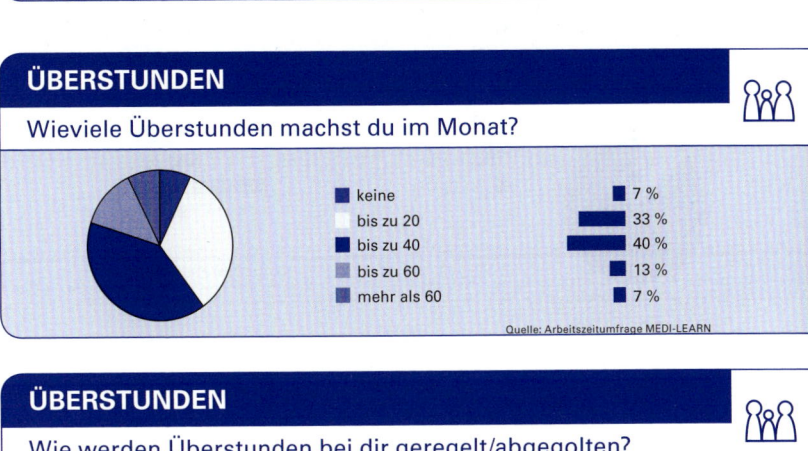

ÜBERSTUNDEN

Wieviele Überstunden machst du im Monat?

- keine — 7 %
- bis zu 20 — 33 %
- bis zu 40 — 40 %
- bis zu 60 — 13 %
- mehr als 60 — 7 %

Quelle: Arbeitszeitumfrage MEDI-LEARN

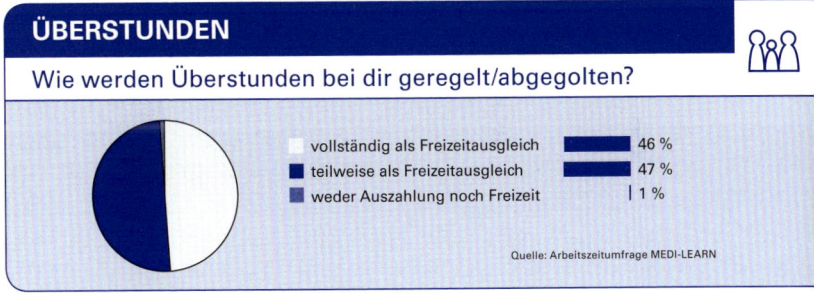

ÜBERSTUNDEN

Wie werden Überstunden bei dir geregelt/abgegolten?

- vollständig als Freizeitausgleich — 46 %
- teilweise als Freizeitausgleich — 47 %
- weder Auszahlung noch Freizeit — 1 %

Quelle: Arbeitszeitumfrage MEDI-LEARN

STIMMUNG

Wie würdest du deinen Gemütszustand/Stresspegel bezeichnen?

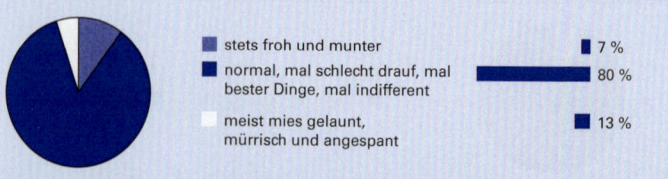

- stets froh und munter — 7 %
- normal, mal schlecht drauf, mal bester Dinge, mal indifferent — 80 %
- meist mies gelaunt, mürrisch und angespant — 13 %

BELASTUNG

Ungenauigkeiten oder Fehler durch Müdigkeit/zu hohe Belastung?

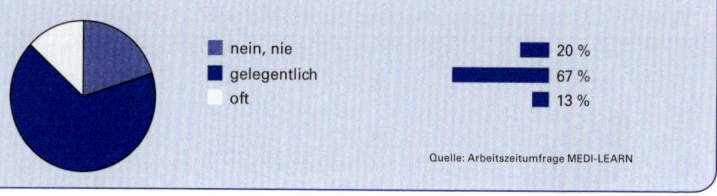

- nein, nie — 20 %
- gelegentlich — 67 %
- oft — 13 %

Quelle: Arbeitszeitumfrage MEDI-LEARN

Plastische und Ästhetische Chirurgie

Definition

Die Plastische Chirurgie ist die Wiederherstellung und Verbesserung der Körperform
und sichtbar gestörten Körperfunktionen
durch funktionswiederherstellende oder
verbessernde plastisch-operative Eingriffe.

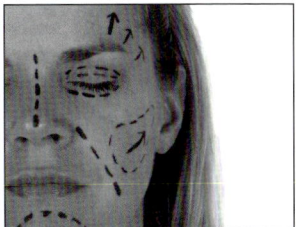

Dauer der Weiterbildung

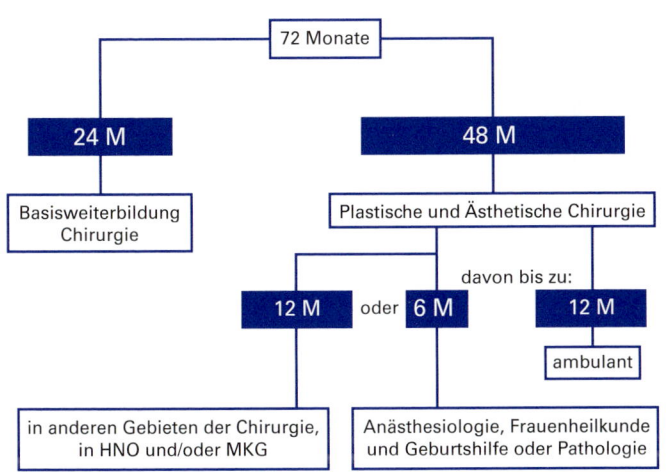

M = Monate

Fachärzte in Deutschland: 971

– Plastische Chirurgie: 628
– Plastische und Ästhetische Chirurgie: 343

Berufsverbände/Fachgesellschaften

Vereinigung der deutschen Plastischen Chirurgen
www.plastische-chirurgie.de

Thoraxchirurgie

Definition

Ein Facharzt für Thoraxchirurgie ist ein spezialisierter Chirurg, welcher Eingriffe im und am Thorax sowie den angrenzenden Strukturen durchführt. Im Vergleich zu anderen chirurgischen Weiterbildungen konzentriert sich der Facharzt der Thoraxchirurgie auf unter anderem folgende Tätigkeiten:

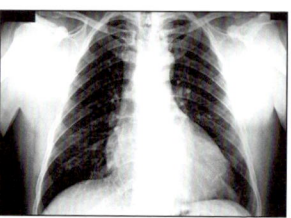

- operative und konservative Behandlung von Erkrankungen einschließlich Fehlbildungen der Lunge, der Pleura, des Tracheo-Bronchialsystems, des Mediastinums, der Thoraxwand, des Zwerchfells und der jeweils angrenzenden Strukturen
- operative Tumorchirurgie einschließlich palliativmedizinischer und schmerztherapeutischer Maßnahmen
- sonographische Untersuchung der Thoraxorgane

Dauer der Weiterbildung

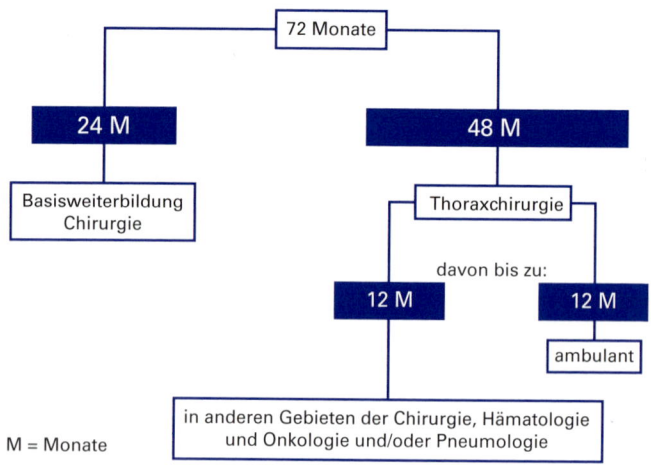

Fachärzte für Thoraxchirurgie in Deutschland: 166 (sowie 255 mit der alten Bezeichnung „Schwerpunkt Thoraxchirurgie")

Berufsverbände/Fachgesellschaften

Deutsche Gesellschaft für Thoraxchirurgie (DGT)

www.dgt-online.de

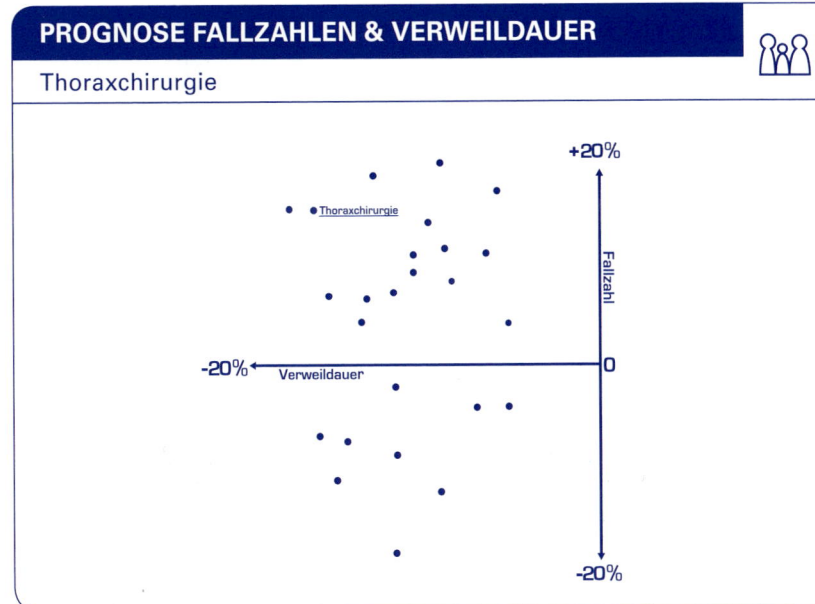

Viszeralchirurgie

Definition

Die Viszeralchirurgie umfasst die operative Behandlung der abdominellen Organe,
d.h. des gesamten Verdauungstraktes einschließlich der Speiseröhre, des Magens,
des Dünn- und Dickdarmes, des Enddar-
mes, der Leber, des Pankreas und der Milz.
Weiterhin zählt die operative Behandlung
der Schilddrüse und der Nebenschilddrüs-

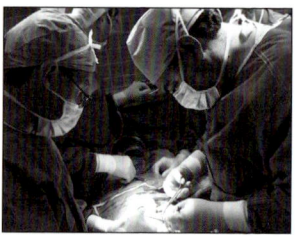

en und die Behandlung des Leistenbruchs zur Viszeralchirurgie.

Dauer der Weiterbildung

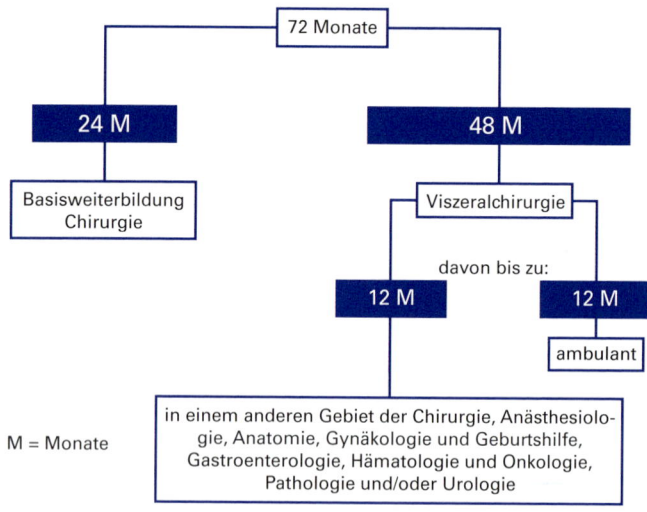

Fachärzte für Viszeralchirurgie in Deutschland: 376 (sowie 1.439 mit
der alten Bezeichnung „Schwerpunkt Viszeralchirurgie")

Berufsverbände/Fachgesellschaften

Deutsche Gesellschaft für Allgemein- und Viszeralchirurgie e.V. (DGAV)
www.dgav.de

Frauenheilkunde und Geburtshilfe

Definition

Das Gebiet Frauenheilkunde und Geburtshilfe umfasst die Erkennung, konservative
und operative Behandlung sowie Nachsorge von geschlechtsspezifischen Gesundheitsstörungen der Frau einschließlich
plastisch-rekonstruktiver Eingriffe, der
gynäkologischen Onkologie, Endokrinologie, Fortpflanzungsmedizin, der Betreuung

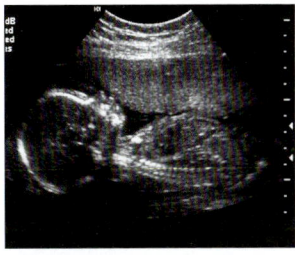

und Überwachung normaler und gestörter Schwangerschaften, Geburten
und Wochenbettverläufe sowie der Prä- und Perinatalmedizin.

Wer möchte, kann an die Facharztprüfung eine Schwerpunktweiterbildung
(SP) anschließen. Das sind zusätzlich 36 Monate. Zur Wahl stehen:
– SP spezielle Geburtshilfe und Perinatalmedizin
– SP Gynäkologische Onkologie
– SP Gynäkologische Endokrinologie und Reproduktionsmedizin

Es ist möglich, bereits während der Facharztweiterbildung 12 Monate im gewünschten Schwerpunkt zu arbeiten, sodass nach der Facharztprüfung nur
noch 24 Monate SP-Weiterbildung zu absolvieren sind.

Dauer der Weiterbildung

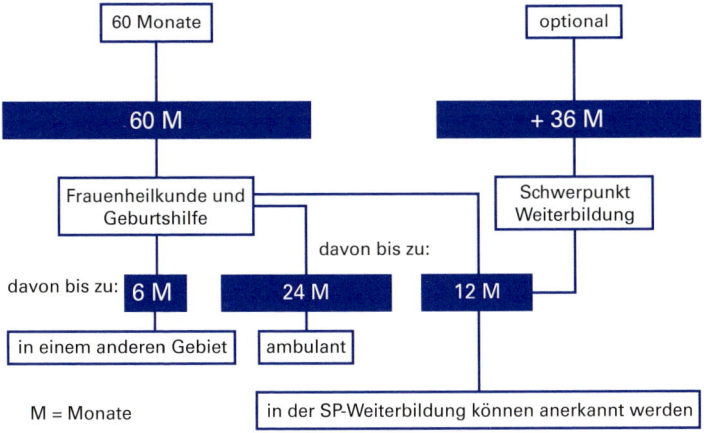

Weiterhin gibt es eine Weiterbildung in Psychosomatischer Grundversorgung in Form eines Kurses von 80 Stunden.

Fachärzte für Frauenheilkunde und Geburtshilfe: 17.337
Assistenzärzte Gynäkologie in Deutschland: 2.233

Berufsverbände/Fachgesellschaften

Deutscher Berufsverband der Frauenärzte
www. bdf.de

WER ARBEITET IN DIESER FACHRICHTUNG?

Frauenheilkunde

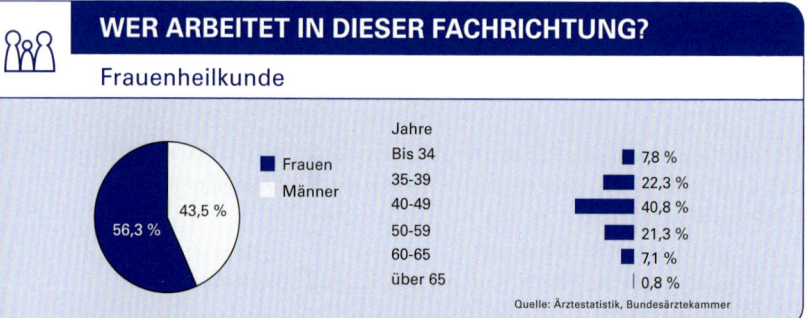

	Jahre	
Frauen	Bis 34	7,8 %
Männer	35-39	22,3 %
56,3 %	40-49	40,8 %
43,5 %	50-59	21,3 %
	60-65	7,1 %
	über 65	0,8 %

Quelle: Ärztestatistik, Bundesärztekammer

PROGNOSE FALLZAHLEN & VERWEILDAUER

Frauenheilkunde

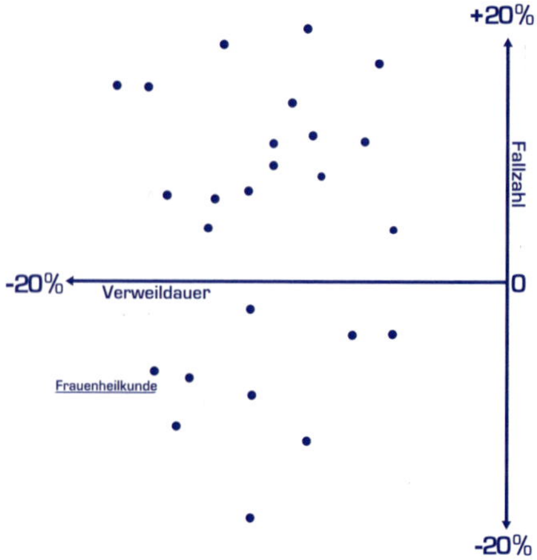

+20%

Fallzahl

-20% ← Verweildauer   0

Frauenheilkunde

-20%

Hals-Nasen-Ohrenheilkunde

Definition

Der HNO-Arzt ist Spezialist für Erkrankungen, Verletzungen, Verletzungsfolgen, Fehlbildungen und Funktionsstörungen der Ohren, der oberen Luftwege, der Mundhöhle, des Rachens, des Kehlkopfes, der unteren Luftwege und der Speiseröhre.

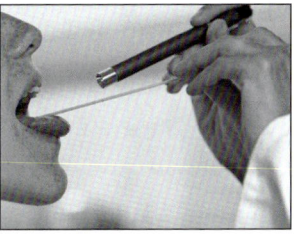

Dauer der Weiterbildung

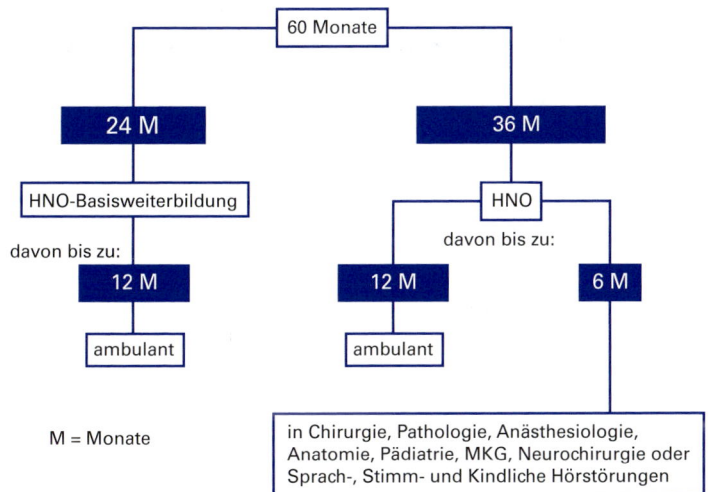

Fachärzte für Hals-Nasen-Ohrenheilkunde: 5.952
Assistenzärzte für Hals-Nasen-Ohrenheilkunde: 592

Berufsverbände/Fachgesellschaften

Deutsche Gesellschaft für Hals-Nasen-Ohren-Heilkunde, Kopf- und Hals-Chirurgie e. V.
www.hno.org

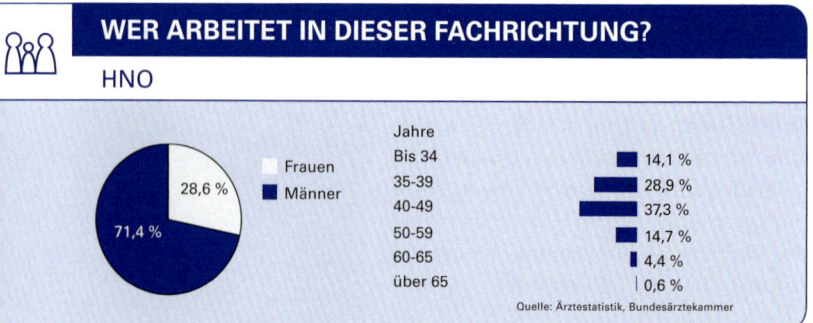

WER ARBEITET IN DIESER FACHRICHTUNG?

HNO

Frauen	28,6 %
Männer	71,4 %

Jahre	
Bis 34	14,1 %
35-39	28,9 %
40-49	37,3 %
50-59	14,7 %
60-65	4,4 %
über 65	0,6 %

Quelle: Ärztestatistik, Bundesärztekammer

PROGNOSE FALLZAHLEN & VERWEILDAUER

HNO

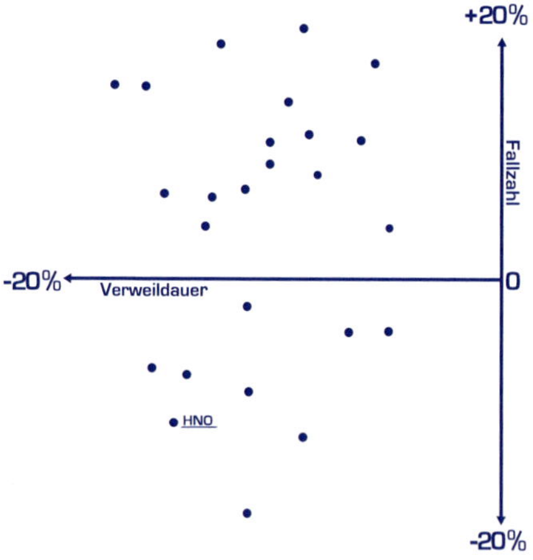

+20%

Fallzahl

-20% Verweildauer   0

• HNO

-20%

Sprach-, Stimm- und kindliche Hörstörungen

Definition

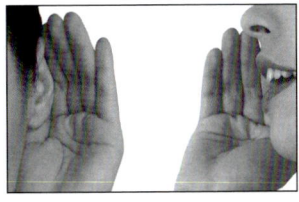

Der Facharzt für Sprach-, Stimm- und kindliche Hörstörungen beinhaltet insbesondere Erfahrungen und Kenntnisse in der Behandlung von Funktionsstörungen der Stimme, des Sprechens, der Sprache, des Schluckens und des kindlichen Hörens sowie psychosomatischer Störungen. Außerdem in der Diagnostik von Grob-, Fein- und Mundmotorik im Zusammenhang mit Schluck-, Sprech- und Sprachstörungen.

Dauer der Weiterbildung

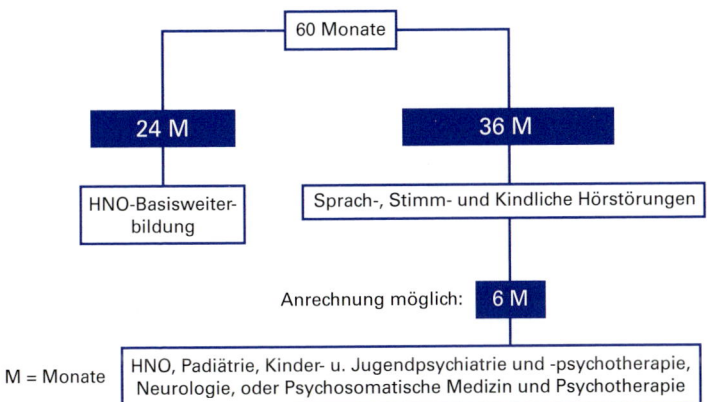

Fachärzte für Sprach-Stimm und kindliche Hörstörungen in Deutschland: 63 (sowie 154 mit dem alten Titel „Facharzt für Phoniatrie und Pädaudiologie")

Berufsverbände/Fachgesellschaften

Deutsche Gesellschaft für Phoniatrie und Pädaudiologie
www.dgpp.de

Haut- und Geschlechtskrankheiten

Definition

Das Gebiet Haut- und Geschlechtskrankheiten umfasst die Vorbeugung, Erkennung, konservative und operative Behandlung und die Nachsorge von Erkrankungen
einschließlich der durch Immunreaktionen
und Allergene ausgelösten Krankheiten der
Haut, Schleimhäute und der Hautanhangs-
gebilde sowie von Geschlechtskrankheiten.

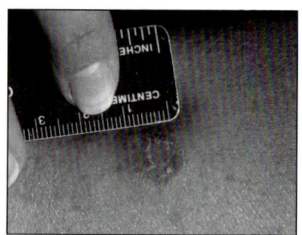

Dauer der Weiterbildung

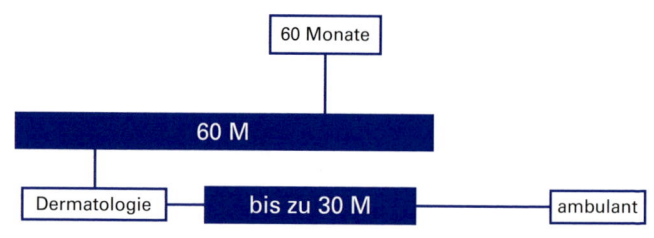

M = Monate

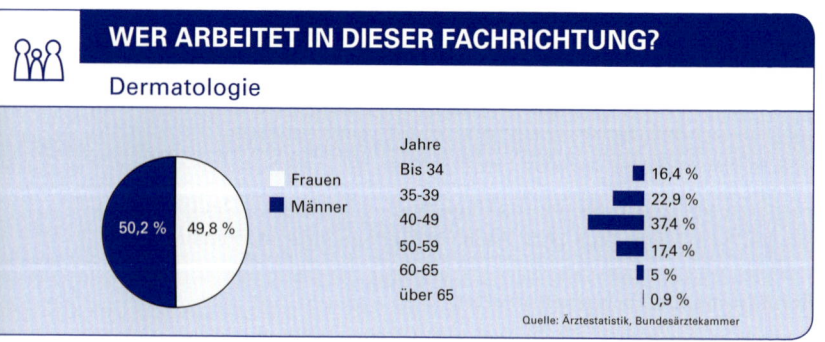

Fachärzte für Haut- und Geschlechtskrankheiten in Deutschland: 5.584
Assistenzärzte Haut- und Geschlechtskrankheiten in Deutschland: 338

Berufsverbände/Fachgesellschaften

Berufsverband der Deutschen Dermatologen e.V.

www.uptoderm.de

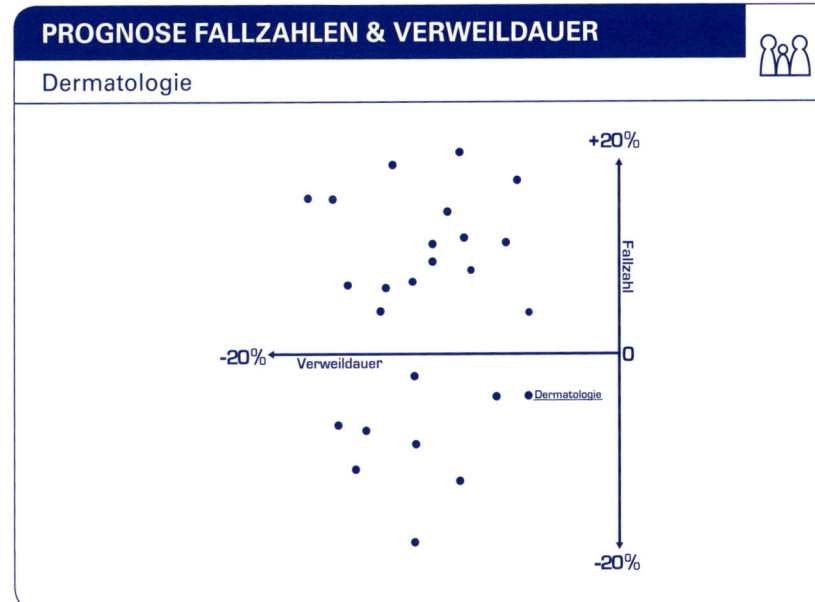

Humangenetik

Definition

Das Gebiet Humangenetik umfasst die Aufklärung, Erkennung und Behandlung genetisch bedingter Erkrankungen einschließlich der genetischen Beratung von Patienten und ihren Familien sowie der in der Gesundheitsversorgung tätigen Ärzte.

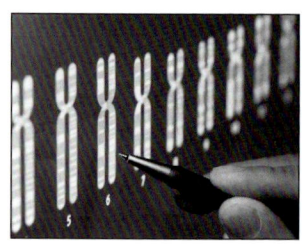

Dauer der Weiterbildung

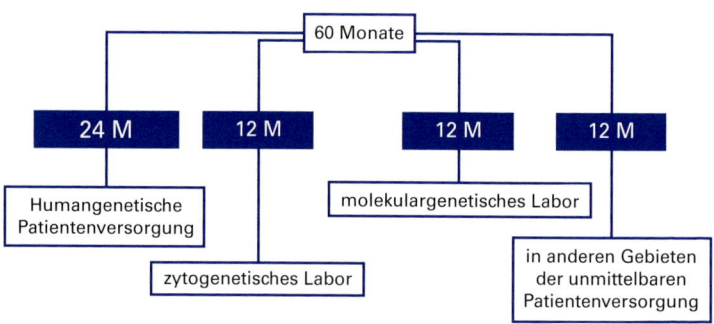

M = Monate

Fachärzte für Humangenitik in Deutschland: 320
Assistenzärzte Humangenitik in Deutschland: 39

Berufsverbände/Fachgesellschaften

Berufsverband Deutscher Humangenetiker
www.bvdh.de

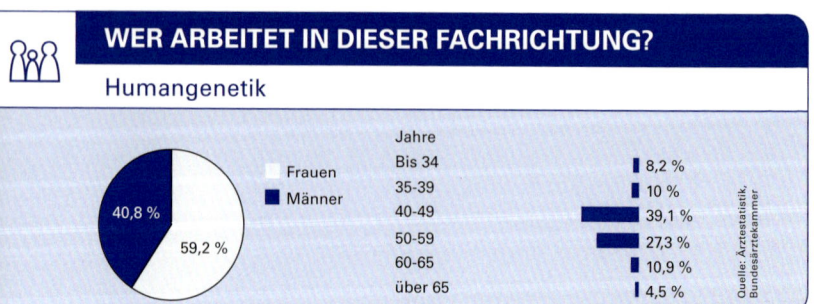

WER ARBEITET IN DIESER FACHRICHTUNG?

Humangenetik

Frauen
Männer

40,8 %
59,2 %

Jahre	
Bis 34	8,2 %
35-39	10 %
40-49	39,1 %
50-59	27,3 %
60-65	10,9 %
über 65	4,5 %

Quelle: Ärztestatistik, Bundesärztekammer

Hygiene und Umweltmedizin

Definition

Das Gebiet Hygiene und Umweltmedizin umfasst die Erkennung sowie Vermeidung schädlicher exogener Faktoren, welche die Gesundheit des Einzelnen oder der Bevölkerung beeinflussen sowie die Entwicklung von Grundsätzen für den Gesundheitsschutz und den gesundheitsbezogenen Umweltschutz. Das Gebiet umfasst auch die

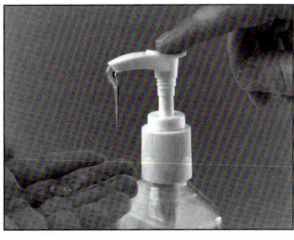

Unterstützung und Beratung von Ärzten und Institutionen insbesondere in der Krankenhaus- und Praxishygiene sowie der Umwelthygiene und -medizin, der Individualhygiene sowie im gesundheitlichen Verbraucherschutz.

Dauer der Weiterbildung

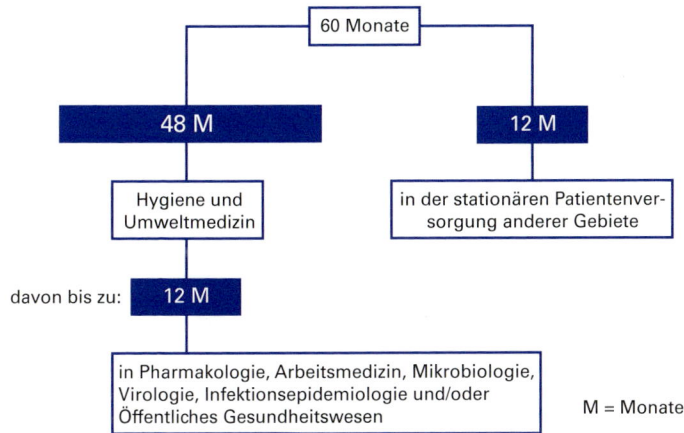

Fachärzte für Hygiene und Umweltmedizin in Deutschland: 195
Assistenzärzte für Hygiene und Umweltmedizin in Deutschland: 62

Berufsverbände/Fachgesellschaften

Berufsverband Deutscher Hygieniker
www.hygiene-bv.de

WER ARBEITET IN DIESER FACHRICHTUNG?

Hygiene und Umweltmedizin

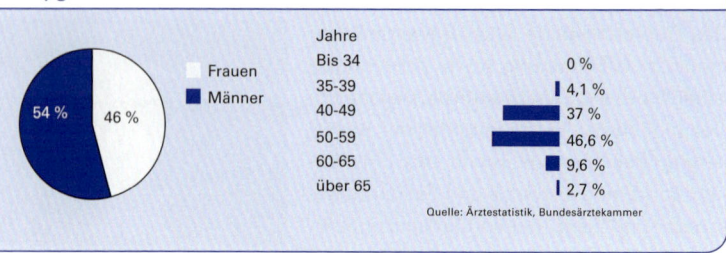

Jahre	
Bis 34	0 %
35-39	4,1 %
40-49	37 %
50-59	46,6 %
60-65	9,6 %
über 65	2,7 %

Frauen 46 %
Männer 54 %

Quelle: Ärztestatistik, Bundesärztekammer

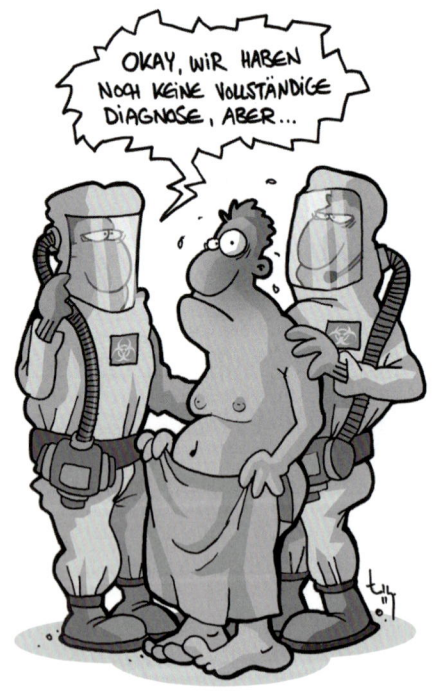

Mehr Cartoons:

www.medi-learn.de/cartoons

www.facebook.de/medilearn

Gebiet Innere Medizin

Definition

Das Gebiet Innere Medizin umfasst die Vorbeugung, (Früh-)Erkennung, Behandlung sowie Nachsorge der Erkrankungen der Atmungsorgane (Pneumologie), des Herzens und Kreislaufs (Kardiologie), der Verdauungsorgane (Gastroenterologie), der Nieren und ableitenden Harnwege (Nephrologie) und des Blutes und der blutbildenden

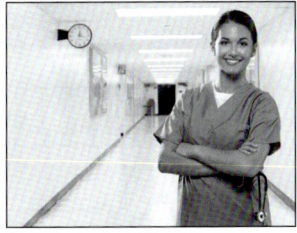

Organe (Hämatologie), des Gefäßsystems (Angiologie), des Stoffwechsels und der inneren Sekretion (Endokrinologie und Diabetologie), des Immunsystems (Immunologie), des Stütz- und Bindegewebes (Rheumatologie), der Infektionskrankheiten (Infektiologie und Tropenmedizin) und Vergiftungen (Toxikologie), der soliden Tumore und der hämatologischen Neoplasien (Onkologie) sowie der Überwachung und Therapie von Schwerstkranken (internistische Intensivmedizin).

Dauer der Weiterbildung

Es gibt nicht nur eine, sondern neun verschiedene Facharzt-Weiterbildungen für Innere Medizin. Die Entscheidung für eine dieser Richtungen brauchst du nicht sofort nach dem Studium zu treffen, denn die dreijährige Basis-Weiterbildung ist allen gemeinsam. Danach trennen sich die Wege der angehenden Internisten. Aufbauend auf der Basisweiterbildung kannst du dich in 2 Jahren zum „Facharzt für Innere Medizin" weiterbilden lassen oder in jeweils 3 Jahren spezialisieren auf Angiologie, Endokrinologie und Diabetologie, Gastroenterologie, Hämatologie und Onkologie, Kardiologie, Nephrologie, Pneumologie oder Rheumatologie. Die Details dazu kannst du auf den folgenden Seiten nachlesen.

Möchtest du zwei dieser neun Facharztkompetenzen erwerben, so beträgt die gesamte Weiterbildungszeit mindestens 8 Jahre. Weitere Spezialisierungen sind unter anderem durch Zusatzweiterbildungen möglich, zum Beispiel in Infektiologie, Notfallmedizin oder Geriatrie. Zur Weiterbildung Innere Medizin gehören immer 6 Monate internistische Intensivmedizin. Diese können sowohl während der 36 Monate Basisweiterbildung als auch während der 36 Monate der speziellen Weiterbildung absolviert werden.

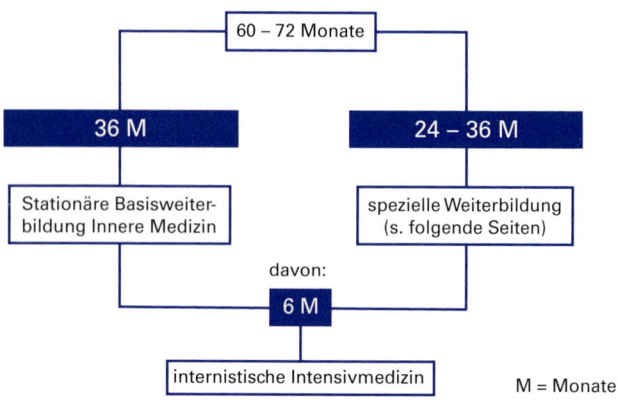

Fachärzte im Gebiet für Innere Medizin in Deutschland: 48.090

Assistenzärzte für Innere Medizin/Allgemeinmedizin: 7.808

Berufsverbände/Fachgesellschaften

Berufsverband Deutscher Internisten e.V.

www.bdi.de

Deutsche Gesellschaft für Innere Medizin e.V.

www.dgim.de

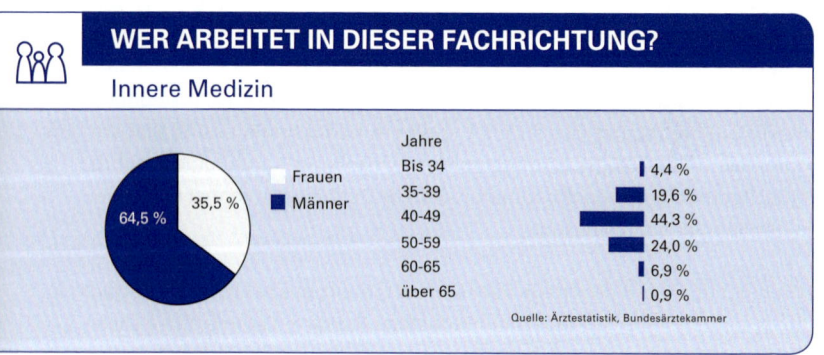

WOCHENSTUNDEN

Wieviele Stunden in der Woche arbeitest du ohne Dienst?

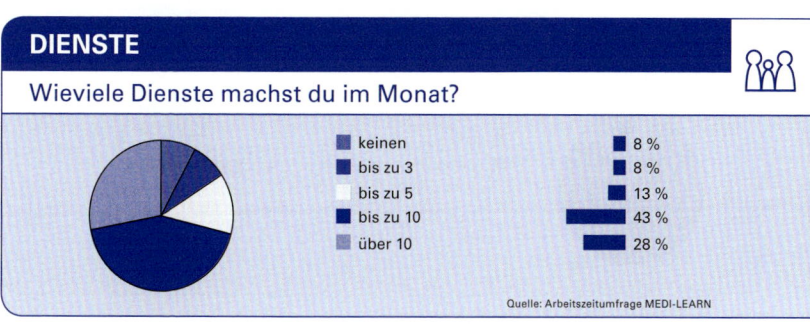

halbtags	3 %
bis zu 40 Stunden	8 %
bis zu 50 Stunden	34 %
bis zu 60 Stunden	47 %
bis zu 70 Stunden	3 %
mehr als 70 Stunden	5 %

Quelle: Arbeitszeitumfrage MEDI-LEARN

DIENSTE

Wieviele Dienste machst du im Monat?

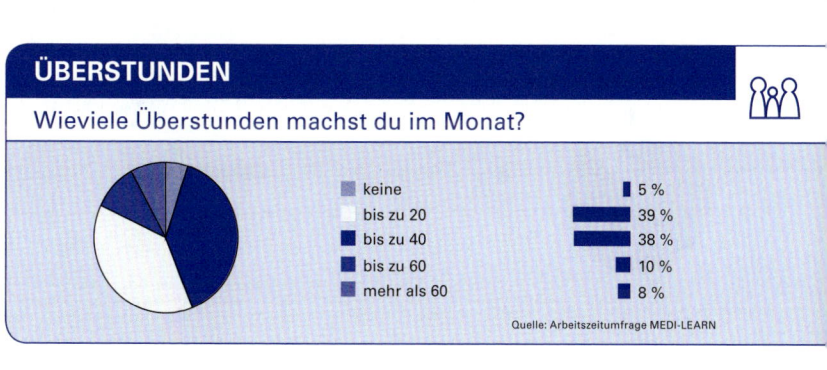

keinen	8 %
bis zu 3	8 %
bis zu 5	13 %
bis zu 10	43 %
über 10	28 %

Quelle: Arbeitszeitumfrage MEDI-LEARN

ÜBERSTUNDEN

Wieviele Überstunden machst du im Monat?

keine	5 %
bis zu 20	39 %
bis zu 40	38 %
bis zu 60	10 %
mehr als 60	8 %

Quelle: Arbeitszeitumfrage MEDI-LEARN

ÜBERSTUNDEN

Wie werden Überstunden bei dir geregelt/abgegolten?

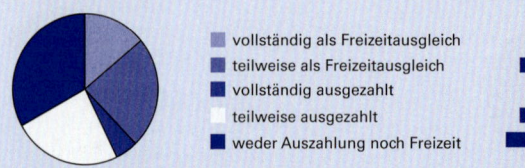

- vollständig als Freizeitausgleich — 14 %
- teilweise als Freizeitausgleich — 24 %
- vollständig ausgezahlt — 5 %
- teilweise ausgezahlt — 24 %
- weder Auszahlung noch Freizeit — 33 %

Quelle: Arbeitszeitumfrage MEDI-LEARN

STIMMUNG

Wie würdest du deinen Gemütszustand/Stresspegel bezeichnen?

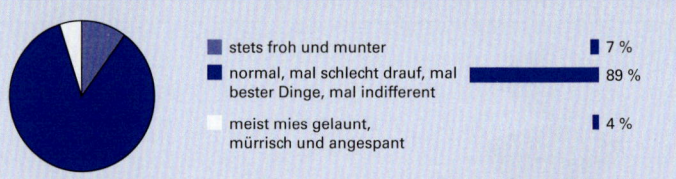

- stets froh und munter — 7 %
- normal, mal schlecht drauf, mal bester Dinge, mal indifferent — 89 %
- meist mies gelaunt, mürrisch und angespant — 4 %

Quelle: Arbeitszeitumfrage MEDI-LEARN

BELASTUNG

Ungenauigkeiten oder Fehler durch Müdigkeit/zu hohe Belastung?

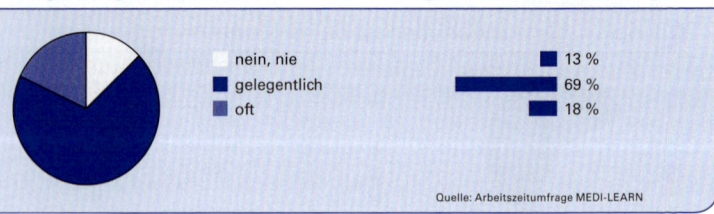

- nein, nie — 13 %
- gelegentlich — 69 %
- oft — 18 %

Quelle: Arbeitszeitumfrage MEDI-LEARN

Innere Medizin

Definition

Die Weiterbildung zum Facharzt für Innere Medizin umfasst die Vorbeugung, Erkennung, konservative und interventionelle
Behandlung sowie Nachsorge in allen Bereichen der Inneren Medizin (siehe Einleitung Innere Medizin), ohne einen speziellen
Schwerpunkt. Diese Form der Weiterbildung
wurde 2007 wiedereingeführt, da der „klas-

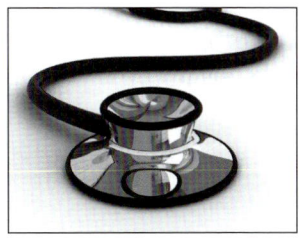

sische, gut ausgebildete allgemeine Internist" zu sehr drohte, von Vertretern
einzelner Teilgebiete verdrängt zu werden. Zu den Aufgaben gehören auch
die Gesundheitsförderung und die Betreuung unter Berücksichtigung der somatischen, psychischen und sozialen Wechselwirkungen und die interdisziplinäre Koordination der an der gesundheitlichen Betreuung beteiligten Personen und Institutionen.

Dauer der Weiterbildung

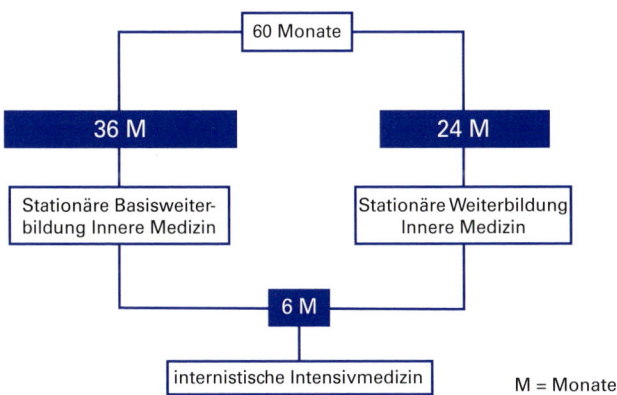

Fachärzte für Innere Medizin in Deutschland: 30.275

Berufsverbände/Fachgesellschaften

Berufsverband Deutscher Internisten e.V.
www.bdi.de

Deutsche Gesellschaft für Innere Medizin e.V.
www.dgim.de

PROGNOSE FALLZAHLEN & VERWEILDAUER

Innere Medizin

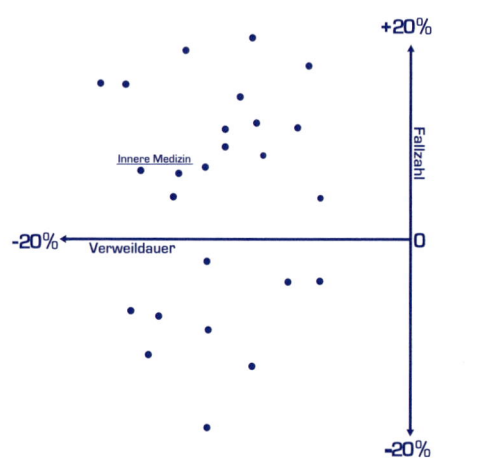

Innere Medizin und Angiologie

Definition

Dieses Teilgebiet der Inneren Medizin beschäftigt sich vor allem mit den Erkrankungen bzw. krankhaften Veränderungen der Gefäße. Zu dieser Beschäftigung mit Gefäßerkrankungen gehören vor allem die Erforschung ihrer Entstehung und die Behandlung der betreffenden Erkrankung. In diesem Rahmen werden nicht nur konservative sondern auch interventionelle Therapien angewendet.

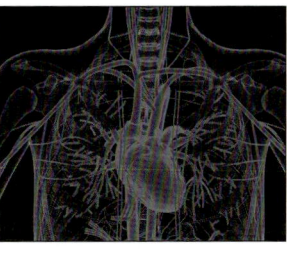

Dauer der Weiterbildung

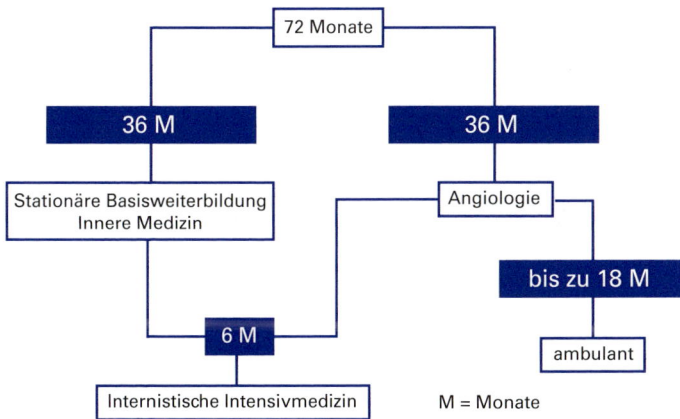

72 Monate

36 M

36 M

Stationäre Basisweiterbildung Innere Medizin

Angiologie

bis zu 18 M

6 M

ambulant

Internistische Intensivmedizin

M = Monate

Fachärzte für Innere Medizin und Angiologie in Deutschland: 43 (sowie 623 mit der alten Bezeichnung „Schwerpunkt Angiologie"); Innere Medizin und SP Angiologie: 45

Berufsverbände/Fachgesellschaften

Deutsche Gesellschaft für Angiologie und Gefäßmedizin
www.dga-gefaessmedizin.de

Innere Medizin und Endokrinologie und Diabetologie

Definition

Im Vergleich zu anderen internistischen Weiterbildungen konzentriert sich der Facharzt
der Inneren Medizin und Endokrinologie und
Diabetologie unter anderem auf folgende Tätigkeiten:

– Vorbeugung, Erkennung und Behandlung endokriner Erkrankungen der hor-
  monbildenden Drüsen
– Diabetes assoziierte Erkrankungen wie arterieller Hypertonus, koronare Herzerkrankung, Fettstoffwechselstörungen sowie Diabetes bedingter Folgeschäden und Komplikationen
– Insulinbehandlung

Dauer der Weiterbildung

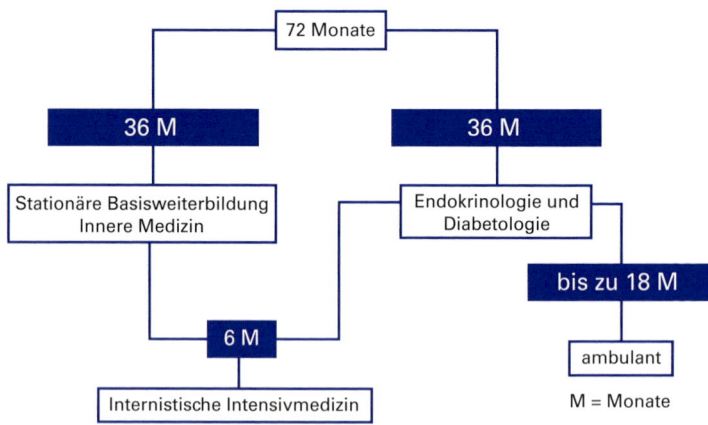

Fachärzte für Innere Medizin und Endokrinologie und Diabetologie: 53
(sowie 470 mit alten Bezeichnungen); Innere Medizin und SP Endokrinologie und Diabetologie: 62

Berufsverbände/Fachgesellschaften

Deutsche Gesellschaft für Endokrinologie

www.endokrinologie.net

Deutsche Diabetes Gesellschaft

www.deutsche-diabetes–gesellschaft.de

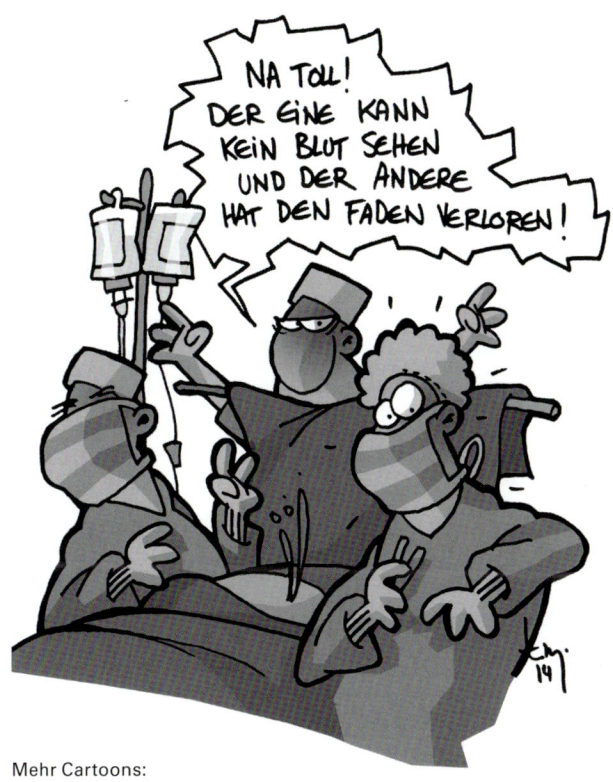

Mehr Cartoons:

www.medi-learn.de/cartoons

www.facebook.de/medilearn

Innere Medizin und Gastroenterologie

Definition

Die Gastroenterologie ist der Teilbereich der Inneren Medizin, welcher sich mit der Diagnostik, Therapie und Prävention von Erkrankungen der Verdauungsorgane beschäftigt. Ärzte, die sich auf Gastroenterologie spezialisiert haben, bezeichnet man als Gastroenterologen. Im Vergleich zu anderen internistischen Weiterbildungen konzentriert

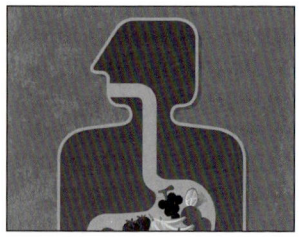

sich der Facharzt Innere Medizin und Gastroenterologie unter anderem auf folgende Tätigkeiten:

- Krankheiten der Verdauungsorgane einschließlich Leber und Pankreas sowie deren Infektionskrankheiten
- Ernährungsberatung und Diätetik bei Erkrankungen der Verdauungsorgane einschließlich enteraler und parenteraler Ernährung
- Indikationsstellung und Durchführung der Therapie bei soliden Tumorerkrankungen einschließlich der Beherrschung auftretender Komplikationen.

Dauer der Weiterbildung

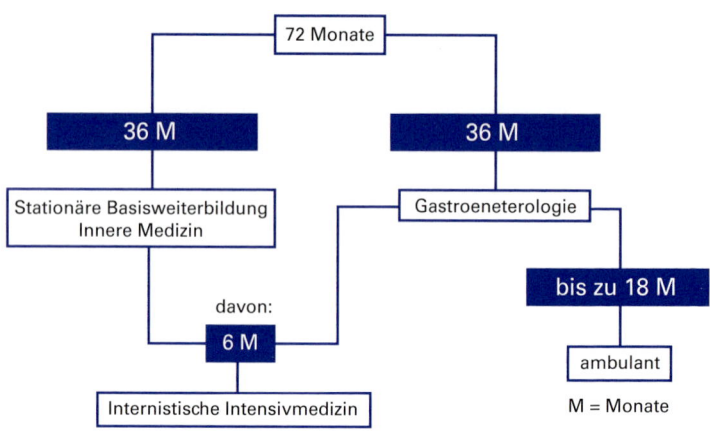

Fachärzte für Innere Medizin und Gastroenterologie in Deutschland: 311 (sowie 2.587 mit der alten Bezeichnung „Schwerpunkt Gastroenterologie"); plus Innere Medizin und SP Gastroeneterologie: 245

Berufsverbände/Fachgesellschaften
Berufsverband Gastroenterologie Deutschland
www.bvgd-online.de

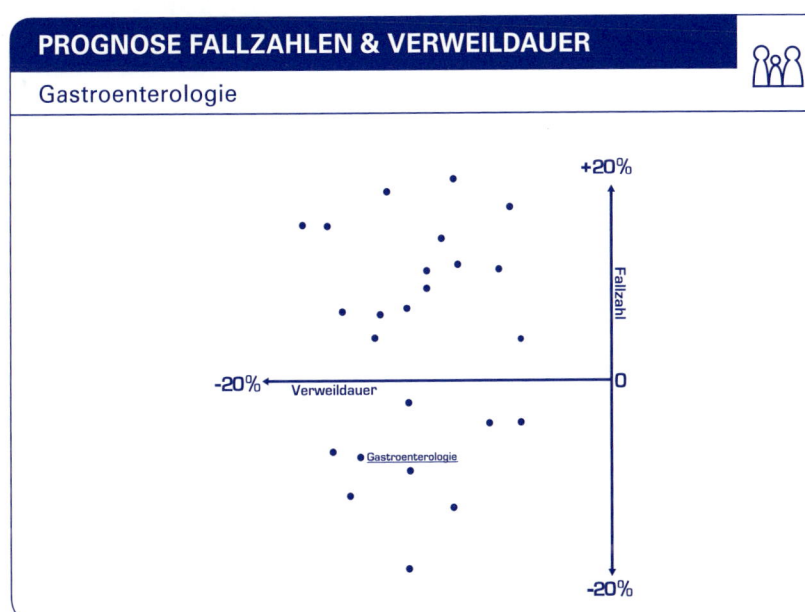

PROGNOSE FALLZAHLEN & VERWEILDAUER
Gastroenterologie

Innere Medizin und Hämatologie und Onkologie

Definition

Der Hämatologe und Onkologe ist ein Spezialist für die Therapie von bösartigen Tumoren, von Blutkrebs und von weiteren Erkrankungen des Blutes und blutbildenden Systems. Im Vergleich zu anderen internistischen Weiterbildungen konzentriert sich der Facharzt für Innere Medizin und Hämatologie und Onkologie unter anderem auf folgende Tätigkeiten:

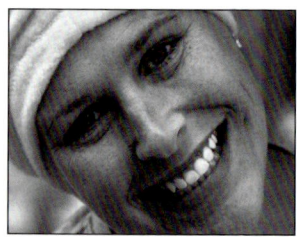

– Behandlung und Stadieneinteilung der Erkrankungen des Blutes, der blutbildenden Organe und des lymphatischen Systems einschließlich der hämatologischen Neoplasien, der soliden Tumoren, Immundefekte, und Hyperkoagulopathien sowie der systemischen chemotherapeutischen Behandlung

– Hämostaseologischen Untersuchungen und Beratungen einschließlich der Beurteilung der Blutungs- und Thromboemboliegefahr

Dauer der Weiterbildung

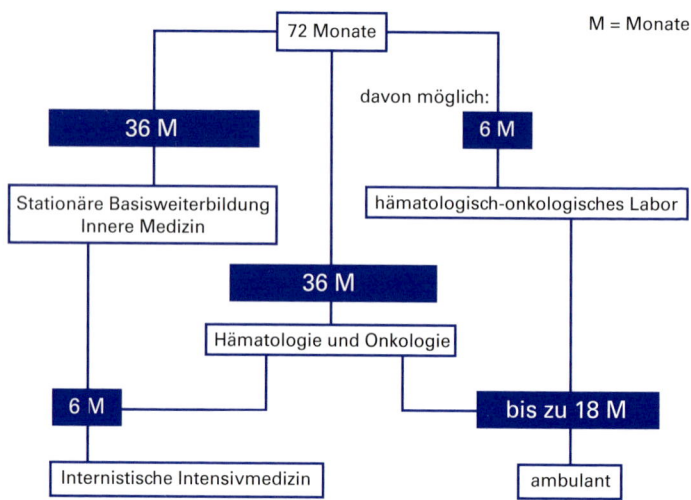

392

Fachärzte für Hämatologie und Onkologie in Deutschland: 172 (sowie 1.766 mit alten Bezeichnungen); Innere Medizin und SP Hämatologie und Onkologie: 162

Berufsverbände/Fachgesellschaften

Berufsverband der niedergelassenen Hämatologen und Onkologen
www.bnho.de

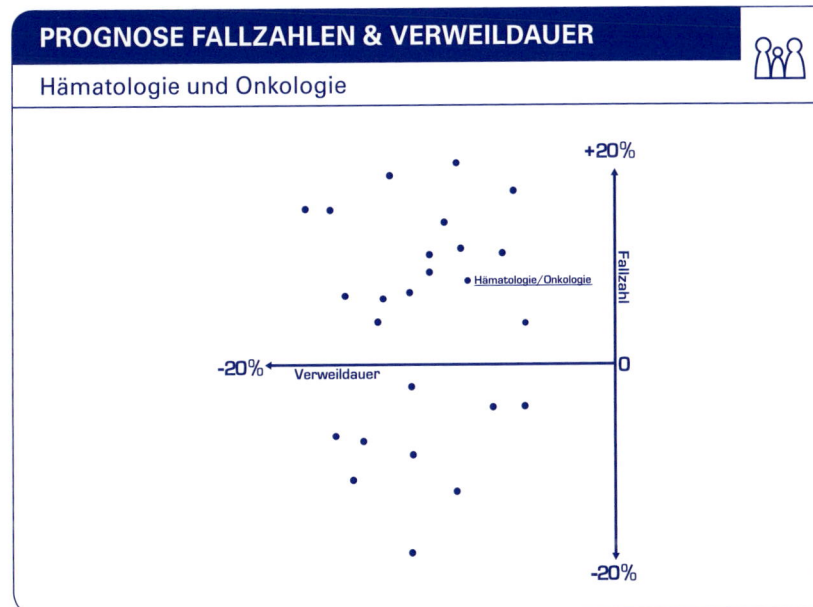

PROGNOSE FALLZAHLEN & VERWEILDAUER

Hämatologie und Onkologie

Innere Medizin und Kardiologie

Definition

Kardiologie ist die Fachrichtung, die sich mit der Struktur, der Funktion und den Erkrankungen des Herzens befasst, und in der Humanmedizin das Teilgebiet der Inneren Medizin, das sich mit den Herz-Kreislauferkrankungen beim Erwachsenen beschäftigt. Die Kinderkardiologie ist in Deutschland und der Schweiz ein eigenständiges Teilgebiet der Kinderheilkunde.

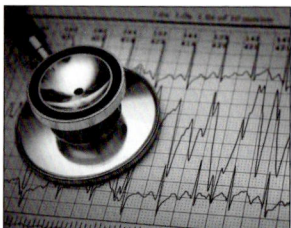

Im Vergleich zu anderen internistischen Weiterbildungen konzentriert sich der Facharzt der Kardiologie unter anderem auf folgende Tätigkeiten:

– Erkennung und Behandlung von angeborenen und erworbenen Erkrankungen des Herzens, des Kreislaufs, der herznahen Gefäße, des Perikards
– Herzkatheteruntersuchungen
– Schrittmachertherapie und antiarrhythmische Therapie

Dauer der Weiterbildung

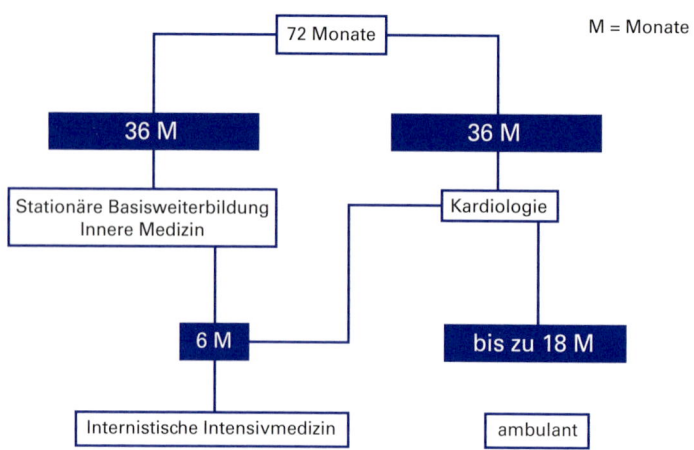

Fachärzte für Innere Medizin und Kardiologie in Deutschland: 581 (sowie 4.242 mit der alten Bezeichnung „Schwerpunkt Kardiologie"); Innere Medizin und SP Kardiologie: 582

Berufsverbände/Fachgesellschaften

Bundesverband niedergelassener Kardiologen e.V.

www.bnk.de

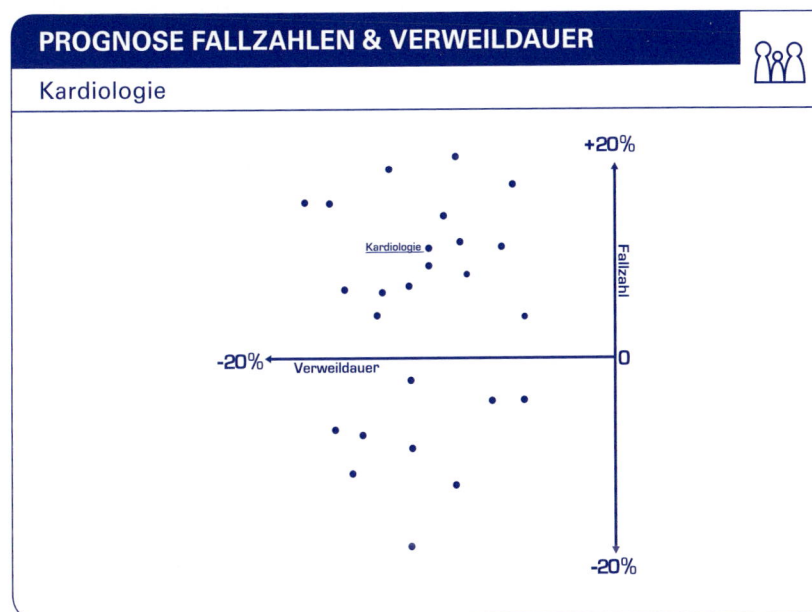

Innere Medizin und Nephrologie

Definition

Die Nephrologie ist ein Teilgebiet der Inneren Medizin. Sie befasst sich mit den Erkrankungen der Niere sowie deren konservativer Therapie. Wesentliches Ziel des Nephrologen ist die Stabilisierung der Nierenfunktion, um die Notwendigkeit einer 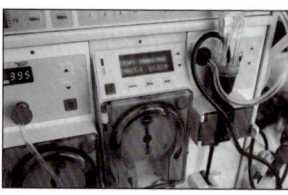 kontinuierlichen Nierenersatztherapie so weit wie möglich hinauszuzögern. Im Vergleich zu anderen internistischen Weiterbildungen konzentriert sich der Facharzt der Nephrologie unter anderem auf folgende Tätigkeiten:

- Erkennung und Behandlung der akuten und chronischen Nieren- und renalen Hochdruckerkrankungen.
- Dialyseverfahren und Behandlungsverfahren bei akutem Nierenversagen und chronischer Niereninsuffizienz, Peritonealdialyse

Dauer der Weiterbildung

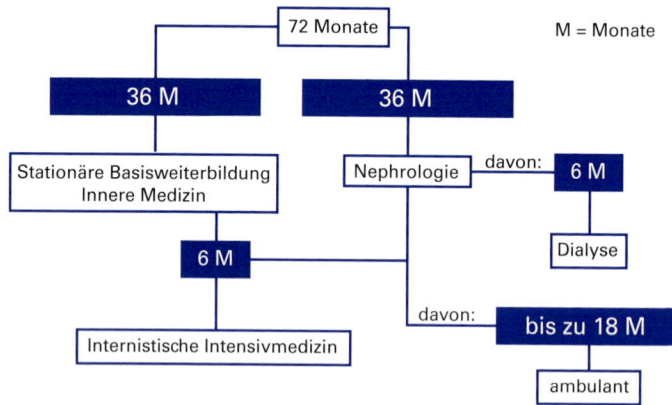

Fachärzte für Innere Medizin und Nephrologie in Deutschland: 209 (sowie 1.968 mit der alten Bezeichnung „Schwerpunkt Nephrologie")

Berufsverbände/Fachgesellschaften

Bundesverband der niedergelassenen Nephrologen und Dialyseärzte
www.ddnae.de

Innere Medizin und Pneumonologie

Definition

Ein Pneumologe ist ein Facharzt für Erkrankungen der Lunge und Atemwege. Im Vergleich zu anderen internistischen Weiterbildungen konzentriert sich der Facharzt der Pneumonologie unter anderem auf folgende Tätigkeiten:

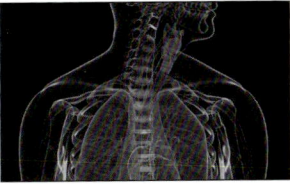

– Behandlung der Erkrankungen der Lunge, der Atemwege, des Mediastinums, der Pleura sowie der extrapulmonalen Manifestationen pulmonaler Erkrankungen
– Kenntnisse bezüglich Krankheiten durch inhalative Umweltnoxen, Tabakrauchen und durch Arbeitsplatzeinflüsse

Dauer der Weiterbildung

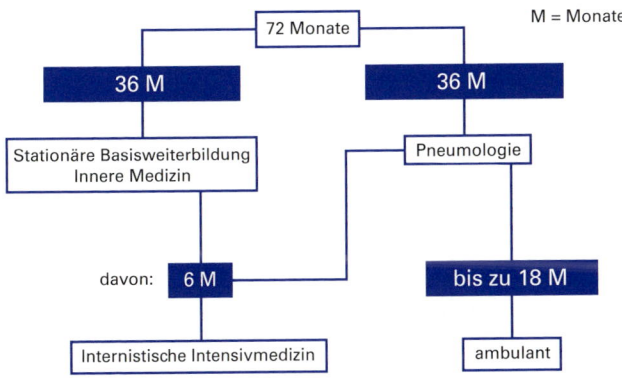

Fachärzte für Innere Medizin und Pneumonologie in Deutschland: 196 (sowie 1.364 mit alten Bezeichnungen); Innere Medizin und SP Pneumologie: 153

Berufsverbände/Fachgesellschaften

Bundesverbandes der Pneumologen e.V.
www.pneumologenverband.de

Innere Medizin und Rheumatologie

Definition

Ein Rheumatologe/eine Rheumatologin ist
ein Facharzt, der sich mit Diagnose und
Therapie von meist chronischen Krankheiten beschäftigt. Im Vergleich zu anderen internistischen Weiterbildungen konzentriert
sich der Facharzt der Rheumatologie unter
anderem auf folgende Tätigkeiten:

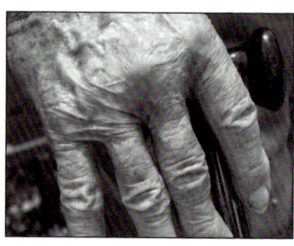

– Erkennung und Behandlung der rheu-
   matischen Erkrankungen einschließlich der entzündlich-rheumati-
   schen Systemerkrankungen wie Kollagenosen, Vaskulitiden, entzündli-
   chen Muskelerkrankungen und Osteopathien.

Dauer der Weiterbildung

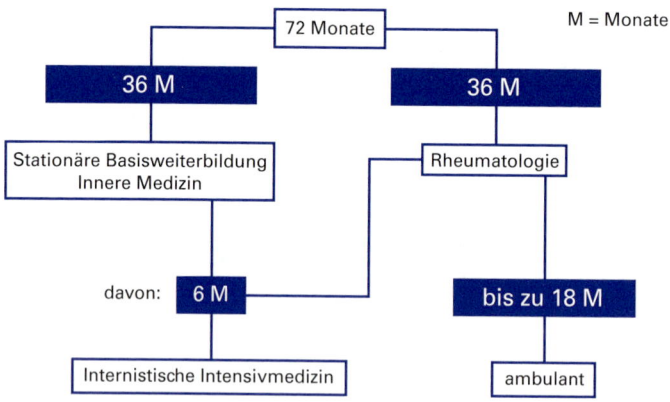

Fachärzte für Innere Medizin und Rheumatologie in Deutschland: 56
(sowie 788 mit der alten Bezeichnung „Schwerpunkt Rheumatologie"); Innere Medizin und SP Rheumatologie: 56

Berufsverbände/Fachgesellschaften

Berufsverband deutscher Rheumatologen e.V.
www.bdrh.de

Kinder- und Jugendmedizin

Definition

Das Gebiet Kinder- und Jugendmedizin umfasst die Behandlung und Nachsorge aller körperlichen, psychischen, neurologischen sowie psychosomatischen Erkrankungen, Verhaltensauffälligkeiten, aber auch Entwicklungsstörungen und Behinderungen des Säuglings bis zum Jugend-

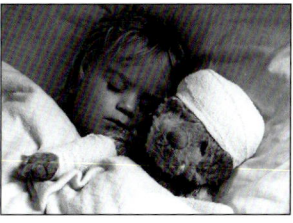

lichen einschließlich pränataler Erkrankungen, Neonatologie und der Sozialpädiatrie.

Wer möchte, kann an die Facharztprüfung eine Schwerpunktweiterbildung (SP) anschließen. Das sind zusätzlich 36 Monate. Zur Wahl stehen:

– SP Kinder- Hämatologie und -Onkologie
– SP Kinder-Kardiologie
– SP Neonatologie
– SP Neuropädiatrie

Es ist möglich, bereits während der Facharztweiterbildung 12 Monate im gewünschten Schwerpunkt zu arbeiten, sodass nach der Facharztprüfung nur noch 24 Monate SP-Weiterbildung zu absolvieren sind.

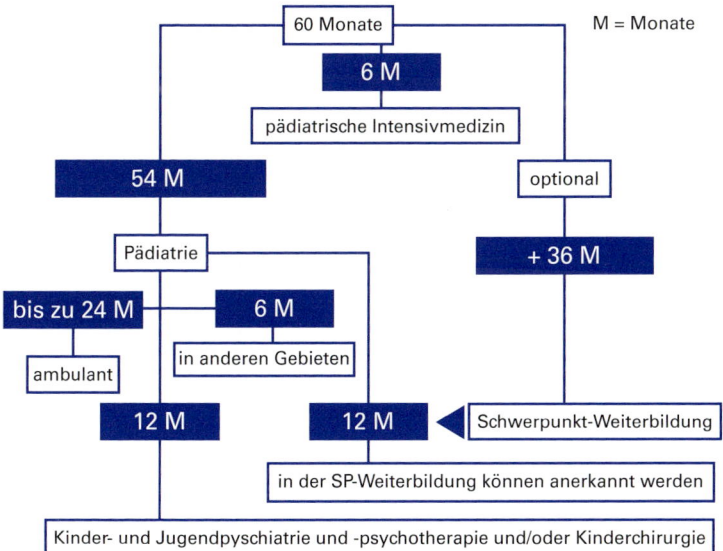

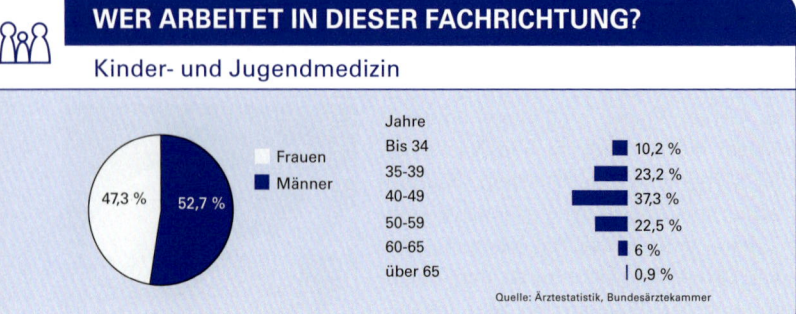

WER ARBEITET IN DIESER FACHRICHTUNG?

Kinder- und Jugendmedizin

Frauen 47,3 %
Männer 52,7 %

Jahre	
Bis 34	10,2 %
35-39	23,2 %
40-49	37,3 %
50-59	22,5 %
60-65	6 %
über 65	0,9 %

Quelle: Ärztestatistik, Bundesärztekammer

Fachärzte im Gebiet für Kinder- und Jugendmedizin in Deutschland: 13.464
Assistenzärzte Kinder- und Jugendmedizin in Deutschland: 2.499

Berufsverbände/Fachgesellschaften

Kinder- und Jugendärzte im Netz
www.kinderaerzteimnetz.de

PROGNOSE FALLZAHLEN & VERWEILDAUER

Kinder- und Jugendmedizin

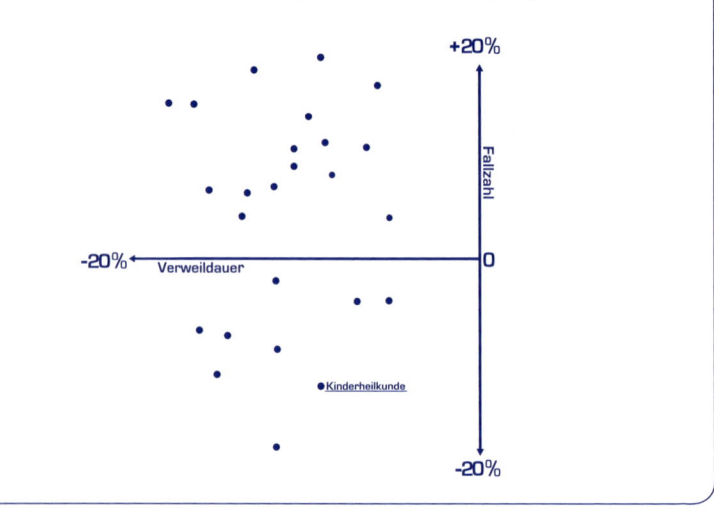

UNTER KOLLEGEN

Pädiater sagen über ihren Beruf

Warum möchtest du gerne Pädiater werden?
Der Umgang mit Kindern macht Spaß. Außerdem sind Kinder dankbarere Patienten.

Was macht für dich die Kinder- und Jugendmedizin besonders?
Sie ist sehr vielseitig.

Was gefällt dir am Facharzt der Kinder- und Jugendmedizin nicht gut?
Weinende, sich verhement wehrende Kinder. Viele apparative Untersuchungen sind Spezialisten vorbehalten.

Welches Erlebnis war für dich besonders schön?
Persönliches Dankeschön einer 10 Jährigen.

Welches Erlebnis war für dich besonders schlimm?
Mitteilung schlimmer Erkrankungen im jungen Alter.

Würdest du anderen empfehlen, sich für den Facharzt Kinder- und Jugendmedizin zu entscheiden?
Ja, denn es ist ein völlig anderes Klima als in andere Fachbereichen und auch für die Familienplanung förderlich.

WOCHENSTUNDEN

Wieviele Stunden in der Woche arbeitest du ohne Dienst?

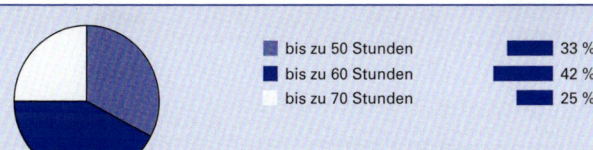

- bis zu 50 Stunden   33 %
- bis zu 60 Stunden   42 %
- bis zu 70 Stunden   25 %

Quelle: Arbeitszeitumfrage MEDI-LEARN

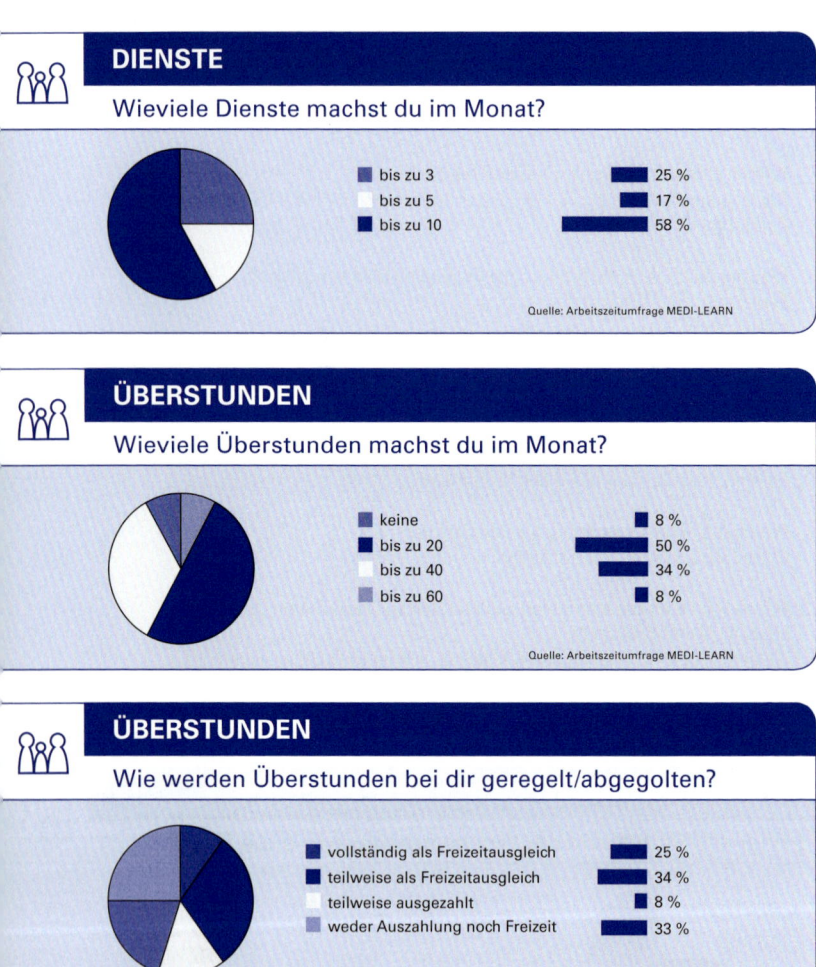

DIENSTE

Wieviele Dienste machst du im Monat?

- bis zu 3 — 25 %
- bis zu 5 — 17 %
- bis zu 10 — 58 %

Quelle: Arbeitszeitumfrage MEDI-LEARN

ÜBERSTUNDEN

Wieviele Überstunden machst du im Monat?

- keine — 8 %
- bis zu 20 — 50 %
- bis zu 40 — 34 %
- bis zu 60 — 8 %

Quelle: Arbeitszeitumfrage MEDI-LEARN

ÜBERSTUNDEN

Wie werden Überstunden bei dir geregelt/abgegolten?

- vollständig als Freizeitausgleich — 25 %
- teilweise als Freizeitausgleich — 34 %
- teilweise ausgezahlt — 8 %
- weder Auszahlung noch Freizeit — 33 %

Quelle: Arbeitszeitumfrage MEDI-LEARN

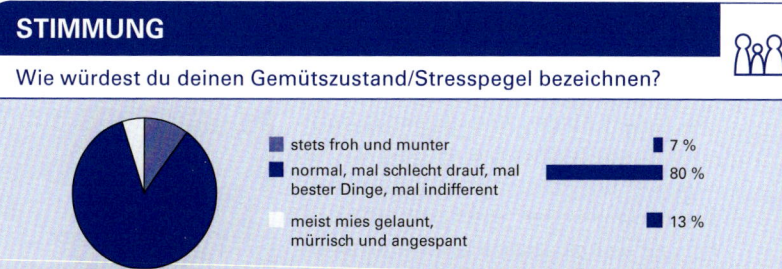

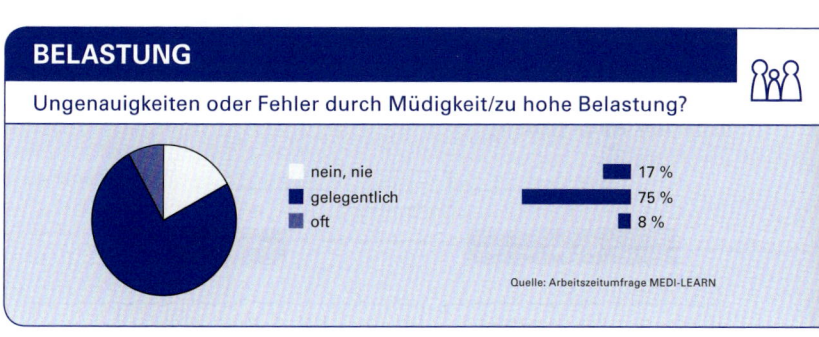

Kinder- und Jugendpsychiatrie

Definition

Das Gebiet Kinder- und Jugendpsychiatrie und -psychotherapie umfasst die Behandlung und Prävention bei psychischen, psychosomatischen, entwicklungsbedingten und neurologischen Erkrankungen sowie bei Verhaltensauffälligkeiten im Säuglings-, Kindes- und Jugendalter auch unter Beachtung ihrer Einbindung in das familiäre und soziale Lebensumfeld.

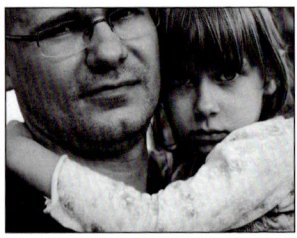

Dauer der Weiterbildung

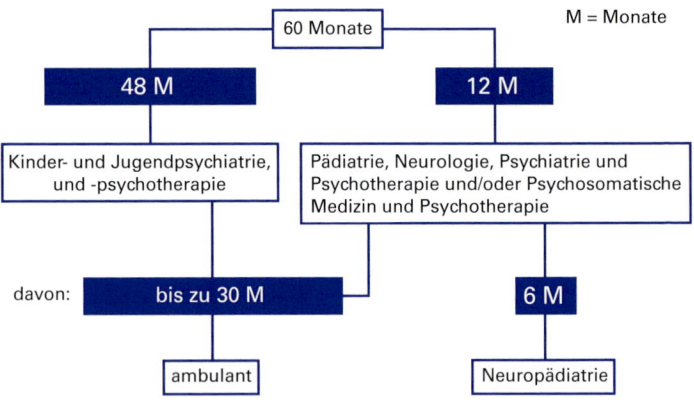

Fächärzte im Gebiet für Kinder- und Jugendpsychiatie in Deutschland: 1.965
Assistenzärzte Kinder- und Jugendpsychiatrie in Deutschland: 289

Berufsverbände/Fachgesellschaften

Berufsverband der Ärzte für Kinder- u. Jugendpsychiatrie
u. Psychotherapie in Deutschland e.V.
www.bkjpp.de
Deutsche Gesellschaft für Kinder- und Jugendpsychiatrie, Psychosomatik und Psychotherapie (DGKJP)
www.dgkjp.de

WER ARBEITET IN DIESER FACHRICHTUNG?

Facharzt für Kinder- und Jugendpsychiatrie

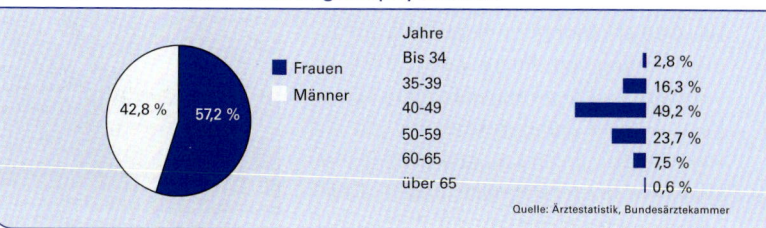

Jahre	
Bis 34	2,8 %
35-39	16,3 %
40-49	49,2 %
50-59	23,7 %
60-65	7,5 %
über 65	0,6 %

Frauen 57,2 %
Männer 42,8 %

Quelle: Ärztestatistik, Bundesärztekammer

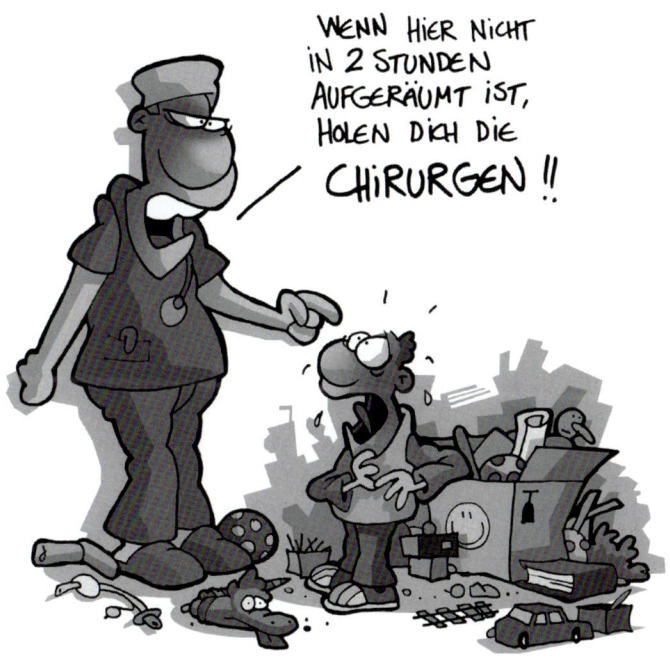

Mehr Cartoons:

www.medi-learn.de/cartoons

www.facebook.de/medilearn

Laboratoriumsmedizin

Definition

Das Gebiet Laboratoriumsmedizin umfasst
die Beratung und Unterstützung der in der
Vorsorge und Krankenbehandlung Tätigen
bei der Vorbeugung, Erkennung und Risi-
koabschätzung von Krankheiten und ihren
Ursachen, bei der Überwachung des Krank-
heitsverlaufes sowie bei der Prognoseab-
schätzung und Bewertung therapeutischer
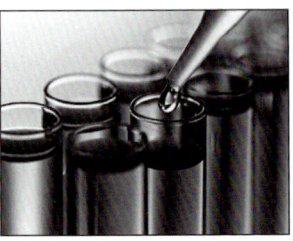
Maßnahmen durch die Anwendung morphologischer, chemischer, physi-
kalischer, immunologischer, biochemischer, immunchemischer, moleku-
larbiologischer und mikrobiologischer Untersuchungsverfahren von Kör-
persäften, ihrer morphologischen Bestandteile sowie Ausscheidungs- und
Sekretionsprodukten, einschließlich der dazu erforderlichen Funktionsprü-
fungen sowie der Erstellung des daraus resultierenden ärztlichen Befundes.

Dauer der Weiterbildung

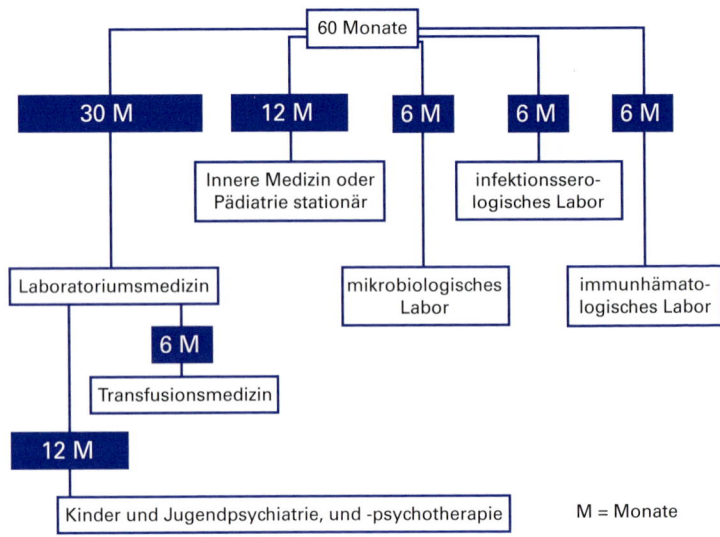

M = Monate

Fachärzte für Laboratoriummedizin in Deutschland: 1.052

Assistenzärzte Laboratoriumsmedizin in Deutschland: 87

Berufsverbände/Fachgesellschaften

Deutsche Gesellschaft für Klinische Chemie und Laboratoriumsmedizine.V.

www.dgkl.de

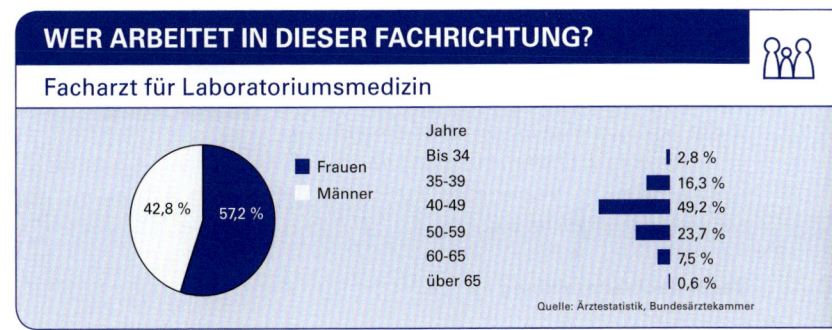

WER ARBEITET IN DIESER FACHRICHTUNG?

Facharzt für Laboratoriumsmedizin

	Frauen Männer	Jahre	
42,8 % 57,2 %		Bis 34	2,8 %
		35-39	16,3 %
		40-49	49,2 %
		50-59	23,7 %
		60-65	7,5 %
		über 65	0,6 %

Quelle: Ärztestatistik, Bundesärztekammer

Mikrobiologe, Virologe und Infektionsepidemiologe

Definition

Das Gebiet Mikrobiologie, Virologie und Infektionsepidemiologie umfasst die Laboratoriumsdiagnostik der durch Mikroorganismen, Viren und andere übertragbare Agenzien bedingten Erkrankungen und die Aufklärung ihrer Pathogenese, epidemiologischen Zusammenhänge und Ursachen sowie die Unterstützung der in der Vorsorge, in der Krankenbehandlung und im öffentlichen Gesundheitsdienst tätigen Ärzte bei der Vorbeugung, Erkennung, Behandlung und Bekämpfung von Infektionskrankheiten.

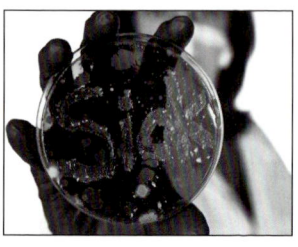

Dauer der Weiterbildung

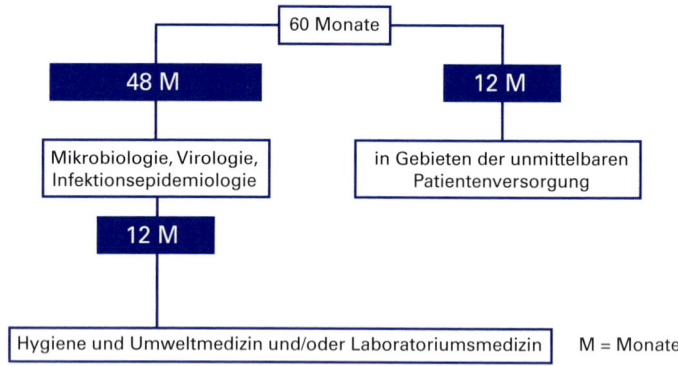

Fachärzte im Gebiet für Mikrobiologie in Deutschland: 713
Assistenzärzte Mikrobiologie in Deutschland: 83

Berufsverbände/Fachgesellschaften

Berufsverband der Ärzte für Mikrobiologie
und Infektionsepidemiologie e.V.
www.baemi.de

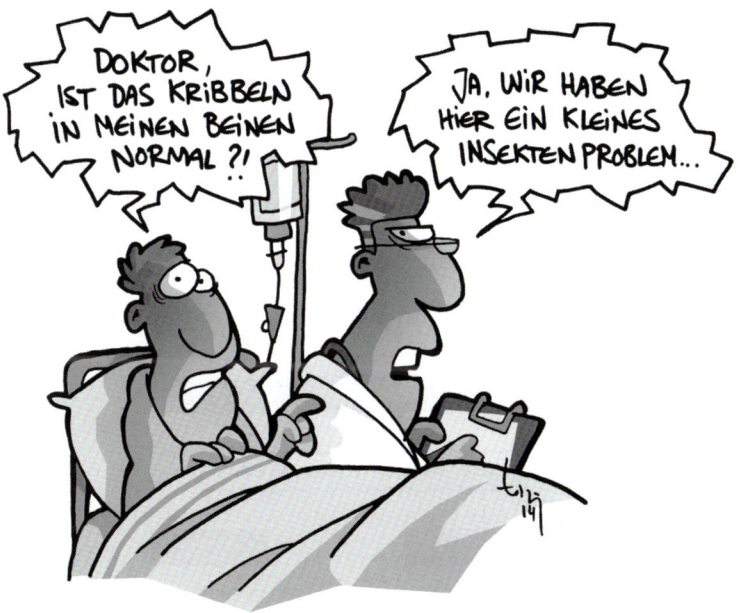

WER ARBEITET IN DIESER FACHRICHTUNG?

Mikrobiologe, Virologe und Infektionsepidemiologe

61,2 %	38,8 %	■ Frauen ◻ Männer

Jahre	
Bis 34	4,3 %
35-39	14 %
40-49	40,7 %
50-59	31,1 %
60-65	9,3 %
über 65	0,7 %

Quelle: Ärztestatistik, Bundesärztekammer

Mehr Cartoons:

www.medi-learn.de/cartoons

www.facebook.de/medilearn

Mund-Kiefer-Gesichtschirurgie

Definition

Die Weiterbildung zum Mund-Kiefer-Gesichtschirurgen ist eine ganz besondere:
Um sie antreten zu können, benötigst du
sowohl die ärztliche als auch die zahnärztli-
che Approbation. Das heißt, du musst nicht
nur das Humanmedizinstudium abschließen, sondern auch noch Zahnmedizin studieren. Entweder davor oder danach (oder
gleichzeitig).

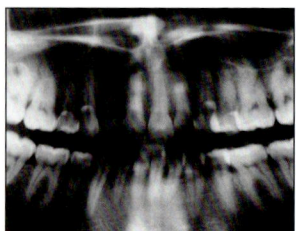

Das Gebiet Mund-Kiefer-Gesichtschirurgie umfasst die Erkennung, konservative und operative Behandlung von Erkrankungen, Verletzungen, Fraktu-
ren, Tumoren und Fehlbildungen des Zahnes, des Zahnhalteapparates, der
Alveolarfortsätze, des Gaumens, der Kiefer, der Mundhöhle, der Speichel-
drüsen sowie des Gesichtsschädels und der bedeckenden Weichteile ein-
einschließlich der chirurgischen Kieferorthopädie, prothetischen Versorgung
und Implantologie.

Dauer der Weiterbildung

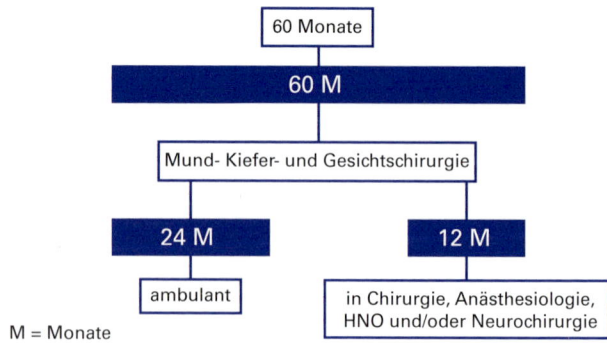

M = Monate

Fachärzte im Gebiet für Mund-Kiefer-Gesichtschirurgen
in Deutschland: 1.582
Assistenzärzte Mund-Kiefer-Gesichtschirurgie in Deutschland: 179

Berufsverbände/Fachgesellschaften

Deutsche Gesellschaft für Mund-, Kiefer- und Gesichtschirurgie e.V.
www.mkg.chirurgie.de

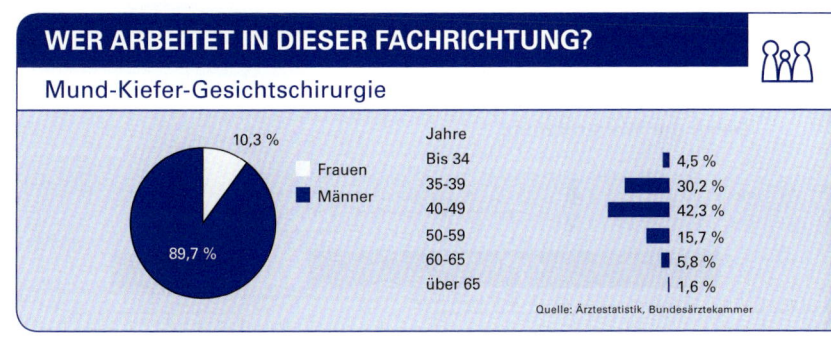

WER ARBEITET IN DIESER FACHRICHTUNG?

Mund-Kiefer-Gesichtschirurgie

10,3 %

Frauen
Männer

89,7 %

Jahre	
Bis 34	4,5 %
35-39	30,2 %
40-49	42,3 %
50-59	15,7 %
60-65	5,8 %
über 65	1,6 %

Quelle: Ärztestatistik, Bundesärztekammer

Neurochirurgie

Definition

Das Gebiet Neurochirurgie umfasst die Erkennung und Behandlung von Erkrankungen, Verletzungen, Verletzungsfolgen und Fehlbildungen des zentralen Nervensystems, seiner Gefäße und seiner Hüllen, des peripheren und vegetativen Nervensystems.

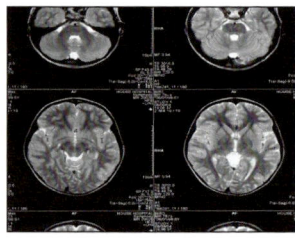

Dauer der Weiterbildung

M = Monate

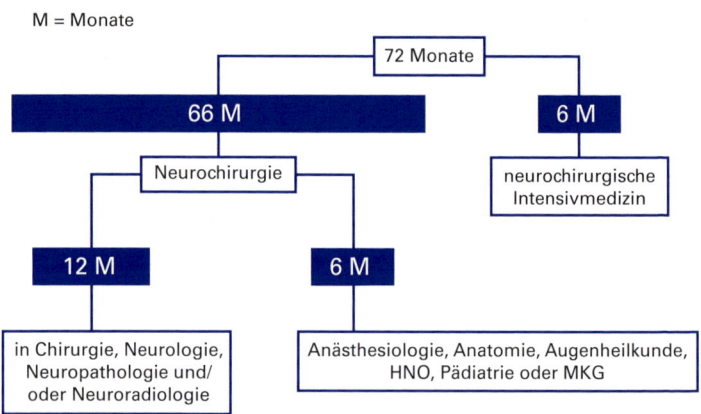

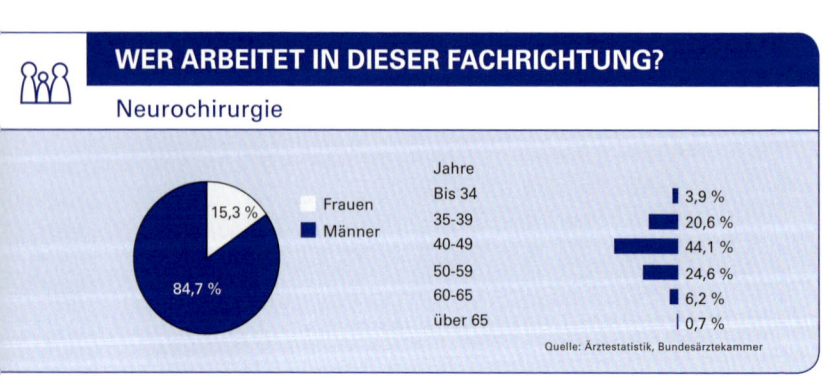

WER ARBEITET IN DIESER FACHRICHTUNG?

Neurochirurgie

Frauen 15,3 %
Männer 84,7 %

Jahre	
Bis 34	3,9 %
35-39	20,6 %
40-49	44,1 %
50-59	24,6 %
60-65	6,2 %
über 65	0,7 %

Quelle: Ärztestatistik, Bundesärztekammer

Fachärzte im Gebiet für Neurochirurgie in Deutschland: 1.860
Assistenzärzte Neurochirurgie in Deutschland: 428

Berufsverbände/Fachgesellschaften

Berufsverband Deutscher Neurochirurgen e.V.
www.bdnc.de

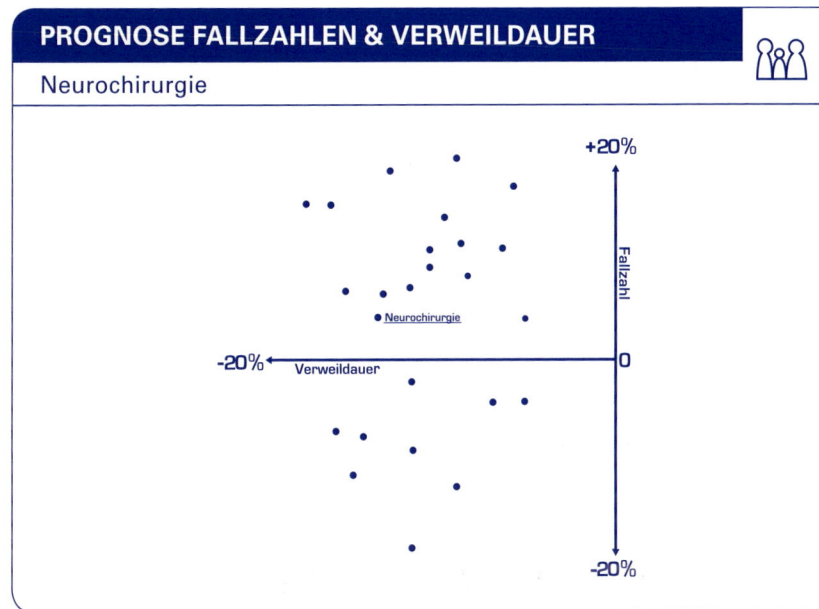

Neurologie

Definition

Die Neurologie ist die Lehre von den Er-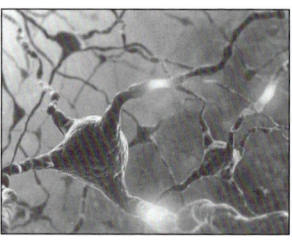
krankungen des Nervensystems. Die Gren-
ze zur Psychiatrie ist teilweise fließend. In
Deutschland ist die Neurologie als ein Teilgebiet aus der Inneren Medizin hervorge-
gangen. Die Organsysteme, die in der Neurologie Berücksichtigung finden, sind das
Zentralnervensystem, also Gehirn und Rü-
ckenmark und deren Umgebungsstrukturen und blutversorgenden Gefäße sowie das periphere Nervensystem einschließlich dessen Verbindungs-
strukturen mit den Muskeln sowie die Muskulatur.

Ein „Nervenarzt" ist ein Arzt, der sowohl die Weiterbildung in Neurologie als
auch in Psychiatrie durchlaufen hat. Früher war es möglich, die Bezeichnung
in kürzerer Zeit zu erwerben: nach jeweils drei Jahren Weiterbildung in Neurologie und Psychiatrie.

Dauer der Weiterbildung

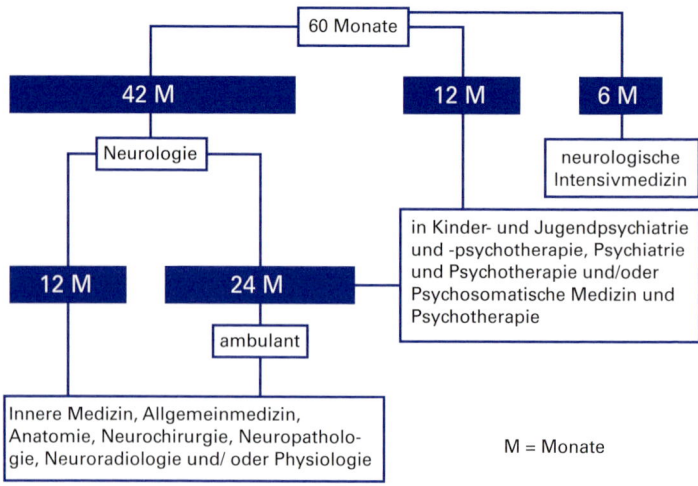

414

Fachärzte im Gebiet für Neurologie in Deutschland: 5.727
Assistenzärzte Neurologie in Deutschland: 1.239

Berufsverbände/Fachgesellschaften

Deutsche Gesellschaft für Neurologie (DGN)
www.dgn.org

WER ARBEITET IN DIESER FACHRICHTUNG?

Neurologie

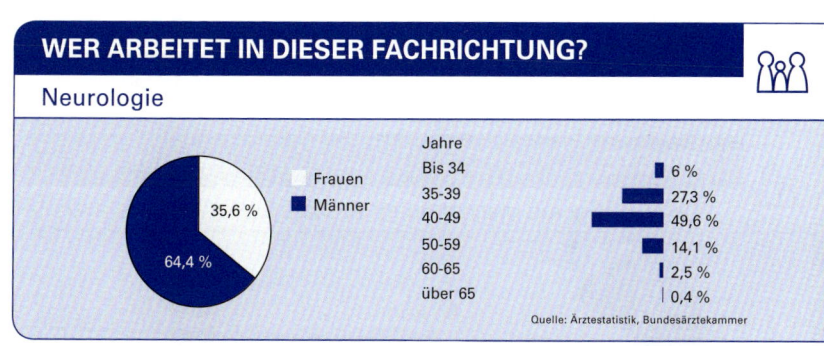

Jahre	
Bis 34	6 %
35-39	27,3 %
40-49	49,6 %
50-59	14,1 %
60-65	2,5 %
über 65	0,4 %

Frauen 64,4 %
Männer 35,6 %

Quelle: Ärztestatistik, Bundesärztekammer

PROGNOSE FALLZAHLEN & VERWEILDAUER

Neurologie

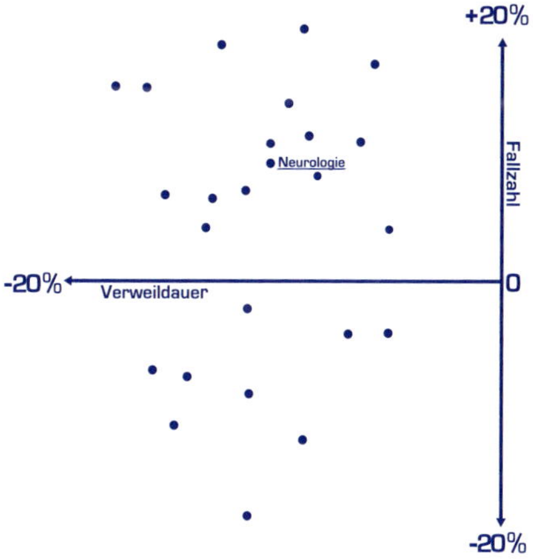

+20%

Fallzahl

Neurologie

-20% Verweildauer

0

-20%

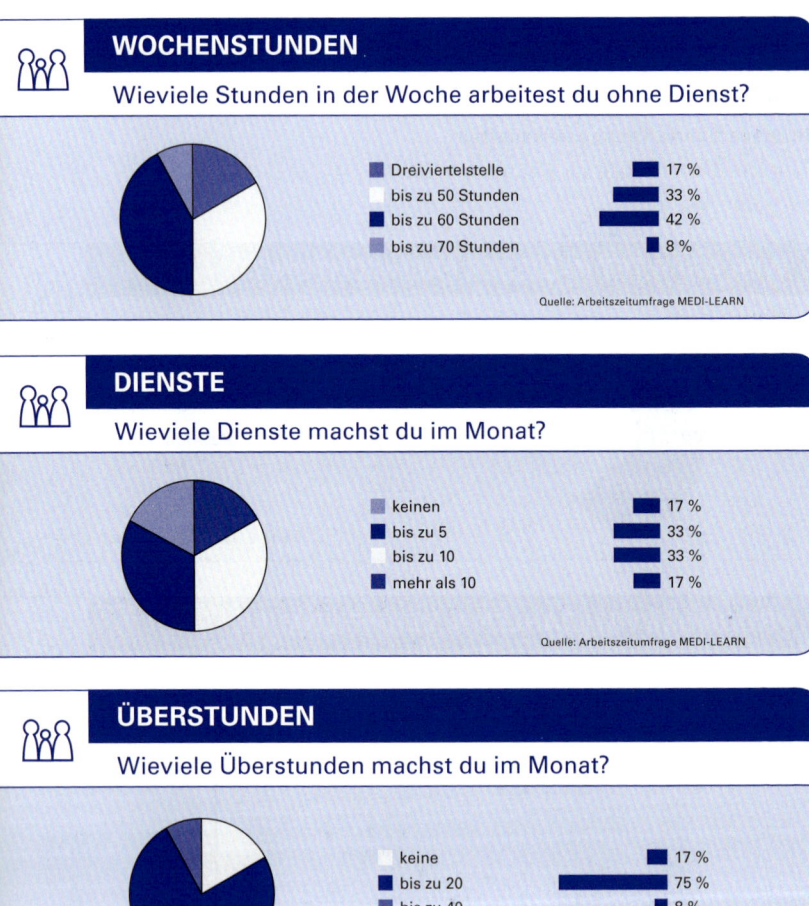

ÜBERSTUNDEN

Wie werden Überstunden bei dir geregelt/abgegolten?

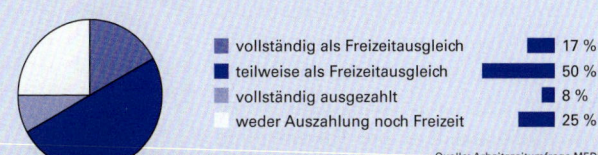

■ vollständig als Freizeitausgleich	17 %
■ teilweise als Freizeitausgleich	50 %
■ vollständig ausgezahlt	8 %
■ weder Auszahlung noch Freizeit	25 %

Quelle: Arbeitszeitumfrage MEDI-LEARN

STIMMUNG

Wie würdest du deinen Gemütszustand/Stresspegel bezeichnen?

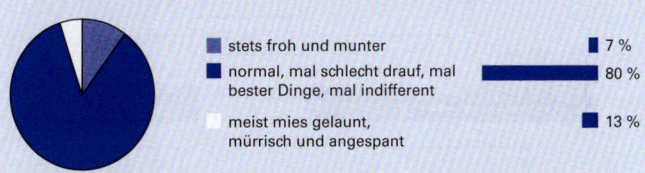

■ stets froh und munter	7 %
■ normal, mal schlecht drauf, mal bester Dinge, mal indifferent	80 %
■ meist mies gelaunt, mürrisch und angespant	13 %

Quelle: Arbeitszeitumfrage MEDI-LEARN

BELASTUNG

Ungenauigkeiten oder Fehler durch Müdigkeit/zu hohe Belastung?

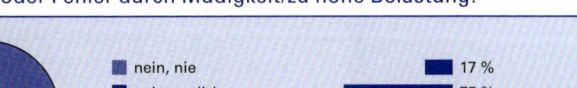

■ nein, nie	17 %
■ gelegentlich	75 %
■ oft	8 %

Quelle: Arbeitszeitumfrage MEDI-LEARN

Nuklearmedizin

Definition

Die Nuklearmedizin umfaßt die Anwendung radioaktiver Substanzen und kernphysikalischer Verfahren in der Medizin zur Funktions- und Lokalisationsdiagnostik sowie offener Radionuklide in der Therapie und den Strahlenschutz mit seinen physikalischen, biologischen und medizinischen Grundlagen.

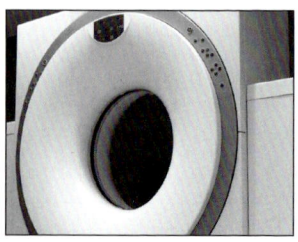

Dauer der Weiterbildung

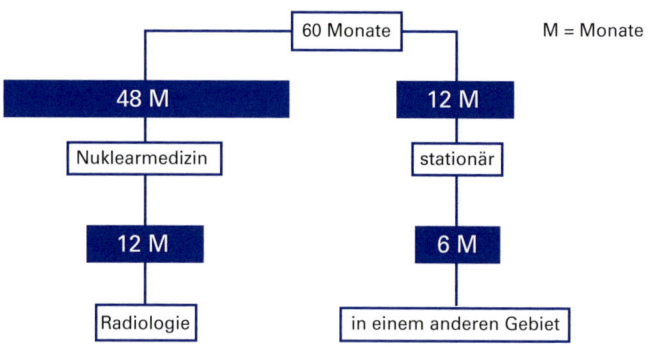

Fachärzte im Gebiet für Nuklearmedizin in Deutschland: 1.108
Assistenzärzte Nuklearmedizin in Deutschland: 117

Berufsverbände/Fachgesellschaften

Berufsverband Deutscher Nuklearmediziner e.V.
www.bdn-online.de

WER ARBEITET IN DIESER FACHRICHTUNG?

Nuklearmedizin

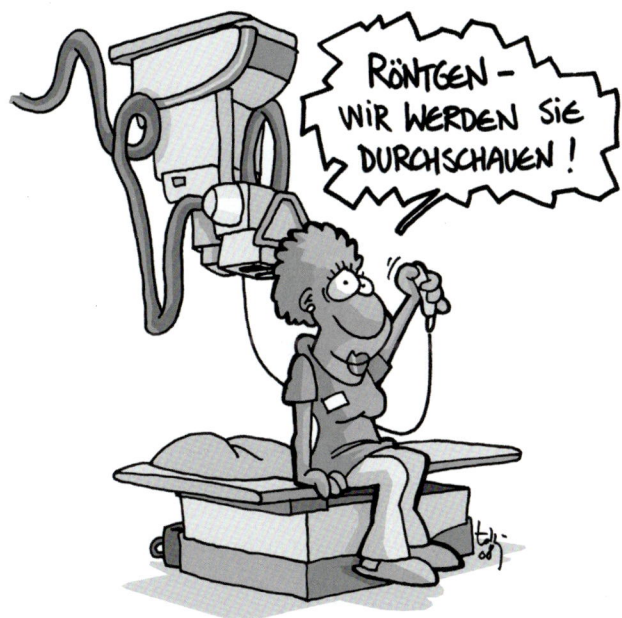

71,2 % Männer
28,8 % Frauen

Jahre	
Bis 34	4,7 %
35-39	19,3 %
40-49	42,7 %
50-59	24,6 %
60-65	8,4 %
über 65	0,3 %

Quelle: Ärztestatistik, Bundesärztekammer

RÖNTGEN –
WIR WERDEN SIE
DURCHSCHAUEN !

Mehr Cartoons:

www.medi-learn.de/cartoons

www.facebook.de/medilearn

Öffentliches Gesundheitswesen

Definition

Das Gebiet Öffentliches Gesundheitswesen umfasst die Beobachtung, Begutachtung und Wahrung der gesundheitlichen Belange der Bevölkerung und die Beratung der Träger öffentlicher Aufgaben in gesundheitlichen Fragen einschließlich Planungs- und Gestaltungsaufgaben, Gesundheitsförderung und der gesundheitlichen Versorgung,

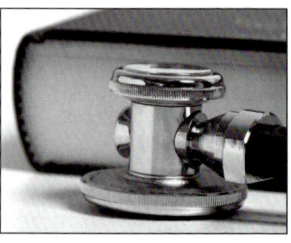

der öffentlichen Hygiene, der Gesundheitsaufsicht sowie der Verhütung und Bekämpfung von Krankheiten.

Dauer der Weiterbildung

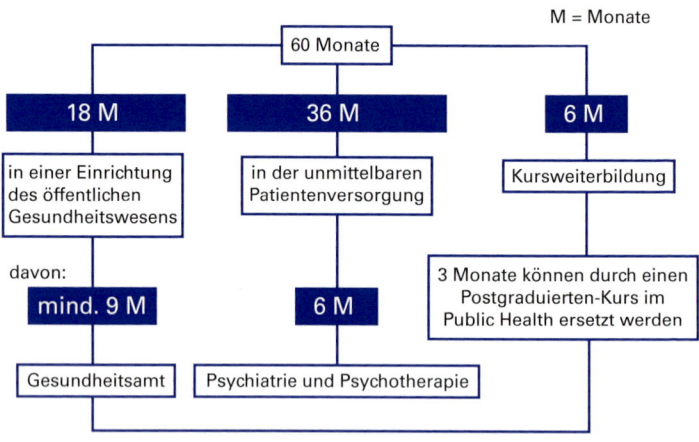

M = Monate

60 Monate

18 M	36 M	6 M
in einer Einrichtung des öffentlichen Gesundheitswesens	in der unmittelbaren Patientenversorgung	Kursweiterbildung

davon:

mind. 9 M	6 M	3 Monate können durch einen Postgraduierten-Kurs im Public Health ersetzt werden
Gesundheitsamt	Psychiatrie und Psychotherapie	

Fachärzte im Gebiet für öffentliches Gesundheitswesen in Deutschland: 840

Berufsverbände/Fachgesellschaften

Bundesverband der Ärztinnen und Ärzte des Öffentlichen Gesundheitsdienstes e.V.
www.aerzte-oegd.de

Neuropathologie

Definition

Der Facharzt der Neuropathologie beinhaltet Erfahrungen und Kenntnisse in der Obduktion von Gehirnen und allen weiteren Bestandteilen des Zentralnervensystems sowie des peripheren Nervensystems. Außerdem Kenntnisse in der Untersuchung von neurohistologischen Präparaten und der molekularen Neuropathologie.

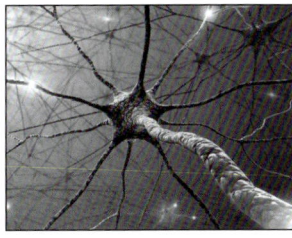

Dauer der Weiterbildung

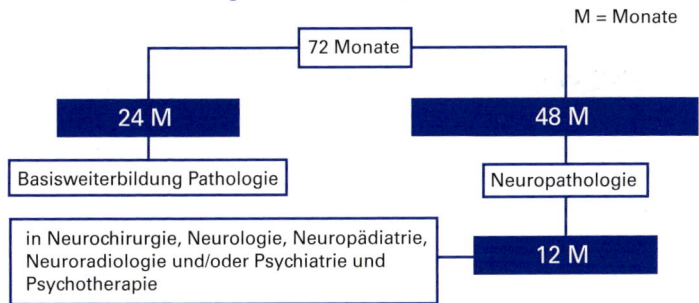

M = Monate

72 Monate

| 24 M | 48 M |

Basisweiterbildung Pathologie

Neuropathologie

in Neurochirurgie, Neurologie, Neuropädiatrie, Neuroradiologie und/oder Psychiatrie und Psychotherapie

12 M

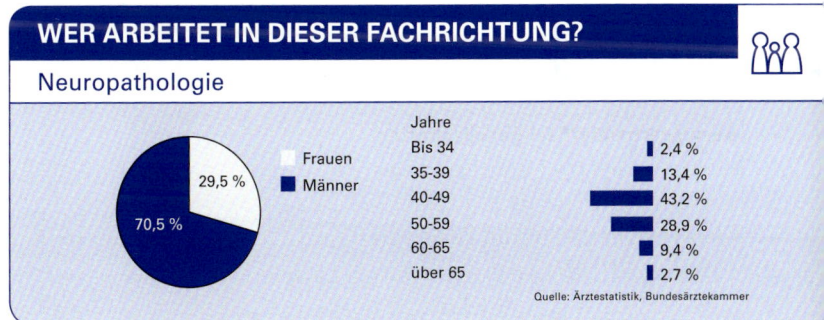

WER ARBEITET IN DIESER FACHRICHTUNG?

Neuropathologie

Frauen 29,5 %
Männer 70,5 %

Jahre	
Bis 34	2,4 %
35-39	13,4 %
40-49	43,2 %
50-59	28,9 %
60-65	9,4 %
über 65	2,7 %

Quelle: Ärztestatistik, Bundesärztekammer

Fachärzte für Neuropathologie in Deutschland: 103

Berufsverbände/Fachgesellschaften

Deutsche Gesellschaft für Neuropathologie und Neuroanatomie
www.dgnn.de

Pathologie

Definition

Das Gebiet Pathologie umfasst die Erkennung von Krankheiten, ihrer Entstehung und ihrer Ursachen durch die morphologiebezogene Beurteilung von Untersuchungsgut oder durch Obduktion und dient damit zugleich der Beratung und Unterstützung der in der Behandlung tätigen Ärzte.

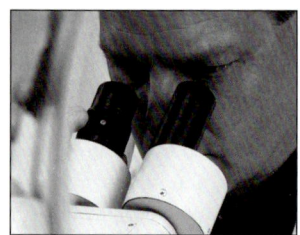

Dauer der Weiterbildung

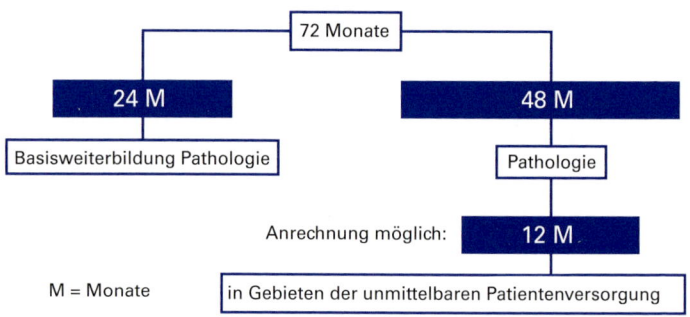

Facharzte für Pathologie in Deutschland: 1.582
Assistenzärzte für Pathologie in Deutschland: 211

Berufsverbände/Fachgesellschaften

Berufsverband Deutscher Pathologen e.V.
www.bv-pathologie.de
Deutsche Gesellschaft für Pathologie e.V.
www.dgp-berlin.de

WER ARBEITET IN DIESER FACHRICHTUNG?

Pathologie

Frauen	Männer
29,5 %	70,5 %

Jahre	
Bis 34	2,4 %
35-39	13,4 %
40-49	43,2 %
50-59	28,9 %
60-65	9,4 %
über 65	2,7 %

Quelle: Ärztestatistik, Bundesärztekammer

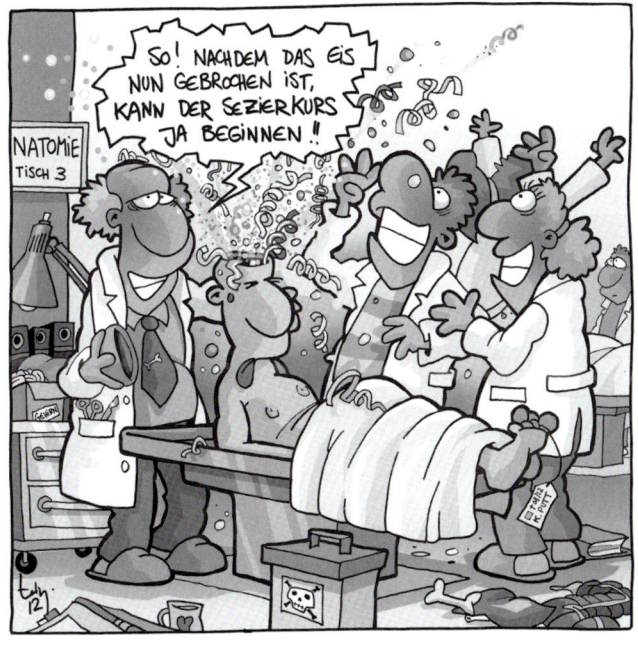

Mehr Cartoons:

www.medi-learn.de/cartoons

www.facebook.de/medilearn

Klinische Pharmakologie

Definition

Das Gebiet Pharmakologie umfasst die Erforschung von Arzneimittelwirkungen, Entwicklung und Anwendung von Arzneimitteln, die Erforschung der Wirkung von Fremdstoffen im Tierexperiment und am Menschen, die Bewertung des therapeutischen Nutzens, der Erkennung von Nebenwirkungen sowie die Beratung und Unterstützung der in der Vorsorge und Krankenbehandlung Tätigen bei der Anwendung substanzbasierter therapeutischer und diagnostischer Maßnahmen.

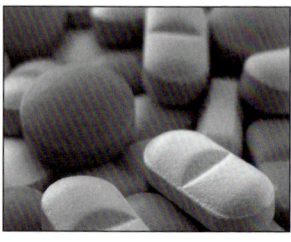

Dauer der Weiterbildung

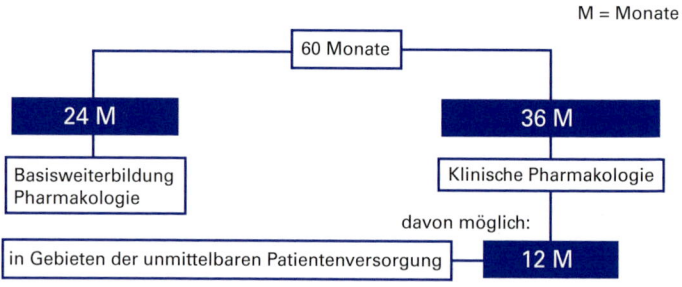

Fachärzte für Klinische Pharmakologie in Deutschland: 238

Berufsverbände/Fachgesellschaften

Deutsche Gesellschaft für Pharmakologie
www.dg-pharmakologie.de/

WER ARBEITET IN DIESER FACHRICHTUNG?

Klinische Pharmakologie

Jahre	
Bis 34	0,6 %
35-39	10,8 %
40-49	44,3 %
50-59	30,4 %
60-65	11,4 %
über 65	2,5 %

Frauen 22,9 %
Männer 77,1 %

Quelle: Ärztestatistik, Bundesärztekammer

Pharmakologie und Toxikologie

Definition

Der Facharzt für Toxikologie und Pharmakologie organisiert und führt Arzneimit-
telstudien durch. Er entwirft Studien und
wertet diese anschließend aus. Zudem ist
der Toxikologe Spezialist in der Behandlung und Erkennung von Vergiftungen und
kann klinisch-toxikologische Beratungen
durchführen.

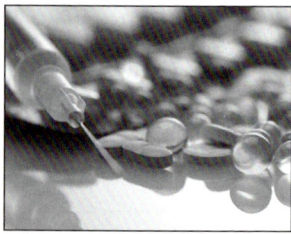

Dauer der Weiterbildung

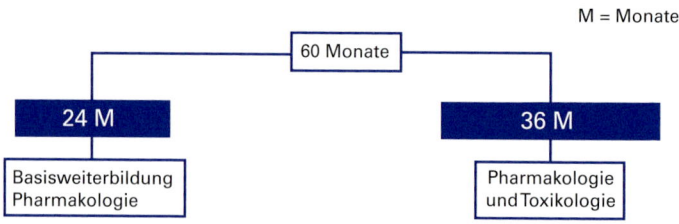

M = Monate

60 Monate

24 M

Basisweiterbildung
Pharmakologie

36 M

Pharmakologie
und Toxikologie

Fachärzte für Pharmakologie und Toxikologie in Deutschland: 202
Assistenzärzte für Pharmakologie und Toxikologie in Deutschland: 21

Berufsverbände/Fachgesellschaften

Deutsche Gesellschaft für experimentelle
und klinische Pharmakologie und Toxikologie e.V.
www.dgpt-online.de

Physikalische und Rehabilitative Medizin

Definition

Das Gebiet Physikalische und Rehabilitative Medizin umfasst die sekundäre Prävention, die interdisziplinäre Diagnostik, Behandlung und Rehabilitation von körperlichen Beeinträchtigungen, Struktur- und Funktionsstörungen mit konservativen, physikalischen, manuellen und naturheilkundlichen Therapiemaßnahmen sowie den Verfahren der rehabilitativen Intervention.

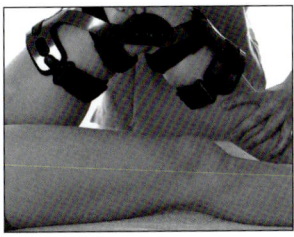

Dauer der Weiterbildung

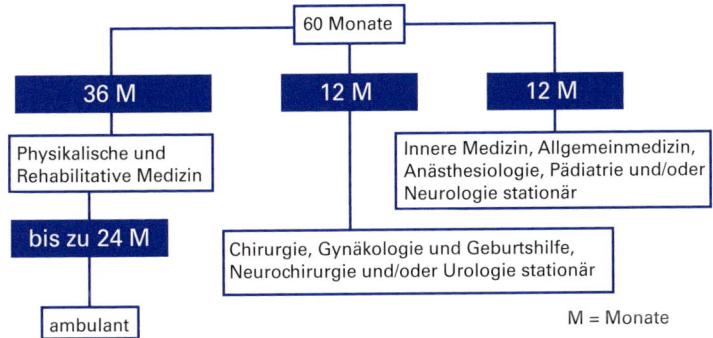

Fachärzte im Gebiet für physikalische & rehabilitative Medizin in Deutschland: 1.815
Assistenzärzte für physikalische und rehabilitative Medizin Deutschland: 67

Berufsverbände/Fachgesellschaften

Deutsche Gesellschaft für physikalische Medizin und Rehabilitation
www.dgpmr.de

WER ARBEITET IN DIESER FACHRICHTUNG?

Physikalische und Rehabilitative Medizin

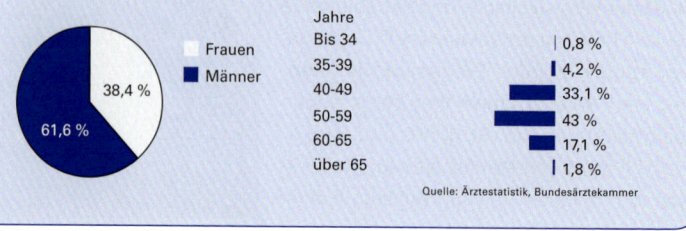

Jahre	
Bis 34	0,8 %
35-39	4,2 %
40-49	33,1 %
50-59	43 %
60-65	17,1 %
über 65	1,8 %

Frauen 38,4 %
Männer 61,6 %

Quelle: Ärztestatistik, Bundesärztekammer

Physiologie

Definition

Das Gebiet Physiologie umfasst die Lehre der normalen Lebensvorgänge des Bewegungsapparates, Kreislaufsystems, Sinnessystems und zentralen Nervensystems.

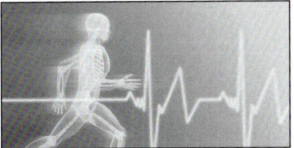

Dauer der Weiterbildung

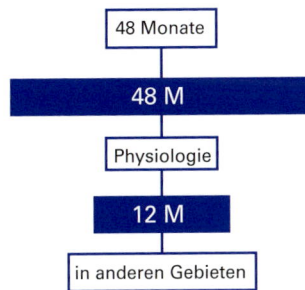

M = Monate

Fachärzte im Gebiet für Physiologen in Deutschland: 107
Assistenzärzte Physiologie in Deutschland: 25

Berufsverbände/Fachgesellschaften

Deutsche Physiologische Gesellschaft
www.physiologische-gesellschaft.de

Psychiatrie und Psychotherapie

Definition

Das Gebiet Psychiatrie und Psychotherapie umfasst die somatotherapeutische,
psychotherapeutische sowie sozial-psych-
iatrische Behandlung von psychischen Erkrankungen im Zusammenhang mit körperlichen Erkrankungen und toxischen
Schädigungen unter Berücksichtigung ihrer psychosozialen Anteile, psychosomati-

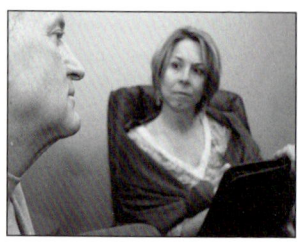

schen Bezüge und forensischen Aspekte. Ein „Nervenarzt" ist ein Arzt, der
sowohl die Weiterbildung in Psychiatrie als auch in Neurologie durchlaufen hat. Früher war es möglich, die Bezeichnung in kürzerer Zeit zu erwerben: nach jeweils drei Jahren Weiterbildung in Psychiatrie und Neurologie.

Dauer der Weiterbildung

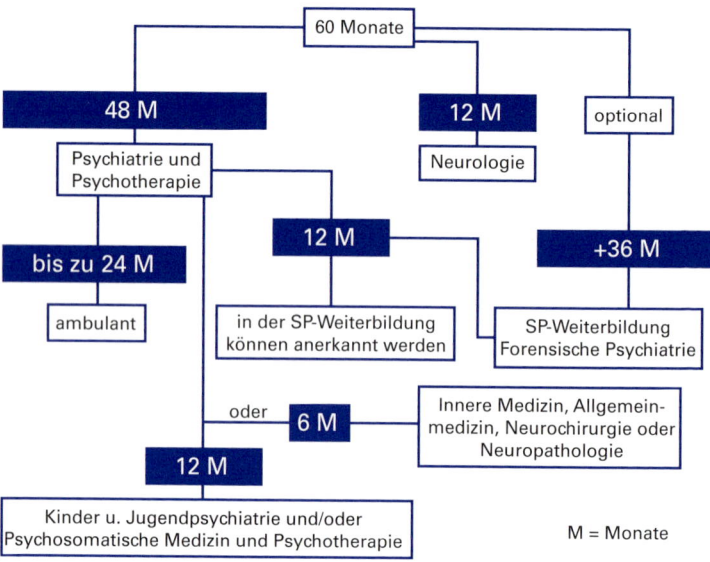

Fachärzte im Gebiet für Psychiatrie und Psychotherapie in Deutschland:
9.770 (sowie 2.982 mit der alten Bezeichnung „Facharzt für Psychiatrie")

Assistenzärzte Psychatrie und Psychotherapie in Deutschland: 2.109

Berufsverbände/Fachgesellschaften

Deutsche Gesellschaft für Psychiatrie, Psychotherapie
und Nervenheilkunde e.V. (DGPPN)
www.dgppn.de

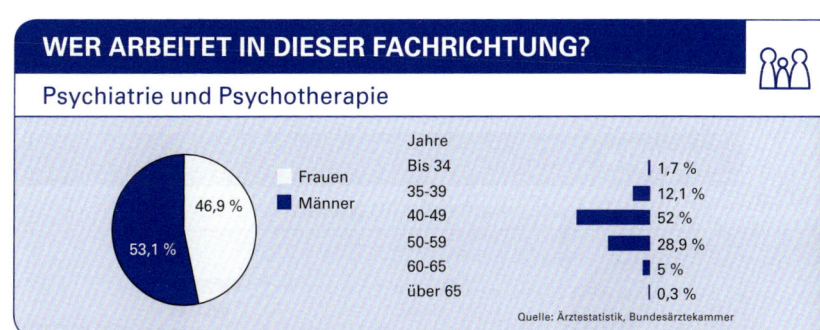

WER ARBEITET IN DIESER FACHRICHTUNG?

Psychiatrie und Psychotherapie

Frauen
Männer

46,9 %
53,1 %

Jahre	
Bis 34	1,7 %
35-39	12,1 %
40-49	52 %
50-59	28,9 %
60-65	5 %
über 65	0,3 %

Quelle: Ärztestatistik, Bundesärztekammer

PROGNOSE FALLZAHLEN & VERWEILDAUER

Psychiatrie

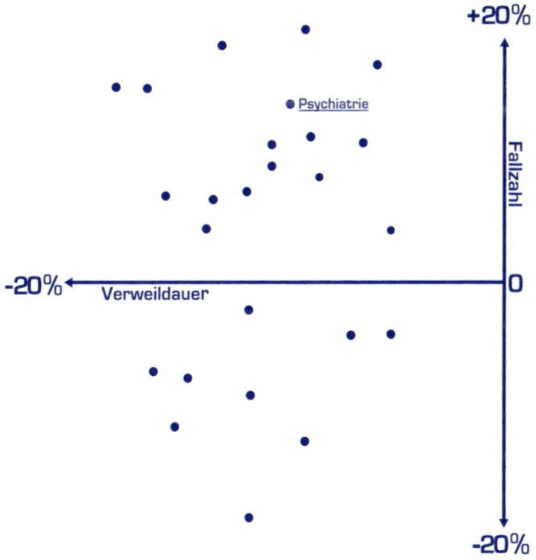

+20%

Fallzahl

● Psychiatrie

-20% ← Verweildauer

0

-20%

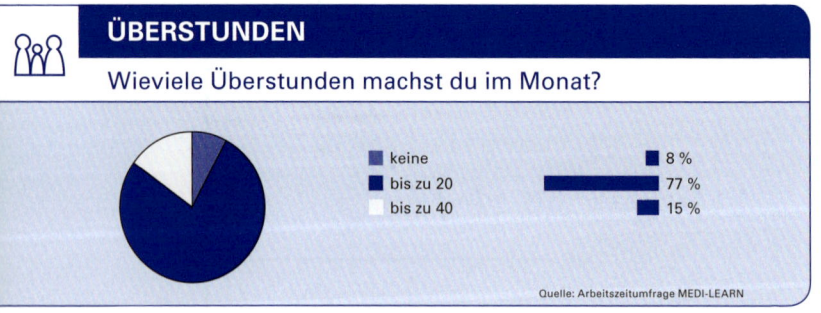

WOCHENSTUNDEN

Wieviele Stunden in der Woche arbeitest du ohne Dienst?

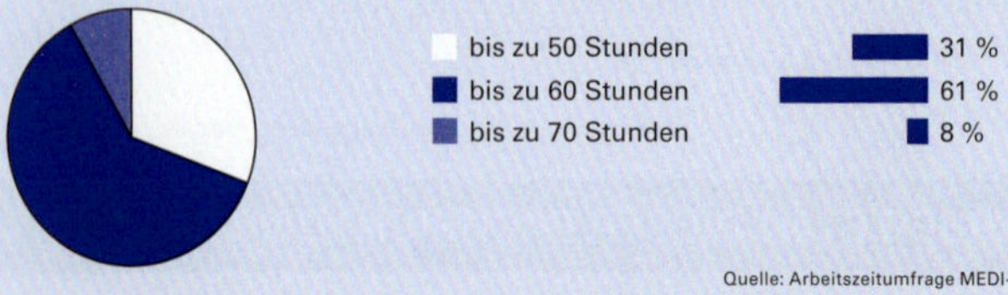

bis zu 50 Stunden — 31 %
bis zu 60 Stunden — 61 %
bis zu 70 Stunden — 8 %

Quelle: Arbeitszeitumfrage MEDI-LEARN

DIENSTE

Wieviele Dienste machst du im Monat?

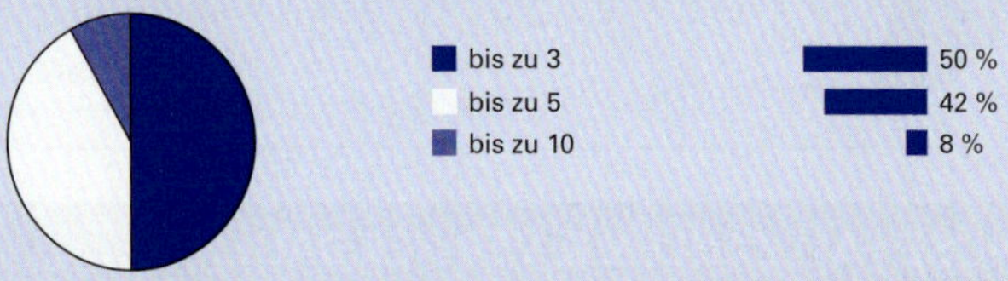

bis zu 3 — 50 %
bis zu 5 — 42 %
bis zu 10 — 8 %

Quelle: Arbeitszeitumfrage MEDI-LEARN

ÜBERSTUNDEN

Wieviele Überstunden machst du im Monat?

keine — 8 %
bis zu 20 — 77 %
bis zu 40 — 15 %

Quelle: Arbeitszeitumfrage MEDI-LEARN

ÜBERSTUNDEN

Wie werden Überstunden bei dir geregelt/abgegolten?

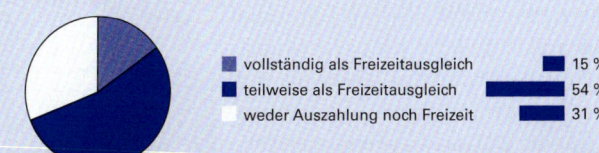

■ vollständig als Freizeitausgleich	15 %
■ teilweise als Freizeitausgleich	54 %
□ weder Auszahlung noch Freizeit	31 %

Quelle: Arbeitszeitumfrage MEDI-LEARN

STIMMUNG

Wie würdest du deinen Gemütszustand/Stresspegel bezeichnen?

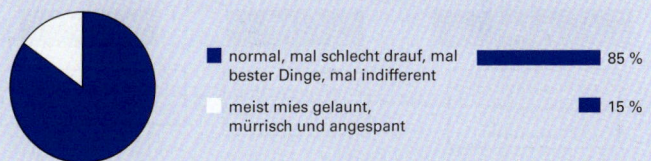

■ normal, mal schlecht drauf, mal bester Dinge, mal indifferent	85 %
□ meist mies gelaunt, mürrisch und angespant	15 %

Quelle: Arbeitszeitumfrage MEDI-LEARN

BELASTUNG

Ungenauigkeiten oder Fehler durch Müdigkeit/zu hohe Belastung?

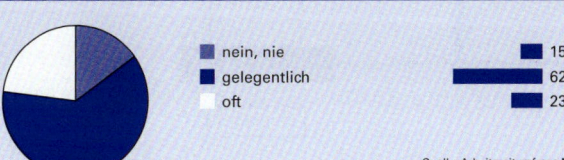

■ nein, nie	15 %
■ gelegentlich	62 %
□ oft	23 %

Quelle: Arbeitszeitumfrage MEDI-LEARN

433

Psychosomatische Medizin und Psychotherapie

Definition

Das Gebiet Psychosomatische Medizin und Psychotherapie umfasst die psychotherapeutische Behandlung von Krankheiten und Leidenszuständen, an deren Verursachung psychosoziale und psychosomatische Faktoren maßgeblich beteiligt sind.

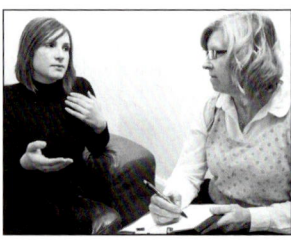

Dauer der Weiterbildung

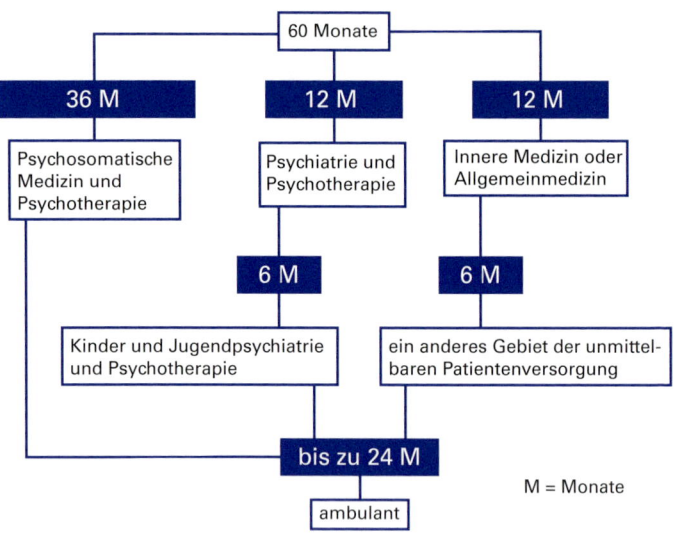

Fachärzte im Gebiet für Psychosomatische Medizin und Psychotherapie in Deutschland: 4.080 (sowie 3.060 mit der alten Bezeichnung „Facharzt für Psychotherapeutische Medizin")
Assistenzärzte für psychosomatische Medizin in Deutschland: 278

Berufsverbände/Fachgesellschaften

Deutsche Gesellschaft für psychosomatische Medizin und ärztliche Psychotherapie
www.dgpm.de

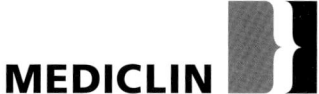

MEDICLIN

Schlägt Ihr Herz auch für die Psychosomatik?

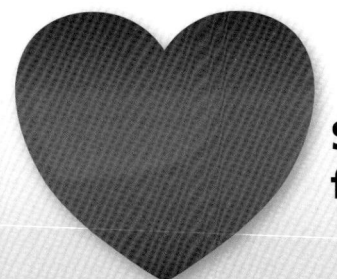

Jetzt bewerben!

www.mediclin.de/stellenmarkt

Dann kommen Sie zu uns!

Die MediClin ist ein bundesweit tätiger Klinikbetreiber und ist mit 34 Klinikbetrieben, sieben Pflegeeinrichtungen und acht Medizinischen Versorgungszentren in elf Bundesländern präsent.

Einer der Schwerpunkte ist die sogenannte „sprechende Medizin". Die Behandlungsfelder sind vielfältig und reichen von Essstörungen über die Behandlung chronischer Schmerzen bis hin zur Psychotraumatologie, Angststörungen und Depressionen.

Was Sie von uns erwarten können:

- Systematische Einarbeitung u.a. durch unser mehrtägiges Einführungsseminar für neue Ärzte
- Transparente & strukturierte Facharztweiterbildung auf Basis von Ausbildungscurricula
- Vielfältiges Fort- und Weiterbildungsangebot durch unsere MediClin Akademie
- Unterstützung und Begleitung durch einen Mentor vor Ort
- Promotionsmöglichkeiten teilweise vorhanden

Interessiert?

Dann schauen Sie einfach mal vorbei auf **www.arzt-bei-mediclin.de**

MediClin – Ein Unternehmen der Asklepios Gruppe

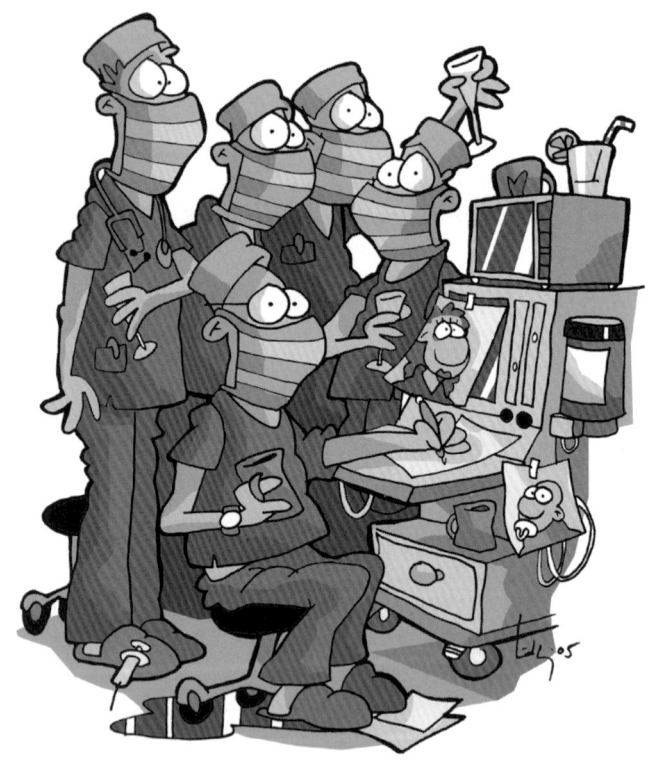

Mehr Cartoons:

www.medi-learn.de/cartoons

www.facebook.de/medilearn

Radiologie

Definition

Das Gebiet Radiologie umfasst die Erken-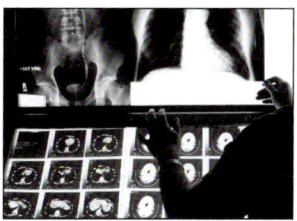
nung von Krankheiten mit Hilfe ionisieren-
der Strahlen, kernphysikalischer und sono-
graphischer Verfahren und die Anwendung
interventioneller, minimalinvasiver radiolo-
gischer Verfahren. Wer möchte, kann an die
Facharztprüfung eine Schwerpunktweiter-
bildung in Kinderradiologie oder Neuroradiologie anschließen. Das sind
zusätzlich 36 Monate.

Es ist möglich, bereits während der Facharztweiterbildung 12 Monate im
gewünschten Schwerpunkt zu arbeiten, sodass nach der Facharztprüfung
nur noch 24 Monate SP-Weiterbildung zu absolvieren sind.

Dauer der Weiterbildung

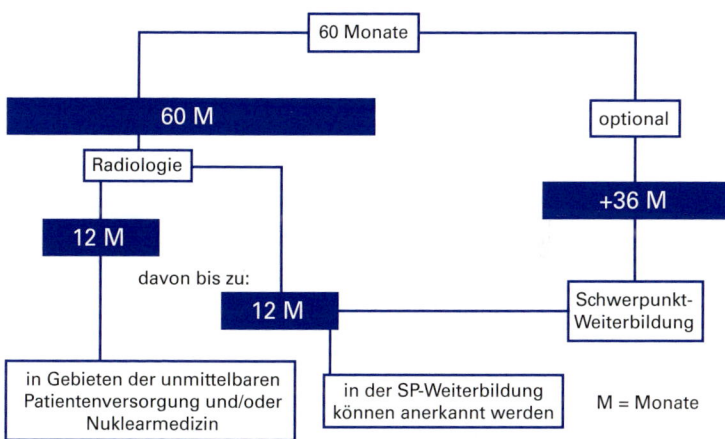

Fachärzte im Gebiet für Radiologen in Deutschland: 7.546
Assistenzärzte diagnostische Radiologie in Deutschland: 1.093

Berufsverbände/Fachgesellschaften

Berufsverband der Deutschen Radiologen e.V.
www.radiologenverband.de

Deutsche Röntgengesellschaft e.V.
www.drg.de

WER ARBEITET IN DIESER FACHRICHTUNG?

Radiologie

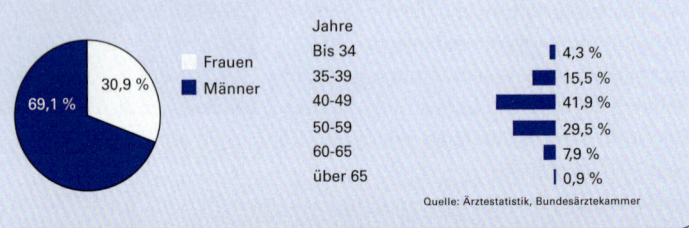

69,1 %	30,9 %
☐ Frauen	■ Männer

Jahre	
Bis 34	4,3 %
35-39	15,5 %
40-49	41,9 %
50-59	29,5 %
60-65	7,9 %
über 65	0,9 %

Quelle: Ärztestatistik, Bundesärztekammer

UNTER KOLLEGEN

Radiologen sagen über ihren Beruf

Warum möchtest du gerne Radiologe werden?
Wegen der interventionellen Arbeit und dem Kontakt zu den Klinischen Fächern.

Was macht für dich die Radiologie besonders?
Die moderne Arbeit am PC und der wohldosierte Patientenkontakt.

Was gefällt dir am Facharzt der Radiologie eher nicht?
Die Strahlenbelastung ist erheblich und die fehlende Regelung für die Weiterbildung.

Welches Erlebnis war für dich besonders schön?
Wenn man eine prognostisch ungünstige Tumorerkrankung früh genug entdeckt.

Welches Erlebnis war für dich besonders schlimm?
Ich musste erst kürzlich einem sehr jungen Menschen eine infauste Prognose übermitteln.

Würdest du anderen empfehlen, sich für den Facharzt Radiologie zu entscheiden?
Klar, die Atmosphäre ist super, alle sind meist gut drauf und lustig.

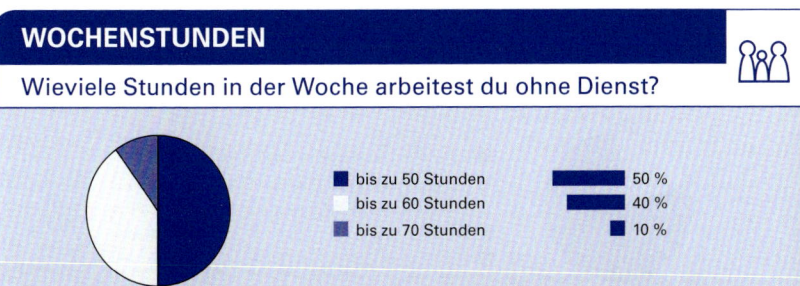

WOCHENSTUNDEN

Wieviele Stunden in der Woche arbeitest du ohne Dienst?

- bis zu 50 Stunden — 50 %
- bis zu 60 Stunden — 40 %
- bis zu 70 Stunden — 10 %

Quelle: Arbeitszeitumfrage MEDI-LEARN

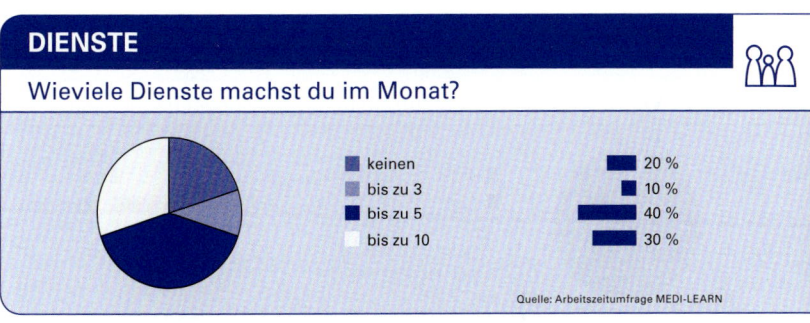

DIENSTE

Wieviele Dienste machst du im Monat?

- keinen — 20 %
- bis zu 3 — 10 %
- bis zu 5 — 40 %
- bis zu 10 — 30 %

Quelle: Arbeitszeitumfrage MEDI-LEARN

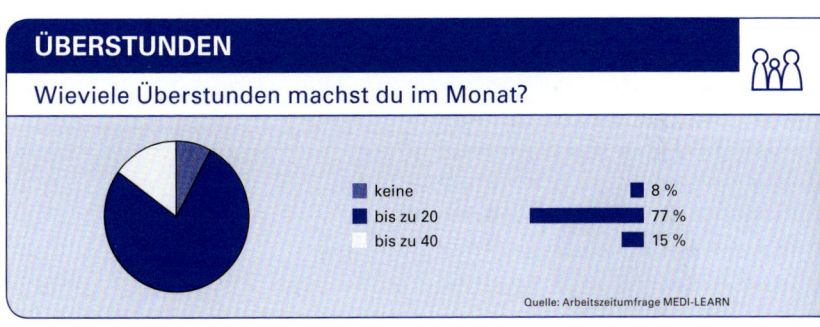

ÜBERSTUNDEN

Wieviele Überstunden machst du im Monat?

- keine — 8 %
- bis zu 20 — 77 %
- bis zu 40 — 15 %

Quelle: Arbeitszeitumfrage MEDI-LEARN

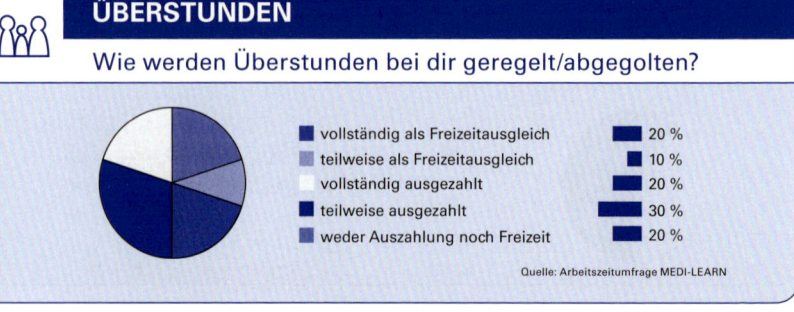

ÜBERSTUNDEN

Wie werden Überstunden bei dir geregelt/abgegolten?

- vollständig als Freizeitausgleich — 20 %
- teilweise als Freizeitausgleich — 10 %
- vollständig ausgezahlt — 20 %
- teilweise ausgezahlt — 30 %
- weder Auszahlung noch Freizeit — 20 %

Quelle: Arbeitszeitumfrage MEDI-LEARN

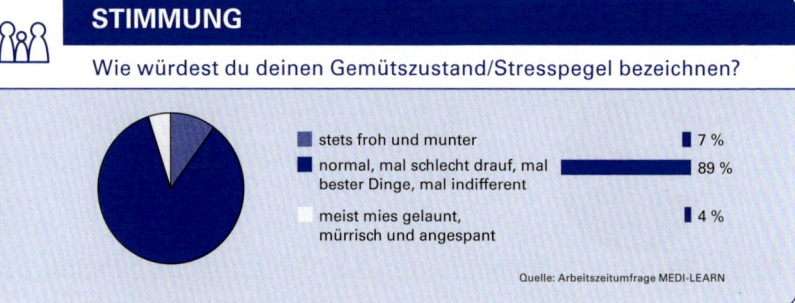

STIMMUNG

Wie würdest du deinen Gemütszustand/Stresspegel bezeichnen?

- stets froh und munter — 7 %
- normal, mal schlecht drauf, mal bester Dinge, mal indifferent — 89 %
- meist mies gelaunt, mürrisch und angespant — 4 %

Quelle: Arbeitszeitumfrage MEDI-LEARN

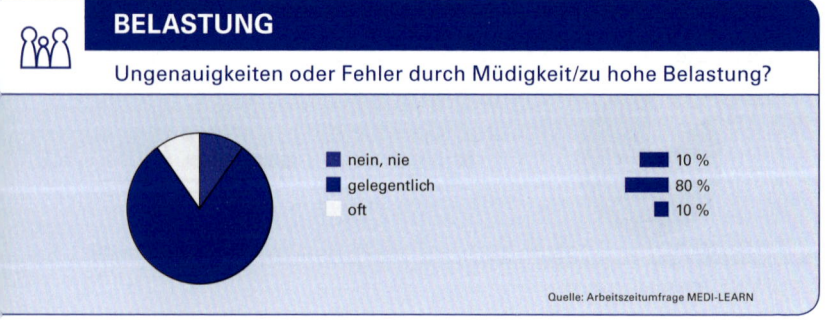

BELASTUNG

Ungenauigkeiten oder Fehler durch Müdigkeit/zu hohe Belastung?

- nein, nie — 10 %
- gelegentlich — 80 %
- oft — 10 %

Quelle: Arbeitszeitumfrage MEDI-LEARN

Rechtsmedizin

Definition

Das Gebiet Rechtsmedizin umfasst die Ent-
wicklung, Anwendung und Beurteilung me-
dizinischer und naturwissenschaftlicher
Kenntnisse für die Rechtspflege sowie die
Vermittlung arztrechtlicher und ethischer
Kenntnisse für die Ärzteschaft.

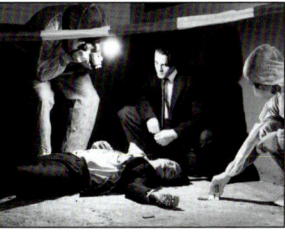

Dauer der Weiterbildung

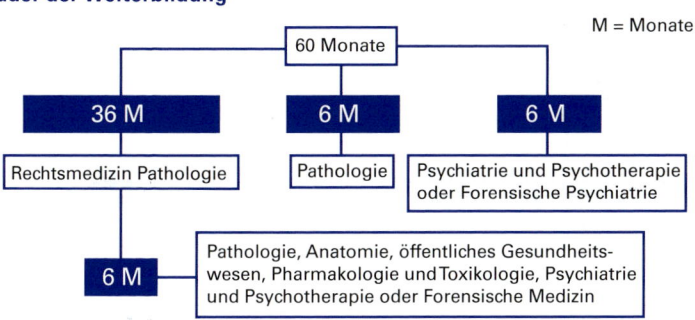

M = Monate

Fachärzte im Gebiet für Rechtsmedizin in Deutschland: 235
Assistenzärzte Rechtsmedizin in Deutschland: 38

Berufsverbände/Fachgesellschaften

Deutsche Gesellschaft für Rechtsmedizin
www.dgrm.de

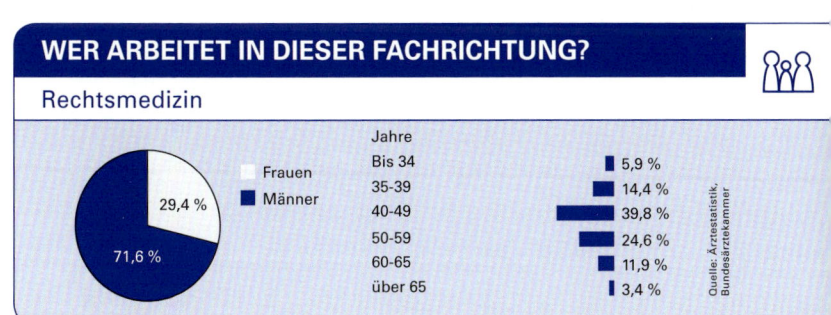

WER ARBEITET IN DIESER FACHRICHTUNG?

Rechtsmedizin

Frauen	29,4 %
Männer	71,6 %

Jahre	
Bis 34	5,9 %
35-39	14,4 %
40-49	39,8 %
50-59	24,6 %
60-65	11,9 %
über 65	3,4 %

Quelle: Ärztestatistik,
Bundesärztekammer

Strahlentherapie

Definition
Das Gebiet Strahlentherapie umfasst die Strahlenbehandlung maligner und benigner Erkrankungen einschließlich der medikamentösen und physikalischen Verfahren zur Radiosensibilisierung und Verstärkung der Strahlenwirkung am Tumor unter Berücksichtigung von Schutzmaßnahmen der gesunden Gewebe.

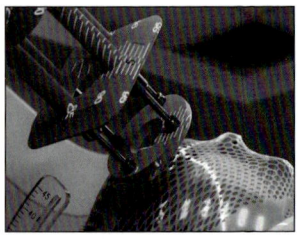

Dauer der Weiterbildung

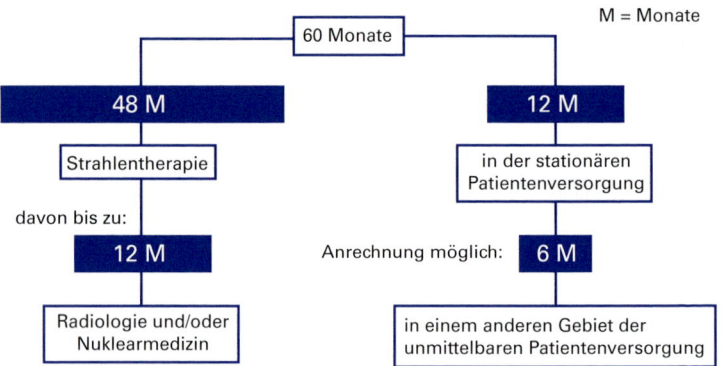

Fachärzte im Gebiet für Strahlentherapie in Deutschland: 1.192
Assistenzärzte Strahlentherapie in Deutschland: 249

Berufsverbände/Fachgesellschaften
Berufsverband Deutscher Strahlentherapeuten
www.bvdst.de

WER ARBEITET IN DIESER FACHRICHTUNG?

Strahlentherapie

		Jahre	
		Bis 34	3,5 %
Frauen 45,7 %		35-39	14,8 %
		40-49	49,9 %
Männer 54,3 %		50-59	24,9 %
		60-65	6 %
		über 65	0,9 %

Quelle: Ärztestatistik, Bundesärztekammer

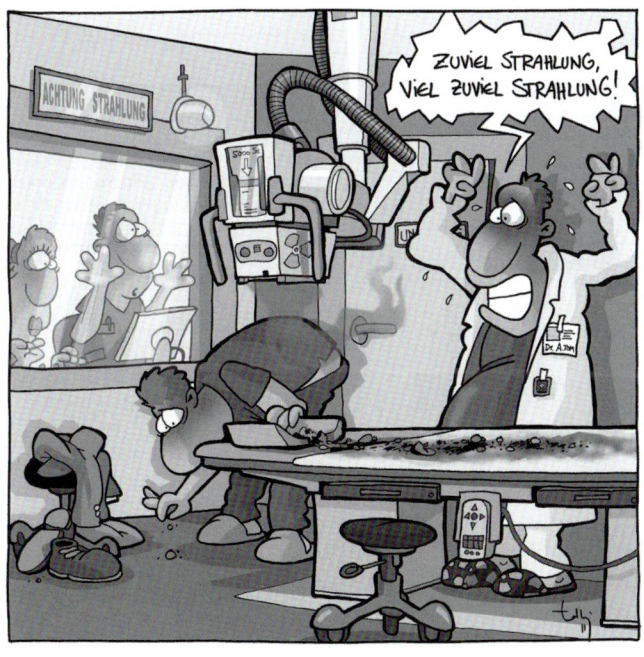

Mehr Cartoons:

www.medi-learn.de/cartoons

www.facebook.de/medilearn

Transfusionsmedizin

Definition

Das Gebiet Transfusionsmedizin umfasst als klinisches Fach die Auswahl und medizinische Betreuung von Blutspendern, die Herstellung, Prüfung und Weiterentwicklung von Blut- und Stammzellpräparaten sowie hämotherapeutische Maßnahmen am Patienten.

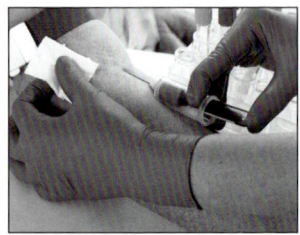

Dauer der Weiterbildung

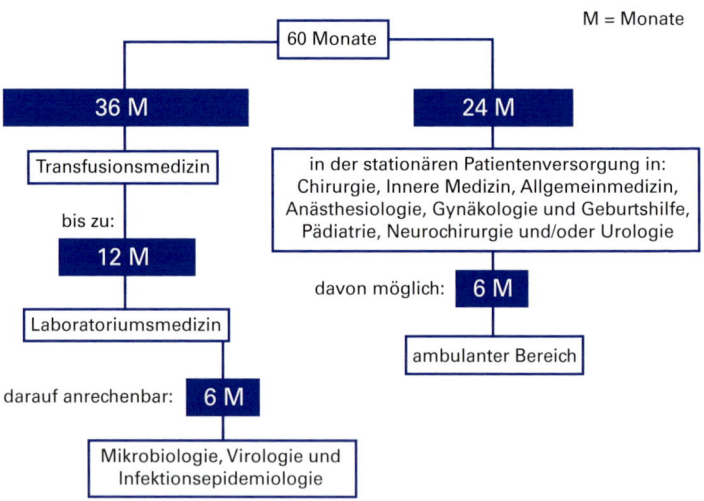

M = Monate

60 Monate

36 M

Transfusionsmedizin

bis zu:

12 M

Laboratoriumsmedizin

darauf anrechenbar: **6 M**

Mikrobiologie, Virologie und Infektionsepidemiologie

24 M

in der stationären Patientenversorgung in: Chirurgie, Innere Medizin, Allgemeinmedizin, Anästhesiologie, Gynäkologie und Geburtshilfe, Pädiatrie, Neurochirurgie und/oder Urologie

davon möglich: **6 M**

ambulanter Bereich

Fachärzte im Gebiet für Transfusionsmedizin in Deutschland: 577
Assistenzärzte Transfusionsmedizin in Deutschland: 126

Berufsverbände/Fachgesellschaften

Berufsverband deutscher Transfusionsmediziner
www.bdtev.de

WER ARBEITET IN DIESER FACHRICHTUNG?

Transfusionsmedizin

| Frauen | 47,5 % |
| Männer | 52,5 % |

Jahre	
Bis 34	0,3 %
35-39	8,7 %
40-49	49,4 %
50-59	33,7 %
60-65	7,7 %
über 65	0,3 %

Quelle: Ärztestatistik, Bundesärztekammer

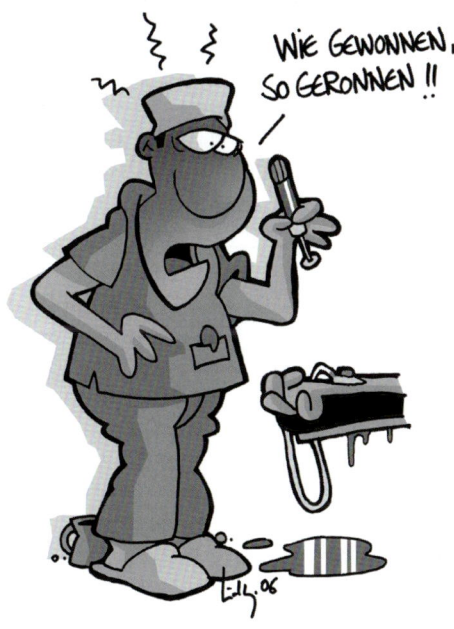

WIE GEWONNEN, SO GERONNEN !!

Mehr Cartoons:

www.medi-learn.de/cartoons

www.facebook.de/medilearn

Urologie

Definition

Das Gebiet Urologie umfasst die Behandlung von Erkrankungen, Funktionsstörungen und Fehlbildungen des männlichen Urogenitalsystems und der weiblichen Harnorgane.

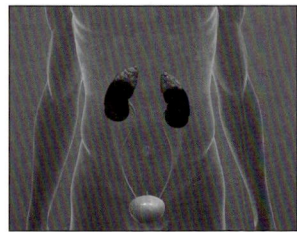

Dauer der Weiterbildung

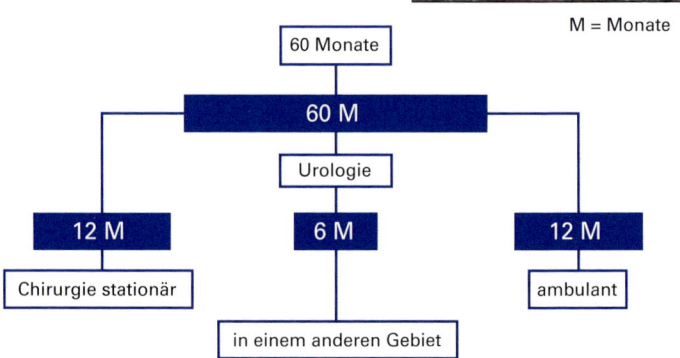

M = Monate

Fachärzte im Gebiet für Urologie in Deutschland: 5.521
Assistenzärzte Urologie in Deutschland: 886

Berufsverbände/Fachgesellschaften

Berufsverband deutscher Urologen e.V
www.dgu.de

WER ARBEITET IN DIESER FACHRICHTUNG?

Urologie

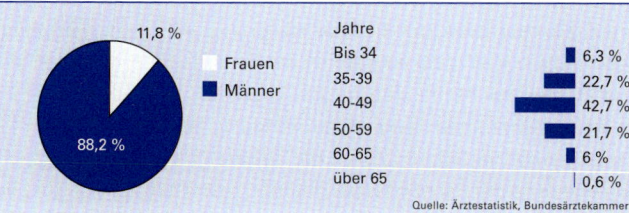

11,8 %		
	☐ Frauen	
	■ Männer	
88,2 %		

Jahre	
Bis 34	6,3 %
35-39	22,7 %
40-49	42,7 %
50-59	21,7 %
60-65	6 %
über 65	0,6 %

Quelle: Ärztestatistik, Bundesärztekammer

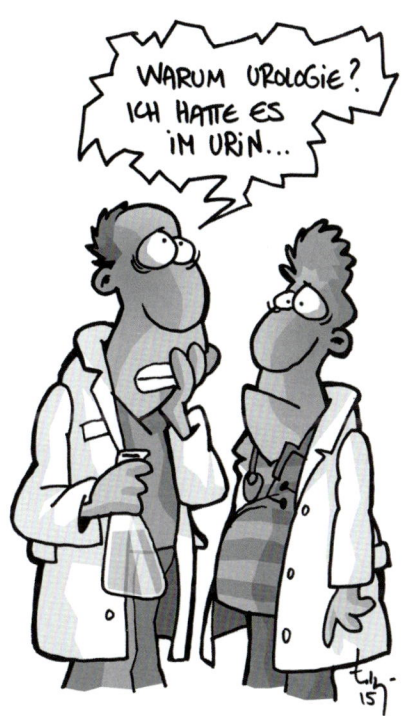

Mehr Cartoons:

www.medi-learn.de/cartoons

www.facebook.de/medilearn

Zusatzweiterbildungen

Eine weitere Möglichkeit für die Spezialisierung sind Zusatzweiterbildungen, die ebenfalls in der WBO aufgeführt werden. Sie unterscheiden sich sehr. Einige stehen nur Fachärzten für ein spezielles Gebiet offen, einige sind „integraler Bestandteil" einer Weiterbildung, andere sind allen Fachärzten zugänglich. Notfallmedizin ist die einzige Zusatzweiterbildung, die du schon während der Facharztweiterbildung erwerben kannst, für alle anderen musst du im Besitz des Facharzttitels sein.

Nachfolgend stellen wir dir zahlreiche Zusatzweiterbildungen, ihre Voraussetzungen und Informationen über die jeweilige Zusatzweiterbildungszeit vor.

Akupunktur

Definition

Laut Musterweiterbildungsordnung wird die Zusatz-Weiterbildung Akupunktur wie folgt definiert: Die Zusatz-Weiterbildung Akupunktur umfasst in Ergänzung zu einer Facharztkompetenz die therapeutische Beeinflussung von Körperfunktionen über definierte Punkte und Areale der Körperoberfläche durch Akupunkturtechniken, für die eine Wirksamkeit nachgewiesen ist.

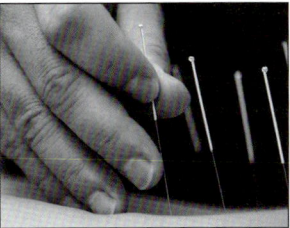

Anzahl der bei den Ärztekammern registrierten Ärzte/innen mit Zusatzbezeichnung Akupunktur: 13.946

Voraussetzung zum Erwerb der Bezeichnung: Facharztanerkennung in einem Gebiet der unmittelbaren Patientenversorgung.

Weiterbildungszeit:

– 24 Stunden Grundkurs und anschließend
– 96 Stunden Aufbaukurs mit praktischen Übungen in Akupunktur
– 60 Stunden praktische Akupunkturbehandlungen unter Anleitung eines Weiterbildungsbefugten für Akupunktur verteilt auf eine Weiterbildungsdauer von mindestens 24 Monaten
– 20 Stunden Fallseminare in mindestens 5 Sitzungen

Die Gesamtweiterbildungszeit muss sich über einen Zeitraum von mindestens 24 Monaten erstrecken.

Allergologie

Definition

Laut Musterweiterbildungsordnung wird die Zusatz-Weiterbildung Allergologie wie folgt definiert: Die Zusatz-Weiterbildung Allergologie umfasst in Ergänzung zu einer Facharztkompetenz die Vorbeugung, Erkennung und Behandlung der durch Allergene und Pseudoallergene ausgelösten Erkrankungen verschiedener Organsysteme einschließlich der immunologischen Aspekte.

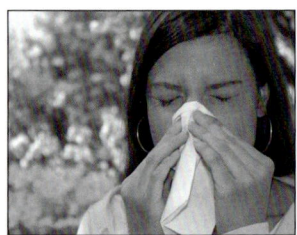

Anzahl der bei den Ärztekammern registrierten Ärzte/innen mit Zusatzbezeichnung Allergologie: 10.113

Voraussetzung zum Erwerb der Bezeichnung: Facharztanerkennung

Weiterbildungszeit:

18 Monate, davon können bis zu
- 12 Monate während der Weiterbildung in Hals-Nasen-Ohrenheilkunde, Haut- und Geschlechtskrankheiten, Innere Medizin und Pneumologie und/oder Kinder- und Jugendmedizin bei einem Weiterbildungsbefugten für Allergologie abgeleistet werden.

Andrologie

Definition

Laut Musterweiterbildungsordnung wird die Zusatz-Weiterbildung Andrologie wie folgt definiert: Die Zusatz-Weiterbildung Andrologie umfasst in Ergänzung zu einer Facharztkompetenz die Vorbeugung, Erkennung, konservative Behandlung und Rehabilitation von männlichen Fertilitätsstörungen einschließlich partnerschaftlicher 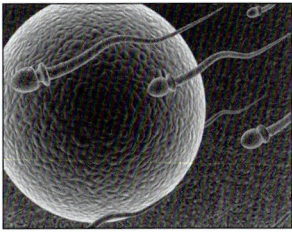 Störungen und männlicher Kontrazeption, der erektilen Dysfunktion einschließlich Libido-, Ejakulations- und Kohabitationsstörungen, des primären und sekundären Hypogonadismus, der Pubertas tarda sowie der Seneszenz des Mannes.

Anzahl der bei den Ärztekammern registrierten Ärzte/innen mit Zusatzbezeichnung Andrologie: 1.598

Voraussetzung zum Erwerb der Bezeichnung: Facharztanerkennung für Haut- und Geschlechtskrankheiten, Innere Medizin und Endokrinologie und Diabetologie oder Urologie

Weiterbildungszeit:

18 Monate, davon können

– 12 Monate während der Weiterbildung in Haut- und Geschlechtskrankheiten, Innere Medizin und Endokrinologie und Diabetologie oder Urologie bei einem Weiterbildungsbefugten für Andrologie abgeleistet werden

Ärztliches Qualitätsmanagement

Definition

Laut Musterweiterbildungsordnung wird die Zusatz-Weiterbildung Ärztliches Qualitätsmanagement wie folgt definiert: Die Zusatz-Weiterbildung Ärztliches Qualitätsmanagement umfasst die Grundlagen für eine kontinuierliche Verbesserung von Strukturen, Prozessen und Ergebnissen in der medizinischen Versorgung.

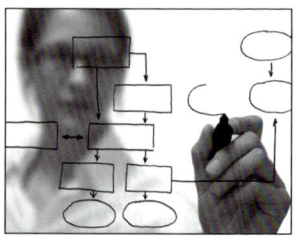

Anzahl der bei den Ärztekammern registrierten Ärzte/innen mit Zusatzbezeichnung Ärztliches Qualitätsmanagement: 2.602

Voraussetzung zum Erwerb der Bezeichnung: 24 Monate Weiterbildung bei einem Weiterbildungsbefugten an einer Weiterbildungsstätte.

Weiterbildungszeit:

200 Stunden Kurs-Weiterbildung im Bereich „Ärztliches Qualitätsmanagement"

Betriebsmedizin

Definition

Laut Musterweiterbildungsordnung wird die Zusatz-Weiterbildung Betriebsmedizin wie folgt definiert: Die Zusatz-Weiterbildung Betriebsmedizin umfasst in Ergänzung zu einer Facharztkompetenz die Wechselbeziehung zwischen Arbeit und Beruf einerseits sowie Gesundheit und Krankheiten andererseits, die Förderung

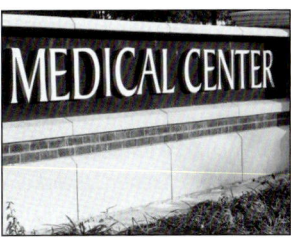

der Gesundheit und Leistungsfähigkeit des arbeitenden Menschen, die Vorbeugung, Erkennung und Begutachtung arbeits- und umweltbedingter Erkrankungen und Berufskrankheiten.

Anzahl der bei den Ärztekammern registrierten Ärzte/innen mit Zusatzbezeichnung Betriebsmedizin: 7.792

Voraussetzung zum Erwerb der Bezeichnung: Facharztanerkennung in einem Gebiet der unmittelbaren Patientenversorgung

Weiterbildungszeit:

36 Monate , davon
- 12 Monate im Gebiet Innere Medizin und/oder in Allgemeinmedizin
- 24 Monate in Betriebsmedizin/Arbeitsmedizin
- 360 Stunden Kurs-Weiterbildung, die während der 24 Monate in betriebsmedizinischer/arbeitsmedizinischer Weiterbildung erfolgen sollen

Die Inhalte der Zusatz-Weiterbildung Betriebsmedizin sind integraler Bestandteil der Weiterbildung zum Facharzt für Arbeitsmedizin.

Dermatohistologie

Definition

Laut Musterweiterbildungsordnung wird die Zusatzweiterbildung Dermatohistologie wie folgt definiert: Die Zusatzweiterbildung Dermatohistologie umfasst in Ergänzung zur Facharztkompetenz die Durchführung von histologischen Untersuchungen an der normalen und pathologischen Haut, Unterhaut, deren Anhangsgebilde und der hautnahen Schleimhäute.

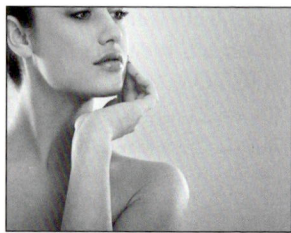

Anzahl der bei den Ärztekammern registrierten Ärzte/innen mit Zusatzbezeichnung Dermatohistologie: 251

Voraussetzung zum Erwerb der Bezeichnung: Facharztanerkennung für Haut- und Geschlechtskrankheiten (Dermatologie)

Weiterbildungszeit:

24 Monate bei einem Weiterbildungsbefugten für Dermatohistologie oder Pathologie, davon können
– 6 Monate während der Weiterbildung in Haut- und Geschlechtskrankheiten bei einem Weiterbildungsbefugten für Dermatohistologie abgeleistet werden

Die Inhalte der Zusatz-Weiterbildung Dermatohistologie sind integraler Bestandteil der Weiterbildung zum Facharzt für Pathologie.

Diabetologie

Definition

Laut Musterweiterbildungsordnung wird die Zusatz-Weiterbildung Diabetologie wie folgt definiert: Die Zusatz-Weiterbildung Diabetologie umfasst in Ergänzung zu einer Facharztkompetenz die Erkennung, Behandlung und Rehabilitation aller Formen der diabetischen Stoffwechselstörung einschließlich ihrer Komplikationen.

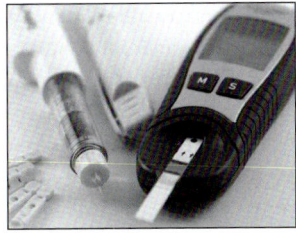

Anzahl der bei den Ärztekammern registrierten Ärzte/innen mit Zusatzbezeichnung Diabetologie: 3.187

Voraussetzung zum Erwerb der Bezeichnung: Facharztanerkennung im Gebiet Innere Medizin oder für Allgemeinmedizin oder Kinder- und Jugendmedizin (Pädiatrie)

Weiterbildungszeit:

18 Monate bei einem Weiterbildungsbefugten für Diabetologie oder Innere Medizin und Endokrinologie und Diabetologie, davon können
- 6 Monate während der Weiterbildung im Gebiet Innere Medizin oder in Allgemeinmedizin oder Kinder- und Jugendmedizin abgeleistet werden.

Die Inhalte der Zusatz-Weiterbildung Diabetologie sind integraler Bestandteil der Facharzt-Weiterbildung in „Innere Medizin und Endokrinologie und Diabetologie".

Flugmedizin

Definition

Laut Musterweiterbildungsordnung wird die Zusatz-Weiterbildung Flugmedizin wie folgt definiert: Die Zusatz-Weiterbildung Flugmedizin umfasst in Ergänzung zu einer Facharztkompetenz die Luft- und Raumfahrtmedizin einschließlich der physikalischen und medizinischen Besonderheiten 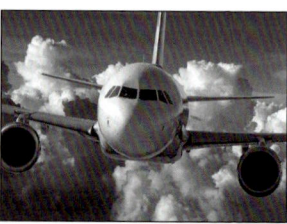 des Aufenthaltes in Luft und Weltraum sowie des Wohlergehens des fliegenden Personals und der Passagiere.

Anzahl der bei den Ärztekammern registrierten Ärzte/innen mit Zusatzbezeichnung Flugmedizin: 744

Voraussetzung zum Erwerb der Bezeichnung: Facharztanerkennung im Gebiet Innere Medizin oder für Allgemeinmedizin oder Arbeitsmedizin

Weiterbildungszeit:

– 6 Monate Weiterbildung bei einem Weiterbildungsbefugten für Flugmedizin
– 180 Stunden Kurs-Weiterbildung in Flugmedizin

Abweichend davon wird anstelle der sechsmonatigen Weiterbildung in Flugmedizin ein über einen Zeitraum von einem Jahr regelmäßig absolviertes, alle zwei Wochen stattfindendes kollegiales Gespräch unter der Verantwortung des Leiters eines vom Luftfahrt-Bundesamt anerkannten flugmedizinischen Zentrums als abweichende, aber gleichwertige Weiterbildung anerkannt.

Geriatrie

Definition

Laut Musterweiterbildungsordnung wird die Zusatz-Weiterbildung Geriatrie wie folgt definiert: Die Zusatz-Weiterbildung Geriatrie umfasst in Ergänzung zu einer Facharztkompetenz die Vorbeugung, Erkennung, konservative und interventionelle Behandlung und Rehabilitation körperlicher und seelischer Erkrankungen im biologisch fortgeschrittenen Lebensalter mit dem Ziel der Erhaltung und Wiederherstellung größtmöglicher Selbstständigkeit.

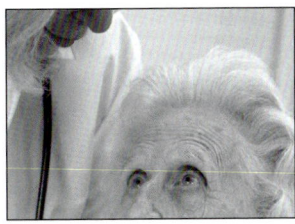

Anzahl der bei den Ärztekammern registrierten Ärzte/innen mit Zusatzbezeichnung Geriatrie: 1.642

Voraussetzung zum Erwerb der Bezeichnung: Facharztanerkennung

Weiterbildungszeit:

18 Monate bei einem Weiterbildungsbefugten für Geriatrie

Hämostaseologie

Definition

Laut Musterweiterbildungsordnung wird die Zusatz-Weiterbildung Hämostaseologie wie folgt definiert: Die Zusatz-Weiterbildung Hämostaseologie umfasst in Ergänzung zu einer Facharztkompetenz die Erkennung und Behandlung von okkulten und manifesten Thromboembolien und Blutungsstörungen bei vererbten und erworbenen Hämostasestörungen.

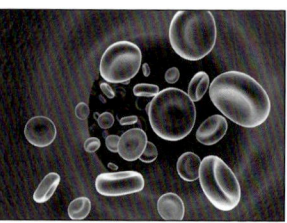

Anzahl der bei den Ärztekammern registrierten Ärzte/innen mit Zusatzbezeichnung Hämostaseologie: 481

Voraussetzung zum Erwerb der Bezeichnung: Facharztanerkennung in den Gebieten Chirurgie, Innere Medizin oder für Allgemeinmedizin, Anästhesiologie, Frauenheilkunde und Geburtshilfe, Kinder- und Jugendmedizin, Laboratoriumsmedizin, Neurologie oder Transfusionsmedizin

Weiterbildungszeit:

12 Monate bei einem Weiterbildungsbefugten für Hämostaseologie, davon können

– 6 Monate während der Weiterbildung in Innere Medizin, Innere Medizin und Angiologie, Innere Medizin und Hämatologie und Onkologie, Kinder-Hämatologie und -Onkologie oder Transfusionsmedizin bei einem Weiterbildungsbefugten für Hämostaseologie abgeleistet werden

Handchirurgie

Definition

Laut Musterweiterbildungsordnung wird die Zusatz-Weiterbildung Handchirurgie wie folgt definiert: Die Zusatz-Weiterbildung Handchirurgie umfasst in Ergänzung zu einer Facharztkompetenz die Vorbeugung, Erkennung, operative und nicht operative Behandlung, Nachsorge und Rehabilitation von Erkrankungen, Verletzungen, Fehlbildungen und Tumoren der Hand und des distalen Unterarms sowie die Rekonstruktion nach Erkrankungen oder Verletzungen.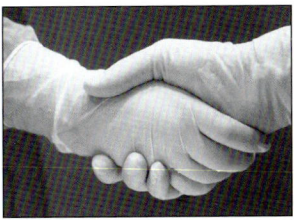

Anzahl der bei den Ärztekammern registrierten Ärzte/innen mit Zusatzbezeichnung Handchirurgie: 1.694

Berufsverbände/Fachgesellschaften

Deutsche Gesellschaft für Handchirurgie (DGH)

www.dg-h.de

Voraussetzung zum Erwerb der Bezeichnung: Facharztanerkennung im Gebiet Chirurgie

Weiterbildungszeit:

36 Monate, davon können bis zu
– 12 Monate während der Weiterbildung in Allgemeinchirurgie, Kinderchirurgie, Orthopädie und Unfallchirurgie und/oder Plastische und Ästhetische Chirurgie abgeleistet werden.

Homöopathie

Definition

Laut Musterweiterbildungsordnung wird die Zusatz-Weiterbildung Homöopathie wie folgt definiert: Die Zusatz-Weiterbildung Homöopathie umfasst in Ergänzung zu einer Facharztkompetenz die konservative Behandlung mit homöopathischen Arzneimitteln, die aufgrund individueller 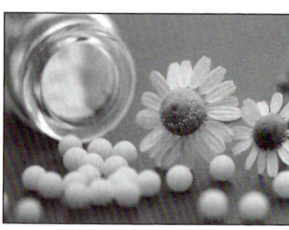 Krankheitszeichen als Einzelmittel nach dem Ähnlichkeitsprinzip angewendet werden.

Anzahl der bei den Ärztekammern registrierten Ärzte/innen mit Zusatzbezeichnung Homöopathie: 7.067

Voraussetzung zum Erwerb der Bezeichnung: Facharztanerkennung

Weiterbildungszeit:

6 Monate Weiterbildung bei einem Weiterbildungsbefugten für Homöopathie oder anteilig ersetzbar durch
- 100 Stunden Fallseminare einschließlich Supervision
- 160 Stunden Kurs-Weiterbildung in Homöopathie

Infektiologie

Definition

Laut Musterweiterbildungsordnung wird die Zusatz-Weiterbildung Infektiologie wie folgt definiert: Die Zusatz-Weiterbildung Infektiologie umfasst in Ergänzung zu einer Facharztkompetenz die Vorbeugung, Erkennung und konservative Behandlung erregerbedingter Erkrankungen.

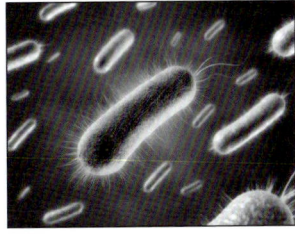

Anzahl der bei den Ärztekammern registrierten Ärzte/innen mit Zusatzbezeichnung Infektiologie: 647

Berufsverbände/Fachgesellschaften

Deutsche Gesellschaft für Infektiologie (DGI)
www.dgi-net.de

Voraussetzung zum Erwerb der Bezeichnung: Facharztanerkennung im Gebiet Innere Medizin oder für Allgemeinmedizin oder Kinder- und Jugendmedizin

Weiterbildungszeit:

12 Monate bei einem Weiterbildungsbefugten für Infektiologie, davon können

– 6 Monate während der Weiterbildung im Gebiet Innere Medizin oder in Allgemeinmedizin, Kinder- und Jugendmedizin oder Mikrobiologie, Virologie und Infektionsepidemiologie bei einem Weiterbildungsbefugten für Infektiologie abgeleistet werden.

Intensivmedizin

Definition

Laut Musterweiterbildungsordnung wird die Zusatz-Weiterbildung Intensivmedizin wie folgt definiert: Die Zusatz-Weiterbildung Intensivmedizin umfasst in Ergänzung zu einer Facharztkompetenz die Intensivüberwachung und Intensivbehandlung von Patienten, deren Vitalfunktionen oder Organfunktionen in lebensbedrohlicher Weise gestört sind und durch intensive therapeutische Verfahren unterstützt oder aufrechterhalten werden müssen.

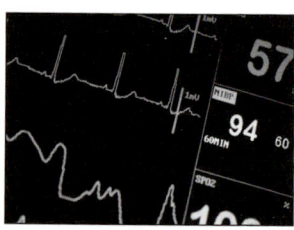

Anzahl der bei den Ärztekammern registrierten Ärzte/innen mit Zusatzbezeichnung Intensivmedizin: 5.133

Berufsverbände/Fachgesellschaften

Deutsche Gesellschaft für Internistische Intensivmedizin und Notfallmedizin (DGIIN)
www.dgiin.de

Voraussetzung zum Erwerb der Bezeichnung:
Facharztanerkennung in den Gebieten Chirurgie, Innere Medizin oder für Anästhesiologie, Kinder- und Jugendmedizin, Neurochirurgie oder Neurologie

Weiterbildungszeit:

24 Monate, davon können

- 6 Monate während der Weiterbildung in den Gebieten Chirurgie oder Innere Medizin oder in Kinder- und Jugendmedizin, Neurochirurgie der Neurologie,
- oder 12 Monate während der Weiterbildung in Anästhesiologie abgeleistet werden
- 6 Monate in der Intensivmedizin eines weiteren, unter den Voraussetzungen zum Erwerb genannten Gebietes abgeleistet werden.

Manuelle Medizin/Chirotherapie

Definition

Laut Musterweiterbildungsordnung wird die Zusatz-Weiterbildung Manuelle Medizin/Chirotherapie wie folgt definiert: Die Zusatz-Weiterbildung Manuelle Medizin/Chirotherapie umfasst in Ergänzung zu einer Facharztkom petenz die Erkennung und Behandlung reversibler Funktionsstörun-

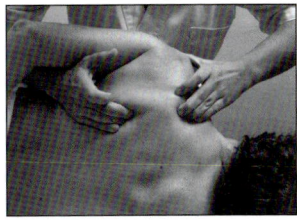

gen des Bewegungssystems mittels manueller Untersuchungs- und Behandlungstechniken.

Anzahl der bei den Ärztekammern registrierten Ärzte/innen mit Zusatzbezeichnung Manuelle Therapie: 20.700

Voraussetzung zum Erwerb der Bezeichnung: Facharztanerkennung

Weiterbildungzeit:

120 Stunden Grundkurs gemäß § 4 Abs. 8 in Manuelle Medizin/Chirotherapie und anschließend 200 Stunden Aufbaukurs gemäß § 4 Abs. 8 in Manuelle Medizin/Chirotherapie

Spezielle Übergangsbestimmungen:

Kammerangehörige, die die Zusatzbezeichnung Chirotherapie besitzen, sind berechtigt, stattdessen die Zusatzbezeichnung Manuelle Medizin zu führen.

Medikamentöse Tumortherapie

Definition

Laut Musterweiterbildungsordnung wird die Zusatz-Weiterbildung Medikamentöse Tumortherapie wie folgt definiert: Die Zusatz-Weiterbildung Medikamentöse Tumortherapie umfasst in Ergänzung zu einer Facharztkompetenz die Anwendung und Überwachung der medikamentösen The-

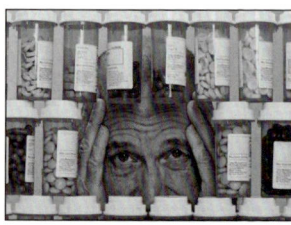

rapie solider Tumorerkrankungen des jeweiligen Gebietes einschließlich supportiver Maßnahmen und der Therapie auftretender Komplikationen.

Anzahl der bei den Ärztekammern registrierten Ärzte/innen mit Zusatzbezeichnung Medikamentöse Tumorbehandlung: 3.910

Voraussetzung zum Erwerb der Bezeichnung: Facharztanerkennung in den Gebieten Chirurgie, Innere Medizin oder für Allgemeinmedizin, Frauenheilkunde und Geburtshilfe, Hals-Nasen-Ohrenheilkunde, Haut- und Geschlechtskrankheiten (Dermatologie), Mund-Kiefer-Gesichtschirurgie, Neurochirurgie, Neurologie oder Urologie

Weiterbildungszeit:

12 Monate bei einem Weiterbildungsbefugten für Medikamentöse Tumortherapie oder Innere Medizin und Hämatologie und Onkologie , davon können
– 6 Monate während der Weiterbildung in den Gebieten der unmittelbaren Patientenversorgung abgeleistet werden

Die Inhalte der Zusatz-Weiterbildung Medikamentöse Tumortherapie sind integraler Bestandteil der Facharztweiterbildung in Strahlentherapie, Innere Medizin und Gastroenterologie, Innere Medizin und Hämatologie und Onkologie, Innere Medizin und Pneumologie sowie der Schwerpunktweiterbildungen Gynäkologische Onkologie sowie Kinder-Hämatologie und -Onkologie.

Medizinische Informatik

Definition

Laut Musterweiterbildungsordnung wird die Zusatz-Weiterbildung Medizinische Informatik wie folgt definiert: Die Zusatz-Weiterbildung Medizinische Informatik umfasst die systematische Verarbeitung von Informationen in der Medizin durch die Modellierung und Realisierung von informationsverarbeitenden Systemen.

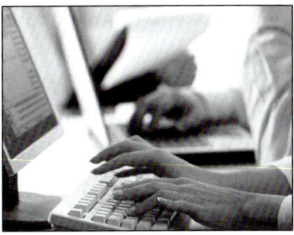

Anzahl der bei den Ärztekammern registrierten Ärzte/innen mit Zusatzbezeichnung Medizinische Informatik: 844

Voraussetzung zum Erwerb der Bezeichnung: 24 Monate Weiterbildung in den Gebieten der unmittelbaren Patientenversorgung bei einem Weiterbildungsbefugten an einer Weiterbildungsstätte

Weiterbildungszeit:

– 12 Monate in einer an die Patientenversorgung angeschlossenen Einrichtung der Medizinischen Informatik bei einem Weiterbildungsbefugten für Medizinische Informatik

oder anteilig ersetzbar durch

– 360 Stunden Kurs-Weiterbildung in Medizinische Informatik

480 Stunden Praktikum oder Projektarbeit bei einem Weiterbildungsbefugten für Medizinische Informatik

Naturheilverfahren

Definition

Laut Musterweiterbildungsordnung wird die Zusatz-Weiterbildung Naturheilverfahren wie folgt definiert: Die Zusatz-Weiterbildung Naturheilverfahren umfasst in Ergänzung zu einer Facharztkompetenz die Anregung der individuellen körpereigenen Ordnungs- und Heilkräfte durch Anwendung nebenwirkungsarmer oder -freier natürlicher Mittel.

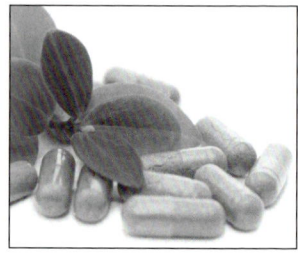

Anzahl der bei den Ärztekammern registrierten Ärzte/innen mit Zusatzbezeichnung Naturheilverfahren: 16.323

Voraussetzung zum Erwerb der Bezeichnung: Facharztanerkennung

Weiterbildungszeit:

3 Monate Weiterbildung oder anteilig ersetzbar durch
– 80 Stunden Fallseminare einschließlich Supervision
160 Stunden Kurs-Weiterbildung

Notfallmedizin

Definition

Laut Musterweiterbildungsordnung wird die Zusatz-Weiterbildung Notfallmedizin wie folgt definiert: Die Zusatz-Weiterbildung Notfallmedizin umfasst die Erkennung drohender oder eingetretener Notfallsituationen und die Behandlung von Notfällen sowie die Wiederherstellung und Aufrechterhaltung akut bedrohter Vitalfunktionen.

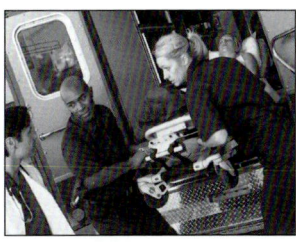

Anzahl der bei den Ärztekammern registrierten Ärzte/innen mit Zusatzbezeichnung Notfallmedizin: 37.244

Berufsverbände/Fachgesellschaften

Deutsche Gesellschaft für Internistische Intensivmedizin und Notfallmedizin (DGIIN)
www.dgiin.de
Deutsche Gesellschaft interdisziplinäre Notfall- und Akutmedizin e.V. (DGINA)
www.dgina.de

Voraussetzung zum Erwerb der Bezeichnung: 24 Monate Weiterbildung in einem Gebiet der unmittelbaren Patientenversorgung im stationären Bereich.

Weiterbildungszeit:

– 6 Monate Weiterbildung in Intensivmedizin, Anästhesiologie oder in der Notfallaufnahme
– 80 Stunden Kurs-Weiterbildung
– 50 Einsätze im Notarztwagen oder Rettungshubschrauber (unter Anleitung eines verantwortlichen Notarztes)

notfallmedizinkurs.de
Wissen. Training. Sicherheit.

Fit für den Dienst

Tagesseminar für den sicheren
Einstieg in die ersten Dienste

- Leitsymptome
- Kochrezepte
- Handlungsempfehlungen

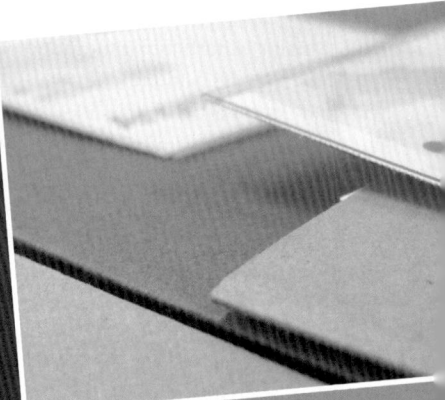

start-ED:
Notfallmedizin für Einsteig

- Vorlesungen
- Seminare
- Hands-On-Workshops

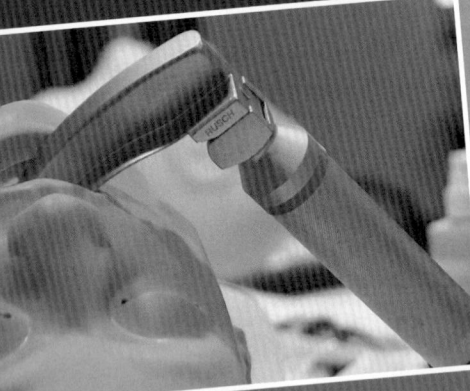

review-ED:
Das Notfallmedizin-Update

- Neueste Leitlinien
- Administration und Organisation
- Mythen der Notfallmedizin
- Pfade und Standards
- Menschen und Menschliches
- Tools & Trends
- Lehren und Lernen
- Achtung: Minenfeld!

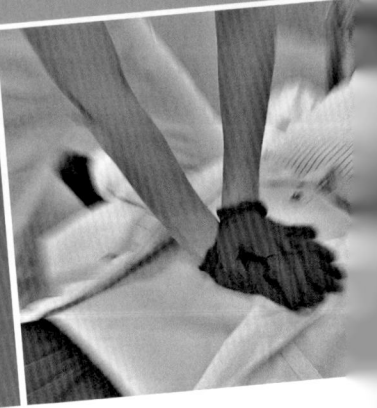

www.notfallmedizinkurs.de

Palliativmedizin

Definition

Laut Musterweiterbildungsordnung wird die Zusatz-Weiterbildung Palliativmedizin wie folgt definiert: Die Zusatz-Weiterbildung Palliativmedizin umfasst in Ergänzung zu einer Facharztkompetenz die Behandlung und Begleitung von Patienten mit einer inkurablen, weit fortgeschrittenen und 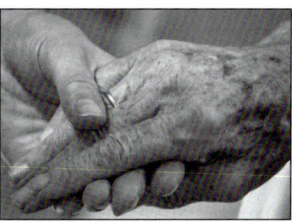 fortschreitenden Erkrankung mit dem Ziel, unter Einbeziehung des sozialen Umfelds die bestmögliche Lebensqualität zu erreichen und sicher zu stellen.

Anzahl der bei den Ärztekammern registrierten Ärzte/innen mit Zusatzbezeichnung Palliativmedizin: 9.073

Voraussetzung zum Erwerb der Bezeichnung: Facharztanerkennung

Weiterbildungszeit:

12 Monate oder anteilig ersetzbar durch:
– 120 Stunden Fallseminare einschließlich Supervision nach Ableistung der Kurs-Weiterbildung
40 Stunden Kurs-Weiterbildung

Phlebologie

Definition

Laut Musterweiterbildungsordnung wird die Zusatz-Weiterbildung Phlebologie wie folgt definiert: Die Zusatz-Weiterbildung Phlebologie umfasst in Ergänzung zu einer Facharztkompetenz die Vorbeugung, Erkennung, Behandlung und Rehabilitation der Erkrankungen und Fehlbildungen des Venensystems der unteren Extremitäten einschließlich deren thrombotischer Erkrankungen.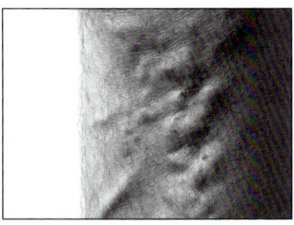

Anzahl der bei den Ärztekammern registrierten Ärzte/innen mit Zusatzbezeichnung Phlebologie: 2.976

Voraussetzung zum Erwerb der Bezeichnung: Facharztanerkennung

Weiterbildungszeit:

18 Monate, davon können
- 6 Monate während der Facharztweiterbildung in Allgemeinmedizin, Haut- und Geschlechtskrankheiten oder Innere Medizin und Angiologie
- oder 12 Monate während der Weiterbildung in Gefäßchirurgie abgeleistet werden

Physikalische Therapie und Balneologie

Definition

Laut Musterweiterbildungsordnung wird die Zusatz-Weiterbildung Physikalische Therapie und Balneologie wie folgt definiert: Die Zusatz-Weiterbildung Physikalische Therapie und Balneologie umfasst in Ergänzung zu einer Facharztkompetenz die Anwendung physikalischer Faktoren, balneologischer Heilmittel und therapeutischer Klimafaktoren in Prävention, Therapie und Rehabilitation.

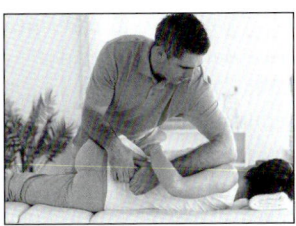

Die Bezeichnung „Badearzt" oder „Kurarzt" kann geführt werden, wenn der Arzt/die Ärztin in einem amtlich anerkannten Kurort tätig ist.

Anzahl der bei den Ärztekammern registrierten Ärzte/innen mit Zusatzbezeichnung Physikalische Therapie und Balneologie: 6.809

Voraussetzung zum Erwerb der Bezeichnung: Facharztanerkennung in einem Gebiet der unmittelbaren Patientenversorgung

Weiterbildungszeit:

- 12 Monate bei einem Weiterbildungsbefugten für Physikalische Therapie und Balneologie oder Physikalische und Rehabilitative Medizin
- 240 Stunden Kurs-Weiterbildung

Spezielle Übergangsbestimmung:

Kammerangehörige, die die Bereichsbezeichnungen sowohl für Physikalische Therapie als auch für Balneologie und Medizinische Klimatologie besitzen oder innerhalb einer Frist von 2 Jahren nach Inkrafttreten dieser Weiterbildungsordnung erwerben, sind berechtigt, stattdessen die neue Bezeichnung Physikalische Therapie und Balneologie zu führen.

Plastische Operationen

Definition

Laut Musterweiterbildungsordnung wird die Zusatz-Weiterbildung Plastische Operationen wie folgt definiert: Die Zusatz-Weiterbildung Plastische Operationen umfasst in Ergänzung zu einer Facharztkompetenz die konstruktiven und rekonstruktiven plastischen operativen Eingriffe zur Wie-

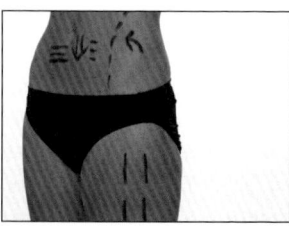

derherstellung und Verbesserung der Form, Funktion und Ästhetik in der Kopf-Hals-Region.

Anzahl der bei den Ärztekammern registrierten Ärzte/innen mit Zusatzbezeichnung Plastische Operationen: 2.114

Voraussetzung zum Erwerb der Bezeichnung: Facharztanerkennung für Hals-Nasen-Ohrenheilkunde oder Mund-Kiefer-Gesichtschirurgie

Weiterbildungszeit:

24 Monate

Proktologie

Definition

Laut Musterweiterbildungsordnung wird die Zusatz-Weiterbildung Proktologie wie folgt definiert: Die Zusatz-Weiterbildung Proktologie umfasst in Ergänzung zu einer Facharztkompetenz die Vorbeugung, Erkennung, Behandlung und Rehabilitation von Erkrankungen, Verletzungen, Formveränderungen und funktionellen Störungen des Mastdarms, des Afters, des Kontinenzorgans, der Beckenbodenmuskulatur, von Analekzemen, anorektalen Geschlechtskrankheiten und analen Dermatosen.

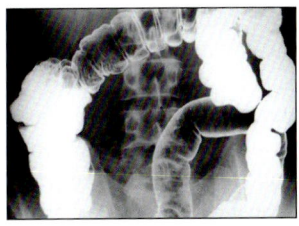

Anzahl der bei den Ärztekammern registrierten Ärzte/innen mit Zusatzbezeichnung Proktologie: 1.934

Voraussetzung zum Erwerb der Bezeichnung: Facharztanerkennung für Allgemeinchirurgie, Allgemeinmedizin, Kinderchirurgie, Viszeralchirurgie, Haut und Geschlechtskrankheiten, Frauenheilkunde und Geburtshilfe, Innere Medizin, Innere Medizin und Gastroenterologie oder Urologie.

Weiterbildungszeit:

12 Monate , davon können
- 6 Monate während der Facharztweiterbildung in Allgemeinchirurgie, Allgemeinmedizin, Frauenheilkunde und Geburtshilfe, Haut- und Geschlechtskrankheiten, Innere Medizin, Innere Medizin und Gastroenterologie, Kinderchirurgie, Urologie oder Viszeralchirurgie abgeleistet werden

Psychoanalyse

Definition

Laut Musterweiterbildungsordnung wird die Zusatz-Weiterbildung Psychoanalyse wie folgt definiert: Die Zusatz-Weiterbildung Psychoanalyse umfasst in Ergänzung zu einer Facharztkompetenz die Erkennung und psychoanalytische Behandlung von Krankheiten und Störungen, denen unbe- 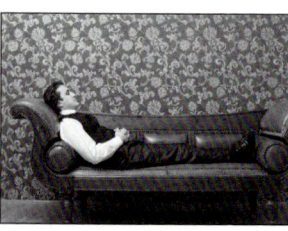 wusste seelische Konflikte zugrunde liegen einschließlich der Anwendung in der Prävention und Rehabilitation sowie zum Verständnis unbewusster Prozesse in der Arzt-Patienten-Beziehung.

Anzahl der bei den Ärztekammern registrierten Ärzte/innen mit Zusatzbezeichnung Psychoanalyse: 3.181

Voraussetzung zum Erwerb der Bezeichnung: Facharztanerkennung in einem Gebiet der unmittelbaren Patientenversorgung

Weiterbildungszeit:

Erwerb von Kenntnissen, Erfahrungen und Fertigkeiten in Lehranalyse, während der gesamten Weiterbildung
– 250 Einzelstunden in mindestens 3 Einzelstunden pro Woche

Theoretische Weiterbildung
– 240 Stunden in Seminarform einschließlich Fallseminare
– 20 supervidierte und dokumentierte psychoanalytische Untersuchungen mit nachfolgenden Sitzungen
– kontinuierliche Teilnahme an einem kasuistischen Seminar zur Behandlungstechnik
– 600 dokumentierte psychoanalytische Behandlungsstunden, darunter 2 Behandlungen von mindestens 250 Stunden supervidiert nach jeder vierten Sitzung
– regelmäßige Teilnahme an einem begleitenden Fallseminar

Psychotherapie

Definition

Laut Musterweiterbildungsordnung wird die Zusatz-Weiterbildung Psychotherapie wie folgt definiert: Die Zusatz-Weiterbildung fachgebundene Psychotherapie umfasst in Ergänzung zu einer Facharztkompetenz die Vorbeugung, Erkennung und psychotherapeutische indikationsbezogene Behandlung von Erkran-

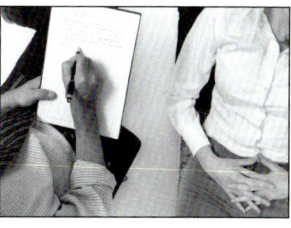

kungen des jeweiligen Gebietes, die durch psychosoziale Faktoren und Belastungsreaktionen mit bedingt sind. Die Inhalte der Zusatz-Weiterbildung Psychotherapie – fachgebunden – sind integraler Bestandteil der Weiterbildung zum Facharzt für Kinder- und Jugendpsychiatrie und -psychotherapie, Psychiatrie und Psychotherapie und Psychosomatische Medizin und Psychotherapie.

Anzahl der bei den Ärztekammern registrierten Ärzte/innen mit Zusatzbezeichnung Psychotherapie: 18.445
Voraussetzung zum Erwerb der Bezeichnung: Facharztanerkennung in einem Gebiet der unmittelbaren Patientenversorgung

Berufsverbände/Fachgesellschaften

Deutscher Psychotherapeuten-Verband e.V.
www.dptv.de

Weiterbildungszeit:

Die Weiterbildung erfolgt entweder in der Grundorientierung psychodynamisch/tiefenpsychologisch fundierte Psychotherapie oder in Verhaltenstherapie.

Grundorientierung psychodynamische/ tiefenpsychologische Psychotherapie

Theoretische Weiterbildung
–   120 Stunden in Entwicklungspsychologie und Persönlichkeitslehre, Psychopharmakologie, allgemeine und spezielle Neurosenlehre, Tiefenpsychologie, Lernpsychologie, Psychodynamik der Familie und Gruppe, Psychopathologie, Grundlagen der psychiatrischen und psychosomatischen Krankheitsbilder, Einführung in die Technik der Erstuntersuchung, psychodiagnostische Testverfahren

- 16 Doppelstunden autogenes Training oder progressive Muskelentspannung oder Hypnose
- 15 Doppel-Stunden Balintgruppenarbeit oder patientenbezogene
  Selbsterfahrungsgruppe

Diagnostik
- 10 dokumentierte und supervidierte Erstuntersuchungen

Behandlung
- 155 Doppelstunden Fallseminar
- 120 Stunden psychodynamische/tiefenpsychologische supervidierte
  Psychotherapie, davon 3 abgeschlossene Fälle

Selbsterfahrung
- 100 Stunden Einzel- bzw. Gruppenselbsterfahrung

Grundorientierung Verhaltenstherapie

Theoretische Weiterbildung
- 120 Stunden in psychologischen Grundlagen des Verhaltens und des
  abweichenden Verhaltens, allgemeine und spezielle Neurosenlehre,
  Lern- und sozialpsychologische Entwicklungsmodelle, tiefenpsycholo-
  gische Entwicklungs- und Persönlichkeitsmodelle, systemische Famili-
  en- und Gruppenkonzepte, allgemeine und spezielle Psychopathologie
  und Grundlagen der psychiatrischen Krankheitsbilder, Motivations-,
  Verhaltens-, Funktions- und Bedingungsanalysen als Grundlagen für
  Erstinterview, Therapieplanung und -durchführung, Verhaltensdiag-
  nostik einschließlich psychodiagnostischer Testverfahren
- Indikation und Methodik der psychotherapeutischen Verfahren
- 16 Doppelstunden autogenes Training oder progressive Muskelentspannung oder Hypnose
- 15 Doppelstunden Balintgruppenarbeit oder patientenbezogene
  Selbsterfahrungsgruppe

Diagnostik
- 10 dokumentierte und supervidierte Erstuntersuchungen

Behandlung
- 15 Doppelstunden Fallseminar
- 120 Stunden supervidierte Verhaltenstherapie, davon 3 abgeschlossene Fälle

Selbsterfahrung
- Die Selbsterfahrung muss im gleichen Verfahren erfolgen, in welchem
  die Grundorientierung stattfindet.
- 100 Stunden Einzel- bzw. Gruppenselbsterfahrungen.

Rehabilitationswesen

Definition

Laut Musterweiterbildungsordnung wird die Zusatz-Weiterbildung Rehabilitationswesen wie folgt definiert: Die Zusatz-Weiterbildung Rehabilitationswesen umfasst in Ergänzung zu einer Facharztkompetenz die Einleitung und Koordination von Rehabilitationsmaßnahmen zur beruflichen und sozia-

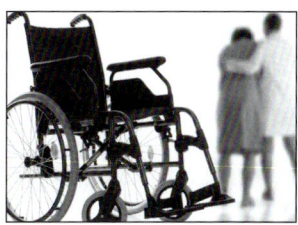

len (Wieder-)Eingliederung im Rahmen interdisziplinärer Zusammenarbeit.

Anzahl der bei den Ärztekammern registrierten Ärzte/innen mit Zusatzbezeichnung Rehabilitationswesen: 2.938

Voraussetzung zum Erwerb der Bezeichnung: Facharztanerkennung

Weiterbildungszeit:

– 12 Monate bei einem Weiterbildungsbefugten für Rehabilitationswesen oder für Physikalische und Rehabilitative Medizin
– 160 Stunden Grundkurs in Rehabilitationswesen oder Sozialmedizin und anschließend 160 Stunden Aufbaukurs in Rehabilitationswesen

Röntgendiagnostik

Definition

Laut Musterweiterbildungsordnung wird die Zusatz-Weiterbildung Röntgendiagnostik wie folgt definiert: Die Zusatz-Weiterbildung in der fachgebundenen Röntgendiagnostik umfasst in Ergänzung zu einer Facharztkompetenz die Durchführung und Befundung gebietsbezogener Röntgendia- 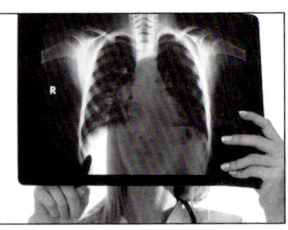 gnostik für Skelett bzw. Thorax, Verdauungs- und Gallenwege, Harntrakt und Geschlechtsorgane sowie der Mamma.

Anzahl der bei den Ärztekammern registrierten Ärzte/innen mit Zusatzbezeichnung Röntgendiagnostik: 1.797

Voraussetzung zum Erwerb der Bezeichnung: Facharztanerkennung

Weiterbildungszeit:

12 Monate Röntgendiagnostik im jeweiligen Fachbereich (z. B. Skelett, Thorax, Verdauungstrakt usw.) bei einem Weiterbildungsbefugten für Radiologie oder bei einem Weiterbildungsbefugten für Röntgendiagnostik – fachgebunden –, davon können bis zu 12 Monate während einer Facharztweiterbildung bei einem Weiterbildungsbefugten für Röntgendiagnostik – fachgebunden – abgeleistet werden

Die Inhalte der Zusatz-Weiterbildung Röntgendiagnostik – fachgebunden – sind integraler Bestandteil der Weiterbildung zum Facharzt für Radiologie.

Schlafmedizin

Definition

Laut Musterweiterbildungsordnung wird die Zusatz-Weiterbildung Schlafmedizin wie folgt definiert: Die Zusatz-Weiterbildung Schlafmedizin umfasst in Ergänzung zu einer Facharztkompetenz die Erkennung, Klassifikation und konservative Behandlung von Störungen der Schlaf-Wach-Regulation und schlafbezogenen Störungen.

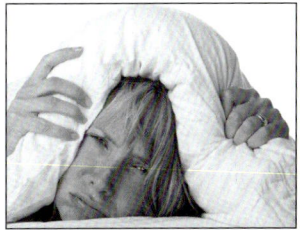

Anzahl der bei den Ärztekammern registrierten Ärzte/innen mit Zusatzbezeichnung Schlafmedizin: 1.116

Voraussetzung zum Erwerb der Bezeichnung: Facharztanerkennung für Allgemeinmedizin, Hals-Nasen-Ohrenheilkunde, Innere Medizin, Innere Medizin und Pneumologie, Kinder- und Jugendmedizin, Neurologie oder Psychiatrie und Psychotherapie.

Weiterbildungszeit:

18 Monate bei einem Weiterbildungsbefugten für Schlafmedizin im Schlaflabor, davon können
– 6 Monate während der Facharztweiterbildung Allgemeinmedizin, Hals-Nasen-Ohrenheilkunde, Innere Medizin, Innere Medizin und Pneumologie, Kinder- und Jugendmedizin, Neurologie oder Psychiatrie und Psychotherapie bei einem Weiterbildungsbefugten für Schlafmedizin abgeleistet werden.

Sozialmedizin

Definition

Laut Musterweiterbildungsordnung wird die Zusatz-Weiterbildung Sozialmedizin wie folgt definiert: Die Zusatz-Weiterbildung Sozialmedizin umfasst in Ergänzung zu einer Facharztkompetenz die Bewertung von Art und Umfang gesundheitlicher Störungen und deren Auswirkungen auf die Leistungsfähigkeit im beruflichen und sozialen

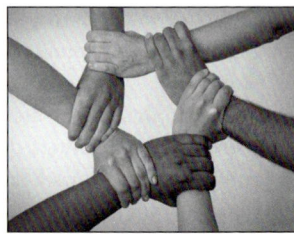

Umfeld unter Einbeziehung der Klassifikationen von Funktionsfähigkeit, Behinderung und Gesundheit, deren Einordnung in die Rahmenbedingungen der sozialen Sicherungssysteme und die Beratung der Sozialleistungsträger in Fragen der medizinischen Versorgung.

Anzahl der bei den Ärztekammern registrierten Ärzte/innen mit Zusatzbezeichnung Sozialmedizin: 9.007

Voraussetzung zum Erwerb der Bezeichnung: Facharztanerkennung

Weiterbildungszeit:

- 12 Monate bei einem Weiterbildungsbefugten für Sozialmedizin
- 160 Stunden Grundkurs in Sozialmedizin oder Rehabilitationswesen und anschließend 160 Stunden Aufbaukurs in Sozialmedizin

Spezielle Schmerztherapie

Definition

Laut Musterweiterbildungsordnung wird die Zusatz-Weiterbildung Spezielle Schmerztherapie wie folgt definiert: Die Zusatz-Weiterbildung Spezielle Schmerztherapie umfasst in Ergänzung zu einer Facharztkompetenz die Erkennung und Behandlung chronisch schmerzkranker Patienten, bei denen 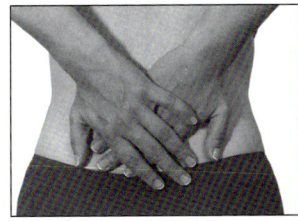 der Schmerz seine Leit- und Warnfunktion verloren und einen selbstständigen Krankheitswert erlangt hat.

Anzahl der bei den Ärztekammern registrierten Ärzte/innen mit Zusatzbezeichnung Spezielle Schmerztherapie: 5.128

Voraussetzung zum Erwerb der Bezeichnung: Facharztanerkennung

Weiterbildungszeit:

- 12 Monate bei einem Weiterbildungsbefugten für Spezielle Schmerztherapie
- 80 Stunden Kurs-Weiterbildung in Spezielle Schmerztherapie

Spezielle Unfallchirurgie

Definition

Laut Musterweiterbildungsordnung wird die Zusatz-Weiterbildung Spezielle Unfallchirurgie wie folgt definiert: Die Zusatz-Weiterbildung Spezielle Unfallchirurgie umfasst in Ergänzung zu einer Facharztkompetenz die Behandlung von Verletzungen höherer Schwierigkeitsgra-

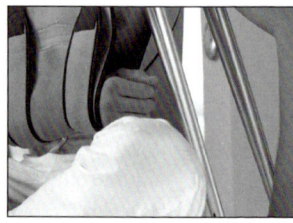

de und deren Folgezuständen sowie die Organisation, Überwachung und Durchführung der Behandlung von Schwerverletzten.

Anzahl der bei den Ärztekammern registrierten Ärzte/innen mit Zusatzbezeichnung Spezielle Unfallchirurgie: 1.712

Voraussetzung zum Erwerb der Bezeichnung: Facharztanerkennung für Orthopädie und Unfallchirurgie oder Orthopädie oder Chirurgie mit Schwerpunkt Unfallchirurgie

Weiterbildungszeit:

36 Monate bei einem Weiterbildungsbefugten für Spezielle Unfallchirurgie, davon können bis zu 12 Monate während der Facharztweiterbildung bei einem Weiterbildungsbefugten für Spezielle Unfallchirurgie abgeleistet werden.

Sportmedizin

Definition

Laut Musterweiterbildungsordnung wird die Zusatz-Weiterbildung Sportmedizin wie folgt definiert: Die Zusatz-Weiterbildung Sportmedizin umfasst in Ergänzung zu einer Facharztkompetenz die Vorbeugung, Erkennung, Behandlung und Rehabilitation von Sportschäden und Sportverletzungen 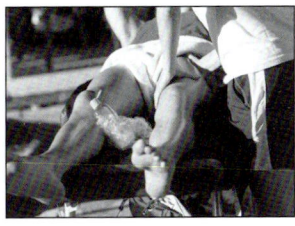 sowie die Untersuchung des Einflusses von Bewegung, Bewegungsmangel, Training und Sport auf den gesunden und kranken Menschen.

Anzahl der bei den Ärztekammern registrierten Ärzte/innen mit Zusatzbezeichnung Sportmedizin: 18.129

Voraussetzung zum Erwerb der Bezeichnung: Facharztanerkennung in einem Gebiet der unmittelbaren Patientenversorgung

Weiterbildungszeit:

12 Monate bei einem Weiterbildungsbefugten für Sportmedizin in einer sportmedizinischen Einrichtung oder anteilig ersetzbar durch
– 240 Stunden Kurs-Weiterbildung in Sportmedizin
120 Stunden sportärztliche Tätigkeit in einem Sportverein oder einer anderen vergleichbaren Einrichtung innerhalb von mindestens 12 Monaten

Suchtmedizinische Grundversorgung

Definition

Laut Musterweiterbildungsordnung wird die Zusatz-Weiterbildung Suchtmedizinische Grundversorgung wie folgt definiert: Die Inhalte der Zusatz-Weiterbildung Suchtmedizinische Grundversorgung sind integraler Bestandteil der Weiterbildungen zum Facharzt für Kinder- und Jugendpsychiatrie und -psychotherapie sowie zum Facharzt für Psychiatrie und Psychotherapie.

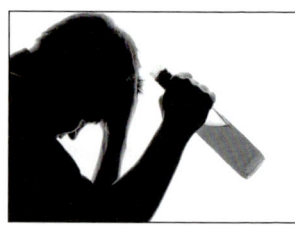

Anzahl der bei den Ärztekammern registrierten Ärzte/innen mit Zusatzbezeichnung Suchtmedizinische Grundversorgung: 2.216

Voraussetzung zum Erwerb der Bezeichnung: Facharztanerkennung

Weiterbildungszeit:

– 50 Stunden Kurs-Weiterbildung in Suchtmedizinische Grundversorgung

Tropenmedizin

Definition

Laut Musterweiterbildungsordnung wird die Zusatz-Weiterbildung Tropenmedizin wie folgt definiert: Die Zusatz-Weiterbildung Tropenmedizin umfasst in Ergänzung zu einer Facharztkompetenz die Epidemiologie, Vorbeugung, Erkennung und Behandlung von Gesundheitsstörungen und 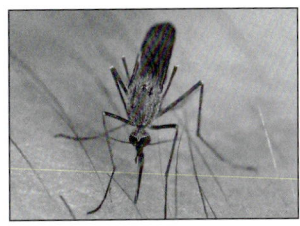 Erkrankungen, die mit den besonderen Lebensumständen, Krankheitserregern und Umweltbedingungen in tropischen, subtropischen und Ländern mit besonderer klimatischer oder gesundheitlicher Belastung verbunden sind.

Anzahl der bei den Ärztekammern registrierten Ärzte/innen mit Zusatzbezeichnung Tropenmedizin: 427

Voraussetzung zum Erwerb der Bezeichnung: Facharztanerkennung

Weiterbildungszeit:

- 12 Monate bei einem Weiterbildungsbefugten für Tropenmedizin an einer tropenmedizinischen Einrichtung
- 12 Monate tropenmedizinische Tätigkeit in der Patientenversorgung einer medizinischen Einrichtung in den Tropen oder Subtropen
- 3 Monate Kurs-Weiterbildung in Tropenmedizin und Medizinische Parasitologie

Infografiken

Überarbeitung
Frage

Hast du schon einmal einen Fehler wegen Übermüdung und zu hoher Arbeitsbelastung gemacht?

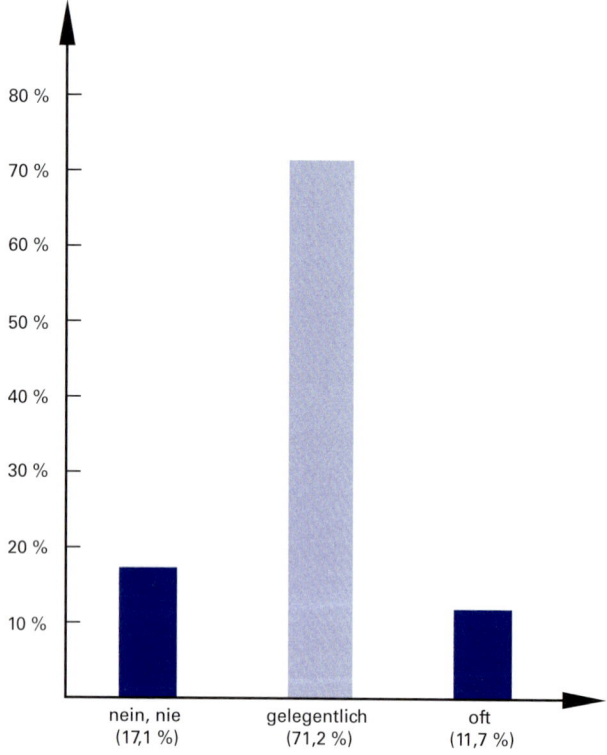

Quelle: Befragung von Assistenzärzten auf www.medi-learn.de/foren, 2015

Facharztausbildung

Frage

Welche Facharztausbildung kommt für Medizinstudenten in Frage?
Anzahl der Teilnehmer: 12.058

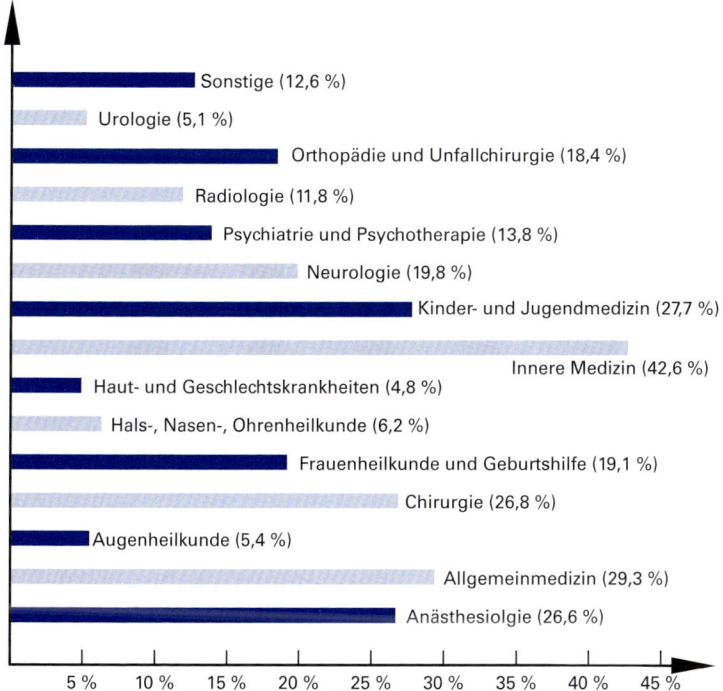

Sonstige (12,6 %)

Urologie (5,1 %)

Orthopädie und Unfallchirurgie (18,4 %)

Radiologie (11,8 %)

Psychiatrie und Psychotherapie (13,8 %)

Neurologie (19,8 %)

Kinder- und Jugendmedizin (27,7 %)

Innere Medizin (42,6 %)

Haut- und Geschlechtskrankheiten (4,8 %)

Hals-, Nasen-, Ohrenheilkunde (6,2 %)

Frauenheilkunde und Geburtshilfe (19,1 %)

Chirurgie (26,8 %)

Augenheilkunde (5,4 %)

Allgemeinmedizin (29,3 %)

Anästhesiolgie (26,6 %)

5 % 10 % 15 % 20 % 25 % 30 % 35 % 40 % 45 %

Quelle: Berufmonitoring Befragung Medizinstudenten, KBV & Uni Trier

Geschlechtsunterschiede bei Gebieten

Unterschiede zwischen männlichen und weiblichen Studenten bei Facharzt-
gebietspräferenzen.

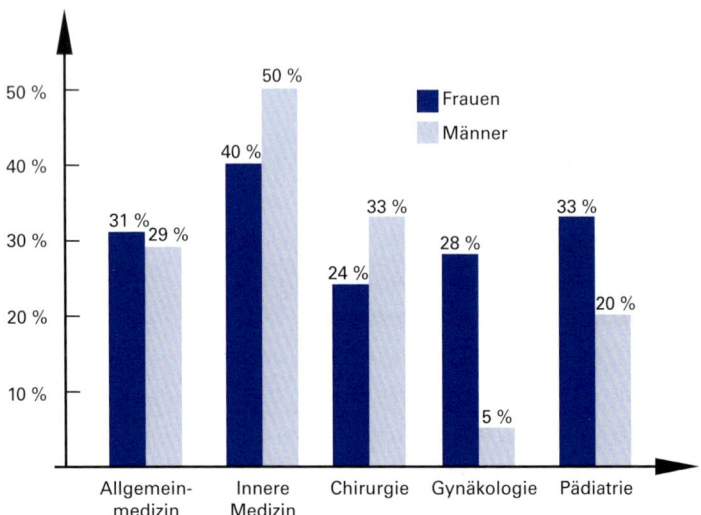

Quelle: Berufmonitoring Befragung Medizinstudenten, KBV & Uni Trier

Arbeitsbereiche

Frage

Welche Tätigkeiten kommen auf jeden Fall oder wahrscheinlich nach der Facharztausbildung in Frage?
Anzahl der Teilnehmer: 12.058

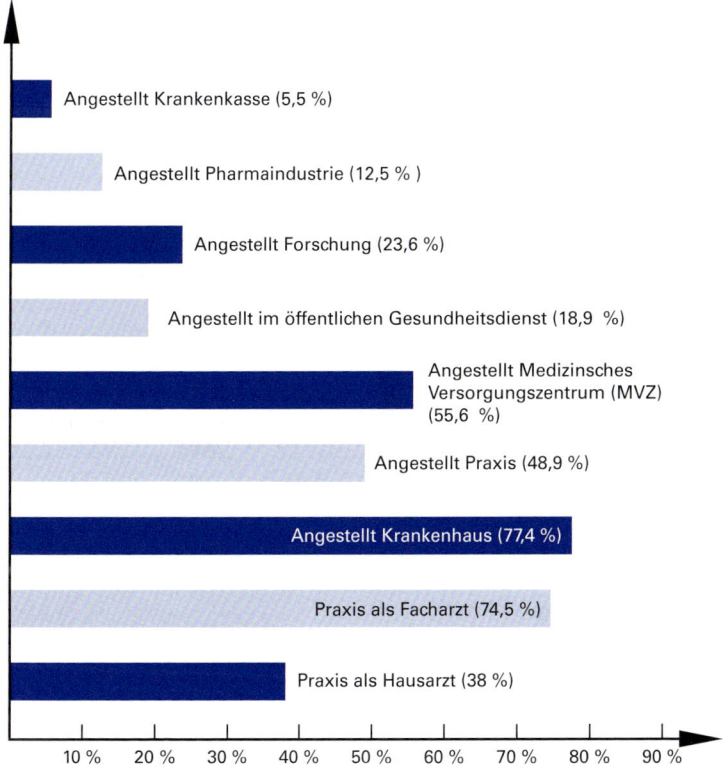

Angestellt Krankenkasse (5,5 %)

Angestellt Pharmaindustrie (12,5 %)

Angestellt Forschung (23,6 %)

Angestellt im öffentlichen Gesundheitsdienst (18,9 %)

Angestellt Medizinsches Versorgungszentrum (MVZ) (55,6 %)

Angestellt Praxis (48,9 %)

Angestellt Krankenhaus (77,4 %)

Praxis als Facharzt (74,5 %)

Praxis als Hausarzt (38 %)

10 %   20 %   30 %   40 %   50 %   60 %   70 %   80 %   90 %

Quelle: Berufmonitoring Befragung Medizinstudenten, KBV & Uni Trier

Bereitschaftsdienst

Frage

Zu wie vielen Bereitschaftsdiensten wärest du pro Jahr maximal bereit?

Anzahl der Teilnehmer: 12.058

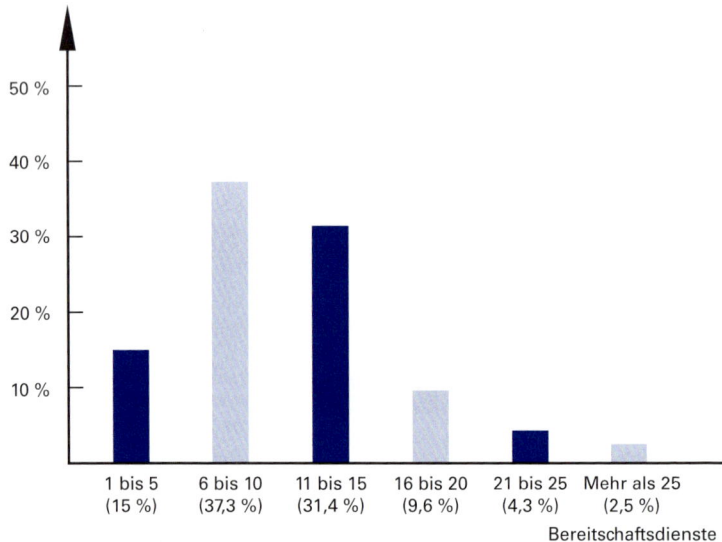

Quelle: Berufmonitoring Befragung Medizinstudenten, KBV & Uni Trier

Frage

Arbeitest du nach Beendigung deines Bereitschaftsdienstes weiter?
Anzahl der Teilnehmer: 12.058

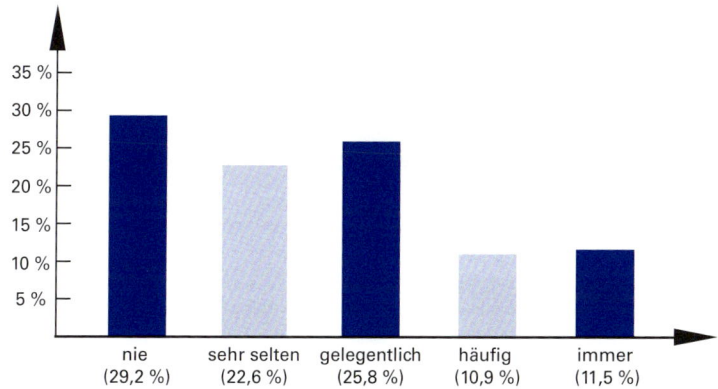

Quelle: Evaluation der Weiterbildung in Deutschland durch die Bundes- und Landesärztekammer

Frage

Wie oft kannst du deine Ruhezeiten (während des Bereitschaftsdienstes) gemäß Arbeitszeitgesetz einhalten?
Anzahl der Teilnehmer: 12.058

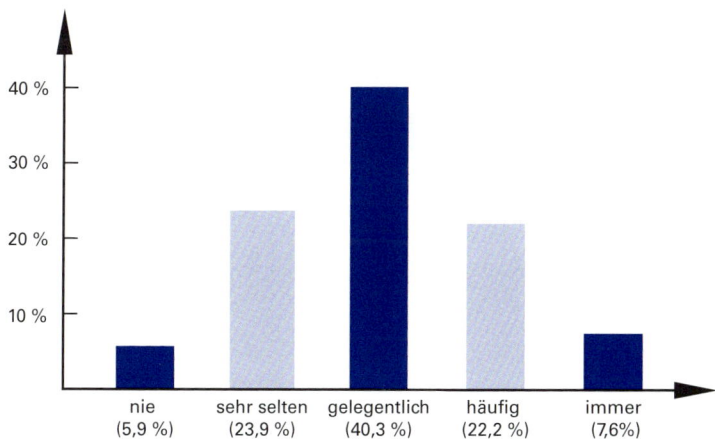

Quelle: Evaluation der Weiterbildung in Deutschland durch die Bundes- und Landesärztekammer

Beschäftigung im Krankenhaus

>> Frage

Faktoren, die aus Medizinstudentensicht gegen Krankenhaustätigkeit sprechen

Anzahl der Teilnehmer: 12.058

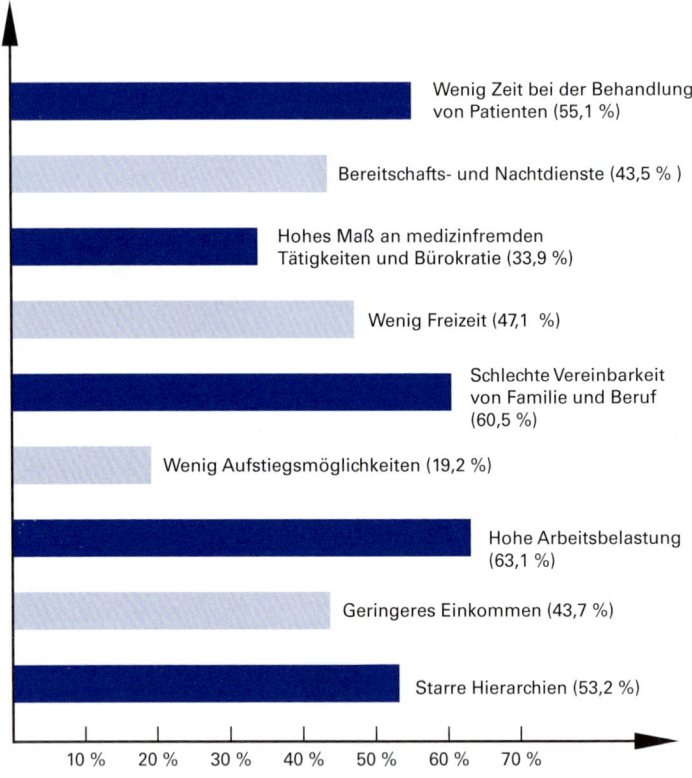

Quelle: Berufmonitoring Befragung Medizinstudenten, KBV & Uni Trier

Bundesland

>> Frage

Welche anderen Bundesländer kommen als Arbeitsort in Frage?
Anzahl der Teilnehmer: 12.058

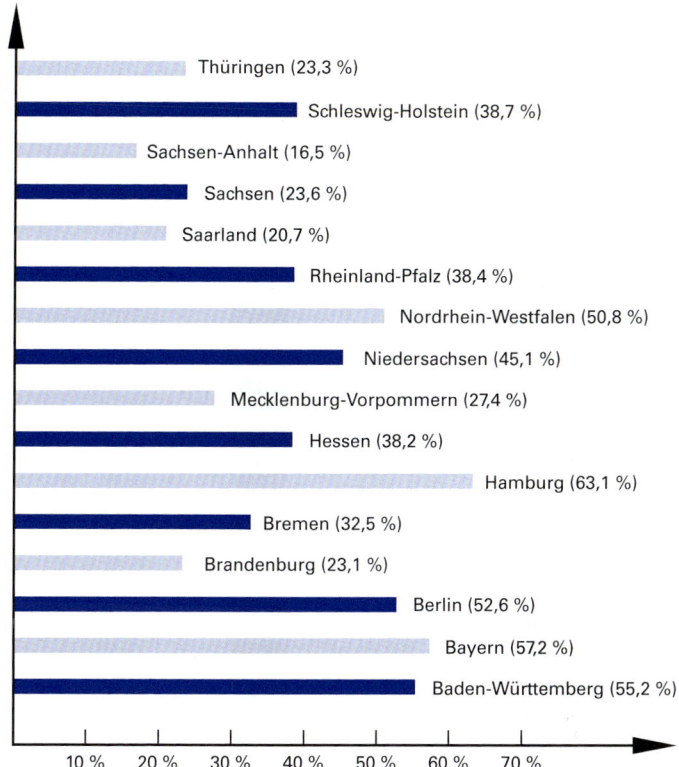

Thüringen (23,3 %)

Schleswig-Holstein (38,7 %)

Sachsen-Anhalt (16,5 %)

Sachsen (23,6 %)

Saarland (20,7 %)

Rheinland-Pfalz (38,4 %)

Nordrhein-Westfalen (50,8 %)

Niedersachsen (45,1 %)

Mecklenburg-Vorpommern (27,4 %)

Hessen (38,2 %)

Hamburg (63,1 %)

Bremen (32,5 %)

Brandenburg (23,1 %)

Berlin (52,6 %)

Bayern (57,2 %)

Baden-Württemberg (55,2 %)

10 % 20 % 30 % 40 % 50 % 60 % 70 %

Quelle: Berufmonitoring Befragung Medizinstudenten, KBV & UniTrier

Regionen zum Arbeiten

Frage

Welche Regionen kommen als zukünftiger Arbeitsort in Frage?
Anzahl der Teilnehmer: 12.058

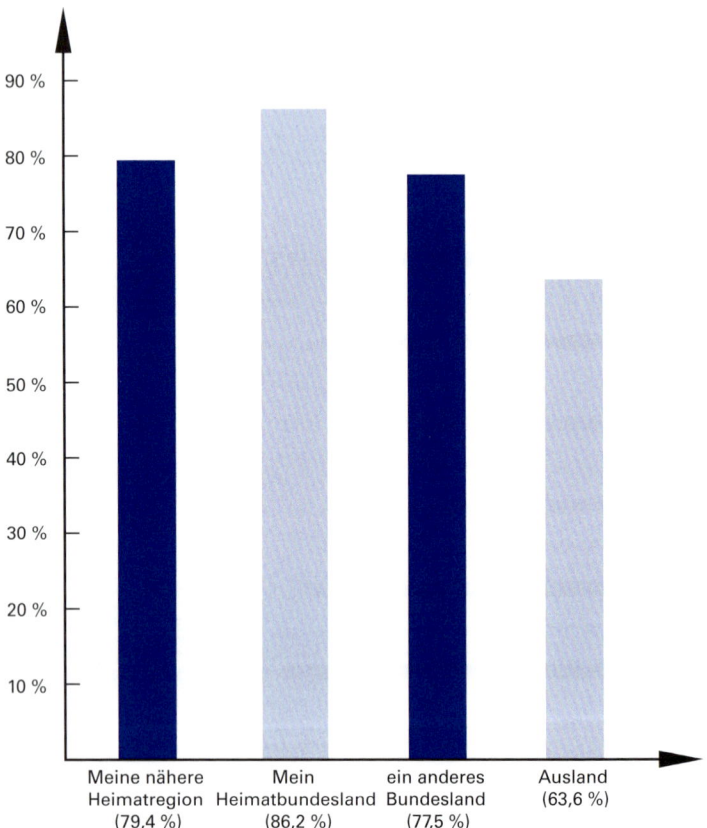

Quelle: Berufmonitoring Befragung Medizinstudenten, KBV & Uni Trier

Orte zum Arbeiten

Frage

Welche Orte kommen auf keinen Fall in Frage?
Anzahl der Teilnehmer: 12.058

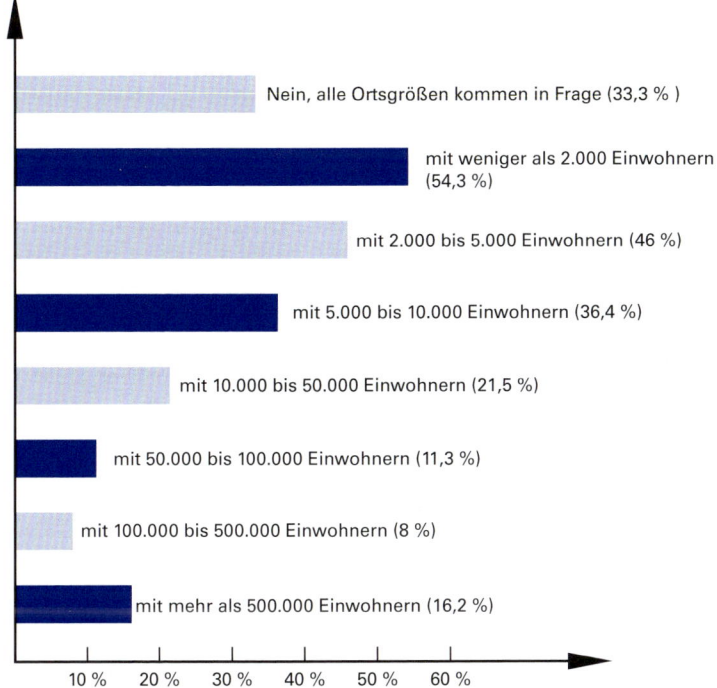

Quelle: Berufmonitoring Befragung Medizinstudenten, KBV & UniTrier

Arbeiten im Ausland

Frage

Welche Gründe spielen zur Bejahung des Auslands als Arbeitsort eine Rolle?
Anzahl der Teilnehmer: 12.058

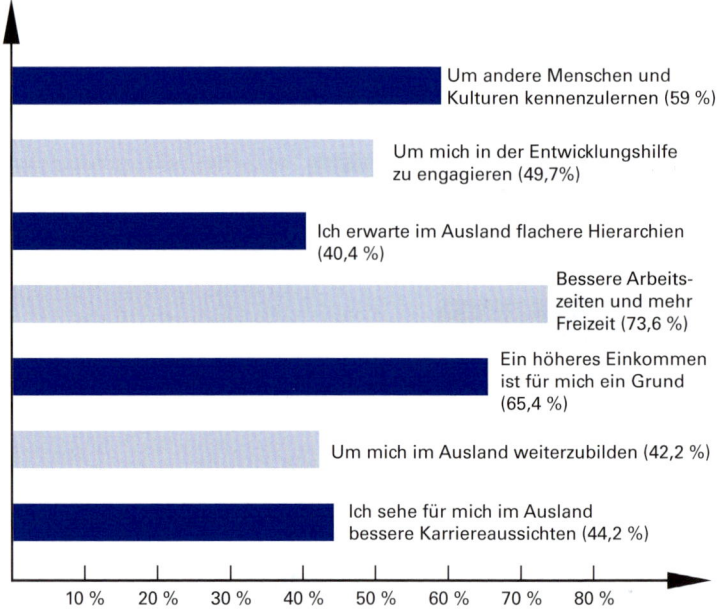

Um andere Menschen und Kulturen kennenzulernen (59 %)

Um mich in der Entwicklungshilfe zu engagieren (49,7%)

Ich erwarte im Ausland flachere Hierarchien (40,4 %)

Bessere Arbeitszeiten und mehr Freizeit (73,6 %)

Ein höheres Einkommen ist für mich ein Grund (65,4 %)

Um mich im Ausland weiterzubilden (42,2 %)

Ich sehe für mich im Ausland bessere Karriereaussichten (44,2 %)

Quelle: Berufmonitoring Befragung Medizinstudenten, KBV & Uni Trier

Humanmedizinstudium

Frage

Aus heutiger Sicht: Würdest du wieder Medizin studieren?
Anzahl der Teilnehmer: 12.058

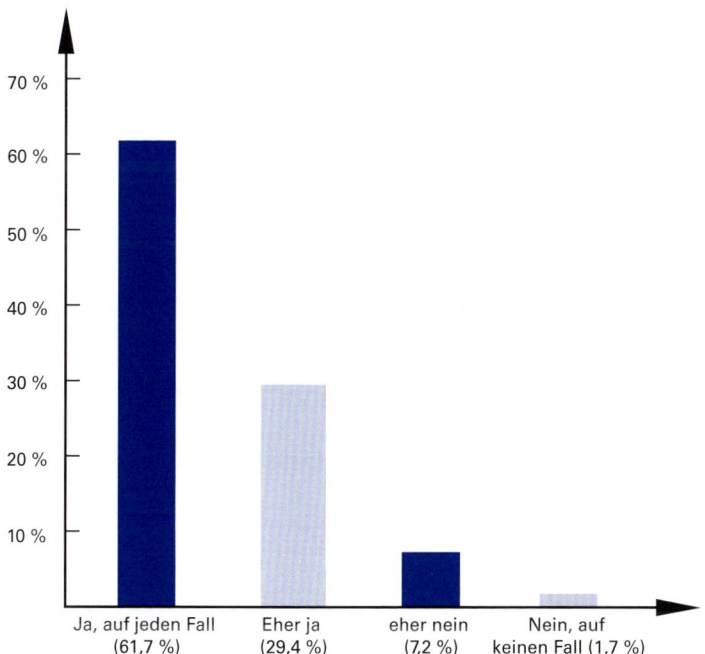

Quelle: Berufmonitoring Befragung Medizinstudenten, KBV & Uni Trier

Arbeitssituation

Frage

Beurteilung der Arbeitssituation durch Assistenzärzte. Skala von 1 (trifft voll und ganz zu) bis 6 (trifft überhaupt nicht zu).

Anzahl der Teilnehmer: 12.058

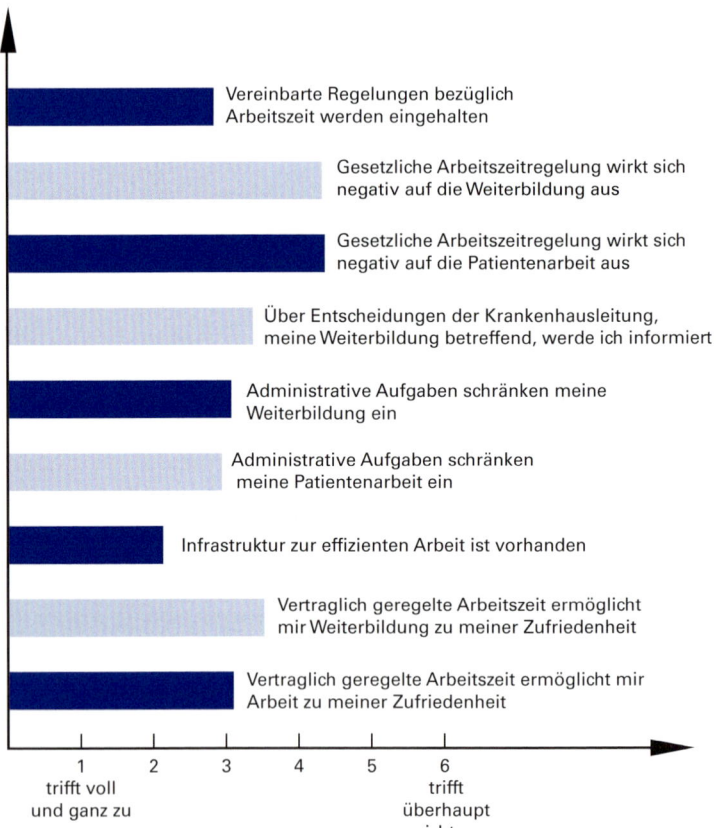

Quelle: Berufmonitoring Befragung Medizinstudenten, KBV & Uni Trier

Überstunden

Frage

Fallen bei dir Überstunden an?
Anzahl der Teilnehmer: 12.058

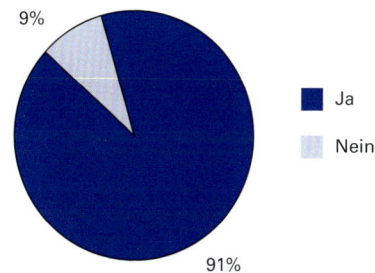

Quelle: Evaluation der Weiterbildung in Deutschland
durch die Bundes- und Landesärztekammer

Frage

Wie werden Mehrarbeit und Überstunden ausgeglichen?

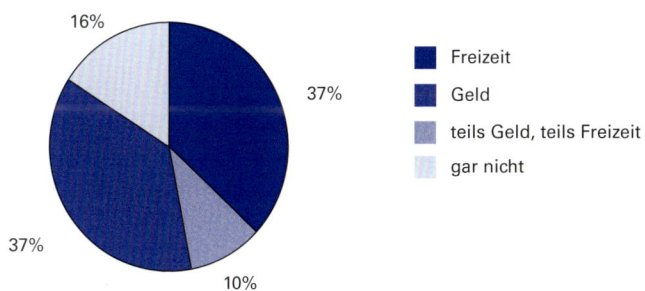

Quelle: Evaluation der Weiterbildung in Deutschland
durch die Bundes- und Landesärztekammer

Adressen

IMPP:
Postfach 25 28
55015 Mainz
www.impp.de

Landesprüfungsämter:

Landesprüfungsamt Baden-Württemberg
Regierungspräsidium Stuttgart
Landesgesundheitsamt
Referat 92 - Landesprüfungsamt für Medizin und Pharmazie
Nordbahnhofstr. 135
70191 Stuttgart
Postanschrift: Postfach 10 29 42, 70025 Stuttgart

Landesprüfungsamt Bayern
Regierung von Oberbayern
Landesprüfungsamt für Humanmedizin und Pharmazie
Maximilianstraße 39
80538 München
Postanschrift: SG 55.2, 80534 München

Landesprüfungsamt Erlangen-Nürnberg
Regierung von Oberbayern
Prüfungsamt Medizin bei der Friedrich-Alexander-Universität
Halbmondstr. 6
91054 Erlangen
Postanschrift: Postfach 35 20, 91023 Erlangen

Landesprüfungsamt München LMU
Regierung von Oberbayern
Prüfungsamt Medizin bei der Ludwig-Maximilians-Universität
Amalienstraße 52
80799 München
Postanschrift: Geschwister-Scholl-Platz 1, 80539 München

Landesprüfungsamt München TU

Regierung von Oberbayern

Prüfungsamt Medizin bei der Techn. Universität München

Nigerstr. 3

81675 München

Landesprüfungsamt Regensburg

Regierung von Oberbayern

Prüfungsamt Humanmedizin bei der Universität Regensburg

Franz-Josef-Strauß-Allee 11

93053 Regensburg

Postanschrift:

Universität Regensburg

Prüfungsamt

Postfach

93040 Regensburg

Landesprüfungsamt Würzburg

Regierung von Oberbayern

Prüfungsamt Medizin bei der Julius-Maximilians-Universität

Sanderring 2

97070 Würzburg

Landesprüfungsamt Berlin

Landesamt für Gesundheit und Soziales

Landesprüfungsamt für Gesundheitsberufe

Fehrbelliner Platz 1

10707 Berlin

Landesprüfungsamt Brandenburg

Landesamt für Umwelt, Gesundheit und Verbraucherschutz

Abt. Gesundheit

Referat akademische Heilberufe und Gesundheitsfachberufe (G 1)

Wünsdorfer Platz 3

15806 Zossen

Landesprüfungsamt Bremen

Die Senatorin für Bildung, Wissenschaft und Gesundheit

Abteilung Gesundheit

Bahnhofsplatz 29
28195 Bremen

Landesprüfungsamt Hamburg
Behörde für Gesundheit und Verbraucherschutz
Amt für Gesundheit
Landesprüfungsamt für Heilberufe
Billstraße 80
20539 Hamburg
www.hamburg.de/landespruefungsamt

Landesprüfungsamt Hessen
Hessisches Landesprüfungs- und
Untersuchungsamt im Gesundheitswesen
Abt. II - Akademische Gesundheitsberufe
Walter-Möller-Platz 1
60439 Frankfurt am Main

Landesprüfungsamt Mecklenburg-Vorpommern
Landesprüfungsamt für Heilberufe
beim Landesamt für Gesundheit und Soziales
Mecklenburg-Vorpommern
Erich-Schlesinger-Str.35
18059 Rostock

Landesprüfungsamt Niedersachsen
Niedersächsisches Landesamt für Soziales, Jugend und Familie
Landesprüfungsamt für Heilberufe
Berliner Allee 20
30157 Hannover
Briefanschrift: Postfach 44 66, 30044 Hannover

Landesprüfungsamt Nordrhein-Westfalen
Bezirksregierung Düsseldorf
- Dezernat 24 -
Landesprüfungsamt für Medizin, Psychotherapie und Pharmazie
Am Bonneshof 35
40474 Düsseldorf
Briefanschrift: Postfach 30 08 65, 40408 Düsseldorf

Landesprüfungsamt Rheinland-Pfalz
Landesprüfungsamt für Medizin, Pharmazie, Psychotherapie
und Zahnmedizin
Schießgartenstraße 6
55116 Mainz

Landesprüfungsamt Saarland
Landesamt für Gesundheit und Verbraucherschutz (LGV)
- Landesprüfungsamt für Medizin, Pharmazie und Psychotherapie
- Zentralstelle für Gesundheitsberufe
Hochstr. 67
66115 Saarbrücken

Landesprüfungsamt Sachsen
Regierungspräsidium Dresden
Sächsisches Landesprüfungsamt für akademische Heilberufe
Stauffenbergallee 2
01099 Dresden
Briefanschrift: Postfach 10 06 53, 01076 Dresden
Landesprüfungsamt Sachsen-Anhalt

Landesverwaltungsamt des Landes Sachsen-Anhalt
Landesprüfungsamt für Gesundheitsberufe
Maxim-Gorki-Str. 7
06114 Halle/Saale
Briefanschrift: Postfach 20 02 56, 06003 Halle/Saale

Landesprüfungsamt Schleswig-Holstein
Landesamt für Gesundheit und Arbeitssicherheit
Adolf-Westphal-Str. 4
24143 Kiel
Briefanschrift: Postfach 70 61, 24170 Kiel

Landesprüfungsamt Thüringen
Thüringer Landesverwaltungsamt
Landesprüfungsamt für akademische Heilberufe; Referat 560
Weimarplatz 4
99423 Weimar
Briefanschrift: Postfach 2249, 99403 Weimar

Deutsche Universitäten

Charité Berlin
Hindenburgdamm 30
12203 Berlin
www.charite.de

Ruhr-Universität Bochum
Universitätsstraße 150
44801 Bochum
www.ruhr-uni-bochum.de

Rheinische Friedrich-Wilhelms-Universität Bonn
Sigmund-Freud-Str. 25
53127 Bonn
www.uni-bonn.de

Medizinische Fakultät Carl Gustav Carus Dresden
Fetscherstr. 74
01307 Dresden
www.medizin.tu-dresden.de

Heinrich-Heine-Universität Düsseldorf
Universitätsstr.1
40225 Düsseldorf
www.uni-duesseldorf.de

Friedrich-Alexander-Universität Erlangen-Nürnberg
Maximilianplatz 2
91054 Erlangen
www.uni-erlangen.de

Universität Duisburg-Essen
Hufelandstr. 55
45147 Essen
www.uni-duisburg-essen.de

Goethe-Universität Frankfurt
Theodor-Stern-Kai 7
60590 Frankfurt am Main
www.uni-frankfurt.de

Albert-Ludwigs-Universität Freiburg
Elsässer Str. 2m
79110 Freiburg
www.uni-freiburg.de

Justus-Liebig-Universität Gießen
Rudolf-Buckheim-Str. 6
35392 Gießen
www.uni-giessen.de

Georg-August-Universität Göttingen
Robert-Koch-Str. 40
37075 Göttingen
www.uni-goettingen.de

Ernst-Moritz-Arndt-Universität Greifswald
Fleischmannstraße 8
17475 Greifswald
www.medizin.uni-greifswald.de

Medizinische Fakultät der Martin-Luther-Universität Halle Wittenberg
Ernst-Grube-Str. 40
06097 Halle (Saale)
www.medizin.uni-halle.de

Medizinische Fakultät der Universität Hamburg
Martinistraße 52
20246 Hamburg
www.uke.uni-hamburg.de

Medizinische Hochschule Hannover
Carl-Neuberg-Str. 1
30625 Hannover
www.mh-hannover.de

Ruprecht-Karls-Universität Heidelberg
Im Neuenheimerfeld 672
69120 Heidelberg
www.uni-heidelberg.de

Universität Mannheim
Theodor-Kutzer-Ufer 1-3
68167 Mannheim
www.uni-mannheim.de

Universität des Saarlandes
Kirrberger Str. 100
66421 Homburg/Saar
www.uni-saarland.de

Friedrich-Schiller-Universität Jena
Bachstr. 18
07743 Jena
www.uni-jena.de

Christian-Albrechts-Universität zu Kiel
Christian-Albrechtsplatz 4
24118 Kiel
www.uni-kiel.de

Universität Köln
Joseph-Stelzmann-Str. 20
50931 Köln
www.uni-koeln.de

Universität Leipzig
Liebigstr. 18
04103 Leipzig
www.uni-leipzig.de

Universität zu Lübeck
Ratzeburger Allee 160
23538 Lübeck
www.mu-luebeck.de

Otto-von-Guericke-Universität Magdeburg

Leipziger Str.44

39120 Magdeburg

www.med.uni-magdeburg.de

Johannes Gutenberg-Universität Mainz

Obere Zahlbacher Str. 63

55131 Mainz

www.uni-mainz.de

Philipps-Universität Marburg

Biegenstraße 10

35037 Marburg

www.uni-marburg.de

Medizinische Fakultät der LMU München

Bavariaring 19

80336 München

www.med.uni-muenchen.de

Medizinische Fakultät der TU München

Ismaninger Straße 22

81675 München

www.med.tum.de

Westfälische Wilhelms-Universität Münster

Albert-Schweitzer-Campus 1

48149 Münster

www.uni-muenster.de

Medizinischen Fakultät der Universität Regensburg

Universitätsstr. 31

93053 Regensburg

www.uni-regensburg.de/Fakultaeten/Medizin

Universität Rostock
Schillingallee 35
18057 Rostock
www.uni-rostock.de

Rheinisch-Westfälische Technische Hochschule Aachen
Pauwelsstr. 30
52074 Aachen
www.rwth-aachen.de

Julius-Maximilians-Universität Würzburg
Josef-Schneider-Str. 2
97080 Würzburg
www.uni-wuerzburg.de

Universität Witten/Herdecke
Alfred-Herrhausen-Str. 50
58448 Witten
www.uni-wh.de

Eberhard-Karls-Universität Tübingen
Geissweg 2
72076 Tübingen
www.uni-tuebingen.de

Universität Ulm
Albert-Einstein-Allee 7
89091 Ulm
www.uni-ulm.de

MEDI-LEARN
Dorfstraße 57
24107 Ottendorf
Hotline: 04 31 - 780 25 0
www.medi-learn.de

Fachgesellschaften

Deutsche Gesellschaft für Allgemeinmedizin und Familienmedizin (DEGAM)
www.degam.de

Deutsche Gesellschaft für Innere Medizin e.V. (DGIM)
www.dgim.de

Deutsche Gesellschaft für Chirurgie e.V. (DGCH)
www.dgch.de

Deutsche Gesellschaft für Anästhesiologie und Intensivmedizin e.V. (DGAI)
www.dgai.de

Deutsche Gesellschaft interdisziplinäre Notfall- und Akutmedizin e.V. (DGINA)
www.dgina.de

Anatomische Gesellschaft (AG)
www.anatomische-gesellschaft.de

Deutsche Gesellschaft für Pathologie e.V. (DGP)
www.dgp-berlin.de

Deutsche Gesellschaft für Rechtsmedizin
www.dgrm.de

Deutsche Gesellschaft für Arbeitsmedizin und Umweltmedizin (DGAUM)
www.dgaum.de

Deutsche Ophthalmologische Gesellschaft e. V. (DOG)
www.dog.org

Gesellschaft für Biochemie und Molekularbiologie e.V.
www.gbm-online.de

Deutsche Gesellschaft für Allgemein- und Viszeralchirurgie e.V. (DGAV)
www.dgav.de

Deutsche Gesellschaft für Unfallchirurgie e.V. (DGU)
www.dgu-online.de

Deutsche Gesellschaft für Gynäkologie und Geburtshilfe (DGGG)
www.dggg.de

Deutsche Gesellschaft für Orthopädie und Orthopädische Chirurgie e. V.
(DGOOC)
www.dgooc.de

Deutsche Gesellschaft für Hals-Nasen-Ohren-Heilkunde, Kopf- und Hals-Chirurgie e. V.
www.hno.org

Deutsche Gesellschaft für Mund-, Kiefer- und Gesichtschirurgie (DGMKG)
www.mkg-chirurgie.de

Deutsche Gesellschaft für Neurochirurgie e.V. (DGNC)
www.dgnc.de

Deutsche Gesellschaft für Urologie e. V. (DGU)
www.dgu.de

Deutsche Gesellschaft für Gefäßchirurgie und Gefäßmedizin - Gesellschaft
für operative, endovaskuläre und präventive Gefäßmedizin e.V. (DGG)
www.gefaesschirurgie.de

Deutsche Gesellschaft für Angiologie - Gesellschaft für Gefäßmedizin e.V. (DGA)
www.dga-gefaessmedizin.de

Deutsche Röntgengesellschaft (DRG)
www.drg.de

Deutsche Gesellschaft für Kardiologie - Herz- und Kreislaufforschung e.V.
(DGK)
www.dgk.org

Deutsche Gesellschaft für Kinderchirurgie (DGKCH)
www.dgkch.de

Gesellschaft für Pädiatrische Gastroenterologie und Ernährung (GPGE)
www.gpge.de

Deutsche Gesellschaft für Pädiatrische Infektologie (DGPI)
www.dgpi.de

Deutsche Gesellschaft für Pädiatrische Kardiologie e.V. (DGPK)
www.kinderkardiologie.org

Gesellschaft für Pädiatrische Nephrologie (GPN)
www.apn-online.de

Gesellschaft für Pädiatrische Onkologie und Hämatologie (GPOH)
www.kinderkrebsinfo.de

Gesellschaft für Pädiatrische Radiologie (GPR)
www.kinder-radiologie.org

Deutsche Gesellschaft für Handchirurgie (DGH)
www.dg-h.de

Deutsche Gesellschaft der Plastischen, Rekonstruktiven
und Ästhetischen Chirurgen (DGPRÄC)
www.dgpraec.de

Deutsche Gesellschaft für Psychosomatische Frauenheilkunde
und Geburtshilfe e.V. (DGPFG)
www.dgpfg.de

Deutsche Gesellschaft für Thoraxchirurgie (DGT)
www.dgt-online.de

Deutsche Gesellschaft für Hämatologie und Onkologie (DGHO)
www.dgho.de

Deutsche Gesellschaft für Pneumologie und Beatmungsmedizin (DGP)
www.pneumologie.de

Deutsche Gesellschaft für Perinatale Medizin
www.dgpm-online.org

Deutsche Gesellschaft für Reproduktionsmedizin
www.repromedizin.de

Deutsche Gesellschaft für Kinder- und Jugendpsychiatrie,
Psychosomatik und Psychotherapie (DGKJP)
www.dgkjp.de

Deutsche Gesellschaft für Neurologie (DGN)
www.dgn.org

Deutsche Gesellschaft für Psychosomatische Medizin
und Ärztliche Psychotherapie e.V. (DGPM)
www.dgpm.de

Deutsche Dermatologische Gesellschaft (DDG)
www.derma.de

Deutsche Gesellschaft für Humangenetik e.V. (GfH)
www.gfhev.de

Deutsche Gesellschaft für Zytologie (DGZ)
www.d-g-z.de

Gesellschaft für Hygiene, Umweltmedizin und Präventivmedizin GHUP e.
V. (GHUP)
www.ghup.de

Deutsche Gesellschaft für Pharmazeutische Medizin e. V. (DGPharMed e. V.)
www.dgpharmed.de

Gesellschaft für Virologie (GfV)
www.g-f-v.org

Deutsche Gesellschaft für Infektiologie (DGI)
www.dgi-net.de

Deutsche Gesellschaft für Internistische Intensivmedizin und Notfallmedizin (DGIIN)
www.dgiin.de

Deutsche Gesellschaft für Endokrinologie
www.endokrinologie.net

Deutsche Diabetes Gesellschaft (DDG)
www.ddg.info

Deutsche Gesellschaft für Nephrologie e.V. (DGfN)
www.dgfn.eu

Deutsche Gesellschaft für Rheumatologie e.V. (DGRh)
www.dgrh.de

Deutsche Interdisziplinäre Vereinigung für Intensiv- und Notfallmedizin
(DIVI)
www.divi-org.de

Gesellschaft für Neonatologie und pädiatrische Intensivmedizin e.V. (GNPI)
www.gnpi.de

Deutsche Gesellschaft für Psychiatrie,
Psychotherapie und Nervenheilkunde e.V. (DGPPN)
www.dgppn.de

Gesellschaft für Neuropädiatrie (GNP)
www.neuropaediatrie.com

Deutsche Vereinte Gesellschaft für Klinische Chemie
und Laboratoriumsmedizin e. V. (DGKL)
www.dgkl.de

Deutsche Gesellschaft für Immunologie (DGfl)
www.dgfi.org

Deutsche Gesellschaft für Transfusionsmedizin und Immunhämatologie
www.dgti.de

Deutsche Gesellschaft für Hygiene und Mikrobiologie
www.dghm.org

Deutsche Gesellschaft für Neuropathologie und Neuroanatomie (DGNN)
www.dgnn.de

Deutsche Gesellschaft für Neuroradiologie (DGNR)
www.neuroradiologie.de

Deutsche Physiologische Gesellschaft e. V. (DPG)
www.physiologische-gesellschaft.de

Deutsche Gesellschaft für Nuklearmedizin e. V. (DGN)
www.nuklearmedizin.de

Deutsche Gesellschaft für Physikalische Medizin und Rehabilitation (DG-PMR)
www.dgpmr.de

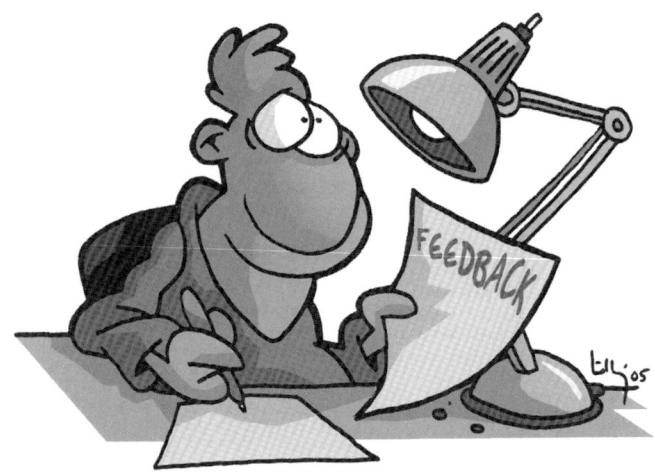

Deine Meinung ist gefragt

Unser Ziel ist es, dir ein perfektes Buch zur Verfügung zu stellen. Wir haben uns sehr bemüht, alle Inhalte korrekt zu recherchieren und alle Fehler vor Drucklegung zu finden und zu beseitigen. Aber auch wir sind nur Menschen: Ganz sicher sind uns einige Dinge nicht aufgefallen. Um dir mit zukünftigen Auflagen ein weiter verbessertes Buch bieten zu können, bitten wir dich um deine Mithilfe.

Sag uns, was dir aufgefallen ist, welche Stolpersteine wir übersehen haben oder welche Formulierungen unverständlich waren. Darüber hinaus freuen wir uns natürlich auch über positive Rückmeldungen aus der Leserschaft.

Deine Mithilfe ist für uns sehr wertvoll und wir möchten dein Engagement belohnen: Unter allen Rückmeldungen verlosen wir einmal im Semester Fachbücher im Wert von 250,- EUR. Die Gewinner werden auf der Webseite von MEDI-LEARN unter www.medi-learn.de bekannt gegeben.

Deine Rückmeldungen kannst du uns einfach per Post an MEDI-LEARN, Dorfstraße 57, 24107 Ottendorf schicken oder im Internet in ein spezielles Formular eintragen, das du unter der folgenden Adresse findest: www.medi-learn.de/rueckmeldungen

Vielen Dank!
Dein MEDI-LEARN Team

Index

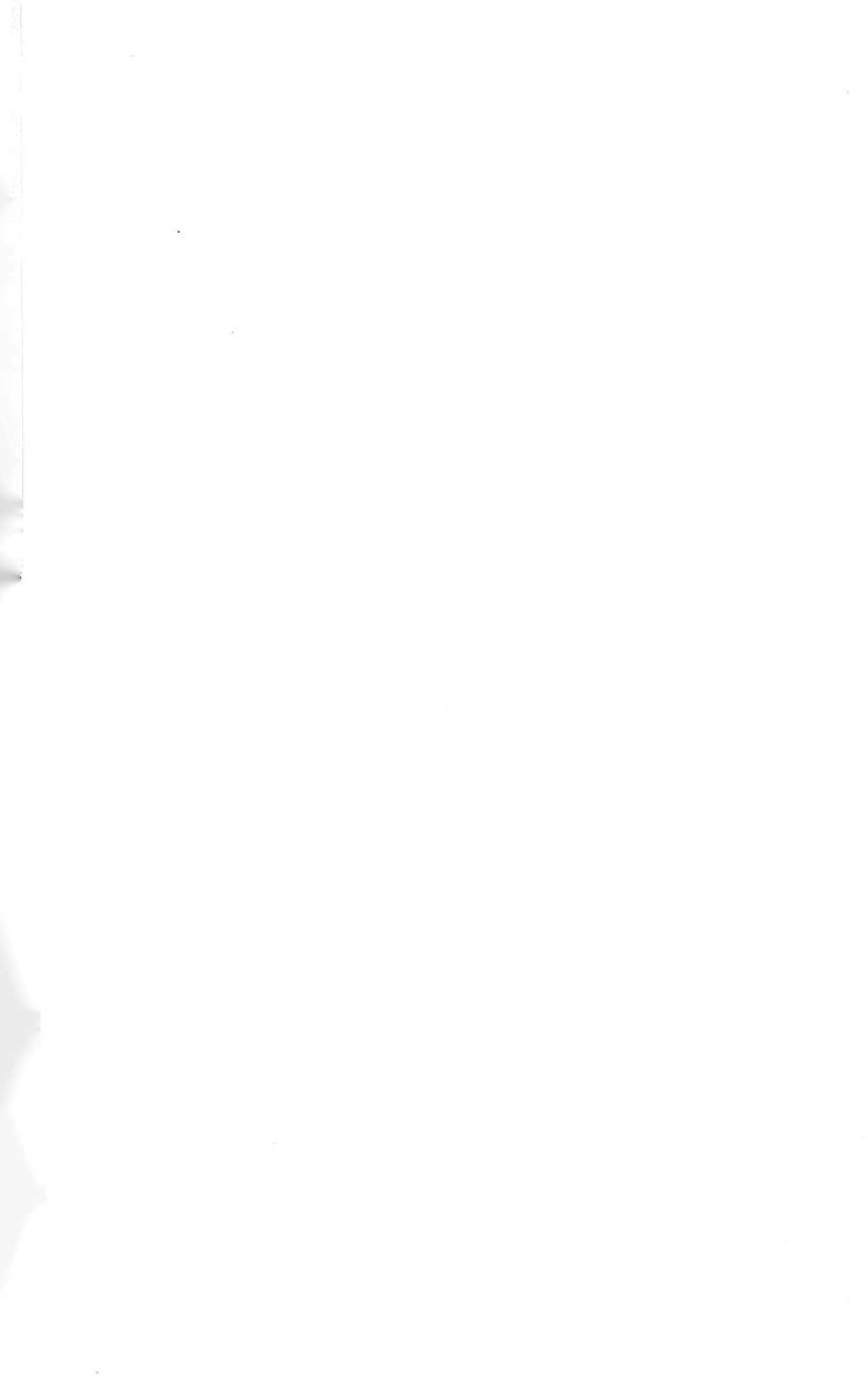